临床护理科技创新实践
百问百答

总主编 曾铁英 刘于

100 QUESTIONS & ANSWERS: NURSING RESEARCH PROJECT

护理科研项目申报百问百答

主编／袁梦梅
　　　张可

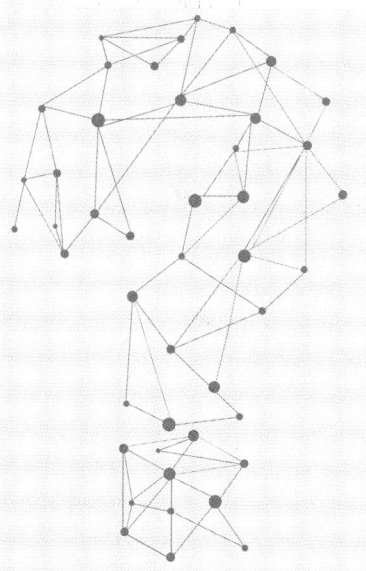

华中科技大学出版社
http://press.hust.edu.cn
中国·武汉

图书在版编目(CIP)数据

护理科研项目申报百问百答/袁梦梅,张可主编. -- 武汉：华中科技大学出版社,2025.4. --(临床护理科技创新实践百问百答/曾铁英,刘于主编).
ISBN 978-7-5772-1778-9

Ⅰ. R47-44

中国国家版本馆 CIP 数据核字第 2025WJ3428 号

临床护理科技创新实践百问百答
护理科研项目申报百问百答　　　袁梦梅　张　可　主编
Huli Keyan Xiangmu Shenbao Baiwen Baida

策划编辑：	汪飒婷
责任编辑：	谢　源
封面设计：	廖亚萍
责任校对：	阮　敏
责任监印：	曾　婷

出版发行：华中科技大学出版社(中国·武汉)　　电话：(027)81321913
　　　　　武汉市东湖新技术开发区华工科技园　　邮编：430223
录　　排：华中科技大学惠友文印中心
印　　刷：武汉科源印刷设计有限公司
开　　本：880mm×1230mm　1/32
印　　张：25.375
字　　数：721 千字
版　　次：2025 年 4 月第 1 版第 1 次印刷
定　　价：128.00 元(全 6 册)

本书若有印装质量问题,请向出版社营销中心调换
全国免费服务热线：400-6679-118　竭诚为您服务
版权所有　侵权必究

总　序

随着医疗改革的深入和护理学科的发展,科技创新在提升护理实践质量和推动护理学科发展等方面发挥着越来越重要的作用。然而,由于我国高等护理教育进入高质量发展阶段,护理研究者在护理科技创新实践中面临诸多困惑与挑战,为了满足广大护理工作者对相关知识的需求,以及提升临床护理研究与创新实践的水平,我们精心编纂了"临床护理科技创新实践百问百答丛书"。本丛书旨在通过问答形式,深入浅出地解答临床护理研究中的常见问题,为广大护理同仁提供一套集知识性、实用性、指导性于一体的临床护理研究参考书籍。

本丛书由华中科技大学同济医学院附属同济医院护理专家及博士团队编写,不仅汇聚了编者的实践经验,还参考和总结了同济医院护理部自开设护理科研门诊、循证护理门诊和创新门诊以来咨询的常见问题,用生动活泼的语言解答理论复杂的临床护理科技创新问题。本丛书包括6个分册,分别是《护理科研项目申报百问百答》《护理量性研究百问百答》《护理质性研究百问百答》《护理科技论文百问百答》《循证护理实践百问百答》和《护理专利创新实践百问百答》。

本丛书体现如下特点。①问题导向,针对性强。本丛书从护理科研项目申报、护理量性研究、护理质性研究、护理科技论文、循证护理实践和护理专利创新实践6个方面,分别精选了最为常见和关键的100个问题,旨在帮助读者快速找到解决问题的方案。②解答详尽,易于理解。每个问题采用通俗易懂的语言,配以详尽

的解答，结合具体案例和实际操作步骤，使读者能够轻松掌握相关知识。③理论与实践相结合。本丛书不仅注重理论知识的阐述，还强调实践技能的培养，通过案例分析、方法介绍等方式，帮助读者将理论知识应用于实际研究中。④前沿性与实用性并重。本丛书紧跟临床护理研究的最新进展，介绍了最新的研究方法和技术手段，同时注重实用性，确保读者能够在实际工作中灵活运用所学知识。

本丛书得以顺利完成并呈现在读者面前，要感谢华中科技大学同济医学院护理学院学科建设经费的资助，感谢编者的精心撰写，感谢所有为本丛书提供支持和帮助的人。由于水平和能力有限，加之时间仓促，本丛书中难免有不成熟和不妥当之处，恳请广大读者不吝批评和指正。

最后，衷心希望"临床护理科技创新实践百问百答丛书"能够成为广大护理工作者和研究者手中的"宝典"，在护理研究和创新实践中发挥积极作用。我们期待读者在阅读本丛书的过程中，不仅能激发对临床护理研究和创新实践的热情与兴趣，更能丰富护理研究知识、提升创新实践能力。

曾铁英　刘于

2024 年 11 月

前 言

《护理科研项目申报百问百答》是一本专为护理科研工作者打造的护理科研项目申报实用指南,旨在帮助护理科研工作者更自信、更从容地应对项目申报中的各种挑战。无论申请人是科研新手,还是经验丰富的老将,这本书都可能成为申请人在申报过程中的得力"伙伴",帮助申请人在复杂的申报流程中找到正确的方向。

全书共分为十三章,采用一问一答的形式,以简洁明了的语言、丰富的示例和实用的建议,深入剖析护理科研项目申报的各个环节及各种问题。书中首先从准备阶段入手,通过第一章"未雨绸缪:护理科研项目申报的准备工作",详细介绍了项目申报前的各项准备工作,为成功申报项目奠定坚实基础。接下来的第二章至第十章聚焦于项目申报书的撰写技巧,全面覆盖申报书的各个关键要素。从选题策略、标题和关键词的凝练、摘要的撰写、立题依据的铺陈,到研究内容的逻辑梳理、研究方案的设计、创新点的突出、计划与预算的合理安排,以及研究基础和工作条件的保障措施等。通过第二章至第十章的学习,申请人将循序渐进地掌握撰写申报书的核心要素,打造一份具有竞争力的科研项目申报书。书中的最后三个章节重点探讨了项目申报书的优化与提升。从整体布局到细节打磨,再到撰写技巧的精进,通过学习第十一章至第十三章,申请人将学会如何在细节与全局之间取得平衡,进一步提升项目申报书的整体质量。

护理科研项目的申报或许在申请人眼中曾是一座难以攀登的高峰,希望通过本书的引导,使申请人发现,它其实是一座可以稳步攀登的"小山丘"。如果已准备好踏上科研的征途,这本《护理科研项目申报百问百答》将成为申请人的实用"攻略",助力申请人成功申报!

袁梦梅　张可

2024 年 11 月

目 录

第一章 未雨绸缪:护理科研项目申报的准备工作 …………… 1
  1. 一举多得:申报护理科研项目的益处有哪些? …………… 1
  2. 琳琅满目:护理专业可申报的科研项目有哪些? ………… 2
  3. 对号入座:项目申请人的先决条件有哪些? ……………… 4
  4. 事预则立:项目申报的前期准备有哪些? ………………… 5
  5. 化整为零:项目申请书的基本构成包括什么? …………… 6
  6. 了如指掌:项目立项的评审流程是什么? ………………… 11

第二章 立身之本:护理科研项目的选题策略 ………………… 13
  7. 如何理解"好的选题是成功的一半"? …………………… 13
  8. 如何理解项目选题的四大"基准线"? …………………… 14
  9. 如何通过"多元化路径"进行合理选题? ………………… 15
  10. 指路明灯:项目指南对于选题的意义是什么? ………… 16
  11. 审时度势:国家政策对于选题的意义是什么? ………… 17
  12. 需求导向:如何在选题中把握总体方向? ……………… 19
  13. 创新引领:如何在选题中突出创新之处? ……………… 19
  14. 聚焦前沿:如何理解热门选题的优势与劣势? ………… 20
  15. 基础支撑:如何在选题中延续研究基础? ……………… 21
  16. 如何通过"全方位审视"实现精准定题? ……………… 22

第三章 耳目一新:标题与关键词的凝练方法 ………………… 24
  17. 如何理解标题在项目申请书中的作用? ………………… 24
  18. 似是而非:选题就是标题吗? …………………………… 25
  19. 标题应注意哪些核心要点? ……………………………… 26

20. 标题应包含哪些结构要素？ 27
21. 标题拟定有哪些句式套路？ 28
22. 标题拟定有哪些表达陷阱？ 30
23. 如何理解关键词在项目申请书中的作用？ 31
24. 如何准确界定研究的关键词？ 32

第四章 提纲挈领：摘要的提炼方法 34
25. 如何理解摘要在项目申请书中的作用？ 34
26. 言简义丰：摘要的基本特征有哪些？ 35
27. 循规蹈矩：摘要的撰写思路是什么？ 36
28. 短小精悍：摘要的结构句式有哪些？ 38
29. 以人为鉴：摘要的常见误区有哪些？ 39
30. 同出一辙：如何确保摘要与申请书的一致性？ 40

第五章 妙笔生花：立题依据的写作方法 42
31. 如何理解立题依据是项目申请书的"基石"？ 42
32. 立题依据"必不可少"的内容有哪些？ 43
33. 立题依据的通用思路有哪些？ 44
34. 立题依据要如何"引人入胜"？ 45
35. 研究意义该如何"彰明较著"？ 46
36. 国内外研究现状如何"层层递进"？ 47
37. 国内外研究现状如何"不入歧途"？ 49
38. 精挑细选：如何选择理论框架？ 50
39. 润物无声：如何将理论框架融入立题依据？ 51
40. 对症下药：如何将临床问题转为研究问题？ 52
41. 循序渐进：如何提出研究假设？ 53

第六章 脉络分明：研究内容的撰写思路 54
42. 如何理解研究内容是项目"主心骨"？ 54
43. 研究内容该如何"精心编排"？ 55
44. 研究内容有哪些常见"雷区"？ 57
45. 研究内容要注意哪些"关键点"？ 58
46. 如何理解研究目标的"灯塔效应"？ 59
47. 如何"有的放矢"地设定研究目标？ 60

48. 研究目标句式有哪些"他山之石"? …… 61
49. 如何理解关键科学问题的作用? …… 62
50. 如何"抽丝剥茧"地凝练关键科学问题? …… 63

第七章 脚踏实地:研究方案的写作技巧 …… 64

51. 如何理解研究方案的核心要素? …… 64
52. 如何把握研究方案的撰写要点? …… 65
53. 如何把握研究方案的撰写思路? …… 66
54. 如何平衡研究方案撰写的"详尽与简略"? …… 69
55. 如何综合研究方法选择的"经典与前沿"? …… 70
56. 如何理解研究内容与研究方案的"区别与联系"? …… 71
57. 如何理解技术路线图的"研究逻辑与关键技术"? …… 72
58. 如何绘制令人"眼前一亮"的技术路线图? …… 73
59. 如何通过可行性分析展示"万事俱备"? …… 76

第八章 画龙点睛:研究特色和创新的突出方法 …… 78

60. 如何理解研究的特色与创新? …… 78
61. 特色与创新可以体现在哪些方面? …… 78
62. 如何挖掘项目的特色和创新? …… 80
63. 特色和创新有哪些表达结构? …… 81
64. 凸显特色和创新有哪些注意事项? …… 83

第九章 实事求是:研究计划、预期结果及项目预算的安排要点 …… 84

65. 研究计划的安排该如何"按部就班"? …… 84
66. 研究计划的呈现该如何"井井有条"? …… 85
67. 预期成果有哪些"丰富多样"的呈现形式? …… 87
68. 预期成果有哪些"不容忽视"的撰写要点? …… 88
69. 项目预算的内容该如何"详尽无遗"? …… 89
70. 项目预算的编制该如何"精打细算"? …… 91

第十章 彰显实力:研究基础和工作条件的保障措施 …… 93

71. 厚积薄发:研究基础应该包含哪些内容? …… 93
72. 个人能力展示:如何展示申请人的工作成绩? …… 94
73. 软件环境保障:如何配置项目组团队成员? …… 95

74. 硬件环境保障:如何突显工作条件的优势? ………… 96
75. 研究立项基础:如何合理展示项目预实验结果? …… 97
76. 一览无遗:学术简历应包含哪些内容? …………… 98
77. 百里挑一:如何挑选学术简历中的代表作? ……… 99
78. 扬长避短:如何充分利用自己的科研成果? ……… 101
79. 合作共赢:国际合作科研项目需要注意什么? …… 102

第十一章 浑然天成:护理科研项目申请书的整体把握 103

80. 有条不紊:如何把握项目申请书的写作思路? …… 103
81. 前后呼应:如何增强项目申请书的逻辑性? ……… 104
82. 雅俗共赏:如何增强项目申请书的可读性? ……… 105
83. 重点突出:如何把握项目申请书的表达力? ……… 106
84. 换位思考:如何把握项目申请书的合理准确性? … 107
85. 知己知彼:如何把握项目申请书的评审要点? …… 108

第十二章 精雕细刻:护理科研项目申请书的细节雕琢 111

86. 细节决定成败:如何理解项目申请书中的细节? … 111
87. 文从字顺:语言、格式与排版需要注意哪些细节? … 112
88. 一图胜千言:图表的使用需要注意哪些细节? …… 113
89. 择优而引:参考文献的选择需要注意哪些细节? … 114
90. 言简意赅:英文摘要的撰写需要注意哪些细节? … 115
91. 惩前毖后:形式审查常见的错误有哪些? ………… 116
92. 防患未然:科研项目申请书需要查重吗? ………… 117
93. 万无一失:提交项目申请书前需要核查哪些细节? ………… 118

第十三章 锦上添花:护理科研项目申请书的撰写技巧 121

94. 为什么要让很多人给项目申请书"挑毛病"? …… 121
95. 为什么说撰写项目申请书是"团队作战"? ……… 122
96. 为什么要能做到把项目内容"讲清楚"? ………… 123
97. 为什么说"好本子是改出来的"? ………………… 124
98. 为什么说学习范本可以"事半功倍"? …………… 125
99. 为什么说项目申请要"越挫越勇"? ……………… 126
100. 为什么说申报科研项目时"自信比黄金更重要"? …… 126

第一章　未雨绸缪：护理科研项目申报的准备工作

1. 一举多得：申报护理科研项目的益处有哪些？

申报护理科研项目，如同种下一棵具有强大生命力的科研之树，随着它的成长，护理工作者会收获累累硕果，也会使整个护理学科迎来蓬勃发展的美好前景。

护理科研是通向学术和理论新高峰的必经之路。在这个过程中，护理工作者们通过持续探索研究护理中的核心问题，推动护理理论的不断发展，确保其与临床实际需求保持紧密联系。

科研的枝叶在临床护理实践中日益茁壮。每一个项目的成果都可能为临床护理带来重大改变——从优化护理流程到构建新的干预措施，科研创新无时无刻不在提升护理质量。

申报和参与科研项目还能为护理机构和个人带来丰厚的声誉回报。一个成功的科研项目能为机构赢得学术界的认可，提升其行业影响力。同时，护理科研项目的申报贯穿护理科研人员的整个职业生涯，从本科毕业设计到硕博课题，再到工作后科研项目的申请，在这个过程中能为个人职业发展带来更多机会。

科研与护理教育如树根般紧密相连。科研成果不断反哺到教学中，护理专业的教师们据此不断更新课程设计。学生们可以接触充满活力的实践经验和创新思维。

护理科研更是跨学科合作与国际交流的桥梁。通过与临床医学、心理学、社会学等学科合作，使护理研究的成果变得更深入和全面。同时,国际合作为科研人员提供了全球护理经验的分享平台,使护理学科在世界范围内绽放出更多元的光彩。

总而言之,护理科研项目如同一棵树,深深扎根于护理人员与护理学科的沃土,汲取养分,不断生长、开花、结果,可以给人类带来无限的可能。它不仅赋能个人发展,更为整个护理领域注入活力,推动护理学科在学术、临床、教育、跨学科合作和国际交流等方面实现全面进步。

2. 琳琅满目:护理专业可申报的科研项目有哪些?

护理专业的科研项目种类"琳琅满目",涵盖了各个层次的研究需求。无论是面向本硕博阶段的起步性项目,还是院校级、学生主导的实践型课程,抑或是省部级、市厅级的重点支持项目,乃至国家级的高水平科研资助,均为不同阶段的研究者提供了广阔的学术舞台和成长空间。

(1)本硕博毕业课题。本科、硕士、博士毕业课题是学生各教育阶段不可或缺的重要组成部分,同时也是获得学位证书的硬性要求。这类科研项目作为获取相应学位的必经之路,要求学生必须经历开题、中期及结题等一系列的规范化流程。这也意味着毕业课题的设计具有一定的强制性,不仅促使学生深入探索学术领域,培养其独立研究的能力,还确保了学位授予的学术质量和标准。

(2)院校级。由各高校/院系/医院等部门组织开展科研课题,院校科研项目主要是提升学校的科研和教学水平。护理专业可以自行申请院校科研项目,以支持护理教育教学改革、护理技术创新或护理实践研究,如××大学本科/研究生教学研究项目。医院发布的科研项目课题大多数是围绕临床展开,也有护理专项的课题(如××医院科研基金项目护理专项),申请人可以根据自身的专业方向选择申报。

(3)学会。中华护理学会作为我国护理行业的权威机构,定期组织中华护理学会科研课题申报。各省级、市级护理学会也会根据本地护理工作的实际需求,发布相应的科研项目。除此之外,还可以关注心理学会、教育学会、医学会等,如中华医学会杂志社护理学科研究课题。在申请这类交叉学科项目时需要仔细阅读项目申报指南和要求,了解项目的资助范围、研究内容、申请条件等详细信息,还需要根据自身的专业背景和研究方向,选择适合的科研项目进行申请。

(4)省部级、市厅级。包括各省/市卫生健康委员会、教育部/厅、科技部/厅、民政部/厅等机构组织,由于各机构侧重不同,对应的项目类型也不同。第一类,护理服务与质量管理研究项目关注护理服务质量的提升和护理管理机制的优化,申请此类项目时,可以从以下方面进行探究:如何提高护理服务效率、如何降低护理风险、如何提高患者满意度等。第二类,教学改革与人才培养模式研究项目旨在推动护理教育教学改革,培养适应行业需求的高素质护理人才,护理专业申请此类项目时可以探索新的教学模式和人才培养路径。第三类,护理技术创新与应用研究项目推动护理技术的创新与发展,提高护理服务的效率和效果,护理专业申请此类项目时可以探索新的护理技术、设备或方法,同时可以研究其在临床实践中的应用效果。

(5)国家级。国家重点研发计划、国家自然科学基金、国家社会科学基金等。①国家重点研发计划:是由科技部等国家部委组织实施的国家级科技计划,旨在解决国家重大需求和行业关键共性技术难题,护理专业可以申请与医疗卫生相关的重点研发计划项目,如远程医疗护理技术、医疗机器人护理应用、护理信息化平台建设等方向的研究;②国家自然科学基金:是我国支持基础研究的重要渠道,护理专业可以申请其中的面上项目、青年科学基金项目等,这些项目通常要求申请人具备扎实的科研基础和创新能力,能够提出具有科学价值和应用前景的研究课题;③国家社会科学基金:主要面向人文社会科学领域,但护理专业中涉及护理管理、护理政策、护理教育等社会科学属性的研究方向也可以申请,这些项目旨在探讨护理领域的社会现象、问题和发展趋势,为护理实践提供理论支持和政策建议。

3. 对号入座：项目申请人的先决条件有哪些？

科研项目的申请，就像是看演出选座位，不同的项目、不同的项目主管部门、甚至不同的资金来源，对申请人的"入场券"都有不同的要求。了解相关条件后，就可以"对号入座"，找到最适合申请人的位置。

对于本硕博毕业课题而言，学校可能要求先完成课程学习，再进行毕业课题的申请工作，具体要求因学校而异。而对于需要获得研究立项和经费支持的竞争性项目的申报，申请人可以根据自身情况，对照标准筛选出最适合自身的项目。

首先，要面对的是学术资格和背景的考验，硕士学位往往是标配，对于一些级别较高的项目，博士学位或具备高职称（如副教授或教授）方是准入门槛。这些门槛就像剧院的大门，确保具备足够实力和基础的人才能进入。

其次，研究能力和已有成果是评估申请人是否适合承担科研项目的重要依据。项目评审会考察申请人的研究创新性，以及申请人是否符合科技发展战略和科研需求。申请人的科研经历、发表的论文、专利或奖项就像是一张张闪亮的名片，展示申请人的潜力和贡献。

团队建设与协作能力也是科研项目申请中不可忽视的一环。科研项目需要团队合作，组建一支专业的团队至关重要。申请人的团队协作能力决定了研究项目能否顺利推进，并在多学科合作的复杂项目中发挥了重要的作用。

此外，科研项目申请中的一些特殊要求也可能影响申请人的申请资格。比如，青年科学基金项目对申请人的年龄有限制，而国际合作项目可能要求特定的国籍或身份。此外，法律法规与科研伦理也是申请人必须遵守的底线，确保科研过程合法合规。

> 示例：以2024年中华护理学会科研课题申报要求为例，分析课题负责人应具备的条件。
> 1. 中华护理学会会员。

2. 申请期间以护理临床或护理管理或护理教学工作为主要岗位工作职责。

3. 具有副高及以上专业技术职务(职称),或具有硕士及以上学位;职称和学位条件均不符合上述要求者,须有两名与其研究领域相同、并具有副高及以上专业技术职务的护理科技人员推荐。

4. 申请人具有承担一定的申请课题研究领域相关的研究经历和研究基础。

5. 申请青年项目的课题负责人年龄限制在40周岁(含)以下,即1984年1月1日(含)以后出生的青年护理科技工作者。

4. 事预则立:项目申报的前期准备有哪些?

正所谓"事预则立",申报护理科研项目时只有做好充分的准备,才能成功开题或立项,进而顺利推进项目的开展。在这个阶段,申请人需要确保每一个细节都做到位,才能在科研之路上披荆斩棘、决战千里,最终取得满意的结果。准备得越充分,科研"战役"就越有胜算。

(1)了解申报要求和流程。首先,需要仔细阅读本硕博毕业要求或者护理科研项目申报的通知和指南,了解申报的具体要求、时间节点、申报渠道以及所需的材料清单等。其次,明确申报的整体流程,包括确定研究主题、撰写项目申请书、准备相关附件、提交申请、等待评审结果等环节。

(2)确定研究主题与方向。结合实际需求,确定研究方向。研究主题应紧密结合护理实践中的实际问题或需求,确保研究的实用性和创新性。在确定研究主题前,需要进行充分的文献调研,了解该领域的研究现状、热点问题和研究空白,为研究提供理论依据和实践参考。

(3)撰写项目申请书。项目申请书一般包含研究背景、目的、意义、研究内容、方法、预期成果、研究团队、研究计划、经费预算等内容。项目申请书中的文字表述应清晰准确,逻辑严密,避免使用模糊或不确定的表述。按照申报指南中的要求,规范地填写项目申请书中的各项内容,确保项目申请书格式统一、美观。

(4)准备相关附件。如果研究涉及人体实验或敏感信息,需要准备伦理审查材料,并获得伦理委员会的批准。提供研究团队成员的简历(包括教育背景、工作经历、科研成果等),以证明团队的研究能力和实力。根据要求准备其他相应的证明材料,如前期研究成果、合作协议、设备清单等。

(5)团队建设与沟通。根据研究需要,组建跨学科、跨领域的研究团队,明确各成员的任务和职责。加强团队成员之间的沟通与协作,确保研究工作的顺利进行。本硕博课题在项目申请书中,一般不需要组建团队,但是在项目进展过程中可能要寻求团队的帮助。

(6)关注评审动态与反馈。在申报提交后,及时关注评审动态和反馈信息,以便在需要时进行修改或补充材料。如果收到评审专家的反馈意见,应积极沟通并认真修改完善项目申请书和相关材料。

5. 化整为零:项目申请书的基本构成包括什么?

项目申请书是科研工作者在申请基金资助时提交的重要文件。写好项目申请书的关键在于"化整为零",逐步攻克每一个环节,才能确保内容扎实、条理清晰。项目申请书一般有两种形式,第一种是以开展学位课题研究为目的的"开题报告",第二种是以获得研究立项和经费支持为目的的"项目申请书"。虽然不同申请书的要求可能不同,但核心内容却是大同小异。现以中华护理学会科研课题申请书的模板为例,介绍项目申请书应包含的关键部分,申请人可以根据项目的说明,查看相应模板的具体内容和要求。

(1)项目申请书封面。封面(见图1-1)一般包含资助方向、课题名称、申请人信息、单位信息等。开题报告中要求的信息可能更少。

中华护理学会科研课题申请书

样 表

中华护理学会科研课题
申 请 书
(2022版)

资助方向：_____

课题名称：_____

申 请 人：_____ 手机号码：_____

电子邮箱：_____

所在单位：_____

通讯地址：_____

邮政编码：_____ 单位电话：_____

申报日期：_____

中华护理学会

扫码看大图

图1-1 中华护理学会科研课题申请书封面(样表)

(2)项目基本信息。项目申请书需包含项目的基本信息，如申请人信息、单位信息、课题基本信息、关键词等，以上信息是项目识别的基础。(见图1-2)

(3)摘要。中英文摘要部分是对项目研究的精炼概述，通常包括研究背景、科学问题、研究目标、研究方法、预期成果及意义等。摘要应简明扼要，能够迅速吸引评审专家的注意，并让他们对项目有一个初步的了解。

中华护理学会科研课题申请书

基本信息

申请人信息	姓名		性别		民族	
	学位		职称		出生年月	
	手机号码		中华护理学会会员证号			
	主要研究领域		电子邮箱		每年用于研究的工作时间(月)	
	个人通讯地址					
	工作单位					
所在单位信息	单位名称					
	联系人		联系电话			
	网站地址					
课题基本信息	课题名称					
	英文名称					
	研究期限					
	申请经费	万元				
	项目类型(一般项目或青年项目)					
中文关键词						
英文关键词						

扫码看大图

图1-2 中华护理学会科研课题申请书基本信息表(样表)

(4)经费预算。申请人需要根据项目的实际需求,合理编制经费预算(包括材料费、测试化验加工费、劳务费等各项费用)。经费预算的合理性将影响项目的资助额度。(见图1-3)

(5)立题依据。在课题申请书的正文部分,首先应描述立题依据。立题依据是项目申请书的核心部分之一,它详细阐述了项目的研究意义、国内外研究现状、存在的主要问题以及项目的创新性和科学价值。此部分需要申请人对研究领域有深入的了解,并能

中华护理学会科研课题申请书

中华护理学会科研课题资金预算表(单位：万元)

序号	科目名称	金额	备注
1	一、申请费用		
2	1、材料费		
3	2、测试化验加工费		
4	3、差旅/会议		
5	4、出版/文献/信息传播/知识产权事务费		
6	5、专家咨询费		
7	6、劳务费及管理费（不得超过资助经费20%）		
8	7、其他支出		
9	二、自筹资金		

图 1-3　中华护理学会科研课题申请书资金预算表（样表）　扫码看大图

够清晰地阐述项目的必要性和紧迫性。（见图 1-4）

（6）研究内容、研究目标及拟解决的关键科学问题。申请人需要明确研究的具体内容、预期达到的目标以及研究过程中可能遇到的关键科学问题。这些内容应与立题依据紧密相连，形成一个逻辑清晰、条理分明的研究框架。（见图 1-4）

（7）研究方案及可行性分析。申请人需要详细描述研究方法、技术路线、研究设计、数据分析等具体步骤。同时，还需要对方案的可行性进行充分的分析和论证，以证明项目具备实施的条件和成功的可能性。（见图 1-4）

中华护理学会科研课题申请书

报告正文

参照以下提纲撰写，要求内容翔实、清晰，层次分明，标题突出。请勿删除或改动下述提纲标题及括号中的文字。

（一）立项依据（2000字）：

研究意义、国内外研究现状及发展动态分析，需结合科学研究发展趋势来论述科学意义；或结合国民经济和社会发展中迫切需要解决的关键科技问题来论述其应用前景。附主要参考文献目录。

（二）课题的研究内容、研究目标，以及拟解决的关键科学问题（此部分为重点阐述内容，限500字）

（三）拟采取的研究方案及可行性分析（包括研究方法、技术路线、实验手段、关键技术等说明限1500字）

（四）本课题的特色与创新之处（限500字）；

（五）年度研究计划及预期研究结果（实施计划为研究实施节点内容和时间表；成果形式包括论文、专利、培养研究生等，限500字）。

（六）研究基础与工作条件

1．研究基础（与本课题相关的研究工作积累和已取得的研究工作成绩，请勿将与本申请课题无关的研究工作包含进来）；

2．工作条件（包括已具备的研究条件，尚缺少的研究条件【不包括研究经费】和拟解决的途径及具体方案）；

3．正在承担的与本课题相关的科研项目情况（申请人和课题组主要参与者正在承担的与本课题相关的科研项目情况，包括中华护理学会课题和其他省部级及以上的科研项目，要注明项目的名称和编号、经费来源、起止年月、与本课题的关系及负责的内容等）；

4．完成中华护理学会科研课题情况（对申请人负责的前一个已结题科学课题【课题名称及编号】完成情况、后续研究进展及与本申请课题的关系加以详细说明。另附该已结题课题研究工作总结摘要【限500字】和相关成果的详细目录）。

（七）其他需要说明的问题

1．申请人同年申请中华护理学会（包括参与申请）和其他科研项目情况（列明同年申请的其他项目的项目类型、项目名称信息，并说明与本课题之间的区别与联系）。

2．其他

扫码看大图

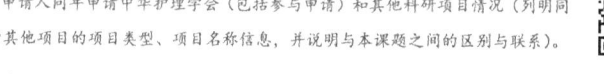

图1-4　中华护理学会科研课题申请书正文部分(样表)

(8)项目特色与创新点。申请人需要明确阐述项目的特色和创新点,其包括新的研究方法、技术路线、理论观点或实际应用等。它们将作为项目评审的重要依据,关乎项目是否能够获得资助。(见图1-4)

(9)年度研究计划及预期研究结果。申请人需要按照年度规划研究内容,明确每个阶段的研究目标和预期成果。这些计划和结果应与项目的整体研究目标相一致,并具备可操作性和可验证性。(见图1-4)

(10)研究基础与工作条件。此部分主要介绍申请人及团队的研究背景、前期成果、实验条件等。这部分内容有助于评审专家评估申请人的研究能力和项目实施的可行性。(见图1-4)

6. 了如指掌:项目立项的评审流程是什么?

本硕博毕业课题的评审流程较为简单,一般在项目申请书提交后,进行现场答辩,并根据评审专家的意见进行修改和完善,直至顺利开题。对于其他项目而言,项目评审就像是一场高规格的"选秀",评审专家会仔细审视每个项目的科学价值、创新性、可行性以及预期成果等关键要素。这个过程既严谨又系统,确保最终选出的项目是真正具备潜力和价值的"科研明星"。申请人只有掌握了这些流程,才能对评审过程"了如指掌"。一般来说,项目立项的评审流程包括以下几个步骤。

(1)项目申请与提交。申请人需根据研究兴趣、领域需求及现有资源明确研究方向和目标,制定研究计划,编制并按时提交项目申请书或立项报告。

(2)形式审查。部分项目在提交后需进行形式审查,检查申请材料的完整性和规范性,申请人是否符合申报要求,项目内容是否符合资助范围,以及查重等问题。不合规的申请书需要修改或被"驳回"。

(3)专家评审。评审专家通常由该领域的资深学者或专家组成,他们根据自身的专业知识和经验对项目进行评估。评审过程包括书面评审和现场答辩两个环节。书面评审时,可能会有同行专家通讯评审和会议评审。同行专家通讯评审时,每份申请书均由同行评议专家,对项目进行定性评价和定量评价,对定量部分进行计算机判读、打分、排序,根据要求的比例,确定第二轮评审项目;会议评审主要是进一步查重,判断以往承担项目是否按期完成,是否有违反基金委员会有关申请规定等。现场答辩则要求申请人与评审专家面对面交流,进一步阐述研究思路、回答评审专家的提问。专家评审的结果将作为是否立项的重要依据。

(4)机构审批。在专家评审基础上,资助机构综合考虑专家意见、项目预算、机构战略等因素,进入最终审批环节。审批通过的项目将进入实施阶段。

(5)立项公示与合同签订。立项批准的项目由资助机构在官方渠道公示,确保评审工作的透明度和公正性。公示无异议后,资助机构将与项目负责人签订项目合同或协议,明确项目的目标、任务、经费使用、成果归属等具体事项。

第二章　立身之本：护理科研项目的选题策略

7. 如何理解"好的选题是成功的一半"？

在学术研究和实践探索中，选题是起点，也是决定项目申请成败的关键。选题如同一盏明灯，它指引着研究者前进的方向，决定了研究的深度、广度以及未来可能达成的目标。正因为如此，常有人说"好的选题是成功的一半"，这是无数科研实践经验凝练出的真知灼见。

选题的确定是思维的集中和研究方向的精准聚焦。明确的选题使研究者在繁杂信息中保持清晰的思路，避免迷失在海量资料中。每一个研究步骤都有明确指引，确保各环节在既定框架内展开。一个明确、聚焦的选题不仅能提升工作效率，还能使研究过程更具系统性和条理性。

更重要的是，选题的质量直接影响研究的价值。如果一个选题具有现实意义或理论创新，它的影响力将远远超出学术范畴，甚至可能改变行业发展或社会实践。例如，选择聚焦于社会热点或前沿科技领域的课题，往往能在学术界引起更大的关注，同时对政策制定、产业革新也会带来积极的推动作用。这类选题的价值不仅体现在学术突破上，还体现在为社会问题的解决提供思路，进而提升研究的影响力和实际应用价值。

选题的合理性与可行性决定研究能否顺利展开。不合理的选题范围可能会导致目标不明确、资源浪费或研究空间限制难以深入。此外，选题应匹配研究者的个人背景和资源条件，确保研究在可行的范围内推进。

因此，选题既是对现实问题的回应，又是对未来发展趋势的把握。它在学术研究中发挥着不可替代的作用，是决定一个项目成功与否的关键。

8. 如何理解项目选题的四大"基准线"？

选题就像科研旅程中的"指南针"，决定着研究能否顺利抵达成功的彼岸。在学术研究中，选题不仅影响项目的成败，还直接关系到最终成果的质量与影响力。一个高质量的选题应抓住四大"基准线"，即创新性、科学性、实用性和可行性。

（1）创新性。一个优秀的研究课题应当具备新颖性和独创性，能够填补学科领域的空白或突破现有研究的局限。这种创新可能体现在新的研究视角、方法论或对已有理论的新发现上。创新的选题不仅能推动学科前沿发展，还能在实际应用中创造出新的价值，激发研究者的探索热情。

（2）科学性。科学性是选题必须具备的基本属性。研究必须以严谨的科学理论和方法为支撑，问题、假设、目标都需要明确，并通过科学的手段加以验证。选题的设计要遵循科学规范，确保数据的准确性和结论的可靠性，同时符合现代科学理论和伦理标准，以确保其在学术界的可信度和影响力。

（3）实用性。实用性要求选题应紧密围绕社会经济发展的实际需求，关注现实问题的解决，推动科技成果向现实生产力转化。实用性不仅体现在直接的经济效益上，更体现在对社会发展、环境保护、人类健康等方面的积极影响上，是科研成果服务社会、造福人类的根本体现。

（4）可行性。可行性则是确保科研项目顺利实施的关键。要充分考虑研究条件、资源限制、时间周期等因素，确保研究计划具有可操作性和可实现性。可行性分析不仅是对研究资源的合理配置，更是对研究风险的有效评估，它帮助科研人员制定切实可行的研究方案，以免科研人员忽视实际操作中的困难和挑战。

9. 如何通过"多元化路径"进行合理选题？

选题是科研的第一步，也是最关键的一步，采用"多元化路径"进行项目选题，不仅可以保证研究的创新性，还能使其更贴近实际需求，促进护理学科的全面发展。

在确定研究方向前，必须进行充分的前期调研和文献回顾。了解领域内的现有研究成果和前沿动态，帮助科研人员识别学科中的空白和不足。科研人员通过深入阅读近年的相关文献，不仅可以学习前人的研究经验，还能激发新的思路和灵感，从而识别潜在的创新点以及明确未来研究的方向。

项目指南是选题的重要依据。在申报科研项目时，仔细研读资助机构的指南和评审标准至关重要，它们不仅规定了申请条件和资助范围，还明确了研究重点。科研人员应结合项目指南及个人兴趣和专业背景，选择合适的课题进行申报，各类项目（如重点项目、青年科学基金项目等）也为不同背景的研究者提供多样化选择。

国家政策导向是选题的重要参考之一。围绕国家战略需求选择符合国家发展规划的课题，不仅提升选题的社会价值，也确保项目符合当前政策和社会趋势。例如，"十四五"规划中的重点领域通常是科研选题的优选方向。

同时，基金的重点倾向领域也为研究选题提供了灵感。国家自然科学基金的优先发展领域代表了当前科学研究的热点，科研人员可以根据自身的专业背景和兴趣，从优先领域中选择合适的课题。随着学科交叉融合的趋势不断增强，跨学科合作也成了推动科研创新的有效途径。通过多学科的协同合作，选题不仅更具广度，还能开拓出新的研究方向。

分析既往成功立项的项目也可以为选题提供启示。通过研究成功立项的项目的选题思路、研究方法和成果，科研人员能够更加清晰地理解哪些选题更具可行性和创新性。这些项目不仅为新的科研工作提供了示范效应，也能帮助科研人员在借鉴的基础上结合自身的兴趣与条件，进行更具针对性的选题和申报。

10. 指路明灯：项目指南对于选题的意义是什么？

项目指南不仅能引导研究者走上正轨，还可以给研究者带来灵感与挑战，让选题在兼具学术价值的同时，充满实践意义。对选题而言，项目指南是"指路明灯"，助力研究者在研究过程中找到正确方向，确保选题的成功。

项目指南为研究者提供了一条明确的路径，帮助申请者不走弯路并找到目标。首先，项目指南往往依据学术界或行业的现有需求制定，帮助研究者聚焦于临床中的燃眉之急。使得选题更贴近日常生活，还能在日后为实际问题提供解决方案。

其次，项目指南就像一个风向标，避免研究者在选题方面偏差太远。它通过明确重点和要求，帮助研究者锁定核心问题，避免选题过于宽泛或过于狭隘，使研究保持在一个合理的范围内，既不天马行空，又不钻牛角尖。

同时，项目指南为选题提供了评价标准。为了让研究项目获得资助或认可，选题不仅要新颖，还得符合项目指南的"胃口"。项目指南通常会列出创新性、科学性等标准，帮助研究者了解哪些类型的选题更能赢得评审专家的青睐。这不仅能提高项目申请的成功率，还能让研究者在选题时更加务实。

此外，项目指南还在资源与时间的把控上对研究者有明确的要求。研究者在选题时需要考虑现有条件是否支持相关研究的顺利开展，而项目指南往往会明确项目所需的资源配置、时间周期等内容。

当然，项目指南不仅是一个帮助研究者前行的工具，还能保证研究的严谨性。选题是项目研究的基石，如果基础不牢，后面的工作就会出现问题。项目指南通过对选题范围、研究方法、成果形式等提出具体要求，确保研究者遵循学术规范，不至于因为别出心裁而偏离了学术轨道。此外，很多项目指南还特别强调伦理责任，这提醒研究者在选题时考虑对社会的影响，避免触碰道德底线。

最后，项目指南也要为创新留出空间。许多项目指南鼓励研究者大胆跨学科选题，跳出传统思维框架。这种"放飞自我"的方式有时能带来意想不到的学术突破,为研究注入新鲜血液。

> **示例**:以中华护理学会 2024 年度科研课题申报指南为例,一起看看项目指南。
>
> 中华护理学会科研课题应紧扣广大人民群众卫生服务需求,针对护理实践中的实际问题,凝练出具有研究价值的科学问题、工程问题和技术问题,探索护理学科发展的新理论、新模式、新方法、新技术、新产品,鼓励开展跨学科综合性、系统性研究。
>
> 课题申请人应充分了解国内外相关领域的研究现状与发展前沿,能带领研究团队开展创新性研究工作;申请人需按照要求撰写申请书,清晰阐述课题的立项依据、学术意义和临床实用价值,凝练研究问题,立论依据充分,学术思想新颖,研究目标明确,研究内容具体、合理,研究方案恰当可行。鼓励开展多中心合作研究,但申报单位仅限填写一个单位。资助期限为 2 年。
>
> 中华护理学会科研课题申请代码
> 母婴与儿童护理学 MRH 0101
> 成人与老年护理学 CLH 0201
> 急危重症与灾害护理学 JZH 0301
> 健康与慢病管理学 JMH 0401
> 精神心理健康护理学 JXH 0501
> 中医护理学 ZYH 0601
> 护理人文社会学 HES 0701
> 交叉护理学 JXH 0801

11. 审时度势:国家政策对于选题的意义是什么?

在撰写科研项目申请书的过程中,"审时度势"尤为重要,国家政策的导向作为科研道路上的路标,帮助科研人员精准判断形势,找到研究的最佳切入点,并制定与政策需求高度契合的研究计划,提高成功立项的可能性。

国家政策明确了科技创新的关注点及优先解决的问题,是科研项目申请的重要依据。将项目与国家政策的方向相结合,确保项目申请书能在众多竞争者中脱颖而出。研究方向应满足学术创新需求,同时关注政策所重视的社会影响和经济影响。科研成果在实际应用中的社会效益,将增强其受政策支持的可能性。

同时,国家政策通常直接影响科研项目的资金分配和资源分配。符合政策导向以及具有创新价值的项目更容易获得政府资金支持。

在撰写项目申请书的过程中,科研人员需确保项目符合国家法律法规和政策的要求,为科研活动提供合法合规的框架。遵循政策要求是科研人员的责任,也是成功申报的基础,确保项目在政策框架下安全运行。

国家政策还对科研项目的社会效益提出要求,鼓励科研人员从社会视角分析项目。在撰写项目申请书时,除了关注学术和技术层面,还应考虑项目对社会、经济和环境的影响。政策导向帮助科研人员评估项目的长期影响,优化设计,更好地为国家战略需求和人民福祉服务。

> 示例:以下列举了部分与护理相关的国家政策文件,供大家一起学习和参考。
> 1. 国家卫生健康委关于印发《全国护理事业发展规划(2021—2025年)》的通知 国卫医发〔2022〕15号
> 2. 国务院办公厅关于印发"十四五"国民健康规划的通知 国办发〔2022〕11号
> 3. 国家发展改革委 国家卫生健康委 国家中医药管理局 国家疾病预防控制局 关于印发《"十四五"优质高效医疗卫生服务体系建设实施方案》的通知 发改社会〔2021〕893号
> 4. 国家卫生健康委 国家中医药局 国家疾控局 关于印发《"十四五"全民健康信息化规划》的通知 国卫规划发〔2022〕30号

12. 需求导向：如何在选题中把握总体方向？

在进行学术研究和科研选题时，需求导向是关键，其强调通过技术满足国家战略、行业发展和社会进步的实际需求，以确保研究结果具有实际应用价值并推动科技创新。以需求为导向，研究者需从以下几个方面进行深入分析和思考。

(1) 选题需紧密结合国家的战略需求。国家的发展战略通常反映当前社会的重大问题和未来发展方向。科研人员应关注国家政策动向，了解不同阶段的发展领域和目标。例如，"十四五"规划中的重点领域，对接相应政策导向的研究不仅有现实意义，还能为国家的科技进步和社会发展做出贡献。

(2) 选题应从解决社会和行业痛点出发。科研的目标是为现实问题提供解决方案，而非仅追求技术复杂性或先进性。科研人员应敏感地识别可通过技术手段改进的社会问题或行业难题。例如，如何利用大数据技术解决具体的社会问题，而非仅为技术创新本身。

(3) 科研选题还应密切关注行业和社会发展。学术研究应具有实际应用价值和广泛影响力，不只局限于学术圈内部讨论。研究者需要了解社会发展趋势和行业动态，与行业专家、政策制定者及公众互动，深刻洞察社会需求。深入了解社会需求的科研选题才能具有更高的应用价值，并助力社会进步。

13. 创新引领：如何在选题中突出创新之处？

创新是评审专家和资助机构的重点关注方向。研究者在选题阶段清晰地展示研究的独特性和前瞻性，明确创新点、突出创新之处、坚持创新引领，才能在激烈的竞争中脱颖而出。选题的创新性体现在以下几个方面。

(1) 问题创新（研究的核心突破）。问题创新是围绕未解决的临床问题或科学问题提出具有独特性的问题。其可以是研究现有疾病中的未解之谜（如未明的病因、病程机制），或是对现有治疗方式的新应用。例如，新型治疗方式或旧药的新用途，都应基于经验总结和深入思考,提出具有唯一性的问题。

(2)机制创新(深化理论与方法)。机制创新涉及在已知的科学机制基础上,通过临床数据、患者反馈等手段进一步探索和验证问题。例如,通过对患者疼痛管理机制的研究,结合神经科学、心理学及生物反馈技术,探索更精准的疼痛缓解策略。机制创新要求在已有的研究基础上进行系统性的扩展和完善,以期在护理实践、患者护理效果及护理科学理论等方面实现新的发现和突破。

(3)技术创新(方法与技术的提升)。技术创新是通过引入前沿技术增强研究的深度和广度。例如,应用单细胞测序技术等现代生物技术,提供更精准的数据支持。技术创新应建立在合理的研究方法之上,避免仅为展示技术而忽视实际问题和研究目标。

(4)学科交叉(推动多领域融合)。通过多学科、多方法的交叉融合,研究者可以打破学科壁垒,发掘新的研究思路和方法。例如,在生物学与计算科学的基础上,运用大数据分析研究生物问题,或结合临床医学与工程学开发新的诊断工具。这种交叉的学科分析应基于实际问题的需求和学科间的自然结合,避免不必要的学科交叉融合。

14. 聚焦前沿:如何理解热门选题的优势与劣势?

在学术研究中,选择热门选题、聚焦学术前沿是提升获得资助机会和获得学术认可的重要途径。然而,热门选题的利弊需谨慎权衡,以确保研究不仅具有实际价值,还能在激烈的竞争领域中脱颖而出。理解热门选题的利与弊,可以帮助研究者更好地定位自己的研究方向,并做出明智的选题决策。

(1)热门选题的优势。①提升资助机会。热门选题受到资助机构和基金评审专家的青睐,此类课题与当前的科学前沿和社会热点密切相关,资助机构一般情况下倾向于投资具有潜在突破性的研究。这不仅有助于提高获得资助的机会,还有助于提升研究者的学术声誉。②提高学术关注。热门课题因其关注度和影响力,能迅速引起学术界和公众的注意。选择此类课题进行研究,可在短时间内获得更多的学术讨论和引用,从而提升个人和团队的学术影响力。③推动科技进步。热门选题通常涉及当前科技和社会发展的前沿问题。通过深入研究此类课题，研究者能为解决现实问题提供新的解决方案，从而推动科技进步和社会发展。

(2)热门选题的劣势。①竞争激烈。由于其高关注度，热门课题往往会引来大量研究者的角逐。特别是在研究领域内，多个团队可能同时瞄准相同的课题，这会导致资源的分散和竞争的加剧。研究者需要找到自己的独特视角和创新点，否则很难脱颖而出。②短期行为。追逐热门课题有时可能带来短期行为的风险。部分研究者会因为热点效应而忽视了课题的长期研究价值，短期内的关注和资源投入可能导致研究的深度和系统性不足，从而影响研究的质量和实际贡献。③基础薄弱。热门选题往往需要扎实的研究基础和系统化的研究能力。如果研究者缺乏足够的基础知识或研究能力，只是单纯追逐热门选题，可能会导致研究的失败或低质量的成果。

15. 基础支撑：如何在选题中延续研究基础？

在学术研究中，将研究课题与个人的学术发展规划紧密结合，不仅有助于提高申请基金的成功率，还能确保研究工作的连贯性和深入性。基础支撑是一个至关重要的策略，即在选题中延续已有的研究基础，研究者能够在申请基金项目时展示自身的研究能力和学术积累，从而创造更多获得资助的机会。在选题中如何有效延续研究基础的关键点如下所述。

(1)延续之前的研究。对于本硕博研究者而言，可以延续导师或自身前期的研究。对于刚毕业不久的年轻研究者，硕博期间的研究成果和经验是一个宝贵的基础。在申请基金时，延续之前的研究课题有两个主要优势：一是之前的研究成果已经形成了初步的理论框架，为新的课题申请提供坚实的支持；二是之前课题的延续可以使申请者在研究中保持一致性和连贯性，有助于形成清晰的学术轨迹和研究方向。

(2)利用已发表的研究成果。已发表的研究成果是申请新项目的重要支撑。研究者可以基于已发表的文章，寻找新的研究方向、新的方法或新思路。例如,如果一项研究揭示了某种现象或提出了新的假设,后续的研究可以进一步探索这一现象的机制或应用。这种基于已有研究的拓展和深化,不仅能展示研究者在该领域的学术积累,还能在申请书中体现研究的创新性和连续性。

(3)在已有基础上构建新的研究框架。研究者可根据已完成的基础性研究数据,提出新的研究问题,使新的课题更具实质性和连贯性。例如,如果某项基础研究已获得部分数据,后续研究可以围绕这些数据进行更深入的分析,探索未解决的问题或验证新的假设。

(4)依托课题组的专长和资源。课题组的研究方向、师资力量和实验条件也是选题的重要基础。如果课题组在某一领域具有较强的研究背景和优势,可以基于这一方向选择相关的研究课题。课题组的专长和已有的研究设施可以为新课题的实施提供必要的支持。

(5)避免无基础的盲目选题。为了提高获得资助的可能性,研究者应避免在没有研究基础的领域内盲目选题。尽管某些领域可能受到资助指南的鼓励,但缺乏相关的研究基础,此类选题通常难以获得资注。专注于研究者自身已经具有的研究基础的领域,避免短期行为和随意选择课题。

16. 如何通过"全方位审视"实现精准定题?

选题的过程是一个不断探索和调整的过程。初步拟定选题后,申请人仍要不断校正和完善初拟的选题,可以对选题进行"全方位审视",以最终实现精准定题。

(1)"上下看"。申请者需要对选题进行系统的纵向分析,确保其符合国家或地区的科研政策和发展战略,以及相关行业的宏观趋势,展示研究的前瞻性和战略性。同时,考虑选题是否能解决研究领域内的关键问题或填补研究空白,并判断其获得资助和支持的可能性。

(2)"左右看"。在拟定选题时应融合多元观点。通过与同行和领域专家交流,激发和确定选题思路,确保研究选题具有可行性和专业性。通过与非专业人士的对话,深入剖析问题,找到关键点,增加研究理论的重要性。初步拟定选题后,可以制作简单的 PPT 或对思路进行总结,让导师和同行评估其可行性。

(3)"内外看"。申请者应评估自身研究基础和团队实力。从内部来看,应利用自身专业领域进行选题,系统梳理已有成果,发现新的研究方向。从外部来看,考虑团队的实力和项目经验,确保团队具备完成项目的能力。

(4)"前后看"。对于初步拟定的选题,应在相关数据库进行检索,一方面,可以确定目前已拟定选题的研究人数,以及该选题的深度和广度;另一方面,对于检索到的与关键词相关的选题后,可以在其基础上进行创作和优化,融入自己的研究基础,以突出和确定自己的选题。

第三章 耳目一新：标题与关键词的凝练方法

17. 如何理解标题在项目申请书中的作用？

在项目申请书的评审过程中，标题是评审专家先接触的部分，标题是重要的"门面"，直接影响到评审专家的初步印象。一个清晰、精准且具有吸引力的标题可以快速引起评审专家的注意，因此，设计标题时应突出项目的核心内容和研究亮点，以确保在众多申请书中脱颖而出。

标题应清楚地展示项目主题和核心内容。一个准确且表达力强的标题能快速让评审专家了解项目的研究方向和目标，简洁明了地传达科学问题、研究假设和目标。通过标题，评审可初步判断项目的创新性和学术价值，决定是否继续审阅其他部分。因此，标题不仅是对项目内容的概括，也是对其研究价值的初步展示。

标题应准确描述研究内容并突出创新点和前沿性。评审专家通过标题判断项目的研究假设和创新方法，标题的关键词和表述方式展示项目的创新性及科学前瞻性。因此，标题的设计应突出项目的创新点，展示研究的独特性和科学性。

在评审中，标题为评审专家提供了研究的框架，帮助评审专家快速理解项目的重点和方向。标题应引导评审专家理解项目的科学问题、假设和目的，明确创新点和成果。一个结构合理、针对性强的标题能有效引起评审专家的注意，帮助评审专家理解项目的价值和潜力。

18. 似是而非：选题就是标题吗？

选题与标题的区别，就像是在区分电影的剧本与海报。虽然选题和标题都是展示项目的重要部分，但各自的角色和作用却大相径庭。在部分研究者的意识中，选题和标题会显得"似是而非"，其实这是因为项目申请书不仅是一份静态的文件，更是一个动态形成的过程。在这个过程中，选题和标题的区别主要体现在以下几个方面。

（1）扮演角色不同。①选题作为研究入口，开启研究之门。选题是对研究的初步构想，为研究设定方向，决定了研究领域和主题，是进入研究的起点。②标题呈现研究结论，总结研究成果。标题是在研究设计完成后提炼出来的，是完成整个项目构思后的终点，是对研究内容的精炼总结和概括。

（2）呈现形式不同。①选题是无形的。选题常通过研究问题和研究计划等要素，帮助研究者确定研究方向，起引导的作用，并不是直接可见的。②标题是有形的。标题是论文的一部分，通常由一句话或几句话组成，具备清晰的可见性。

（3）读者对象不同。①选题是给自己看。选题是为研究者自身服务的，旨在厘清思路，明确研究方向。②标题是给他人看。标题是整个项目核心思想的对外展示，旨在吸引读者（包括评审专家及各种类型的读者）的注意，以及传达论文主题。

（4）动态过程不同。①选题是扩展，由小变大。选题是从一个简单的想法或问题出发，以研究主题、研究问题、研究计划（框架）为基础，逐步扩展成一个具体的研究。②标题是浓缩，由大变小。标题是在完成整体研究构思后，将其内容浓缩为一句话或几句话，是对研究内容的凝练和概括。

（5）性质特征不同。①选题确定性强。选题经过策划和确定后，通常不会轻易被推翻或改变。研究者可以根据选题确定研究问题、研究方法和研究步骤，并按部就班地展开研究。因此，选题提供了一个相对稳定的研究框架。②标题灵活性高。标题可以根据研究的具体内容和外部要求进行调整和修改，以准确地反映研究内容和结论。

19. 标题应注意哪些核心要点？

《中华人民共和国国家标准:科学技术报告、学位论文和学术论文编写格式》(GB/T 7713—1987)把题名定义为以最恰当、最简明的词语反映报告、论文中最重要的特定内容的逻辑组合。可见，准确(accuracy)、简洁(brevity)和有效(effectiveness)是命题的三大精髓。根据题目的定义，在命题时可以遵循以下要点。

(1) 准确恰当，清晰明了。项目标题应能精确表达观点，达到文题相符。标题应直观反映申请项目的核心问题和研究内容，让评审专家能快速明确、直接地了解申请者具体的研究方向、研究对象，或拟解决的科学问题等。

(2) 简洁精练、通畅易读。项目标题应简洁精练，通过最简短的文字表达最丰富的信息。申请人应根据项目要求，控制课题名称的字数，避免累赘、冗长，一般标题字数不宜超过 25 个字，但也避免过短。标题同样要讲究逻辑清晰，避免读者阅读后不解其意或感觉文题不符。

(3) 深入具体、富于信息。项目标题的信息量要大，且具有深刻的含义。全面展现项目的特点和优势，让评审专家对项目有更深入的了解。在项目申请书撰写过程中反复回顾标题，不断地凝练要素、要点，并尽量将其反映到标题中。

(4) 新颖独特、感染力强。项目标题要独具特色。标题的新颖取决于研究内容的创新性，可适当结合热点提升标题的吸引力，但要避免生搬硬套。同时，标题要具有吸引力，第一时间吸引评审专家的注意，使其产生继续阅读的强烈欲望。

> 示例:2024 年部分中标的护理相关的国家自然科学基金项目的标题
> ——家庭视角下青少年情绪危机风险识别与混合增强智能干预方案的构建及真实世界研究(国家自然科学基金面上项目 武汉大学护理学院 杨冰香)

——基于主动健康理念的妊娠糖尿病患者智能全程健康管理模式的构建及验证(国家自然科学基金面上项目 首都医科大学护理学院 刘维维)

——行为健康经济学视角下"三高"社群量化与健康效应研究(国家自然科学基金面上项目 中南大学湘雅三医院 钟竹青)

——基于多模态大模型的肠造口周围并发症智能诊断决策系统的构建及评价(国家自然科学基金 青年科学基金项目 北京大学护理学院 张旭)

——基于积极老龄化体验的老年癌症长期生存者抑郁风险预测模型及复杂干预方案的构建(国家自然科学基金 青年科学基金项目 无锡太湖学院护理与健康学院 刘谆谆)

20. 标题应包含哪些结构要素?

正如前文提到的,项目标题是项目申请书的"门面担当",应尽可能多地涵盖研究的核心关键词和要素,它们的合理组合能够确保标题既简洁明了,又能够准确反映研究的核心内容和价值。以下是项目标题应包含的"结构要素"。

(1)研究背景(研究范围和视角)。研究背景是标题的基础元素,可以向评审专家展示项目的背景信息和研究视角。在标题中体现研究背景有助于清晰传达项目的科学问题和研究动机。例如,在"基于主动健康理念的妊娠糖尿病患者智能全程健康管理模式的构建及验证"申请书中,直接点明了整个项目是在主动健康理念下进行。

(2)研究对象/主题。研究对象/主题是指项目研究的具体目标或范围,有助于评审专家理解项目的核心关注点。研究对象/主题可以是特定的人群、地域、物质或现象,也可以是某种疾病、某种技术或某个特定的社会问题。例如,"老龄癌症幸存者""工作场所暴力""重大突发公共卫生事件""严重精神障碍延续性复原"等都属于研究对象/主题。

（3）研究方法（框架/理论/视角）。研究方法（框架/理论/视角）是项目实施过程中采用的具体方法或理论框架，包括理论模型、实验方法或数据分析技术等。明确研究方法有助于评审专家了解研究的技术路线和实施步骤。例如，"基于多模态大模型的肠造口周围并发症智能诊断决策系统的构建及评价"申请书中，采用了多模态大模型作为项目的核心研究方法。

（4）研究目标（主要指标）。研究目标（主要指标）通常包括项目希望达到的主要成果或解决的问题，帮助评审专家明确项目的最终目标和预期效果。研究目标应与研究背景、对象和方法相结合，体现研究的主要贡献和价值。例如，"基于创新扩散理论的区域医疗一体化对新疆基层医疗机构合理用药的影响及优化策略研究"申请书中，其核心目标为新疆基层医疗机构合理用药。

项目标题应囊括两个以上的结构要素，在现有要素的基础上，根据创新性高低及吸睛程度高低，可以适当调整排列顺序，确保突出最具创新性和吸引力的关键词。

21. 标题拟定有哪些句式套路？

项目标题的句式结构就像是设计一张吸引人眼球的宣传海报，它不仅能清晰传达研究的核心内容，还能快速吸引人。不同的句式结构可以为标题增添不同的风采，确保其在众多申请书中脱颖而出。以下是一些常见且实用的标题"句式套路"。

（1）结构一：研究对象/主题＋影响因素/路径探索/模式构建/机制探索/提升策略。这种结构的关键要素是研究对象/主题应具有其独特性，研究内容如影响因素/提升策略/构建机制/实践路径具有重要意义。

> 示例：
> ——护士职业群体共情疲劳的发生发展及其心理弹性作用机制建模（国家自然科学基金青年科学基金项目 田梅梅 同济大学）

——安宁疗护护士核心胜任特征模型构建与测评工具开发(国家自然科学基金青年科学基金项目 朱姝芹 南京医科大学)

——衰弱前期老年人主动健康驱动机制(国家自然科学基金面上项目 南方医科大学南方医院 周春兰)

(2)结构二:背景/视域/环境下或基于研究方法/理念/技术+研究对象/主题+研究内容。这一标题结构常用于以某种背景或视域为切入点,或者以某种研究方法、理念或技术为基础,探讨研究对象/主题的研究内容,如模型构建、干预策略、管理体系等。这种结构的关键要素体现在背景/视域或研究方法/理念/技术、研究对象/主题、研究内容,它们之间应存在逻辑联系和内在联系,而不是强行拼凑。

示例:
——基于社会生态系统理论的脑卒中患者家庭抗逆力发展模型的构建及其干预策略研究(国家自然科学基金青年科学基金项目 张薇 中国人民解放军第二军医大学)

——互补理论视角下组织资本对企业数字化转型的影响研究(国家自然科学基金青年科学基金项目 李青 上海大学)

——不确定环境下在线诊疗咨询服务的医患双边匹配理论方法及应用研究(国家自然科学基金面上项目 姜艳萍 东北大学)

(3)结构三:研究主题A+研究对象/主题B+应用/关联/效果评价/作用机制。这一标题结构常有两个研究对象/主题,用于探讨研究对象A对于研究对象/主题B的研究内容,如应用、关联性、效果评价或作用机制等。这种结构的关键要素是明确研究主题A和研究对象/主题B,并厘清它们之间的逻辑关系,如应用、关联、效果评价、作用机制等。

> 示例：
> ——应对技能训练项目在湖南省青少年1型糖尿病患者中的应用效果及其机制研究（国家自然科学基金青年科学基金项目 郭佳 中南大学）
> ——精准化运动干预模式对膝骨关节炎合并肥胖患者的效果评价（国家自然科学基金青年科学基金项目 陈泓伯 北京大学）
> ——八段锦运动干预对肾移植受者衰弱的影响与作用机制研究（国家自然科学基金面上项目 刘红霞 北京中医药大学）

22. 标题拟定有哪些表达陷阱？

好的标题是科研项目与评审专家间的沟通桥梁，更是项目的"门面"。即便如此，项目标题的撰写仍存在诸多陷阱，"前车之鉴"提醒我们必须谨慎对待，以免在此环节中出错。

（1）名不副实。①标题过于空泛，未表达出论文的核心观点等深层信息。命题应该贴切、合适，过分夸大的命题会产生"不切题义，与内容不符"等情况。应避免为了使标题更加引人关注，叠加大量宽泛的词汇。②题文不符，即行文内容与标题的对应性不强。行文内容偏离标题所涵盖的研究对象、研究范围，核心关键词不能精准概括文章的主要论点和论题。

（2）重复啰唆。标题中应避免使用"……的实验""……的观察""……的探讨""……的调查""……的报告"等字样，对于标题所要表达的内容无益，置于标题中还会显得拖沓、啰唆。

（3）表述笼统。标题的含糊往往与研究涉及多个研究对象或复杂的逻辑关系有关，申请人对于多个研究议题之间的关系未能深刻理解，无法将其构建为有机整体，而仅以并列式的短语将其串联在一起，如"……与……"或"……、……与……"。并列式短语结构表达并不明晰：一是，并列式短语可以是双向关系，表示A、B两者间的相互影响；二是，并列式短语可以是单向关系，比如，A是B

的起因或 A 对 B 的影响；三是，并列式短语可以是承接关系，比如，B 是对 A 的补充；四是，并列式短语可以是多重关系，表示三者间的多向影响。因此，"与"的使用可能会导致标题表达模糊，研究重点无法体现。

（4）用词不当。①尽量避免使用缩略词语。只有得到公认的缩略词才可以运用于标题中，但仍应尽量避免使用。②避免使用晦涩难懂、混淆不清的词语，这些词语无益于评审人的阅读和理解。③避免使用成串的名词。④避免使用非专业术语。⑤慎用、少用介词短语做修饰语。⑥尽量少用"浅析""浅论""试论""刍议"等谦辞。

（5）前后不一。①项目标题必须与伦理标题一致。②中英文标题意义应保持一致。关键性词语的英语单词需要精准，专有名词一定要在 PubMed 上是通用的，可以从医学主题词表（MeSH 数据库）中选取。③标题与摘要内容、逻辑上应保持一致，如若不一致，易使评审专家在看完标题后对摘要进行阅读时产生跳跃感。

23. 如何理解关键词在项目申请书中的作用？

在撰写项目申请书时，精心挑选的关键词就像为研究配备"高光灯"，能让项目申请书在众多申请书中脱颖而出，迅速引起评审专家的关注。关键词不仅是一些词汇，而是研究的核心"密码"，展示项目的主题、方向和创新点，重要性不容小觑。

关键词的选择直接关系到项目将由哪些专家进行评审。在评审体系中，关键词不仅是标签，更是项目学科领域的精准定位。评审系统会根据关键词将项目分配给最合适的专家，确保项目得到专业评估。选择恰当的关键词能让项目被熟悉该领域的专家解读，获得公正评价；若关键词选择不当，可能导致项目被分配给不熟悉领域的评审专家，影响评审结果。

在撰写申请书时，关键词是不可或缺的指引。它们不仅提炼了研究的核心内容，还对申请者的写作思路起引导作用。在准备申请书的过程中，围绕关键词展开的文献调研和背景分析帮助研究者明确当前研究领域的不足和空白，以及自己项目的独特之处。

关键词就像一条线，贯穿着申请书的整体架构，推动研究者形成清晰的论述框架。在实际项目申请书撰写过程中，关键词引导着内容的展开，使整个项目申请书逻辑紧密、层次分明，让评审专家能够一目了然地理解研究的重点和意义。

关键词在竞争格局中也扮演着重要的角色。它们决定了申请者将与哪些同行在同一赛道上竞争。有相似关键词的项目申请书会被归为同一组别进行评审，因此，关键词的精准选择直接影响到项目申请书能否在激烈的竞争中脱颖而出。关键词的选择不仅关乎如何展示项目的独特性和优势，还涉及如何避开与某些强劲对手的直接竞争，从而提高项目申请的成功率。

24. 如何准确界定研究的关键词？

关键词是申请书中最重要的学术概念，准确的关键词就像是在地图上标记藏宝地点，它们能让评审专家迅速把握项目的核心信息，包括科学问题、科学目标、研究意义、研究内容及主要技术方法等。申请人可以采取以下三种方式来准确界定研究项目的关键词。

（1）根据研究方向和内容确定关键词。这是界定关键词最直接，也是最基础的方法。申请者应从项目的研究方向和具体内容中提炼出最能代表项目主题、目标、方法、成果及创新点的词汇作为关键词。例如，某项目聚焦于"基于深度学习的癌症早期诊断方法研究"，那么"深度学习""癌症早期诊断""算法优化"等词汇将会成为关键词的候选。这种方法的优势在于能够确保关键词与项目内容的紧密性，便于评审专家快速理解项目的核心价值。

（2）根据系统推荐选择关键词。随着科研管理系统的不断完善，许多项目申请平台提供关键词推荐功能。这些推荐是基于过往成功项目的关键词库，以及当前学科领域的热门研究方向和热点问题。申请者可以利用这一功能，在系统中输入项目的大致研究方向或主题词，然后从中选择与自己项目最为匹配的关键词。需要注意系统推荐的关键词可能并不完全符合申请者的具体研究内容和创新点，因此，在使用时应结合项目实际情况进行筛选和调整。此外,过分依赖系统推荐的关键词可能会忽视一些具有潜在价值但未被广泛采用的新兴词汇。

(3)根据评审专家的研究领域选择关键词。这种方法在实际应用中较为困难,因为申请者无法事先确切知道哪位评审专家将负责评审自己的项目,但它为界定研究项目的关键词提供了一种思考的角度,即关注学科领域内的重要学者及其研究方向。通过了解这些专家学者的研究兴趣、发表的文章以及参与的科研项目,申请者可以推测出当前学科领域内的热点问题和前沿趋势,并据此选择关键词。然而,这种方法的风险可能会为了迎合某些专家的个人偏好而忽视了项目的本质和核心价值。因此,它应作为辅助手段而非主要依据来使用。

第四章 提纲挈领：摘要的提炼方法

25. 如何理解摘要在项目申请书中的作用？

摘要在项目申请书中扮演的角色，远比其简短的篇幅所暗示的内容更重要。摘要被看作是整个研究项目的"迷你版预告片"，它不仅要用几句话概括项目的精华，还要向评审专家展示研究的价值、创新思路以及申请者的科学严谨态度。

摘要是项目申请书的核心组成部分，其首要意义在于它是对整个研究项目的高度凝练和精准概括。在有限的字数内，申请者需要巧妙地平衡信息量与表达的清晰度，既要全面覆盖研究的背景、目的、方法、预期成果及科学意义，又要避免冗长和重复。这一过程就是在"迷你版预告片"中，以宏观的视角展现研究的整体框架和其独特之处，这样才能使评审专家产生看完项目申请书的欲望。

对于评审专家而言，摘要是他们初步评估项目价值的第一印象。评审专家在阅读项目申请书内容之前，通常会通过阅读摘要对项目进行初步评估，并据此决定是否进行深入审查。因此，在海量项目申请书中，清晰、有吸引力的摘要能够迅速吸引评审专家的注意，为评审专家后续详细审阅奠定良好的基础。摘要中的每一个字、每一句话都承载着申请者对研究项目的深刻理解和对科学问题的独到见解，是申请者向评审专家展示自己科研能力和创新思维的重要机会。高质量的摘要，能够引导评审专家按照申请者预设的逻辑框架去理解项目，提高评审的准确性和效率。

此外，摘要还具有一定的学术传播价值。在项目评审结束后，部分项目的摘要可能会被公开或收录到相关数据库,供学术界查阅。这不仅有助于提升项目的知名度,还可能吸引潜在的合作伙伴或资助机构,为项目的后续研究与发展创造更多机会。

26. 言简义丰:摘要的基本特征有哪些?

正如前文所提及的,科研项目申请书的摘要就像是项目的"迷你版预告片",虽然篇幅不长,却承担着吸引评审专家关注的重任。要让摘要既引人注目又确保信息完整,必须做到"言简义丰",以下基本特征不可或缺。

(1)高度凝练的语言。摘要的首要特征是高度凝练。摘要的篇幅一般要求在400字符以内,"字符"是包括文字、字母、空格、标点在内的所有符号。由于篇幅极为有限,因此需要高度凝练的语言,确保每个字都能发挥最大的作用。这要求申请者具备极强的概括能力和表达能力,能够用精练的语言将研究的关键信息一一呈现。

(2)准确无误的信息传递。摘要需要在有限的字数内,准确无误地传达出项目的核心内容和价值,包括选题的必要性和创新性、科学问题和假设、核心研究内容、预期结果和目的,以及科学意义和应用前景等,确保评审专家在短时间内就能迅速把握项目的精髓。

(3)清晰明了的逻辑结构。摘要通常遵循一定的结构顺序,如先介绍研究背景和问题,再阐述研究目的和内容,最后说明预期结果和意义。这种结构安排有助于评审专家快速理解项目的整体框架和思路。同时,摘要的各部分内容之间需要紧密相连,逻辑严密,形成一个有机的整体。唯有如此,才能确保评审专家在阅读过程中不会感到困惑。

(4)突出研究的创新性和价值。摘要还强调突出研究的创新性和价值。创新性是评审专家在评估项目时最为关注的因素之一。因此,在摘要中必须明确指出研究的创新点,包括理论创新、方法创新或应用创新等。同时,还需要阐述这些创新点如何推动学科发展或解决实际问题,以及研究的预期成果对学界和社会的潜在贡献。这种对创新性和价值的强调,有助于提升项目的吸引力和竞争力。

（5）与正文内容紧密关联。摘要需要与正文内容保持紧密联系。这意味着摘要中的每一个信息点都能在正文中找到相应的支撑和解释。同时,摘要也需要准确地反映正文的核心内容和研究成果。这种关联性不仅有助于评审专家在阅读正文时验证摘要中的描述,也有助于提升项目申请书的整体性和连贯性。

27. 循规蹈矩:摘要的撰写思路是什么？

摘要撰写的思路通常分为四步,"循规蹈矩"地按照"研究背景和问题—研究思路—研究内容和方法—研究意义"依次展开。

（1）研究背景和问题。通过1～2句话简要介绍该项目的背景,指出当前研究领域内存在的问题或挑战,以及这些问题的重要性和紧迫性。

（2）研究思路。通过1～2句话说明研究基础,即针对这个问题已有的发现和初步成果进行分析。正因为有了相应的前期基础才能支持这个项目的继续研究。然后用1句话介绍科学假设。

（3）研究内容和方法。此部分占比相对较多,需要说明本项目运用何种方法或技术来解决这个问题,但是内容篇幅不宜过长。

（4）研究意义。最后总结研究的科学意义和应用价值,包括推动学科发展、解决临床难题、促进经济社会发展等方面的贡献,注意此句描述必须具有实实在在的意义,绝不能写一些客套话,完整的摘要不应有一句虚言。

> 示例1:《我国女性分娩创伤预警模型构建及防控策略研究》(国家自然科学基金面上项目,批准号:71974061)
> 　　分娩创伤是指发生在产前和产时的事件对产妇造成的严重心理伤害。我国孕产妇规模庞大且随着全面二孩政策的实施和生殖医学技术等的快速发展,高龄高危孕产妇数量猛增,而分娩全程服务支持的相对不足,导致发生分娩创伤的风险增加,这不仅危害产妇个人,还通过涟漪效应,危及家庭、医护人员、社会,甚至我国生育政策的实施(研究背景)。

目前国内对此鲜有研究,预警防控相对滞后,本项目基于前期研究,提出"分娩创伤预警能够早期识别风险产妇并进行有效干预"的假设(研究思路);通过质性访谈和全国大规模调研等,构建我国分娩创伤概念模型,开发分娩创伤量表,建立量表得分常模及评分等级;基于脆弱性视角,全面筛选和识别分娩创伤的影响因素,应用多水平 Logistic 回归分析等方法,构建分娩创伤的预警模型(研究内容),早期识别高危人群,制定针对性防控策略,这将对促进女性安全分娩、预防分娩创伤危害、推进全面二孩政策以及实现健康中国的战略目标等具有十分重要的理论和现实意义(研究意义)。

示例 2:基于机器学习的肾移植患者用药依从性预警模型构建及干预策略研究(国家自然科学基金青年科学基金项目,批准号:71904209)

肾移植患者用药依从性低导致的移植肾脏过早丢失等给国家经济、社会及器官分配供需带来沉重负担,对肾移植患者进行用药依从性预警并依此实施个体精准干预,可成为肾移植患者用药依从性应对的新方式,但缺乏研究(研究背景和问题)。我们的前期研究已掌握肾移植患者用药依从性现状,并初步探索影响肾移植患者用药依从性的社会心理因素(研究思路)。在此基础上,本研究将全面深入挖掘肾移植患者用药依从性的社会心理影响因素,利用中心移植术后随访及安全用药大数据平台探讨:(1)综合肾移植患者用药依从性的社会心理影响因素结果及平台数据,采用机器学习方法,分别构建 BP 神经网络、支持向量机及随机森林三种用药依从性预警模型,进行模型间比较、验证并最终确定预警模型;(2)结合用药依从性预警模型结果建立基于目标管理的个体化干预策略,采用预警模型确立干预对象,实施并验证干预策略(研究内容)。为肾移植患者用药依从性应对方式提供决策支持,以期形成肾移植群体用药依从性管理的推广思路(研究意义)。

28. 短小精悍：摘要的结构句式有哪些？

摘要需要在有限的篇幅内精准地展示核心要素。要做到这一点，申请者在撰写摘要时可以遵循以下句式，让摘要既"短小精悍"，又充满吸引力。

(1) 研究背景和问题。

> 示例：
> —在……中起关键作用，一旦发生将……。但……尚不清楚/亟待解决/尚需揭示/有待进一步研究。

(2) 研究思路。

> 示例：
> —已有研究显示……
> —在预实验中，课题组通过……
> —项目团队前期工作/研究发现……，因此提出假设……
> —结合文献报道，我们验证了……，因此，我们推测……

(3) 研究内容和方法。

> 示例：
> —本项目拟利用……技术/模型研究……的关系/主题。
> —本项目拟采用……（方法/手段）进行……研究，探索/证明……问题（内容）。
> —本项目针对……问题，以……为研究材料（或对象），用……方法（手段）进行……研究，探索……问题。
> —本项目拟在已有的基础上，从……；同时，采用……进一步深入探讨……

(4) 研究意义。

> 示例:
> — 对阐明……机制/揭示……规律具有重要意义。
> — 将为……开阔新思路/提供理论依据/提供新线索/新途径/奠定基础。

29. 以人为鉴:摘要的常见误区有哪些?

摘要会直接影响评审专家对项目的初步印象。然而,在撰写摘要时,可能存在一些误区让摘要大打折扣,导致研究无法成功立项。应该"以人为鉴",学习他人成败得失的经验教训,以防"踩坑"。以下是一些摘要撰写中的常见误区。

(1) 背景介绍篇幅较长。摘要开篇的背景介绍本应简洁明了,旨在为评审专家提供一个必要的研究框架,以及营造项目申请书的描写环境。然而,许多申请者往往过于详细地阐述研究背景,导致其占据了摘要的大部分篇幅。这种做法不仅削弱了摘要的聚焦性和可读性,还容易让评审专家失去阅读耐心,无法迅速捕捉到研究的核心内容。

(2) 研究意义表达过于烦琐。研究意义是摘要中不可或缺的一部分,用于说明研究的重要性和潜在影响。然而,当研究意义的描述过于冗长,甚至占据了一半以上的摘要文字字数时,就会显得空洞无物,缺乏实质性的内容支撑。

(3) 没有提出研究问题。研究问题是研究的起点和动力源泉。然而,有些申请者没有在摘要中提出研究问题,就直接描述研究方法和结果。这种做法会让评审专家无法明确研究的目的和针对性,也无法理解研究的重要性和紧迫性。

(4) 没有展现课题组前期研究。前期研究是后续研究的基础和支撑。同时,前期研究的介绍可以让评审专家看到研究的深度和广度,还可以增强评审专家对研究可信度的认可。然而,在摘要中,许多申请者却忽视了前期研究的展现。

(5) 没有提出科学假设。科学假设是研究的指导和预测。然而,有些申请者在摘要撰写时未提出科学假设,导致研究缺乏明确的方向和目标。科学假设的提出可以引导评审专家关注研究的重点和难点,也可以为研究的深入探索提供思路和方向。

(6)研究内容过于庞杂。研究内容的描述应具体明确,以便评审专家了解研究的范围和深度。然而,有些申请者在撰写摘要时,却将研究内容描述得过于庞杂或模糊,缺乏具体的细节和重点。使得评审专家无法把握研究的实质和关键点,也无法对研究的贡献和价值做出准确评估。

30. 同出一辙:如何确保摘要与申请书的一致性?

要确保摘要与申请书之间的高度一致性,首先需要明确二者的核心功能。摘要作为申请书的精炼概述,应与申请书内容"同出一辙",保持高度一致性,既不能遗漏关键信息,又不应夸大或扭曲研究的重点。可以从以下几个方面着手。

(1)核心内容的对齐。摘要应提炼出申请书中的主要研究目标、研究方法、预期结果及其重要性。这些要素在申请书中必须详细描述,在摘要中简明扼要即可,确保二者在内容上完全一致,避免出现信息缺失或遗漏。例如,研究目的在摘要和申请书中应保持一致,避免在摘要中过多描述细节或与正文描述不符。

(2)保持修改的同步性。申请书通常会经历多次修改,因此每次更新正文时,摘要也应同步进行相应的调整。如果正文中的研究目标、方法或其他细节发生变化,摘要也需立即进行修改,避免出现二者不符的情况。摘要不应反映过时的信息,而应始终与申请书正文的最新版本一致。这不仅能确保内容的准确性,还能增强评审者对项目的一致印象。

(3)结构和逻辑的一致性。摘要的结构应与申请书的整体结构相匹配,从引言到结论的顺序应一致。虽然摘要更为简洁,但应按照与正文相同的逻辑顺序展开,如依次介绍研究背景、研究问题、研究方法和预期成果等内容。这样不仅可以保持结构上的一致性,还能使评审者更容易从摘要中获取申请书的整体脉络。

（4）语言风格保持一致。尽管摘要要求简洁，但不应在语言上与申请书正文脱节。摘要应使用与正文相似的专业术语和表达方式，避免使用与申请书不同的语言风格，以确保摘要和正文在内容表达上的连贯性与一致性。

第五章 妙笔生花：立题依据的写作方法

31. 如何理解立题依据是项目申请书的"基石"？

立题依据作为整个项目申请书的"基石"，其重要性不言而喻。就像建筑的地基，立题依据不仅是对项目研究背景、科学问题、研究意义及国内外研究现状的全面阐述，还支撑着整个项目的结构，更是评审专家评估项目价值、创新性和可行性的重要依据，直接影响项目的稳定性。

在撰写立题依据时，需要清晰地揭示所研究的科学问题的必要性与重要性。这意味着申请者需要具备对领域内关键问题的敏锐洞察力，精准地指出目前研究中的空白点或有待解决的难题。通过对国内外研究现状的全面梳理，申请者能够揭示现有研究中的不足之处，并展示出项目的独特价值。这不仅是对科学问题的阐述，也是对申请者研究视野和学术水平的检验，评审专家能通过此部分内容的阅读判断研究是否确实具有推动学科前沿的潜力。

在明确科学问题的背景后，接下来便是构建及阐述研究假设。研究假设是项目的核心，它为整个研究提供了理论框架和探索方向。为了增强假设的可信度，申请者需要基于现有理论基础和前沿成果提出合理的推断。同时，通过前期的预实验结果或与之相关的成功案例来增强假设的科学性与可验证性，可以为假设的成立提供强有力的支撑。评审专家通过这部分内容的阅读可以直观感受到项目的科学严谨性和研究假设的合理性。

随着理论基础和假设的确立，验证相关假设的研究思路也可以清晰地展示出来。这不仅是对研究计划的概述，更是项目能否顺利实施的关键。申请者需要详细描述整个研究的技术路线、研究方法和具体步骤,同时确保研究设计具有高度的可行性。申请者还需要考虑可能出现的挑战或风险,并提出相应的应对策略。通过这些严谨的论述,评审专家可以评估项目的可操作性,同时了解申请者对项目的深思熟虑以及对成功完成研究的信心。

32. 立题依据"必不可少"的内容有哪些?

立题依据是阐述项目研究背景、科学价值、创新点及其实施必要性的关键环节。它不仅需要精确地回答"为什么要研究这个课题",还要展现出研究者对领域现状的深刻理解、对知识的探索渴望。立题依据中"必不可少"的内容通常包含以下几个方面。

(1)研究意义(科学问题)。研究意义是立题依据的出发点和落脚点,它直接与项目的科学价值和社会影响产生关联。在研究意义方面,研究者需要明确阐述所研究的科学问题,此问题的重要性,以及解决它将对相关领域产生怎样的推动作用。科学问题应当具有明确性、重要性和可行性,能够引领整个研究的方向和目标。

(2)国内外研究现状分析。国内外研究现状分析是立题依据中不可或缺的一部分,它要求研究者对所在领域的研究进行全面的梳理和评估。这一环节旨在展示研究者对该领域的熟悉程度,以及对现有研究成果的批判性思考。研究者需要通过查阅大量文献,了解国内外在该领域的研究现状、主要成果、存在的问题以及未来的发展趋势。通过对比分析,研究者可以明确自己研究的创新点和突破口,为提出新观点或假设奠定基础。

(3)提出新观点或假设(预实验)。提出新观点或假设是立题依据中的核心部分,也是项目创新性的集中体现。在提出新观点或假设环节,研究者需要基于前期的研究积累和对领域现状的深刻了解,提出具有创新性和前瞻性的新观点或假设。这些新观点或假设应当是对现有理论的补充、修正或挑战,能够引领新的研究方向或开辟新的研究领域。为了增强新观点或假设的可信度,研究者还可以结合预实验的结果进行阐述。预实验是研究者为了验证新观点或假设而进行的初步实验,其结果可以为新观点或假设的提出提供有力的支持。

(4)主要参考文献目录。主要参考文献目录是立题依据中的附录部分,它对于展示研究者的学术素养和文献调研能力至关重要。在主要参考文献目录中,研究者需要列出在撰写立题依据过程中引用的主要文献。这些文献应当覆盖国内外在该领域的主要研究成果和最新进展,以证明研究者对该领域的全面了解和深入研究。同时,文献的引用应当准确,并符合学术规范的要求。

33. 立题依据的通用思路有哪些？

撰写立题依据就像编织一张精致的学术网,将研究背景、科学问题、研究假设及其意义紧密连接,形成一个逻辑严密、条理清晰的论证体系。为了让立题依据既引人入胜又具备科学性,可以采用以下两种"脍炙人口"的写作思路。

(1)标准模板法。标准模板法即为稳健的三段论,这种写作方法遵循着一种经典的模板结构,将立题依据划分为研究意义、国内外研究现状及发展动态分析、科学假设与科学意义三大板块。其中,研究意义与科学假设是整篇论述的精髓所在,而国内外研究现状则构成了论证的主体骨架。在研究意义部分,申请人需精炼地阐述研究问题的紧迫性、关键科学问题的核心所在,以及预期研究成果的潜在价值。这一过程要求申请人具备敏锐的洞察力,能够准确捕捉到研究领域的痛点与空白。随后,在国内外研究现状及发展动态分析环节,申请人需遵循一条清晰的逻辑线索:从研究问题的广泛影响出发,逐步深入到该领域的国内外研究进展,结合自身在该领域的积累与成果,最后,自然而然地引出项目的科学假设。连续性的论述不仅展现了申请人对该领域的全面认知,也为其后续的研究工作奠定了坚实的理论基础。

标准模板法的优势在于其结构清晰、易于上手,需确保文献检索的充分性和前期工作的扎实性,便能构建出一篇逻辑严密、论证充分的立题依据。但是,也需要警惕其可能带来的模式化倾向,避免陷入千篇一律的窠臼。

(2)关键科学问题引导法。关键科学问题引导法是创新思维的展现。面对立题依据内容的繁杂性,越来越多的申请人倾向于采用"提出－解决－探索关键科学问题"的引导式写法。这种方法以关键科学问题为核心,通过精心设置的小标题,不仅增强了文章的可读性,也让评审专家能够快速把握研究的重点与亮点。这一写作方法,首先要对研究领域有深刻的理解和独到的见解,能够凝练出多个具有创新性和前瞻性的关键科学问题。随后,在论述过程中,申请人需紧密结合前沿领域的研究进展和自身的前期工作成果,深入剖析解决这些关键科学问题的必要性、意义及独特之处。

关键科学问题引导法的优势在于其能够充分展现申请人的创新思维和科研能力,使立题依据更具说服力和吸引力。然而,这一写作方法对申请人提出了更高的要求,需要其在日常科研工作中不断积累、勤于思考、勇于创新。

34. 立题依据要如何"引人入胜"?

立题依据是一道能让人眼前一亮、胃口大开的招牌菜。要想让这道菜色香味俱全,让人一尝便终生难忘,那就得下点功夫了。为保证立题依据的"引人入胜",让人念念不忘,具体包括以下几个方面。

(1) 有叙有议:构建逻辑严密、论述充分的文本。

立题依据的叙述应当条理清晰、层次分明。首先,明确项目的背景和意义,即"为何要进行这项研究"。通过详细阐述当前领域的研究现状、存在的问题以及研究的紧迫性,为项目的必要性奠定基础。其次,逐步展开项目的科学问题、研究目标和研究内容,使评审专家能够清晰地了解项目的全貌。

在叙述的基础上,立题依据需融入深刻的议论。包括对科学问题的深入分析、对前人研究成果的批判思考以及对自身研究假设的合理论证。通过引用权威文献、对比分析不同观点以及展示前期研究成果,增强论述的说服力。同时,对于研究方法的选择、技术路线的确定等,也要进行充分的论证,说明其科学性和可行性。

(2) 有问有答：主动回应评审专家的潜在关切。

在撰写立题依据时，应站在评审专家的角度，预设他们可能提出的涉及项目的创新性、可行性、预期成果等方面的问题。针对这些问题，需提前将答案融入文本中，以主动回应评审专家的关切。例如，明确阐述项目的创新点体现在哪些方面？如何确保研究的顺利进行？预期将取得哪些重要成果？

通过预设问题并精准回答，立题依据应形成一个逻辑自洽、无懈可击的整体。各个部分之间应紧密相连、相互支撑，形成一个有机的整体。同时，对于可能存在的争议点或不足之处，也应坦诚面对并提出相应的解决方案或改进措施。

(3) 非研究不可：强调研究的必要性和紧迫性。

立题依据应充分凸显项目的科学价值。通过深入分析科学问题的重要性、研究假设的新颖性以及研究成果的潜在影响，展示项目对推动学科发展、解决实际问题等方面的重要意义。这种科学价值的凸显有助于增强评审专家对项目价值的认同感。

在阐述项目的必要性和紧迫性时，应强调"非研究不可"的理由。即指出如果不进行此项研究将会带来哪些不良后果或错失哪些重要机遇。通过具体案例、数据支持等方式增强说服力，使评审专家深刻认识到项目研究的重要性和紧迫性。

35. 研究意义该如何"彰明较著"？

阐述项目的研究意义，是科研项目申请与实施过程中不可或缺的环节，它不仅关乎项目本身的合理性与必要性，更是吸引资助机构、合作伙伴及社会公众关注的关键。申请人可以从科学意义和价值、实际意义和价值两个维度进行深入阐述，使研究意义"彰明较著"。

(1) 科学意义和价值。

首先，明确项目旨在解决的具体科学问题是阐述科学意义的基础。这要求研究者能清晰界定问题边界，阐述其重要性及当前研究中的空白点或争议点。例如，在生物医学领域，一个项目可能聚焦于某种疾病或症状的发病机制，从而填补该领域的知识空白。

其次,可以阐述项目成果如何推动本学科或本领域的科学发展。这包括理论创新、方法改进、技术突破等多个方面。理论创新可能意味着提出新的假设或模型,为解释自然现象提供新的视角;方法改进可能涉及实验设计、数据分析等环节的优化,提高研究的准确性和效率;技术突破可能带来诊疗手段、药物研发等方面的进步,为临床应用提供有力支持。

最后,可以强调项目的科学创新性和技术突破性是阐述科学意义的重要方面。这要求项目要突出独特性和前沿性,说明其在解决科学问题、推动学科发展等方面的新颖贡献。技术突破往往意味着在关键技术、核心算法或设备研发等方面取得重大进展,能够显著提升科研效率和成果质量,为相关领域带来革命性变化。

(2)实际意义和价值。

项目的实际意义也非常重要,其主要体现在解决社会经济发展中的重大实际问题上。例如,在临床医学领域,一个项目可能致力于针对某种疾病的新护理措施,通过临床试验验证其有效性和安全性,最终惠及广大患者。这样的项目不仅解决了患者的病痛问题,还减轻了社会医疗负担,具有显著的实际意义。

阐述项目可能产生的社会经济效益是展示其实际价值的重要方式,包括直接经济效益和间接社会效益两个方面。直接经济效益可能来源于新护理技术或服务的商业化应用,以及护理成本的降低;间接社会效益可体现在提高医疗服务水平、改善公众健康状况、促进产业升级等多个方面。通过详细分析项目可能带来的社会经济效益,可以进一步增强项目的吸引力和说服力。

36. 国内外研究现状如何"层层递进"?

如何将国内外研究现状呈现得"层层递进",犹如为研究开篇铺设一条清晰的道路。这不仅可以展现申请人对该领域的深刻了解,还能为研究的必要性和创新性打下坚实的基础。

(1)从领域切入,简要论述国内外研究成果,并引出当前的热点研究方向。在撰写国内外研究现状时,需先从研究领域的背景出发,概述该领域的发展历程、主要成就及里程碑式的研究成果。

这包括国内外学者在基础理论、关键技术、应用实践等方面的贡献。通过这一概述，评审专家能够迅速了解该领域的整体框架和研究深度。其次，结合当前科技发展趋势和社会需求，引出当前热点研究方向。这些热点研究往往反映了领域内的前沿探索、技术瓶颈或社会需求的新变化，为后续研究指明了方向。

(2)从研究方向展开，较详细地分析国内外的研究进展，阐明在该研究方向上存在的问题。明确热点研究方向后，需进一步深入分析国内外在该方向上的具体研究进展，包括已发表的重要研究成果、关键技术突破、实验验证情况等。通过对比国内外的研究动态，可以揭示出不同国家和地区在该方向上的研究特色、优势与不足。在此基础上，明确指出当前研究中存在的问题，这些问题可能涉及理论模型的局限性、技术方法的缺陷、实验条件的限制等方面。这些问题的提出，为后续研究目标的设定提供了直接依据。

(3)围绕存在的问题，详细论述和分析问题产生的原因，提出空白点、未知数、难点及焦点。针对上述问题，需进行深入的分析和探讨，揭示其产生的根本原因。这可能涉及不完善的理论基础、技术瓶颈的制约、研究设计的局限等多个方面。通过深入分析，可以更加清晰地了解研究领域的现状和挑战。在此基础上，结合国内外以往的研究成果和当前的发展趋势，提出该方向的空白点、未知数、研究的难点和焦点。空白点可能是尚未被充分探索的研究领域；未知数可能是影响问题解决的关键因素；难点可能是实现研究目标过程中需要克服的技术或理论障碍；焦点是当前学术界或产业界普遍关注的研究议题。通过分析以上问题，可以为自己的研究项目确立明确的研究目标和方向。

(4)对拟采用的技术方法进行介绍和分析。在确定研究目标后，需对拟采用的技术方法进行详细的介绍和分析。这包括成熟方法和新方法的介绍。对于成熟方法，应重点介绍其在本研究中可应用的理论依据和实验依据。阐述该方法如何与本研究问题相契合，如何能够有效解决研究中遇到的关键问题。同时，也要指出该方法在本研究中的创新点或改进之处。对于新方法，除了详细介绍其原理外，还需阐明其在本研究中的适用性和可行性。这包括新方法的理论依据、实验验证情况、预期效果等方面。同时,也要分析新方法可能带来的挑战和风险,并提出相关的应对措施。另外,在介绍技术方法时,必须对所运用的技术方法的原理、流程有深入的理解,并清楚其在实际运用中可能出现的问题。绝不能简单地将一种方法从其他领域移植到本研究中而不加任何修改或优化。因此,需充分考虑技术方法的适用性、可靠性和可操作性,确保研究项目的顺利实施。

37. 国内外研究现状如何"不入歧途"?

撰写国内外研究现状,就像是在绘制一幅学术界的地图,指引着研究者穿梭于知识的海洋。但稍不留神,可能就会误入歧途。为了避免在学术密林中迷失方向,研究者需要了解如何避开这些陷阱,确保研究现状的描述既清晰又准确。

(1)"综述式"信息堆砌。"综述式"信息堆砌是指申请人在撰写国内外研究现状时,简单地将大量相关文献进行罗列,缺乏深入的分析。这种写法往往导致内容冗长、重复,且难以突出研究的重点和创新点。建议在撰写国内外研究现状时,应精选代表性文献,并对其进行深入分析和综合。通过对比不同研究的优缺点、梳理研究脉络和发展趋势,突出研究项目的创新点和重要性。同时,注意控制篇幅,避免冗长和重复。

(2)"糊式"逻辑关系。"糊式"逻辑关系是指申请人在撰写国内外研究现状时,各部分内容之间缺乏清晰的逻辑联系和过渡,导致整体结构松散、条理不清。建议申请人应注重逻辑关系的构建和过渡句的使用。通过合理的段落划分、清晰的标题和子标题以及恰当的过渡句,使各部分内容之间形成紧密的逻辑关系和顺畅的过渡。同时,注意保持整体结构的清晰和条理性。

(3)"崇外式"数据选择。"崇外式"数据选择是指申请人过分依赖国外研究成果和数据,而忽视国内相关研究的重要性和贡献。坚持客观公正的原则,全面、准确地反映国内外研究现状。既要关注国外研究的前沿动态和优秀成果,又要重视国内研究的创新点和贡献。通过对比分析国内外研究的异同点和优缺点,为项目选题提供全面的参考和依据。同时,在引用数据和文献时,要注意数据或文献来源的多样性和权威性,避免片面依赖某一来源的数据或文献。

38. 精挑细选:如何选择理论框架?

在撰写立题依据时,选择一个合适的理论框架就像为研究找到一个可靠的伙伴。这个伙伴不仅能理解研究目标,还能为研究提供支持。因此,在选择理论框架时,需要进行"精挑细选"。

明确自己的研究问题和目标,这是选择理论框架的出发点。一个清晰、具体的研究问题有助于确定最合适的理论框架,从而有效指导研究的开展。然后,通过详细的文献综述,研究者可以全面了解当前领域内已有的研究成果和所采用的理论框架。文献综述不仅可以帮助研究者发现研究的空白点和不足之处,还具有提供参考的作用,使研究者更好地把握研究的方向和深度。

在选择具体的理论框架时,需要考虑多个因素。首先是理论框架与研究问题和目标的相关性。其次是适宜的理论框架,其能够解释和预测研究中的现象,并提供指导研究设计和数据分析的方法。例如,如果研究侧重于实证数据的收集和分析,那么选择一个实证理论框架更为合适。此外,还需要考虑所选理论的适用范围和解释力,确保其能够充分涵盖研究对象和研究问题。

在某些情况下,单一理论框架可能无法完全解释研究问题,此时需要融合多种理论进行研究。多种理论的融合需要谨慎处理,确保不同理论之间的兼容性和互补性。例如,科学研究中常见的多层次分析模型,往往需要结合宏观理论和微观理论,对个体行为与社会结构之间的互动进行诠释。融合多种理论可以提供更为全面和深入的视角,但也增加了研究设计和数据分析的复杂性,因此需要研究者具备较高的理论素养和操作能力。

征求领域内专家的意见是选择理论框架的重要方法之一。专家的建议和反馈可以帮助确认理论框架的适用性,还可以提供关于研究设计和方法的指导。在项目撰写过程中,研究者需要不断反思和论证自己的理论框架,根据实际研究的进展和反馈,必要时需进行优化调整。这种动态调整有助于保持研究的灵活性和科学性。

39. 润物无声：如何将理论框架融入立题依据？

理论框架为项目申请书增添了一层强有力的"理论护盾"，不仅使研究更具说服力，还能确保研究方向的明确性。将理论框架融入立题依据时，理想的状态是做到"润物无声"。那么，如何才能实现二者的完美融合呢？

（1）明确理论框架的核心要素。首要任务是清晰地界定和阐述所选理论框架的核心要素，其包括理论框架的基本概念、主要观点、核心假设，以及上述三种要素之间的逻辑关系。通过精准地描述核心要素，能够为后续的研究设计提供坚实的理论基础，同时也让评审专家对项目所依据的理论框架有一个清晰的认识。

（2）分析项目背景与理论框架的契合点。深入分析项目背景，明确研究问题的具体情境、现状，以及亟待解决的关键问题。在此基础上，进一步探讨项目背景与所选理论框架之间的契合点。这要求申请者具备敏锐的问题识别能力和跨学科思维，能够将项目实际问题与理论框架中的核心概念、观点或假设相对接，从而揭示出两者之间的内在联系和相互支撑关系。

（3）构建从理论框架到项目研究的逻辑链条。在明确了理论框架的核心要素和项目背景与理论框架的契合点之后，接下来是构建从理论框架到项目研究的逻辑链条。这一链条应清晰地展示理论框架如何指导项目研究的全过程，包括研究目标的设定、研究内容的确定、研究方法的选择以及研究结果的预期等。具体来说，首先，阐述理论框架为项目研究提供了理论基础和分析工具；其次，基于这些理论基础和分析工具，明确项目研究的具体方向和重点；再次，设计合理的研究方案和方法，以确保能够有效地验证和拓展理论框架的适用范围；最后，对研究结果进行预测和展望，阐述理论框架在项目研究中的实际应用价值。

（4）强调理论框架的创新性和实用性。创新性体现在该理论框架能够为项目研究提供新的视角、方法或解决方案，从而推动相关领域的科学进步和发展。实用性体现在该理论框架能够紧密贴合项目研究的实际需求，为项目提供切实可行的指导和支持。

40. 对症下药：如何将临床问题转为研究问题？

在日常护理实践中，医护人员经常面临各种复杂的病情和护理挑战，这些问题被称为临床问题。临床问题直接反映出临床工作中的需求，具有现实性和复杂性。然而，临床问题在研究目的、对象、内容和评价指标等方面往往缺乏明确或精确的表述，因而在指导科学研究方面的作用有限。为了解决这一问题，需要建立一座桥梁，将临床问题转化为研究问题，做到既能准确表达临床需求，又能通过科学设计的逻辑框架对问题进行系统梳理和分解，从而实现"对症下药"。

研究问题是对临床问题的进一步聚焦和科学化，常以临床现象为出发点，通过明确的假设进行细化，具备可操作性和验证性。研究问题通常包含科学假设和量化指标，使研究方向更为明确，且能够通过验证得到实际的结论。

实现从临床问题到研究问题的有效转化，首先需要明确临床问题的核心。临床问题的范围较广，涉及多个层面，而研究问题则需要聚焦到具体的研究点。例如，针对"老年慢性病患者是否需要增加营养支持？"这一临床问题，经过分解可以提出多个具体的研究问题，如"增加营养支持是否能提高老年慢性病患者的康复速度？""不同类型的慢性病患者是否有不同的营养需求？""哪种营养支持方式更适合老年慢性病患者？"等。基于这些研究问题，可以进一步明确临床研究的核心要素，如研究目的、研究对象（P）、干预措施（I）、对照组（C）、观察指标（O）和设计类型（S）等，从而为临床研究提供清晰的思路。

值得注意的是，并非所有临床问题都能转化为研究问题。其原因在于现实环境常常存在诸多局限性，如研究对象的获取困难、干预措施或结局指标难以准确定义，或者数据收集不够完善等，这些因素可能会影响临床研究的可行性。此外，如果现有证据充足，可以直接使用这些证据解决实际问题，无需将临床问题再转化为研究问题做进一步探索。

41. 循序渐进：如何提出研究假设？

提出研究假设就像是在复杂的学术迷宫中绘制一条明确的路线，帮助研究者找到通往目标的最佳路径。前文已经撰写了国内外研究现状，现在是引出研究假设的合适时机。应该如何"循序渐进"地引出研究假设？具体体现在以下三个方面。

首先，可以在立题依据展示申请者本人或团队的研究基础。可以尝试回答以下三个问题：基础研究发现了什么？临床观察发现了什么？通过什么方法证实了什么？

在基础研究方面，要详细描述通过文献回顾、实验或理论模型分析，发现的哪些尚未被充分解释或存在争议的科学现象或机制。这些发现可能是对现有理论的补充，也可能是对全新领域的探索，为研究者提出新观点奠定了基础。

如果研究涉及临床问题，那么临床观察就尤为关键。研究者需要详细说明在实际医疗过程中观察到的现象、趋势或问题。这些观察通常直接来自患者群体，反映了疾病的发生和发展过程，以及现有治疗方法的效果和局限性。例如，在研究过程中发现某种干预措施在特定患者中效果不佳，或者找到了一种新的护理模式。

在展示研究基础方面，还需要清晰地说明研究采用的研究方法以及结果。其中包括实验设计、样本选择、数据分析等。通过科学严谨的方法，研究者要证明自己的发现是有依据的，具有可重复性和普遍性，而不是偶然获得的。

其次，在充分展示了研究基础之后，应基于相关发现提出新的观点或研究假设。新的观点或研究假设应是对现有知识体系的补充、修正或挑战，都应具有创新性、前瞻性和可验证性。

最后，应概述验证研究假设的研究思路及其价值。简要阐述研究思路，包括研究设计、数据分析方法、预期结果等。同时，还应明确研究假设的价值，即如果假设成立，将对相关领域产生怎样的影响或贡献。

第六章　脉络分明：研究内容的撰写思路

42. 如何理解研究内容是项目"主心骨"？

研究内容是整个项目的"主心骨"。它不仅是对选题的深入解析，还为整个项目的推进奠定了坚实的基础，贯穿于每一个环节。研究内容直接影响着项目的深度和广度，是申请书逻辑展开的起点，也是评审专家评估项目价值和可行性的关键。

研究内容展示了申请者对研究问题的深入理解和系统规划。这不仅是对选题的进一步细化，更是展示项目如何在学术领域中占据一席之地的具体路径。通过清晰而具体的研究规划，评审专家能够清晰了解研究目标，感受申请者对于问题的把握和解决思路的连贯性。

在项目背景和研究现状的基础上，研究内容承接了立题依据的分析，回应了项目背景中的挑战和空白。通过详细的研究计划，申请者展示了如何解决这些问题，确保研究内容与整个学科的发展前沿保持一致，使项目具有逻辑的连贯性和内在的说服力。专家评审时，通过研究内容的细致规划，能清晰地看到项目的科学价值和它所具有的创新潜力。

与此同时，研究内容不仅是后续实验设计和技术路线的支撑，也是整个研究思路的延展。每一个环节的合理安排和精心设计都能从中体现出来，从研究目标到具体方法、数据分析，每一步都建立在研究内容的基础之上。这种清晰的逻辑链条为研究方案的可行性提供了保障，让项目更具操作性和可信度。

更重要的是，研究内容中通常隐藏着项目的创新之处。那些富有新意的研究视角或方法都源自于此，它们不仅展示了项目的独特性，也让申请书更具吸引力和竞争力。评审专家通过研究内容能够直观地感受到项目的创新价值，从而对项目的潜力充满期待。

此外，研究内容也为整个项目的时间安排和预期成果提供了依据。每一个研究阶段的任务和目标，都离不开研究内容的指导。这种合理的规划使项目在实施过程中更具条理性和可执行性，确保各阶段能够顺利推进。

43. 研究内容该如何"精心编排"？

在科研项目中，研究内容的设计如同精心编排的一场戏剧，主角是要解答的"做什么"。这份剧本不仅要契合项目的规模和难度，还需确保每个场景既独立又相互衔接，形成一个紧凑而连贯的整体。

研究内容的适当性就像是选择适合角色的服装，必须与研究目标紧密贴合，避免偏离主题或过于宽泛。规划时，要深思熟虑地考量项目的科学意义、研究价值和实际可行性，确保每个部分都是实现目标的必要环节。数量的把控也至关重要，为了保持研究的可行性，青年科学基金项目通常包含2～3项内容（如示例1），而面上项目则可以设置3～5项内容（如示例2），这样既能保证研究的深度，又能在规定的时间内完成研究。

研究内容的编排应围绕研究目标展开，就像导演根据剧本指导演员的演出。研究目标是整场戏剧的灵魂，它引领着研究的方向，规范着内容的选择和安排。在撰写时，明确研究目标的具体要求和预期成果，然后围绕这些要素设计研究内容体系。每项任务都应直接服务于某个或某些研究目标，深入探讨问题的各个层面，揭示其内在规律，从而为实现目标提供支撑。不同研究内容之间需要形成逻辑联系，如同各个剧场镜头之间的自然过渡，共同构建一个完整的研究框架。

最后，研究内容的重点应如同戏剧中的高潮部分，必须突出而不模糊。通过简洁明了的"方法 ＋ 目的"的表述方式，直接揭示关键研究方法及其目的,确保每个部分都紧密相连,言简意赅。避免在内容中详述具体技术细节,以免与后续研究方法部分重复。这样的写作策略能有效展示研究的核心框架和逻辑链条,使评审专家能够迅速把握重点和创新点,犹如观众观看戏剧时能快速看出戏剧的核心魅力。

> 示例1:
> 本项目从××理论和××角度出发分别开展了变量分析、模型构建和机制研究三个方面的研究工作,主要研究内容概述如下。
>
> 研究内容一:××影响变量分析
> 基于××在××方面的××数据,研究其对××意愿以及干预依从性的××影响因素。研究现有××理论框架在基于××干预情境下的××解释力度、模型××性,分析不同××之间的差异与优劣,识别与整合××相关的××变量与××变量。
>
> 研究内容二:××理论模型构建
> 通过××分析确定××结构,在××模型的基础上对上一阶段识别的××影响变量进行××假设并构建××模型。对××模型进行××,分析模型中××的统计学意义,评估模型对××的解释力度,并以此为依据对先验模型进行迭代优化。
>
> 研究内容三:××机制与干预实施策略研究
> 通过××分析对××及其××机制进行研究。结合研究结论提出××干预实施策略,对××机制进行验证,对××模型进行修正和完善。
>
> 示例2:
> 1.1 ××特征研究
> 采用××抽样,选取××省(区、市)××进行调查,描述××的现况、××特征并分析其影响因素。基于××结果,分析××科室,为第二部分××研究受访者的选择与确定提供依据。

> 1.2 ××的质性研究
>
> 根据××理论围绕不同受访者设计××访谈提纲。为使××对象更具××性,根据第一部分调查结果,采用××抽样,对××科室的××进行访谈,并结合第一部分××结果,从而明确××。
>
> 2.1 基于××理论的××预防策略的构建
>
> 基于项目组前期析出的××,以××理论为指导,构建××访谈提纲,通过××抽样选取××进行访谈,形成××预防策略的初稿。通过组建××小组,围绕××内容的××等方面进行充分讨论,经过××轮××讨论,确定××预防策略的最终内容。
>
> 2.2 ××预防策略的应用效果研究
>
> 采用××方法,通过××抽样,选取××科共××个科室符合纳入标准的××名××为研究对象,接受基于××理论的××标准化预防策略培训,培训课程共包括××个课时。分别于干预前、干预结束后××个月、××个月、××个月收集××的发生率、××程度和××水平得分。

44. 研究内容有哪些常见"雷区"?

在研究内容的设计过程中,"雷区"就如同科研路上的陷阱,不能踩进去。常见的"雷区"主要集中在内容过多和内容分散两个方面。这些"雷区"不仅能导致评审专家难以把握项目的核心科学问题,还能影响项目的整体评价。

部分研究者希望在项目中尽可能多地展示内容,仿佛要在一个项目中展示所有可能覆盖的方向。这种做法虽然看似全面,但实际上可能会导致研究内容过于庞杂,超出了项目的时间限制和资金限制。这样的情况就像试图在短时间内完成一个过于复杂的计划,最终可能会因资源不足而无法按时完成。因此,清晰地确定研究的重点和核心问题是至关重要的。

另一个常见问题是研究内容分散,部分研究者的研究内容涵盖面广,但各部分之间缺乏紧密的逻辑联系。这会让评审专家在审阅时产生迷惑,难以把握研究的核心方向。为了避免这种情况的发生,研究内容需要有明确的逻辑结构和层次,每一部分都应紧扣研究目标,并且相互配合,形成一个有机的整体。通过合理的组织和条理清晰的阐述,可以使整个申请书更具说服力,让评审专家一目了然地了解研究的重点和创新之处。

45. 研究内容要注意哪些"关键点"?

在撰写研究内容时,有一些关键点就像是科研的"护身符",能够确保研究质量高效且可靠。掌握这些关键点,能让研究不仅有深度,而且引人入胜。

(1)精准对接科学问题,确保内容完美契合。研究内容就像是为科学问题量身定制的工具,每一项内容都应直接指向问题的核心,避免冗余和偏离主题。审稿专家主要关注的是申请者的研究是否有效验证了项目的假设,是否能够真正解决问题。因此,每一项研究内容都应该明确展示其如何解决科学难题,这样才能赢得评审专家的认可。

(2)强化创新性,彰显研究特色上。研究的独特之处无论是体现在学术思想、理论框架还是研究方法上,都应与现有的国内外研究有显著的差异。广泛阅读文献,了解研究领域的前沿动态,并勇于突破传统框架,提出新颖的视角和解决方案是关键。在项目申请书中,通过对比分析和案例研究等方式清晰展示申请者的创新点,可以让评审专家感受到申请者所申请项目的独特魅力和潜在价值。

(3)确保内容可行,合理规划时间资源。申请者需要考虑实际操作的条件(如技术是否完善、设备和人员是否充足),避免提出超过能力范围的计划。同时,合理安排研究周期、确保在有限的时间内完成所有任务,也体现出申请者的项目管理能力。这不仅关乎研究的顺利进行,也影响项目的整体质量。

(4)巧妙处理前期研究基础与研究内容的关系。前期研究基础是支撑研究内容的重要基石,但如何恰当地展现这一基础却是一门艺术。申请者展示时要避免将其简单地作为研究内容的一部分,以免给评审专家留下基础薄弱的印象。最好将前期研究作为背景介绍的一部分,简要说明其与新研究内容的关联性,同时在研究内容部分重点阐述基于前期研究的深入探索和创新点,这样可以展示研究的连续性和发展性。

46. 如何理解研究目标的"灯塔效应"?

研究目标作为项目名称的具象化表达,是科研项目核心思想的精炼与升华,它不仅承载着项目的主旨与愿景,更是对研究对象、研究方法、预期成果及潜在应用领域的全面而深刻的概括。研究目标宛如"灯塔"一般,为科研旅程指引清晰方向,确保每一步探索都紧扣主旨,不偏离航道。

相比之下,研究目的更像是远方的彼岸,是人们为何启航的根本动因。它关注研究的意义和价值,站在更高的视角审视整个项目对理论体系或实际应用的长远影响。而研究目标,则是在这片宏伟蓝图之下,用更加具体、可执行的方式,把愿景化为行动蓝图。

研究目标并非研究内容的阶段性成果的简单罗列,而是对整个研究过程及其最终成果的宏观把握与前瞻规划。研究内容中的每一个阶段性成果,都是向研究目标迈进的重要步骤和阶段性标志。然而,这些成果本身并不足以构成研究目标的全部内容。研究目标更侧重于对整个研究项目的全局性、前瞻性和创新性的概括与提炼。它要求研究者不仅要关注当前的研究进展和阶段性成果,更要具备长远的眼光和战略思维,能够预见并引领未来研究的发展方向和趋势。

在传统的基金申请或项目规划过程中,常常遵循既定的模板顺序,即先描述研究内容,再明确研究目标。近年来,一种新的撰写模式逐渐受到重视,即先阐述研究目标,再逐步展开研究内容。这种撰写模式的调整,虽然与某些官方模板的标题顺序略有不同,却巧妙地构建了一个"塔形"结构,使研究目标、内容、方案、技术路线等一系列内容的呈现,遵循由简到繁、由抽象到具体的逻辑关系,更加符合科学研究的思维过程与表达习惯。

将研究目标置于开篇,有助于评审专家迅速把握项目的核心要义与整体方向。研究目标是对项目最终追求成果的高度凝练,它直接回答了"为什么做这个研究"以及"希望达到什么目的"等关键问题。通过清晰、明确地阐述研究目标,可以迅速建立起评审专家对项目的初步认知与兴趣,为后续内容的深入阅读奠定良好的基础。

47. 如何"有的放矢"地设定研究目标?

研究目标设定的关键在于明确"要达到什么目标"。一个精心构思、明确具体且逻辑清晰的研究目标,不仅能清晰地传达项目的核心价值与预期贡献,还能有效激发评审专家的兴趣与认可。那么该如何"有的放矢"地设定研究目标呢?

(1)目标应该明确、具体、具有逻辑性,精准定位研究方向。研究目标,作为对整个研究项目的凝练与概括,其首要任务是明确具体地指出项目旨在解决的科学问题或达成的具体目标。这要求研究者在撰写过程中,要对研究领域有深入的理解,并且具备将复杂问题分解为可操作、可衡量的小目标的能力。具体而言,研究目标应是对研究内容所要达到目的的精炼总结,可以是针对某一科学难题的深入探索,也可以是针对某一假设的验证,或是新理论、新技术的创新与发展。这些目标应当具有明确的指向性,能够清晰地告诉评审专家本研究的核心价值与预期成果。

(2)目标需要层层递进,构建清晰的研究路径。为了确保研究目标的实现,可以将其分解为若干个子目标,并按不同目标分别进行描述。在描述每个目标时,应确保它们与研究内容紧密相关,且相互之间具有清晰的逻辑关系。具体而言,可以采用分段描述的方式,每个段落聚焦于一个目标,详细阐述其具体内容、实现路径及预期成果。同时,注意前一个目标为后续目标的实现提供必要的基础和支撑,形成一条清晰的研究路径。

(3)目标需要考虑规模,合理匹配资源与能力。研究目标的规模直接关系到项目的可行性与完成度。因此,在设定目标时,必须充分考虑项目的资助金额、研究团队的实力以及可获得的资源条件。一方面,要避免设定过于宏大的目标,以免因资源不足或能力有限而导致项目难以完成;另一方面,要避免设定过于微小的目标,以免失去研究的价值和意义。合理的目标规模应能够充分利用现有资源,发挥研究团队的优势,确保项目在规定的时间内取得预期的成果。

48. 研究目标句式有哪些"他山之石"?

研究目标是科研项目的导航标志,指引研究者们向着预定的科研"宝藏"前进。为了确保这些目标既清晰又具有吸引力,可以借鉴"他山之石",以下是一些常见的研究目标句式结构。

探索……问题,明确……关系;

揭示……规律;

构建……模型;

阐明……原理(机制),建立……方法。

> 示例1:
>
> 本项目深入探索×××的内涵,构建×××概念模型;开发×××量表,建立我国×××量表得分常模和评分等级,以了解×××的流行现状、分布规律及发展趋势;识别关键风险因素,构建×××预警模型;制定×××防控策略,为改善我国×××相关研究的碎片化现状、实现有针对性的×××防控及健康管理提供科学参考依据。
>
> 示例2:
>
> (1)明确×××的风险因素,形成《我国×××风险因素评估表》;
>
> (2)建立我国×××的风险预测模型,为国家制定×××风险管理体系提供理论依据;
>
> (3)建立×××的随访机制和院前健康管理机制,实现对×××从院前、急诊、住院期间及出院后随访的疾病全过程管理,降低×××死亡率;

> （4）探讨符合×××人群特点的健康促进模式，制定一系列相配套的规范化诊疗程序、随访制度、综合防治措施和科学管理办法，为决策机关制定医疗保健的宏观策略提供理论支撑。

49. 如何理解关键科学问题的作用？

关键科学问题在研究项目中如同核心的引擎，驱动着整个研究的进程。它们不仅是实现研究目标的基础，还决定了项目的核心价值和最终成效。在项目申请书中，关键科学问题是评审专家关注的重点，因为它们涉及项目的科学深度和创新性。

关键科学问题通常较为具体，避免研究范围过宽。它们集中在研究领域中的核心难点，针对的是解决具有重大突破性的难题。关键科学问题不仅有助于聚焦研究目标，还在于它们的解决可以带来显著的学术进展和实际应用价值，对推动学科的发展和解决实际问题具有重要的作用。

在研究过程中，关键科学问题可能涉及复杂的基础理论或前沿技术。它们要求研究者对现有理论进行深刻的反思和可能的修正，或者开发出全新的技术路径和研究方法。面对这些挑战，研究者需要不断突破现有的认知边界，勇敢探索未曾涉足的领域，以达到对相关科学问题的深入理解和有效解决。

关键科学问题不仅是研究中的难点，也是项目推进中的重要节点。项目能否顺利进行，往往取决于这些关键问题的解决。因此，在项目策划和实施阶段，需要高度重视关键科学问题，精心制定研究计划和技术路线，确保能够集中资源和力量，精准解决这些问题。

此外，关键科学问题的解决往往伴随着创新点的产生。这些创新点可能是新的理论模型、新的技术方法、独特的实验设计或新的应用场景，它们不仅能提升项目的科学价值，还能为研究带来亮点。在描述关键科学问题时，需要准确展现项目涉及的创新点和难点,不仅要突出研究的科学性和前沿性,还要彰显研究的独特性和创新性,使评审专家能够充分感受到项目的潜力和价值。

50. 如何"抽丝剥茧"地凝练关键科学问题?

科学研究中的问题往往错综复杂,如何从中找到最关键的那一根"丝",即凝练出拟解决的关键科学问题,做到"抽丝剥茧",是每个科研工作者的必修课。

首先,明确研究领域与背景,广泛阅读文献和深入分析,开始"剥茧"。申请人需要仔细甄别现有研究中的空白点、争议点以及可能的突破方向。这一步骤要求申请人具有高度的敏锐性和批判性思维,能够透过表面现象,看到问题的本质。在此过程中,可能会发现多个潜在的研究问题,但并非所有问题都值得深入研究。

其次,进入"抽丝"阶段,即对潜在问题进行筛选和提炼。申请人需基于自己的研究兴趣、专长以及项目的实际需求,从中挑选出最具价值、最有可能推动领域发展的关键问题。这一步骤需要申请人具备较高的学术素养和判断力,能够准确评估问题的科学意义和应用前景。

再次,在凝练关键科学问题的过程中,还需注意问题的具体性、可操作性和创新性。第一,问题应具体明确,避免过于宽泛或模糊;第二,问题应具有可操作性,即能够通过实验或理论研究等手段进行验证;第三,问题应具有一定的创新性,能够推动领域内的知识更新和技术进步。

最后,通过反复推敲和修改,形成精炼而准确的拟解决关键科学问题。这一过程可能需要多次迭代和完善,但每一次的修改都应使问题更加贴近研究的核心和目标。最终形成的关键科学问题应成为整个研究项目的核心驱动力,引导着研究者们一步步揭开研究奥秘的面纱。

第七章　脚踏实地：研究方案的写作技巧

51. 如何理解研究方案的核心要素？

研究方案是研究内容具体实施步骤的详细描述，包括研究者使用的材料、方法和手段，是回答"如何进行"的关键。评审专家可以通过研究方案评估所申请项目的可行性，这也是判断项目申请书中研究内容和研究方案是否能够验证科学假设的重要依据。

在研究方案中，申请人应围绕所要解决的科学问题和验证的研究假设，制订研究行动计划。研究方案的核心要素包括研究方法、实验手段、关键技术和技术路线等。

(1) 研究方法。研究方法是解决问题的具体"工具箱"，是解决研究问题的具体分析方法。申请人应根据研究的具体内容、实验目的以及现有条件，选择适当的研究方法，并说明所采取的研究方法种类。同时，研究方案中还需要明确研究对象的入选条件和数量。

(2) 实验手段和关键技术。实验手段和关键技术是在阐明实验基本原理的基础上，需详细描述采用哪些实验方法、技术手段，以及使用何种实验材料来测试指标等，同时在描述时也要注意重点突出，避免记"流水账"。

(3) 技术路线。技术路线是研究的"行动路线图"，是指申请人为了达到研究目标，所计划采取的技术手段、具体步骤以及解决关键性问题的方法等。在描述研究过程时，可以采用流程图来直观地展示技术路线，尽可能详细说明每一个步骤的关键点，确保其具有可操作性。清晰的技术路线有助于同行和评审专家直观了解项目的研究思路。

52. 如何把握研究方案的撰写要点？

研究方案是研究内容实施的具体步骤，对申请者的专业水平提出了更高的挑战，例如技术细节的阐述和研究术语的运用。一份翔实且专业的研究方案对于申报书来说至关重要。然而，撰写研究方案时出现的问题（如文字堆砌、缺乏逻辑等），会使研究方案像是一份冗长的技术"流水账"或"大杂烩"，影响了方案的可读性和说服力。那么，如何才能编写一份脱颖而出的研究方案呢？可以把握以下几个撰写要点。

(1) 研究方案应紧扣研究内容、解答关键科学问题。研究方案的核心是紧密围绕研究内容，并专注于解决关键科学问题。方案应精心设计，从研究方法、技术路线、实验手段到关键技术等方面逐步展开。描述要有条理，以确保评审专家能够明晰研究实施路径和科学合理性。需注意的是，方案的最终目标是解答申请者自己提出的科学问题，应避免设计的实验无法全面回应提出的问题的尴尬情况。

(2) 研究方案应选择与研究目标匹配的方法和技术手段。不同的研究问题就像不同的菜品，需要不同的材料和烹饪方法。选择与研究目标匹配的研究方法和技术手段至关重要。申请人应根据具体的研究目标，精心挑选和构思研究方法及技术路线，确保它们能够有效实现目标。避免盲目罗列所有可用的技术手段，或选择那些看起来高精尖但与申请人的研究课题无关的技术。

(3) 研究方案应具备逻辑层次性。优秀的研究方案应具有明确的逻辑条理性，能形成环环相扣的研究路径"执行书"。撰写时应注重内部逻辑关系，做到主次分明，确保内容连贯，形成完整的研究链条。避免简单罗列方法步骤，突出关键的研究策略、设计思路和步骤。

(4) 研究方案应做到具体清晰。为了让研究方案和技术路线更加具体清晰，不妨绘制一张技术流程图，通过流程图的形式说明研究方案，并对每个步骤进行详细的文字说明，使方案的表述既详细又直观。

（5）研究方案应确保其正确性。在撰写研究方案时，确保科研设计的合理性至关重要。研究对象的选择要全面，干预分组的设置要合理且数量适当，以确保组间的均衡。同时，研究方法、统计学方法和数理模型的使用必须准确无误，以保障研究结果的可靠性和有效性。

53. 如何把握研究方案的撰写思路？

在撰写项目申请书时，展示研究方法、技术路线、实验手段和关键技术并没有固定的格式要求。申请人可以选择按照提纲中的条目逐一呈现，也可以根据项目的实际流程，将相关内容自然地融入其中。无论哪种方法，确保内容清晰、层次分明、逻辑严谨是关键。下面是几种研究方案的撰写思路，希望能为项目申请书的撰写带来一些灵感。

（1）撰写思路一：以研究方法为主线。在撰写时，申请人可以将每种研究方法作为主角，逐一展示它们的作用。每种方法的介绍应包括其意义、适用场景以及解决的问题。申请人的方案就像一本精心编排的指南，让评审专家了解每种方法如何解决研究中的各种挑战。这种思路的撰写框架为：①研究方法一；②研究方法二；③研究方法三。

> 示例：
> 1.文献研究法：通过初步制定的检索关键词：××××，检索Cochrane图书馆、英国NICE指南、美国国立临床诊疗指南数据库（NGC）、PubMed、Web of Science、CINAHL、ProQuest、万方、中国知网等医学数据库以及医脉通等网站进行检索。
> 2.专家咨询法：选择25~30名专家，由××××、××××、××××组成。通过电子邮件/在线问卷填写网站发布咨询问卷，用于××××影响因素，并对××××策略重要性、相关性和可操作性进行评判，以完善策略制定。

> 3.类实验研究法:便利选取××××,统一收集××××一般资料,包括年龄、文化程度、职业、××××等。按时间先后分组,先收集对照组,再收集实验组。两组均采用××××常规策略。实验组进行××××的干预,比较两组的×××,评价干预策略的有效性和持续性。
>
> 纳入标准:××××。
> 排除标准:××××。
> 样本量的估算:根据文献回顾可知,××××。
> 主要观察指标:实验组与对照组,××××。
> 次要观察指标:××××。

(2)撰写思路二:以研究内容为主线,结合研究方法。基于前期构建的总体研究体系框架,这种方法以研究内容为主线,逐步展开每个研究部分的方案撰写。在每个研究内容部分,补充相应的研究方法(参见示例2)。这种思路的撰写框架为:①研究内容一(包含1.1研究方法一,1.2研究方法二);②研究内容二(包含2.1研究方法一,2.2研究方法二)。这种结构有助于在每个研究内容中展示具体的方法应用和技术路线。

> 示例:
> 第一部分　××××行为发展机制的理论框架构建
>
> 1.1　文献研究法。本部分采用文献法,在线检索外文数据库,包括PubMed、Web of Science和MEDLINE,以及中文数据库(包括中国知网、万方和维普期刊),搜索××××××等相关的文献,为探索核心变量之间的关系,构建××行为机制的理论框架提供文献基础。同时开展专题小组讨论,对所构建的理论框架进行讨论和完善。
>
> 1.2　质性访谈。通过目的抽样的方法,由经过培训的课题组成员根据访谈提纲对符合纳入/排除标准的××××进行深度访谈、样本以资料饱和为止,是××××××行为的

> 关键因素。
> 　　纳入标准:×××××。
> 　　排除标准:×××××。
> 　　第二部分　××××的干预策略的构建
> 　　2.1　行动研究法:采取行动研究法,选取申请人单位符合条件的研究对象进行干预策略的预实验,通过"计划—行动—观察—反思"的四个循环过程,综合考虑临床上的各项因素(如环境、伦理、医方态度和患方态度等),修订××××策略,尽可能弥补理论与实践之间的差距,保证干预策略临床应用的安全性和可操作性,最后形成××××的正式干预策略。
> 　　2.2　×××××

(3)撰写思路三:以研究内容为主线,按研究步骤展开。这种方法与思路二相似,均基于总体研究体系框架,以研究内容为主线。然而,不同的是,这种方法在撰写各研究内容时,不是以研究方法为主线,而是根据具体的研究步骤展开(参见示例3)。这种方法特别适用于研究内容复杂、难以用简单的几种研究方法清晰描述的情况。这种思路的撰写框架为:①研究内容一(1.1研究步骤一,1.2研究步骤二,1.3研究步骤三,1.4研究步骤四,1.5研究步骤五);②研究内容二(2.1研究步骤一,2.2研究步骤二,……)。这种结构能够清晰展示复杂研究内容中的具体操作流程和关键环节。

> 示例:
> 　　构建×××××问卷
> 　　1.1　×××××条目池的构建。以本项目前期形成的×××××为理论基础,基于前期文献回顾与质性访谈结果,进行×××××维度与条目设计。
> 　　1.2　基于Delphi专家咨询的条目筛选与优化。专家的选择:邀请20~30名专家。专家纳入标准为×××××。

1.3 初始版×××××的构建。经小组讨论、预实验后,形成初始版的×××××。

1.4 正式版×××××的构建。采用便利抽样法,选取×××××进行初次调查。对调查数据进行项目分析、信度检验及因子分析,对不符合统计学要求的条目经课题组讨论后予以删改,形成正式版×××××。

纳入标准:×××××。

样本量:×××××。

1.5 正式版×××××的评价。内容效度:×××××。结构效度和信度:×××××。

需要注意的是,思路二和思路三的共同点都是以研究内容为主线,差异在于研究内容的撰写方式。由于这两种方法的总体框架相同,在实际撰写过程中,可以根据研究内容的复杂程度选择适合的思路,必要时可以混合使用。

54. 如何平衡研究方案撰写的"详尽与简略"?

在撰写研究方案时,找到"详尽与简略"的平衡点至关重要。过于详细的方案可能导致信息过多,难以抓住核心要点,让读者迷失在烦琐的细节中;过于简略的方案会让人觉得内容空洞,缺乏清晰的指导方向。

研究方案绝不能过于笼统和模糊。详尽而清晰的研究方案能够显著提高获得资助的机会,因为它清晰展示了项目的科学性和实施的可行性。特别是在面对领域内专家时,具体的项目细节能让专家更容易认可项目的科学价值和实施潜力。常见的误区包括使用"定性与定量""规范与实证"等模糊术语,而未具体描述方法的实施细节。即便有方法介绍,也可能未把方法与具体的研究内容有效结合。因此,撰写研究方案时应考虑以下几点。①基础资料和样本获取。明确说明所需的基础资料和研究样本是否能够顺利获取。②研究对象标准。列明研究对象的纳入和排除标准,以确保研究的可重复性和结果的准确性。③样本量计算。阐明样本量的计算依据和方法,确保研究结果具有统计显著性和可靠性。④统计学方法。详细描述所选择的统计学分析方法,并解释其与研究内容的匹配性和适用性。这些具体细节有助于同行专家更好地理解研究方法和策略,同时展示申请者在方法论上的深度和专业性。

研究方案也应避免过度详细。过度详细的方案可能给评审专家留下"项目已经完成"的印象。研究方案的展示完成度应控制在25%～40%,这样既能展示研究的规划和可行性,又留有足够空间以应对研究的调整和改进。常规的研究方法或步骤可以适当简略,但关键步骤必须特别强调或进行详细说明,确保评审专家能够清晰理解研究的关键点和独特之处。在描述各部分内容时,如果后续内容与前述部分重复,可以适当简略,例如,"研究对象:同第一部分"。

在"详尽与简略"之间寻找平衡,有助于申请者呈现一个既具体又不过度详细的研究方案,展示研究的规划性和方法论的成熟度,同时留下足够空间以回应评审的反馈或建议。这种平衡就像一个故事,有起伏有重点,让人听得津津有味,或是留有悬念。

55. 如何综合研究方法选择的"经典与前沿"?

研究方法服务于研究内容,因此没有所谓的"最佳方法",只有"最合适的方法"。在选择研究方法时,应注重具体性、正确性、合理性和可行性,同时力求创新,可融入目前最先进的技术手段,但应避免为了创新而标新立异。理想的研究方案应兼具成熟的经典研究方法和创新的前沿技术,实现"经典与前沿"的完美融合。

选择研究方法时要注重其独特性和新颖性。创新的思路、独特的材料和新颖的方法通常能提升研究的质量和深度,也能增加项目获得资助的机会。如果研究内容比较常规,经典、被广泛认可的方法通常就是最佳选择。但当申请者决定使用创新的方法时,要明确解释为什么该方法比经典方法更适合自己的研究,并用图示等辅助工具来帮助说明,以便让评审专家一目了然。

选择研究方法时也要避免盲目追求创新。好方法的关键在于是否适合当前的研究目标和内容，而不在于是否充满新奇感。不同的方法从不同的角度揭示研究对象的规律，而经典方法对于一些简单、常规的技术路线已经足够应对。刻意追求创新往往会带来不必要的复杂性，甚至可能引发不必要的质疑，让申请者的研究方案看起来可信度不高，或者事与愿违，弄巧成拙。

在挑选研究方法时，目标应是找到那个恰到好处的工具，既能展示你的研究深度，又不至于让人感到过于复杂难懂。保持"经典与前沿"的平衡，让研究方案既有深度又有广度，这样才能让评审专家对申请者的研究充满信心。

56. 如何理解研究内容与研究方案的"区别与联系"？

研究内容与研究方案是项目研究中既相互区别又紧密联系的重要部分。它们共同构成了项目研究的蓝图，为科研工作的顺利开展提供了明确的方向和路径。

（1）研究内容与研究方案的区别。①定义与范畴。研究内容指的是项目研究的具体领域、主题或问题，是研究的对象、范围和边界的明确界定。它通常包括一系列相互关联的研究子题或科学假设，旨在通过系统的探究来揭示某一科学现象的本质、规律或机制。研究方案是指为实现研究内容而设计的具体计划、步骤和方法。它详细说明了研究是如何进行的，包括实验设计、数据分析、技术路线、研究方法等方面。研究方案是研究内容的实施计划，是确保研究目标得以实现的关键。②表述方式。研究内容通常较为宏观、概括，侧重于描述研究的主题和范围；研究方案则更为具体、详细，侧重于阐述研究的具体操作过程和技术细节。③重点或关注点。研究内容关注的是"研究什么"，即研究的具体问题和领域；研究方案关注的是"如何研究"，即采用何种方法、步骤和技术手段来解决问题。

（2）研究内容与研究方案的联系。①相互依存。研究内容是研究方案的基础和前提，没有明确的研究内容，就无法制定出切实可行的研究方案。同样，没有详细的研究方案，研究内容也无法得到有效的实施和验证。②相互促进。在研究过程中，研究内容和研究方案往往需要根据实际情况进行相互调整和优化。一方面，随着研究的深入和数据的积累，可能需要进一步细化或调整研究内容；另一方面，研究方案的实施也可能为研究内容提供新的视角和思路。③共同服务于研究目标。无论是研究内容还是研究方案，都是为实现研究目标而服务的。它们相互补充、相互配合，共同推动科研工作的顺利开展和研究成果的取得。

57. 如何理解技术路线图的"研究逻辑与关键技术"？

技术路线图是以研究假设为核心，通过简洁的图形、表格和文字，把理论基础、研究内容、研究方法和研究过程等以清晰明了的逻辑关系完整地进行展示，具有高度概括性、高度综合性和前瞻性的特点。技术路线图能帮助评审专家清晰地了解申请者的研究设计是否严谨，研究方法是否先进，观察指标是否全面，科研假设是否成立等。需特别注意，技术路线图要以解决问题为重点，而非只展示技术本身。因此，技术路线图除了展示研究的关键技术外，还强调研究思路和研究过程在逻辑上的先后顺序，以及相互协调、相互衔接的配合关系。因此，技术路线图的关键要素在于呈现研究逻辑与关键技术。

绘制技术路线图的首要任务是理清项目的逻辑思路。就像设计一场完美的旅行，首先得了解旅行路线图。例如，常见的"理论研究－调查研究－理论验证－理论完善"流程，其从扎实的理论基础开始，提出研究假设；接着通过实地调查或实验来验证这些假设；最后得出结论并完善理论。将这些环节有条不紊地串联起来，就能在技术路线图上展现出一条清晰的科学逻辑链条，确保研究思路清晰明了。

技术路线图的另一个核心在于展示实现研究目标所需的关键技术。例如，该项目可能需要文献研究法、问卷调查法、质性访谈法等研究方法。技术路线图不仅要把这些技术手段一一列出，还要突出它们是如何帮助实现研究目标的。这种展示方式可以让评审专家迅速掌握申请者运用了哪些创新技术和关键手段，确保研究方案不仅实用，还具备一定的前瞻性。

58. 如何绘制令人"眼前一亮"的技术路线图？

技术路线图的绘制要做到提纲挈领、逻辑清晰。根据研究内容和对象的不同，技术路线图既可以是总体路线图，又可以是针对每个研究任务制作的若干分路线图。那么该如何绘制技术路线图，以达到令人"眼前一亮"的效果呢？

（1）框架结构。技术路线图以框架图形式为宜，应做到层次明确、简单美观。可以以时间顺序或研究内容为主线设计，根据内容的多寡，采用由左到右的方式或由上到下的方式进行绘制。常见的框架结构有如下几种。

❶ 分栏式。以分栏的形式将研究各环节进行细化（见图7-1），其中左侧模块为思路框架，中间模块是具体内容和环节，右侧模块表示研究方法，三个模块串联起整个研究。

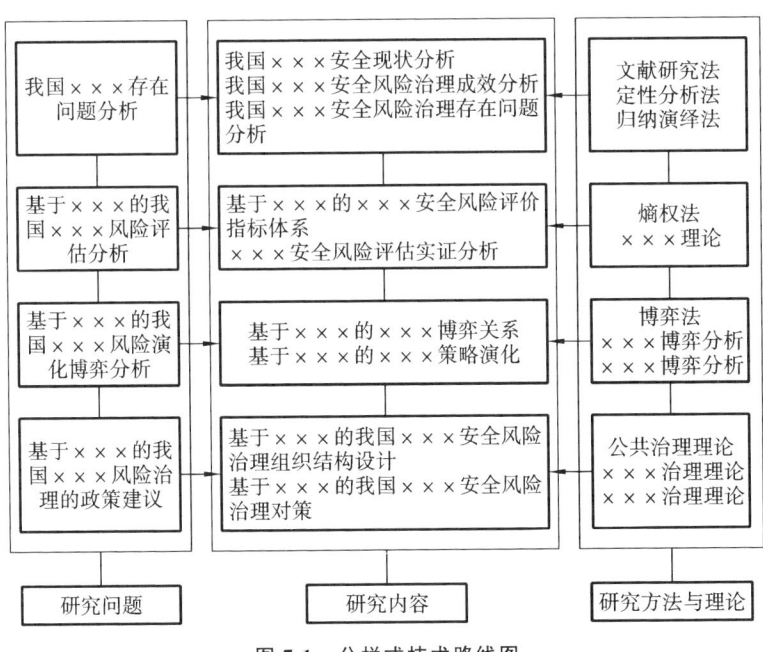

图 7-1 分栏式技术路线图

❷ 顺序式。顺序式技术路线图主要按照研究的时间顺序、实验或开发的顺序对整个研究设计或实验思路进行设计，再以技术

路线的形式展现出来(见图7-2)。

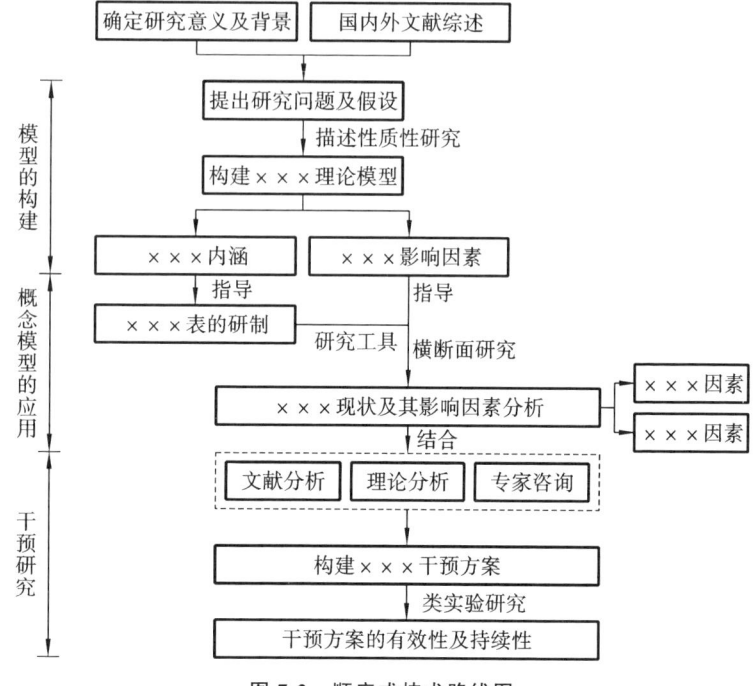

图7-2 顺序式技术路线图

❸ 综合式。图7-3中左右两个模块(研究目的、研究方法)按照研究逻辑思路和研究方法推进,中间模块(研究过程)对具体内容展开详细阐述,并以箭头将其组织起来,整体上构成了思路明晰、严谨科学的技术路线图。

(2)布局安排。在绘制技术路线图时,要做到清晰明了、主次分明。首先要注意主次之分,可以分大小标题,突出逻辑关系,清晰、具体地描述每个具体步骤。要确保研究计划和步骤得到清晰展示、美观易懂,做到粗看重点突出,细看内容详细。切忌把框架图变成"八卦图"和"迷魂阵",杂乱无章的框架图会使评审专家眼花缭乱,无法清晰直观地了解研究方案,导致的结果可想而知。

(3)字体字号、色彩搭配和线条设计。①字体字号。应按照各部分内容所处层级进行统一或呈梯式降级。为了便于阅读,字号

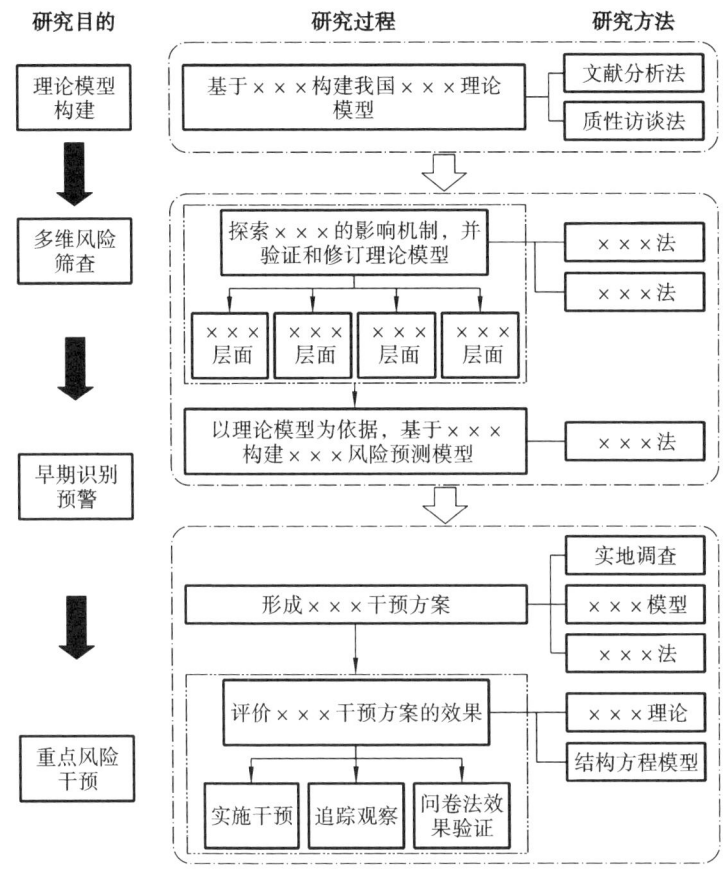

图 7-3 综合式技术路线图

不宜过小,以小四号以上为宜。②色彩搭配。通过不同的颜色来表示不同层级,配色尽量不要超过三种,比较常见的是白、灰、淡蓝等饱和度低的颜色。③线条设计。可以选择双向箭头、单向箭头、圆角箭头等,以增加流程说明效果。必要时可以搭配阴影效果,提高画面层次感,或者搭配框线以增加层次感。

(4)排版。在排版时,应尽量将描述技术路线图的文字与技术路线图的图片放在同一页。

此外,技术路线图的绘制软件有很多。Office 强大的 Word 和 PowerPoint 都可以绘制简单的技术路线图,但是图形大小、位置的调整较为烦琐。另外,还可以使用专门的流程图绘制工具,如 Microsoft Visio、PS 等。除此之外还有一些免费的软件可以制作技术线路图,如 ProcessOn。制作复杂的技术路线图可以用 R 语言、Python 等。关于绘制软件并无要求,满足需求即可。

59. 如何通过可行性分析展示"万事俱备"?

可行性分析可以理解为开展本项目的各种理论、技术、条件、设备以及研究本身之外的相关人员、学科、合作单位等的可行性。值得注意的是,可行性分析不是指项目的可行性而是指方案的可行性。申请人要对研究方案和技术路线加以分析,从理论、方法、预研究/实验和研究队伍等方面,说明本项目可顺利实施,确保课题的完成。在整个过程中要展现申请人很强的基础能力和潜质,确保"万事俱备",通过上述可行性论述,能让专家产生此项目非做不可的强烈感觉。可行性分析可从以下几个方面展开。

(1) 理论可行(科学、配适、适用)。理论可行包括研究假设在理论上的可行性,研究方法和研究方案的可行性等。申请人应从学术角度对研究方案进行可行性分析,突出学术思路方面的想法,阐明设计方案、研究方法、技术路线是否匹配研究问题,能否实现预期研究目标。可以通过介绍课题组的研究基础、预研究/实验、正在投稿的论文及文献检索,进行理论可行性的论证。

> 示例:
> 针对××科学问题,目前已在国际顶级期刊××上发表××篇学术论文/已进行了××预研究/实验/××国际顶级期刊上的××论文,主要研究××,其中与拟申请项目的关联涉及××,为××提供分析框架,并为拟申请项目的开展打下坚实基础/为实现××性能优化方法设计提供有力支撑。

(2) 技术可行(技术、经验)。技术可行包括对关键实验技术、材料、动物模型等进行可行性分析。可以通过课题组前期的工作基础进行技术可行性论证,可适当提供预实验结果、正在投稿的相关论文进行佐证,必要时附上有说服力的图表。

> 示例：
> 针对××研究设计是否合理且可行，课题组在实验中所设计的分组、参数设置参考了××文献。课题组前期已开展了××研究，取得了××成果，该课题的研究目标是基于课题组前期的工作基础延伸，对于本项目所需要的××关键技术已熟练掌握。

（3）组织可行（信息、设备、材料）。组织可行是指组织信息、设备、材料方面是否有可行性。申请人可分析实验室的实验条件，包括是否有足够且先进的实验设备，实验的材料来源是否充足，实验所用的临床标本或动物模型来源是否充足、能否支持所有研究等。当所在单位实验条件有所欠缺时，可以介绍具备实验条件的合作单位，并说明对本项目的作用。

> 示例：
> 实验室旨在研究××，这可为本项目的××提供良好的理论借鉴与实验支撑。搭建的验证系统可为××提供所需的技术，以及××能力验证提供技术支撑。

（4）人员可行（多学科、分工、结构）。人员可行中应详细阐述项目组人员组成结构和各成员的职责与科研积累，展示项目组人员的综合能力和各学科人才的覆盖情况，保证项目的每个关键方向都有经验丰富的专家或研究人员负责，确保项目顺利进行并取得预期成果。此外，可以与国外课题组进行交流和合作，介绍既往合作开展的研究和交流内容，展示合作的深度和广度，以增强人员可行性。同时，青年科学基金项目的参与者也可以在此部分列出，强调他们在项目中的贡献。

> 示例：
> 本项目的主要参与者××是××的博士，熟悉各种××建构，能够保证数据分析和模型构建和验证的科学性，能为××的制定提供重要的专业指导。

第八章 画龙点睛:研究特色和创新的突出方法

60. 如何理解研究的特色与创新?

项目特色与创新点是申请人向评审专家展示项目独特价值和学术意义的关键环节。这部分内容是申请人表明项目为何重要、如何与众不同的机会,因此至关重要。申请人应围绕关键科学问题,从理论、方法和应用的创新角度,阐述研究内容、目标、方案或预期成果在学术上的独特性、前沿性和先进性。

项目的"特色"指的是其技术路线、方法或研究视角的独到之处。这些特色应与以往的研究项目相区别,展现出解决问题的新方式和独特思路。通过不同于前人的角度和方法对项目进行分析,能够更有效地发现问题、提出假设、验证结果。

项目的"创新点"则体现在研究过程中提出的新问题、引入的新理论,或采用他人未曾使用的新方法,甚至是解决了以往研究中的难题。创新可以分为原始性创新和跟踪性创新。原始性创新包括理论创新和技术创新,理论创新是指提出新的学术论点或颠覆现有理论,技术创新是指发明了新技术或方法。跟踪性创新则是在现有的基础上进一步完善和发展已有理论或技术。这些创新点应兼具理论价值和实践价值,通常表现为提出新假设、建立新模型、设计新实验或论证新定理,充分展现项目在学术上的前沿性和突破性。

61. 特色与创新可以体现在哪些方面?

在科研项目申报中,特色与创新就像项目的亮点和卖点,是吸引评审专家的关键。项目特色与创新点可以体现在多个方面,具体如下所述。

(1)研究选题与内容。研究选题与内容创新,等同于开辟新的研究领域。这种"拓荒"之举具有较高的研究难度,但对学术发展具有十分显著的推动作用。开辟全新的研究领域需要深厚的学术积淀和勇气,适合在某一领域积累了丰富经验的专家学者。初学者由于学术积淀不够深厚而难以把握,应尽量避免涉及选题新颖或内容创新的研究项目,可以选择在已有的科研项目的研究基础上进行进一步的深入探讨,从而逐步积累研究经验和学术成果。

(2)学术思想与观点。学术思想与观点创新是指对某一研究问题的认知进行系统性更新或完善,并提出全新的观点和见解,如提出新概念和新定义、发现新变量、提出新命题,或者提出新理论、新假设,构建新机制等。学术思想与观点创新能够推动学科的发展,使研究更加深入和全面,也可以为未来研究带来新的发展方向和可能性。值得注意的是,即使不是原创观点,对现有观点进行修正、改进或发展也属于学术思想与观点创新,如概念的外延、拓宽理论的研究视野或对机制进行补充和完善等。

(3)研究理论或视角。研究理论或视角创新是指采用不同于已有成果的新理论、新视角进行研究。尽管研究问题可能是常规问题,但通过新的理论视角和分析框架,也可以为人们带来全新的认识和结论。正如"横看成岭侧成峰,远近高低各不同"所表达的那样,不同的理论视角也会给人带来不同的研究结论。这种创新能够为学术研究提供新的思路和方法。

(4)研究方法或技术。部分学者认为研究方法或技术是工具性的,只需生搬硬套即可,这种理解是片面的。实际上研究方法或技术的创新也十分重要,类似于企业的技术升级。研究方法或技术创新可以理解为提出全新的解决问题的方法或途径(引入新方法),也可以是根据项目需求改进已有的方法(改进旧方法)。在表述中,应明确哪些方法或技术进行了改进,并说明这些改进如何更好地服务于项目。例如,可以通过引入机器学习算法处理大数据,提高分析精度和效率,或者将传统问卷调查数字化,提升数据收集的效率和准确性。

62. 如何挖掘项目的特色和创新？

撰写项目申请书，需要深入挖掘本项目特色与创新点，但找准与提炼创新点常常较为困难。在提炼创新点时，首要条件是申请人要明确自己的创新点。正如前文介绍的，创新点可以体现在多个方面，可以从研究内容、研究方法或者研究结论和对策中寻找，也可以从研究的顶层学术思想、基本的学术观点中凝练，甚至可以从研究对象上区别于前人的研究方向进行寻找。申请人需要认真思考、仔细鉴别，指出本项目和已有文献报道的区别，从而挖掘出本项目的创新点。具体可以根据以下思路系统地评估和挖掘本项目的创新点。

（1）理论创新的挖掘。判断理论是否具有创新性，可以从以下几个方面的宏观、中观、微观视角考查。①能否构建全新理论体系（构建全新理论或理论体系难度较大，一般情况下一个科研项目很难达到这一目标，所以申请人一定要慎重）；②能否进一步完善学科理论体系；③能否进一步丰富、完善或拓展学科某一理论；④能否有助于新兴交叉边缘学科或领域的形成或为其诞生奠定一定理论基础等。

（2）方法创新的挖掘。方法创新主要从两个视角进行判断：①跨学科方法的引入。引入其他学科领域的方法进行研究是一个常见且有效的创新方式。例如，应用物理学中的量测技术来解决生物学问题，或将经济学的统计方法用于社会科学研究。②方法本身的改进和拓展。对现有方法的改进和拓展也是一种创新方式，包括调整方法的参数、引入新的指标、优化实验设计或提升数据分析技术等。

（3）内容创新的挖掘。判断内容是否具有创新可以评估以下两个方面：①是否提出有突破性的问题。包括识别尚未被充分探讨的问题、提出新的研究问题或对现有问题进行新的分析。通过对现有文献的深入分析，找出未被解决的科学问题或未被充分理解的现象，可以显著提升项目的创新性。②是否有独特的研究对象。选择新颖或未被广泛研究的对象进行研究，也是一种创新的体现。例如,对特定疾病的新型生物标志物进行研究,或在新兴技术背景下分析特定社会现象。

(4)观点创新的挖掘。观点创新项目的创新点体现在其研究结论的前瞻性上。如果项目能够提出新的理论观点、提供有价值的实践建议或对现有理论进行重要修正,将增加项目的影响力。例如,对某一社会问题提出新的解决方案,或对某一科学问题的新解释。

63. 特色和创新有哪些表达结构?

如何恰当地表述项目特色与创新点,是困扰申请人的普遍问题。不同的学者、不同类型的项目或不同写作要求的论文,也存在一些基本的规范和要求。特色和创新点往往不需要长篇大论来进行论证,让评审专家费力地寻找关键信息,而应直接展示出来。

(1)特色与创新常用句型。在撰写项目特色与创新点时,可以先分析说明当前相关研究的不足之处,本项目在此基础之上引入了新视角、新观点、新方法、新技术等,分析其对于解决当前相关研究不足的价值与意义,并解释其创新之处。也可以直接说明本项目的视角、观点、方法、技术等,阐述它们在本项目中是如何体现或使用的,并解释其创新之处并分析其价值与意义。

> 示例1:
> 当前关于×××的研究主要集中在×××方面,而对×××研究关注较少,本研究通过对×××分析,在此基础上阐述了×××。最后,通过对×××研究,针对×××进行了深入探究,得出×××结论。本研究将理论与实践相结合,在×××领域的研究有一定的研究价值及创新性。
>
> 示例2:
> 本项目创新性地提出通过×××来防治×××疾病,为临床实践提供一个创新的、具有良好应用前景的思路,具有良好的临床意义。

(2)特色与创新常用句式结构。特色与创新点一般以条目形式书写。句式结构常采用"标题+内容",即通过小标题指引,匹配内容来诠释与支撑。在进行小标题撰写时,可以直接以"学术思想创新""研究方法创新"等为小标题,但如果想让创新点更加出彩,可以再多做一步,在小标题中凝练出本项目的核心创新点,进一步为评审专家提供便利,让评审专家更直观地看到本项目的创新点。

示例1:

本课题以×××理论/方法/框架为基础,结合×××学科/领域/行业的特点,研究了×××问题/现象/规律,填补了国内外相关研究的空白,具有以下创新点。

3.1 学术思想创新

本课题从×××角度/层面/维度,对×××问题/现象/规律进行了深入的分析和探讨,提出了×××观点/假设/模型/框架,突破了传统的×××理论/方法/范式的局限性,为×××研究提供了新的思路/视角/方法。

3.2 研究方法创新

本课题采用了×××新颖/先进/有效的数据来源/数据收集/数据分析/数据呈现的方式,保证了研究的可靠性/有效性/客观性/科学性,提高了研究的质量/水平/价值。

示例2:

4.1 创新地对能导致××××的××××进行预警和防控

既往研究重点聚焦于××××,本课题从更广泛的视角,系统考虑××××,综合分析影响因素与××××的因果关系,创新地对××××进行早期预警和防控,从而保障×××,促进社会发展与家庭幸福。

4.2 突破既往××××研究的局限进行××××的定量分析

关于××××国内鲜有研究,而国外多为××××研究。本课题突破对××××的局限,采用××××结合的设计,利用质性和量性研究等多种方法,对数据进行分析和处理,使研究过程更加客观严谨,研究结果更加科学真实。

64. 凸显特色和创新有哪些注意事项？

在撰写科研项目的特色与创新时，如何恰到好处地展现项目的独特亮点非常关键。既要吸引评审专家的注意，又不能因为表述过度而适得其反。以下是一些重要的注意事项，以帮助申请人的申报书撰写得更加精准得当。

（1）应避免刻意将"创新"扩大化。无论是选题、理论、方法，还是结论的创新，都应该做到实事求是。过度夸大或虚构创新点，不仅违背了科学精神，还可能让读者对此项目产生怀疑。创新不需要吹嘘，而是要体现内容的实际价值。

（2）谨慎使用绝对词汇。如"首次""唯一""填补空白"等词汇，必须经过充分的论证和查新才能使用。如果确实如此，可以通过查新结果或相关文献说明，即通过阐述事实进行说明。例如，可以用"提供了新选择""发现了新靶点""尚无相关报道"等表述来合理呈现项目的创新之处。

（3）特色与创新点要注意用词谦虚。创新是为了推动学术进步，而不是为了抬高自己贬低他人。在表述时要谦虚，突出项目相对其他同类研究的进步之处，体现"站在前人的肩膀上"，避免过分夸耀。

（4）创新点数量需适宜。创新点的数量不在多，而在于精。一般青年科学基金项目的创新点在 2～3 个，面上项目的创新点在 3～4 个。可以从方法、观点、材料、视角和思想这五个方面去提炼和选择，过多的创新点反而容易让人失去焦点。

（5）简明扼要，避免空洞。创新点的描述要言简意赅，但不能过于简单，以免失去应有的亮点。如果表述太空泛，反而会给评审专家留下"假大空"的印象。要用清晰具体的语言表达项目的独特之处。

（6）创新要具体、有深度。创新点需要具体明确，避免使用"系统研究""全面总结"等空洞词语，这些表述过于笼统，难以获得评审专家的认可。创新点应具有学术深度，能展现项目的实质突破。

（7）其他注意事项。创新点既要切合实际，又要有一定的前瞻性。表述时语气要坚定有力，但不可过分浮夸。此外，单纯的学科交叉并不能构成创新点，表述时应聚焦于实质的创新内容上。

第九章 实事求是:研究计划、预期结果及项目预算的安排要点

65. 研究计划的安排该如何"按部就班"?

研究计划是确保研究项目在规定时间内有条不紊进行的重要环节。确定研究计划有助于研究者"按部就班"地展开研究工作,明确每个研究阶段的工作重点,提升研究工作效率,也有助于进行阶段性汇报报告的撰写。同时,也便于项目管理者对项目进行检查、督促和管理。

一个优秀的研究计划应基于清晰的研究方案和技术路线图,清晰地展示每个时间阶段的研究任务和时间节点,包括从立项到结项的整个研究过程,确保研究的连贯性和完整性。完成研究方案需要较长时间,通常以半年或一年为单位制定计划安排表。在进行研究计划的安排时可参考以下原则。

(1)研究计划应先紧后松。在项目初期的时间安排应先紧后松,尽快完成最重要或最关键的研究任务(如理论模型构建、核心数据的收集和分析等),为后期留有足够时间进行数据的进一步细化分析、项目总结和论文撰写工作。一方面为团队在项目后期提供适度的缓冲期以应对不可预见的问题,同时也有利于研究团队在初期获得关键成果,后续有更多时间进行论文撰写,取得更多成果。

(2) 研究计划应简洁明了。项目计划一般以年为单位,每年以 4～6 行文字描述为宜。内容要做到层次分明,各个研究任务和阶段要逐步展开。过于简略的描述无法反映研究的实际情况,过于烦琐的细节描写又会影响整体阅读的清晰度,因此申请人应避免上述两种情况发生。

(3) 研究计划应尽量具体。年度研究计划要具体详细,可以详细到每个研究步骤开展的时间、每个实验中各个操作部分的时间安排。例如,模型建立之后经干预措施干预后观察到的现象和数据收集时间等。为了便于评审专家了解申请人的研究进度是否合理,研究计划的撰写应尽可能详细,不要过于简单。

(4) 研究计划应留有余地。确保每一项研究任务都有足够的时间进行,过于紧凑的安排可能导致实验进展缓慢或任务无法完成。

(5) 研究计划应提前规划。对于周期较长的研究任务,如动物模型的制备、病人招募等,应提前安排。确保长期任务在计划初期就已经着手准备,以免影响整体研究进度。

66. 研究计划的呈现该如何"井井有条"?

研究计划并没有固定格式,只要能描述清晰即可。申请人可根据学科特点和具体课题内容择一呈现,确保研究计划的"井井有条",以下简要介绍三种研究计划安排模式。

(1) 文字阐述模式。通过文字具体地罗列每个时间阶段的工作内容和对应的预期完成目标,有助于大家清晰地了解每个时间段内的工作安排(见下文示例)。

示例:

年度研究计划(2024 年 01 月—2026 年 12 月)

2024 年 01 月—2024 年 06 月 基于××××理论模型框架,对影响因素进行归纳、整理,选取和制定相关调查问卷。

2024 年 07 月—2024 年 12 月 通过横断面现况调查,了解××××现状、影响因素及交互作用,筛选××××的决定性因素。

2025年01月—2025年06月 基于量性的调研结果,制定×××检索式,检索现有的循证文献数据库,对所得文献进行整理、分析和评价,初步形成干预策略。

2025年07月—2025年12月 选取符合条件的研究对象,运用××××实施预实验,修订干预策略,最终形成××××的正式干预策略。

2026年01月—2026年06月 采用类实验研究方法,对符合条件的研究对象进行正式干预,评价×××干预策略的有效性和持续性。

2026年07月—2026年12月 统计分析相关数据和撰写相关论文;撰写结题报告,做好结题汇报,总结研究成果。

(2)表格罗列模式。在文字描述的基础上增加表格的形式,使研究计划更加清晰明了(见表9-1)。

表9-1 研究计划和进度安排表

序号	起止时间	工作任务
1	2024.01—2024.06	概念模型的构建
2	2024.07—2024.12	实地调查与质性研究
3	2025.01—2025.06	现状分析、影响因素分析
4	2025.07—2025.12	策略研制及完善
5	2026.01—2026.06	论文与研究报告初稿撰写
6	2026.07—2026.12	研究报告定稿与结题

(3)甘特图模式。甘特图中时间通常作为横轴,各个任务阶段则以横条形式平行于横轴展示,每条横条的位置表示该任务在时间上的具体进展。可以通过颜色或其他标识方式,进一步区分不同任务的负责人、负责部门或任务阶段,使得整个研究进程一目了然。这种方法不仅有助于规划和监控项目的进度,还能够帮助团队成员了解各自任务在整体研究中的定位和时间安排(见图9-1)。

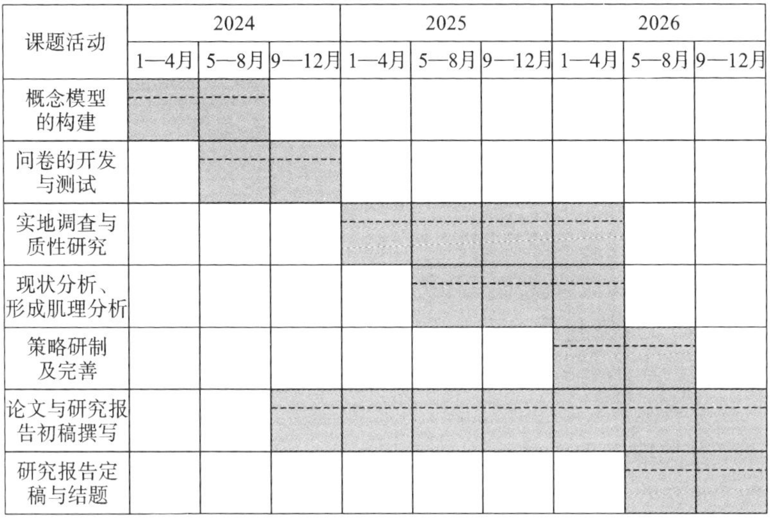

课题活动	2024			2025			2026		
	1—4月	5—8月	9—12月	1—4月	5—8月	9—12月	1—4月	5—8月	9—12月
概念模型的构建									
问卷的开发与测试									
实地调查与质性研究									
现状分析、形成肌理分析									
策略研制及完善									
论文与研究报告初稿撰写									
研究报告定稿与结题									

图 9-1 研究计划甘特图

67. 预期成果有哪些"丰富多样"的呈现形式?

明确预期成果的项目申请书不仅可以帮助申请人理清研究方向,还能让评审专家迅速了解课题的目标和潜在价值。预期成果的形式"丰富多样",涵盖理论和应用两大类,每一类都有其具体、独特的呈现方式。这些成果不仅展示了研究工作的广泛影响力,也体现了研究的深度和广度。

理论成果关注的是知识积累和理论提升,主要包括以下几种形式:①学术论文。研究者可以将论文发表在各种学术期刊上,这些论文展示了研究的理论进展、实验结果和研究方法,能够有效地传达研究的主要发现,是最直接的成果形式之一。②专著和译著。专著是对该研究领域进行深入系统性分析的著作,译著则是将国外的研究成果翻译成本国语言的作品。专著和译著不仅能总结研究成果,还能对该领域的理论体系进行补充和完善。③工具书和教材。工具书和教材在学术界具有重要地位,能够为学术研究和教学提供基础资料。研究者可以通过编写此类书籍,将研究成果转化为教育资源，为学科发展做出贡献。④科技奖励和人才培养。获得科技奖项（如自然科学奖），能够证明研究的创新性和影响力。人才培养也同样重要，通过培养高层次人才，推动学科的发展。

应用成果主要关注研究对社会和经济的实际贡献，包括以下形式：①专利。技术创新和发明可以申请专利保护。专利的数量和质量通常是评估应用成果的重要指标。②软件著作权。如果研究涉及软件开发或算法创新，申请软件著作权可以保护知识产权。③决策建议和政策提案。研究成果可以转化为决策建议或政策提案，供政府机构和决策者参考。这些建议和提案能够直接影响社会政策的制定和实施。④研究报告。详细的研究报告是展示研究过程或研究成果的重要文献，其可以用于内部评估、项目验收，也可以提交给资助机构作为成果展示的一部分。⑤数据库和案例集。建立数据库和案例集能够为后续的研究提供数据支持，也能够促进学科领域的数据共享和应用。⑥学术报告、会议发言和培训。通过学术报告、会议发言和培训活动，研究者可以传播研究成果，提升学术影响力。⑦科普成果和新闻媒体专访。将研究成果以通俗易懂的方式呈现给公众，能够提高研究的社会认知度和影响力。科普文章和新闻媒体专访可扩大研究成果的传播和应用范围。

68. 预期成果有哪些"不容忽视"的撰写要点？

在科研项目的规划中，明确预期成果至关重要。制定切实可行的预期成果不仅能使研究者明确研究方向，还能提升研究的可操作性。为了保证在设定预期成果时做到精准而实用，确保研究过程充满可能性与实际成效，以下撰写要点"不容忽视"。

（1）预期成果应明确具体，切勿含混不清。设定预期成果时，不妨运用 SMART（Specific 具体，Measurable 可衡量，Achievable 可实现，Relevant 相关，Time-bound 时限）原则。避免模糊的描述，比如在国内外核心刊物上发表若干篇论文，申请若干项专利。应明确目标（如计划发表多少篇论文、申请哪些类型的专利、出版哪本专著，甚至说明数据库的规模等），让目标既具体又可衡量。

此外,确定成果的责任主体(明确是个人还是团队),为成果的实现提供保障。

(2)预期成果应实事求是,切勿好高骛远。设定成果目标时,要根据研究者的研究领域、已有基础和团队实力,制定切实可行的目标。不切实际的目标可能让评审专家觉得研究者不够务实,从而影响项目的顺利进行,因此要确保研究者的目标能够在项目结束时真正达成。

(3)预期成果应留有余地,避免过度承诺。预期成果的目标在设定时可以适度留出余地。如果研究者不确定能否在顶级核心期刊上发表论文,可以先设定一个更宽泛的目标(如在学术期刊上发表2~5篇论文),避免因过度承诺造成实现过程中的压力。

(4)预期成果应清晰明了,切勿冗长啰唆。使用简洁的语言、清晰的逻辑来表达预期成果,避免长篇大论。如果有多个成果,可以用项目符号或编号列出,让人一目了然,增强成果描述的可读性。

(5)预期成果应体现多层次结果。最佳的预期成果计划应包含多个层次的成果,例如,论文、专利、人才培养等。这样可以展示研究成果的全面性,不仅仅停留在理论层面,还能体现出实践中的贡献。

(6)预期成果应有力度,有数量,更重质量。成果的设定不仅要关注数量,也要注重质量。例如,强调论文的影响力,应选择具有较高影响因子的期刊,而不是单纯追求数量。研究者的目标应展示研究的深度和广度,突显其理论创新性或技术先进性,以及对相关领域的实际贡献。

69. 项目预算的内容该如何"详尽无遗"?

项目预算不仅有助于评审专家清晰了解项目资金的使用方向,也为项目的顺利实施奠定了基础,因此项目预算应保证"详尽无遗"。项目预算中的费用通常包括直接费用和间接费用,具体说明如下。

直接费用是指在项目实施过程中发生的与之直接相关的费用，其包含资料费、数据采集费、设备费、材料费、测试化验加工费、燃料动力费、会议费、差旅费、国际合作与交流费、出版/文献/信息传播/知识产权事务费、专家咨询费、劳务费、印刷费及其他支出等。以下仅对其中部分费用展开描述。①资料费：指在项目研究过程中需要支付的图书（包括外文图书）购置费，资料收集、整理、复印、翻拍、翻译费，专用软件购买费，文献检索费等。②数据采集费：指在调查、访谈、数据分析等过程中所产生的费用，受调查问卷的规模、人数等影响。③设备费：指在项目研究过程中购置设备和设备耗材、升级维护现有设备以及租用外单位设备而发生的费用。④会议费、差旅费、国际合作与交流费：指在项目研究过程中开展学术研讨、咨询交流、考察调研等活动而发生的会议、交通、食宿等费用，以及项目研究人员出国及赴港澳台、外国专家来华及港澳台专家来内地开展学术合作与交流的费用。此费用一般不超过直接费用的20%。⑤专家咨询费：指在项目研究过程中支付给临时聘请的咨询专家的费用。在项目预算中应填写专家人数、金额等。⑥劳务费：指在项目研究过程中支付给参与项目研究的研究生、博士后、访问学者以及项目聘用的研究人员、科研辅助人员等的劳务费用；需要填写人数，金额。⑦印刷费：指在项目研究过程中支付的打印费、印刷费及阶段性成果出版费等。⑧其他支出：项目研究过程中发生的除上述费用之外的支出，例如，采购办公用品的费用、快递费、网络费等。

间接费用是指项目责任单位在组织实施项目过程中发生的无法在直接费用中列支的相关费用。其主要包括：项目责任单位与项目研究提供的房屋占用费用，日常水、电、气、暖等消耗的费用，有关管理费用的补助支出，以及激励科研人员的绩效支出等。根据《国家社会科学基金项目资金管理办法》的规定，间接费用基础比例一般按照不超过项目资助总额的一定比例核定，具体如下：50万元及以下部分为40%；超过50万元至500万元的部分为30%；超过500万元的部分为20%。

70. 项目预算的编制该如何"精打细算"?

把控项目预算是确保研究顺利进行和资金有效运用的重要环节。预算支出应与研究任务紧密相关,预算总量和强度需符合研究的规律和特点。精打细算是有效管理项目预算的关键。预算管控不仅仅是只看结果的游戏,而是一门需要精心布局的艺术。在每一个环节都用心把控预算,不仅能使研究过程更加顺利,还能在资金使用上游刃有余。通过科学的预算管理,才能最大限度地发挥资金的效益,促进研究的成功。

(1)明确预算制定的基本原则。部分项目会有对应的《项目申请书预算表编制说明》,申请人在编制预算时,首先需要对相关的文件了如指掌,确保自己清楚相关基金委员会对项目预算的各项规定和要求。按照政策相符性、目标相关性和经济合理性原则来编制预算,确保预算内容全面、详细且精准。特别是"国际合作与交流费"和"劳务费"等费用要求,了解其上限规定的限制。部分项目还要求对5万元或10万元以上的固定资产及设备逐项说明与研究的直接相关性,这些费用容易被申请人忽视。

(2)细化预算项目。在编制预算时,像清单一样列出研究过程中可能产生的各项费用。每一项费用都要明确用途、金额和计算依据,确保预算的透明度和可追溯性。预算数据要以万元为单位,精确到小数点后两位。在呈现具体预算说明时,可以文字或表格形式呈现。

> 示例:
> (1)差旅费:10.20万元。
> ①拟对4个省份,4×2个城市进行现场调研,1.50万元/省×4省=6.00万元;②拟对××省内6所医院进行前瞻性观察研究,0.20万元/所×6所=1.20万元;③参加课题直接相关的国内学术交流费,0.30万元/人次×10人次=3.00万元。共计10.20万元。

(2)项目会议预算:4.50万元。

具体内容及测算详见下表:

会议名称	时间/天	规模/人	会议内容	人均费用/(元/人/天)	总计/万元	预算单位(承办单位)
2024年度培训	3	30	培训	250	2.25	××××××
2025年度培训	3	30	培训	250	2.25	××××××

(3)注重预算的灵活性和适应性。预算制定时要尽量精准,也需要留出一定的弹性空间,以应对研究过程中的未知情况。同时,申请人也要具备灵活调整预算的能力,根据项目进展和实际需求,及时修正和优化预算。

(4)加强预算执行的监督和管理。在项目执行过程中,按照预算计划进行开支,确保每一笔费用都符合预算规定。建立完善的财务管理制度和监督机制,对预算执行情况进行定期检查和评估,及时发现并纠正错误。

第十章 彰显实力:研究基础和工作条件的保障措施

71. 厚积薄发:研究基础应该包含哪些内容?

研究基础在项目申请书中起着至关重要的作用,正是通过研究基础的不断累积,才能实现"厚积薄发"。研究基础不仅回答了"为什么我和我们能做"这个问题,还为评审专家提供了项目能否成功实施的基础信息。让我们一起了解研究基础的核心要点,看看如何让它更具说服力。研究基础应该包括以下内容。

(1)个人能力展示。此部分内容向评审专家展示了申请人在该领域的学术成就和研究能力,包括发表的论文、完成的项目、专利和奖项,以及学术声誉。这是证明申请人能成功承担项目的因素之一。切记,团队成果也是研究基础的一部分,但申请人的个人成就通常是最能打动评审专家的因素之一。

(2)软件环境保障。强调团队整体实力,展示团队成员的研究背景、专长和在领域内的成果。明确每个成员的角色和贡献,尤其是关键成员,同时也可以突出团队的合作性和实力。不同类型的项目对研究基础的要求也不同,重点基金项目需要展示团队的整体实力和与项目的匹配程度,而青年科学基金项目则更关注申请人个人的工作积累。

(3)硬件环境保障。硬件是项目开展的工作条件之一。评审专家需要确认申请人的项目是否能在合适的环境中顺利开展。包括所在的实验室或科室是否拥有足够的科研设备和资源,是否满足研究方案和技术路线的要求。如果本项目需要特别的实验条件或仪器等,也需要做详细说明。

(4)研究立项基础。研究立项基础是前期研究结果与预实验结果。特别是在所申请的基础薄弱领域,预实验的结果可以为申请人的研究假设提供有力的支持。评审专家通常希望看到的不仅是文献分析的结果,而且是有实际数据支撑的研究假设。预实验还帮助申请人评估研究可行性,调整研究计划,显示申请人在研究条件等方面的准备,可增强申请的说服力。

72. 个人能力展示:如何展示申请人的工作成绩?

通过描述申请人的工作成绩展示申请人的个人能力,其主要包括申请人既往的课题研究经历和经验、做过哪些与本项目相关的课题研究、做过哪些与本项目有关的调研、收集了哪些与本项目直接相关的资料或数据、发表或出版了哪些与本项目直接相关的论文或著作、有哪些直接相关的研究成果在国内外学术会议上做过报告或交流、有哪些密切相关的研究成果、获得了何种奖励或被哪些机构采用或吸纳,等等。

工作成绩的展示就像是在为自己做广告,通过系统地展示与自己课题相关的真实工作成绩,确保申请人的申请材料既有深度又有广度,让申请人的工作成绩自然展现。

(1)要注重申请人工作成绩的系统性与相关性。在介绍自己的工作成绩时,要有策略地挑选那些与申请课题最紧密相关的研究成果。类似于,申请人在为自己编排一场精彩的演讲,确保每一段内容都围绕主题,避免插入不相关的细节。把重点放在自己参与过的相关课题研究、调研成果、收集的数据、发表的论文或著作上,以及在学术会议上的交流与报告。这些才能真正体现申请人的专注和专业,不要使用与申请人自身当前课题联系不紧密的成果来"凑数",这样只会让评审专家认为申请人缺乏专注,降低申报成功的概率。

(2)要注重申请人工作成绩的客观和实事求是。确保填写的所有信息都是真实可验证的。同行们对申请人的工作情况通常了解较多,如果申请人在展示过程中夸大其词,试图用虚假的发表文章、项目资助或奖项信息来"美化"自己,只会适得其反。在评审过程中,不实的信息不仅会损害申请人的信誉,还可能被视为学风问题,直接影响评审结果。

73. 软件环境保障:如何配置项目组团队成员?

项目的软件环境保障即项目组团队的整体实力。研究项目的成功不仅依赖于创新的研究思路和严谨的实验设计,更离不开一个高效合作的研究团队。因此,除了本硕博等毕业课题外,许多项目常常需要组建团队。然而,在配置团队时,往往会遇到一些问题和挑战。

首先,团队结构层次不合理。例如,学科、年龄、理论与实践人员比例不均衡,或者团队成员数量不匹配,合作单位过多,地域分布过于广泛等,以上内容都会影响团队的协作效率和项目的推进。其次,团队成员的研究成果无法有效支撑项目选题。这表现在团队成员的研究成果较为单一,与项目选题缺乏紧密联系,或者成果影响力不足,无法为项目提供有力的学术支持等方面。此外,团队成员不符合审查资格也是常见的原因。部分成员可能因参与其他项目过多而超项,或团队中的青年成员超过了年龄限制,导致未能通过资格审查。因此,在配置项目组团队成员时需注意以下几个方面。

(1)人员组成合理。①年龄结构。项目组团队中应包含老、中、青三个年龄层次的成员,既包括丰富经验的专家,又包括充满活力的年轻科研人员。②学历层次。项目组团队中应包括不同学历层次的成员,如博士生、硕士生以及具有中级职称的研究人员,并适当配备高级职称人员。

(2)理论与实践相结合。①理论背景。团队成员应有高水平的理论研究人员,确保项目得到充分的理论支持。②实践经验。在项目组团队中加入具有实际操作经验的人员,特别是在需要实际应用的研究项目中。

(3)团队规模合理。团队规模应根据项目规模合理设置,适中的团队规模不仅有助于提高管理和实施效率,还能确保每个成员的职责明确。在选择团队成员时,不应盲目追求名人效应,而应重点考量成员的实际贡献和能力。

(4)合作经验。强调团队成员与国内外机构、实验室的合作经历,介绍以往合作的成功案例,并说明这些经验将如何助力本项目的实施与推进。

74. 硬件环境保障:如何突显工作条件的优势?

硬件环境保障即本项目开展的工作条件,是保障项目的顺利实施的原因之一。在撰写工作条件时,需要详细介绍现有和缺失的实验条件,以及拟解决此类实验条件的策略。充分利用国家实验室、国家重点实验室和部门重点实验室等研究基地的计划与落实情况,能为项目的申请增添不少亮点。

(1)本单位的实验条件。列明已有的实验条件、本项目所需的实验条件、目前缺失的实验条件及解决途径,尽量紧扣项目研究内容与研究方案所需的实验条件。应注意,在通过合作形式解决本单位缺乏的条件时,需将合作单位的相应条件进行说明。

(2)国家重点实验室的利用。强调依托的国家级或省级重点实验室等重要资源,说明此类资源如何支持本项目。由于国家重点实验室一般都会配备良好的实验设备、条件和技术人员,大多数实验都可以在其中完成,因此可以很好地补足课题组缺少的实验条件和技术条件,但需提供相关证明。

(3)合作单位。详细描述与其他有影响力的实验室或知名团队的合作关系;说明这些合作关系如何有助于项目的开展实施,包括共享资源、技术支持和知识交流等方面。合作单位更多的是补足技术条件,但也需提供相关证明。

工作条件的撰写可以从三个方面来进行陈述:学科平台条件、先进技术条件和项目组团队条件,可以分开撰写也可以糅合到一起写。

> 示例:
>
> 学科平台条件:本研究单位×××学系是国家第一批硕博士学位授予点,是首批国家级重点学科和卫生部临床重点专科;目前是×××救治中心、×××医疗质量控制中心、×××救治基地;其编制床位×××张,年住院病人达×××万人次,能够为本研究提供丰富的病例研究对象和强大的技术支持。
>
> 先进技术条件:课题组依托×××医院中心实验室,拥有较为完备的×××实验区,例如×××实验室等,装备了×××的仪器设备,为本课题的顺利实施提供条件和保障。同时,×××研究所拥有×××可协助完成×××技术,保障实验的顺利进行。
>
> 项目组团队条件:申请人一直从事×××临床研究,拥有丰富的研究经验。与国内外×××专家学者建立友好联系,为本项目提供×××技术支持。项目组成员均从事×××相关研究,掌握研究所需的×××等技术,具有较强的科研工作能力和团队协作精神,为本课题顺利实施提供保障。

75. 研究立项基础:如何合理展示项目预实验结果?

与科学问题相关的前期研究结果与预实验结果是研究立项的基础。前期研究结果与预实验结果能够直接反映科学假设是否成立,研究方法是否科学、全面,对于提高申报成功的概率具有十分重要的作用。

在展示前期研究结果时,要突出相关性、明确差异性、强调互补性。预实验结果最好与项目选题的合理性以及新颖性相呼应,反映关键科学问题的指标,以及关键或高难度技术指标。在研究立项的基础上全面展示申请人的前期成果后,需要进一步解释前期工作(即前期工作需要进一步扩展和深入),通过展示预实验结果让评审专家看到项目研究尚有重要的研究价值,值得进一步深入研究;体现出项目的可行性,让评审专家相信进一步研究能得到重要的发现、解决科学问题,以及能实现预期研究目标。阐述在预实验中取得的实质性的进展和思考,避免评审专家认为没有再资助的必要。

在前期研究结果与预实验结果展示时,要注重其展示比例的合理性。前期研究结果/预实验内容过少或缺乏,如仅进行了生信分析、网络药理或者组学测序等,没有任何细胞实验或动物实验加持,评审专家会认为预实验数据难以支持科学假设,属于纸上谈兵。前期结果/预实验内容也不是越多越好,如果预实验太多,评审专家会认为所申报项目的绝大部分工作已经完成,没有再资助的必要。目前,按照研究方案的总体设计的完成比例进行分析,预实验占研究方案的总体设计的 30%~40%,即可支持项目研究假设。

在研究立项的基础上,前期研究结果与预实验结果要展示出具体的实验数据、图表,但不宜过多,一般列出和本课题相关的 3~4 个图表为宜,需用简洁的语言总结图例和标注。

76. 一览无遗:学术简历应包含哪些内容?

学术简历应全面展示课题负责人的主要学术简历、学术兼职,在相关研究领域的学术积累和贡献等,使评审专家能够清晰地了解申请者的学术背景。由于是申请人的自我阐述,因此在内容和力度上要把握好,以中性和编年体记叙文模式为宜,不能夸大、也不用过分谦虚贬低自己。学术简历应包含以下内容。

(1)主要学术简历。学术简历相对简单,主要是要按时间节点围绕申请人自身从大学到当前阶段的学术发展来描述,其中本科、硕士、博士、博士后、国内外中长期访学等经历是必写的内容,如果有相关单位挂职、任职经历也可以进行描写。围绕这几个要点进行内容的删减或扩展即可。写法大致可分为两类:一类是将学术简历以编年体格式对学习简历和学术研究、访学、学术兼职简历合并进行介绍;另一类是将自己的学术简历与有关成果总结编辑成一段文字。

(2) 学术兼职。学术兼职范围广泛,包括国内外期刊编委、匿名审稿人,国内外高校研究机构的名誉、特聘或兼职教授,各类学术组织的会长、理事长、理事和会员,以及国内外学术基金项目的通讯和会评专家。此外,还包括国内外官方、民间学术科研管理机构的库专家,各级党派组织或专委会的学术兼职,政协人大专委会的学术兼职,以及各类智库的成员和有影响的专家称号,还有企业、组织的学术顾问和兼职。申请人应根据自身情况酌情编排相关内容,确保与申请项目的相关性。如果经历丰富,可以适当简化描述;反之,应详细阐述如硕士、博士研究生教育、出国访学和师从经历等,以避免内容过于单调或空白。总体而言,描述应有层次感,并按时间顺序组织。

(3) 学术积累与贡献。学术积累与贡献不应该是一种对成果的简单罗列,而应该是一种对成果的高度总结和凝练。学术积累即为与该项目相关的申请人学术成果的总体概述,包括论文、专著、获奖、项目、决策建议、研究报告等。学术贡献可以理解为在学术积累基础上对成果进行二次系统的梳理和总结。需特别注意:学术贡献要在已有成果基础上进行分类、归纳、总结和凝练,不能以记流水账的形式进行罗列。

77. 百里挑一:如何挑选学术简历中的代表作?

学术简历的代表作通常能够充分展示申请人在所研究领域内的学术贡献、创新能力和研究深度,是项目申请书中唯一客观展现申请人资质的材料。因此,选取和展示代表作的过程必须是"百里挑一"。

在进行代表作的选择时应考虑以下要素:第一,论文与申请项目的关联性。虽然代表作应全面反映申请人的科研能力,但在项目申请书中,也应强调与申请项目直接相关的研究成果。因此,在挑选代表作时,应选择与申请项目研究方向一致、研究内容相近或能够为项目研究提供有力支撑的论文。第二,论文的质量和影响力。代表作不仅仅是数量上的堆砌,更重要的是质量上的保证。应从已发表的论文中,挑选出已发表在高影响力期刊上、经过同行评审、被广泛引用、对领域发展具有重要影响或推动作用的论文。清晰地展现申请人的研究思路、方法创新、数据分析和结论推导等科研能力的同时,也体现申请人的最新科研进展和活跃度。

在选择代表作时,一篇论文不一定能兼顾关联性、高质量和影响力等方面,那么在这种情况下该如何选择代表作呢?或者说多篇代表作该如何进行排序呢?可以参考以下建议。

(1)代表作的排序和选择。优先选择与项目申请书相关性高、质量好、发表年份近的文章作为代表作。代表作优先选第一或通讯的文章,而且是与项目直接相关的文章;其次选与项目有一定相关性的第一或通讯的文章,尤其是具有高影响力的文章;然后选共同第一/共同通讯的文章,与项目直接相关的文章;再次选与项目相关性不强的共同第一/共同通讯的文章,尤其是具有高影响力的文章。

(2)相关性与质量的权衡。虽然有观点认为相关性不是最重要的,可以优先考虑质量高的文章,但相关性强的文章仍然是展示研究基础的方式之一。按照科研项目"优中选优"的原则,会优先资助符合申请方向的相关文章的申请项目,因此,选择的代表作一定要尽量选择与自身申请的项目有相关性,再综合考虑研究深度、创新性、影响力和研究方法等方面。

(3)高分不相关文章的考虑。即使某些高分文章与申请项目不直接相关,也可以考虑作为代表作,以体现申请人的科研能力和学术广度。要根据所处领域的特点,分析其是关注分区还是影响因子,选择在该领域内认可度高的文章。

(4)代表作的年限。如果项目要求中并没有限制论文发表的时间(如五年内),那么十年前,甚至是二十年前的成果,如果对项目很重要,且仅此一篇,也可以将其作为代表作之一,但注意代表作不可以都是年限久远的,文章的新颖性也非常重要。

(5)避免风险期刊文章。避免选择发表在预警期刊或领域内名声不佳的期刊上的论文。

(6)综述性文章和会议论文。发表在高分综述性期刊的文章或者非常优秀的会议论文也可以考虑作为代表作。

(7)其他成果的展示。可以将其他种类的成果(如专利、技术报告等)放在研究基础部分,以展示申请人的多方面成就。

78. 扬长避短:如何充分利用自己的科研成果?

在申请科研项目时,申请人展示自己的科研成果是至关重要的。评审专家非常注重申请人的背景实力,因此如何有效利用已取得的科研成果做到"扬长避短",是关键因素。

申请人可以通过以下方式展示个人的科研成果。①在"立题依据"部分,申请人可以在第二个小标题段落或者最后一个小标题段落展示自己的科研成果。这一部分作为项目申请书的开篇,所展示的科研成果可以为项目的立项提供有力的支持和依据。②在"研究方案"部分,如果涉及一些创新或非经典的研究方法,且课题组前期使用过该方法并发表相关文章,可以在对应方法的具体研究步骤中引用此类发表文章。这不仅展示了申请人已有的科研成果,还可以增加项目方案的科学性和可信度。③在"可行性分析"部分,申请人可以适当展示自己已取得的文章发表成果,以说明项目的可行性和实施的可能性。④在"研究基础"部分,申请人可以再次展示自己的科研成果。研究基础是评估项目实施能力的重要依据,通过展示科研成果,可以有效证明申请人的研究实力和项目执行能力。

在展示已有科研成果时,也要根据成果的数量和类型情况调整科研成果展示的方法。①在前期结果较多、预实验充分的情况下,已发表文章的详细内容就无须粘贴在项目申请书中,只需用黑色字体列出已发表的文章和所得出的结果。这样可以避免内容冗余,也可以简洁明了地展示申请人的科研成果。②对于数据较少的情况,可以适当选用已发表文章的图表,让前期结果看起来更为丰满。同时,应充分陈述已获得的成果对本项目的支撑作用,强调这些成果为项目提供的坚实基础。③如果文章数量少且质量不佳,就要将现有文章的作用发挥到最大。对研究内容做一定的阐述,表明这些成果对课题方向所做的贡献。通过详细描述文章的研究内容和意义,增加成果的分量。

79. 合作共赢：国际合作科研项目需要注意什么？

目前，在全球化的科研环境中，国际合作已经成为推动科学进步的关键引擎。然而，成功的国际科研合作不仅需要扎实的专业基础，还需要精心的规划和巧妙的协调。如何选择合适的合作伙伴、遵循申请流程、有效沟通、保护知识产权以及公平分配利益，这些都是确保合作项目顺利进行、实现"合作共赢"的关键。

选择合适的合作伙伴就像挑选团队成员，既要考虑对方的科研实力，又要确保合作伙伴与申请人的项目目标相符。理想的合作伙伴不仅是在科研方向上能够互补，还要有良好的过往合作记录，这样才能在共同的研究旅程中保持步调一致。

在申请国际合作科研项目时，遵循流程和要求就像是在规定的跑道上比赛。确保申请书填写规范、中英文内容保持一致，附件材料齐全，能按时提交，都是顺利进入"比赛"阶段的必要步骤。由于不同基金机构的要求可能有所不同，细读项目指南和申请须知是不可或缺的环节。同时，注意申请的时间节点，避免因时差问题错过申请期限，确保项目能够顺利受理。

国际合作科研项目通常涉及不同国家和地区的科研团队，因此，高效的沟通和协调尤为重要。建立定期的会议和研讨会机制，确保各方能够及时交换信息、讨论进展和解决问题。在沟通时，需要考虑语言和文化的差异，采取适当的策略和方式，让信息传递更为顺畅，从而推动项目的顺利进行。

知识产权保护和利益分配则是合作中的另一个重要方面。明确知识产权的归属、使用和分享方式，就像在合伙创业中明确股权分配一样，能有效保护各方的权益。同时，公平、公正地处理利益分配问题，确保每个团队成员的贡献得到合理体现，这不仅能避免纷争，还能让合作更加和谐。关注以上细节，可以让合作项目推进得更顺利，实现预期的成功。

第十一章　浑然天成：护理科研项目申请书的整体把握

80. 有条不紊：如何把握项目申请书的写作思路？

撰写一份成功的项目申请书，关键在于如何"有条不紊"地组织内容，确保逻辑清晰、信息完整，又能吸引评审专家的目光。如何让申请书既出彩又有说服力？具体体现在以下几个方面。

首先，明确研究课题和创新性。申请人需要明确自己要研究的具体问题，这个问题是否在当前的学术领域中尚未得到足够关注，或者是否能够解决一个重要的科学难题。同时，申请人需描述自己的研究与现有工作的不同之处，突显出项目申请书的创新性和独特性，让评审专家看到项目申请书能带来哪些新突破。

其次，申请人进入初稿撰写阶段，可通过两种方式来推进。一是"一气呵成"的方法，像是尽情挥洒的创作，让思路自然流淌，形成一个连贯的初稿。二是"分段完成"的方法，根据申请人对各部分内容的把握程度，逐步撰写每个部分的内容，通过调整各部分内容，最后将它们拼接成一份完整的申请书。

再次，进入修改和定稿阶段，工作重点转向打磨和优化。此阶段要特别注意逻辑的连贯性和表达的清晰度。精炼语言是关键，每一句话都要经过仔细推敲，确保表述简洁而有力。为了避免重复，可以用同义词来丰富表达，同时，使用 Word 的修订模式，可以轻松跟踪修改过程，查看每个版本的变化。

最后，申请书将经历一个"先扩后缩"的过程。开始时申请人可能需要添加大量内容来充实信息,但在后续的修改中,经过申请人的精简和打磨,方能形成具有说服力的创新型文稿。在这个过程中,申请人对项目的理解也会更加深入和清晰。

81. 前后呼应:如何增强项目申请书的逻辑性?

项目申请书的撰写时间长,通常是分期或分批撰写而成,因而容易出现核心论题游移、视角思路变动、逻辑线索不清等情况。一份规范的项目申请书应当思路连贯,在立题依据、文献综述、关键科学问题、研究内容、技术路线、研究基础、研究队伍和经费预算等方面做到互相支撑、前后呼应,避免出现表述不一、观点矛盾、前后不对应的问题。可以从以下几个方面增强项目申请书的逻辑性。

(1)扣准项目申请书主线。项目申请书应该围绕同一个研究主题来撰写,项目申请书框架的不同部分是从不同角度去阐述这一研究主题,在撰写过程中要牢牢扣紧主线。因此,不管是起始的立题依据、中间的正文部分,还是结尾的可行性分析、创新点及研究基础部分,都应扣准主要研究对象和核心研究主题,保证逻辑、视角、思路的一致性。

(2)文献综述的内在逻辑。文献综述部分类似于申请人为故事设定的背景,它不应只是将已有的观点进行罗列,而是要层层提炼、归纳出当前研究中的不足和未来的发展趋势。文献综述不仅能为申请人的研究奠定坚实的基础,还能自然引出申请人在研究内容中如何解决这些问题。在理想状态下,申请人在文献综述中提出的每一个不足,都能在后续的研究方案中得到回应,从而使申请书整体逻辑严密。

(3)文献综述与研究内容的逻辑。文献综述与研究内容不是独立存在的,而应有密切的对应性和连贯性。通过文献综述分析得出当前已有研究的不足之后,就需要在研究方案与内容中有所体现,即该如何解决研究问题。在进行文献综述时,可以划分为几个专题,对应当前暴露出的研究不足,后续研究内容的划分和内容设置应与之相对应。虽然在行文中可能没有完全做到一一对应,但需确保文献综述中的评述观点在研究内容中得以体现,使得文献综述与研究内容存在前后呼应,保持逻辑连贯性(见图11-1)。

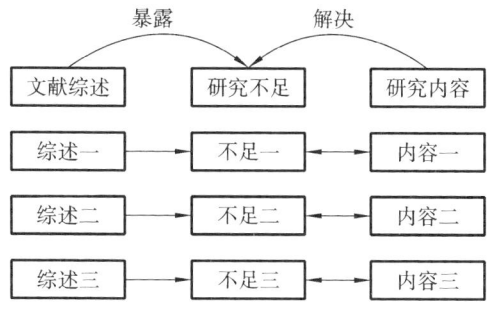

图 11-1　文献综述与研究内容逻辑关系图

(4)研究方案的内在逻辑。研究方案的内容之间要保持逻辑性。每一个步骤和环节都应与整体研究思路相关联,确保研究过程自然连贯。比如第一部分做现状调查,第二部分做质性调查,但两者之间毫无关联,使得研究设计缺乏逻辑性,让读者认为此研究方案是为了做研究而做研究。方法论述必须围绕研究内容展开,在问卷分析步骤明确的情况下,也应详细描述操作过程。方法论述也要详细且切合实际,确保每一部分内容都有明确的操作过程和合理的安排。

(5)研究方案与其他内容的逻辑。研究内容的具体实施方案,如实验流程、仪器设备的使用等,应在技术路线中清晰展示。同时,课题组成员的分工和经费预算也要与实施方案相匹配。研究方案应与前期研究积累相结合,可体现出研究的延续性和深度。

(6)团队成员与研究内容的匹配度。课题组成员的背景和专业方向也需要与研究课题紧密相关。团队成员的专业能力和经验应能支持项目的各个环节,确保研究的可行性和有效性。团队成员的分工和研究成果的共享,也要在申请书中得到充分体现。

82. 雅俗共赏:如何增强项目申请书的可读性?

项目申请书主要对象为项目管理人员和评审专家。项目管理人员作为项目申请书的主要读者之一,他们具备一定的技术和管理背景,但不一定是该领域的专家。评审专家可分为"小同行"和

"大同行",他们可能来自同一领域的其他研究机构,对于所研究领域的前沿和细节可能有更高的要求和理解能力。

因此,一份优秀的项目申请书应该具备专业性和易理解性,在面向不同类型的读者时做到"雅俗共赏"。通过把复杂的问题说得通俗易懂,确保内容专业又易于理解,可以使项目申请书既能被项目管理人员和"大同行"理解和接受,又能让"小同行"感受到研究深度和创新性,从而提高申请的成功率。

项目申请书在描述问题、解决方案和预期成果时,应简洁明了,避免过多地使用专业术语和复杂的理论讨论。深刻的思想不一定要用深奥、晦涩、抽象的语言和过量的专业术语来表达,而应该使用通俗易懂的语言解释复杂的科研问题和技术细节,确保项目的核心目标、解决方案和预期成果清晰易懂。例如,采用具体可行的方法,详细描述涵盖所用工具、技术和步骤的研究方法和技术;或是使用清晰的示意图或流程图帮助读者理解实施路径或流程。

同时,项目申请书在展示研究现状和问题分析时,需要达到一定的专业深度,在对领域内的前沿研究和现有文献进行充分了解的基础上,深入分析研究问题的复杂性和重要性,展示申请人对领域前沿和细节的深入理解,确保评审专家能感受到申请人对研究领域的了解深度和准确分析程度。分析问题时要确保逻辑严谨,深入到足够的细节,以展示申请人问题本质的全面理解。适当使用实证数据、案例或模型来支持分析内容,增加分析的说服力和可信度。

83. 重点突出:如何把握项目申请书的表达力?

评审专家审阅每份项目申请书的时间十分有限,确保项目申请书的"重点突出",增强其易读性有助于评审专家快速理解项目内容。将项目申请书的"真材实料"直观地放在显眼之处,而不必隐藏遮蔽,让评审专家来回翻找。提升项目申请书的易读性可以从以下几个方面进行。

(1)清晰的结构和段落。①分清内容层次,简练准确地拟定各级标题。②使用明确的大标题和小标题来组织项目申请书的结构,确保每个部分都有清晰的起始和结束。例如,一级标题可以用粗体或加大字号来着重展示,而二级标题可以用标准字体来清晰展示。③规范合理地使用序号(例如"1.""(1)""①"等),以确保内容层次清晰,能够迅速定位和理解各个部分的内容。

(2)段落内部的重点突出。①每个段落应聚焦于一个主要观点或信息,使用总分结构进行表述。将精炼的主题句放在段落开头,帮助评审专家快速了解本段的核心内容。②可以适当使用粗体、斜体或颜色等方式来强调重要的关键词、术语或短语,但要避免过多地使用强调效果,以免造成视觉上的混乱。

(3)逻辑清晰的论述。①采用清晰且具有逻辑的论述结构,如问题陈述、目标设定、方法论、预期成果等。②使用连接词和过渡句(如因此、然而、另外等),帮助读者理解文本之间的逻辑关系。③避免整页密集的文字铺陈,保持段落换行和适当的空白,确保文本结构清晰可读。

(4)图例和表格的有效利用。①图例和表格能够直观地展示复杂信息,帮助评审专家快速理解关键数据或数据的变化趋势。确保图例标题和表格标题简明扼要,准确反映其内容。②按照正文的顺序为图例和表格编号,便于阅读,理解其在文中的具体位置和用途。

(5)简洁而具体的语言。①使用简明扼要的语言来阐述复杂问题和技术细节。避免使用过于晦涩或技术性过强的语言,尽量用通俗易懂的表达方式。②尽量避免使用过多的专业术语和缩写,确保文字流畅和易懂。使用具体的、量化的描述来支持文中的观点,而不是泛泛而谈。

84. 换位思考:如何把握项目申请书的合理准确性?

撰写项目申请书时,要学会"换位思考",站在评审专家的角度审视自己的工作是至关重要的。把自己放在评审专家的位置上,思考他们的需求和关注点,有助于提升申请书的质量和提高项目申请的成功率。为更好地理解和满足评审专家的期望,笔者给出如下建议。

首先,理解评审专家的思维方式是至关重要的。申请人通常从自己个人的角度出发,强调课题的重要性、自身的能力以及对研究的投入。然而,评审专家通常更看重课题的创新性、实际应用价值以及研究方法的可行性。因此,在撰写申请书时,应该兼顾这两种思维模式,确保申请书在完成时具有逻辑严谨性和信息传递性,从而增加获得资助的机会。

其次,在撰写立题依据时,申请人往往倾向于夸大课题的重要性,但评审专家更关注课题的学术价值和前瞻性。如果申请人只是简单地宣扬课题的重要性,评审专家可能会认为"此课题虽重要,但未必非你莫属"。为了避免这种情况,申请书撰写的重点应放在阐述研究的实际意义、如何填补现有研究的不足,以及申请人在这个领域的独特优势和贡献方面。当申请人提到申请的项目可能会填补国内空白时,评审专家可能会产生质疑,担心此课题是否因为实际应用的不可行性而无人涉足。为了解释这个问题,申请人需要提供详尽的背景调查和文献支持,证明自己的研究不仅具有新颖性,而且具有实际需求,而不是停留在理论层面。

再次,项目申请书的结构也非常关键。由于评审专家需要在短时间内做出决策,申请书的内容必须清晰有序、突出重点。申请人应该确保申请书的格式和内容安排能够让评审专家迅速找到关键点。如果评审专家在审阅时费劲寻找信息,可能会对申请产生负面影响,因此,清晰的结构可以帮助申请人避免这种情况。

最后,参考文献的选择也不容忽视。使用过时或质量不高的参考文献可能会让评审专家认为申请人没有紧跟最新的研究进展,或者申请人的课题缺乏前沿性。因此,选择最新的、权威的、与研究主题紧密相关的文献,可以确保申请人的申请书有坚实的学术基础和理论支持。

85. 知己知彼:如何把握项目申请书的评审要点?

针对非毕业课题的项目而言,项目评审就像是一场"赛前体检",评审专家会从多个角度对项目进行全方位的考察。这些要点

第十一章 浑然天成：护理科研项目申请书的整体把握

不仅是评审专家的关注重点，同时也为申请人提供了一份检视项目申请书的检查清单。正所谓"知己知彼，百战不殆"，只有对这些要点了然于心，才能使申请人的申请书在评审中脱颖而出。项目申请书的评审要点体现在以下几个方面。

(1)科学问题是否明确。评审专家首先关注项目提出的科学问题是否清晰、具体，能否直接指向某个关键的科学难题或前沿领域。明确的科学问题是研究的基础，也是评审专家判断项目价值的重要依据。

(2)立题依据是否充分。项目立题是基于充分的文献调研和理论分析而获得的，需明确研究问题的来源、重要性和紧迫性。立题依据的充分性体现了申请人对该领域的理解深度和对研究问题的准确把握。

(3)研究意义是否重大。评审专家会评估项目的研究意义，包括其对学科发展的推动作用、对技术进步的影响以及对社会经济发展的潜在贡献。研究意义重大的项目往往更容易获得资助。

(4)应用前景是否广泛。除了学术价值外，项目的应用前景也是项目评审考虑的重要因素。具有广泛应用前景的项目能够推动科技进步，促进产业升级，对社会经济发展产生积极影响。

(5)创新点是否先进。创新性是项目评审的核心要素之一。评审专家会关注项目的创新点，判断其是否达到国内外先进水平或具有突破性的创新潜力。

(6)国内外研究现状分析是否清晰。申请人需要全面梳理国内外相关研究的现状、进展及存在的问题，明确自己的研究在其中的位置和贡献。清晰的研究现状分析有助于评审专家判断项目的创新性和必要性。

(7)课题设计是否科学。课题设计需符合科学规律，具有逻辑性和系统性。评审专家会关注研究目标是否明确、研究内容是否具体等方面。

(8)技术路线是否清晰。技术路线是项目实施的蓝图，需清晰描述研究步骤、关键技术及预期成果。清晰的技术路线有助于评审专家评估项目的可行性和可操作性。

(9)学术思路是否清晰、新颖。清晰的学术思路和新颖的学术思想是项目成功的关键。评审专家会关注申请人是否提出了独特的学术见解和研究方向,以及这些见解和方向是否具有前瞻性和引领性。

(10)研究方法是否先进、新颖。评审专家会评估项目采用的研究方法是否先进、新颖,能否有效解决研究问题。先进的研究方法能够提高研究效率和质量,提升项目的竞争力。

(11)预期研究结果是否有望获奖。虽然获奖不是评审的直接目标,但有望获奖的预期研究结果往往意味着项目具有较高的科学价值和创新性。评审专家会关注项目预期成果的科学意义和应用前景,判断其是否具备获奖潜力。

(12)工作条件是否具备。评审专家会关注申请人所在单位的工作条件是否满足项目需求,包括实验设备、研究场地、技术支持等方面。同时,也会评估申请人及团队成员的研究能力和经验,判断其是否具备完成项目的实力。

(13)经费预算是否合理。合理的经费预算是项目顺利实施的重要保障。评审专家会关注项目经费的预算编制是否合理、是否符合政策要求,并评估经费使用的经济性和效益性。

第十二章　精雕细刻：护理科研项目申请书的细节雕琢

86. 细节决定成败：如何理解项目申请书中的细节？

在科研项目申请的评审过程中，评审专家面临着大量的项目申请书，他们在单本项目申请书上的品评时间是有限的，需要他们迅速且高效地作出判断，他们常用的评审法就是"挑错法"。在竞争激烈的基金资助环境中，由于资助比例十分有限，评审专家往往不得不"鸡蛋里挑骨头"。这意味着"细节决定成败"，只有那些没有明显错误、内容翔实、逻辑严谨的优秀项目申请书才能脱颖而出。

因此，申请人必须对项目申请书"精雕细刻"，力争"无懈可击"。在这一过程中，申请人对细节的"苛刻"追求显得尤为重要。细节往往因其"小"，而容易被人忽视，掉以轻心；因其"细"，也常常使人感到烦琐。但正是这些细节，往往成为影响成败的关键因素。每一个细小的错误，都会给项目申请书减分，甚至导致其被否决。因此，申请人必须以极大的耐心和细致的态度，反复推敲每一个细节（如应使用规范的学术语言，准确和客观地表达，选词用句的仔细考究和细细斟酌，排版格式的规范使用），力争做到完美无瑕。

总而言之，撰写项目申请书就像是在雕刻一件艺术品，需要经过内容框架的搭建和不断的"雕琢"与"打磨"。在这个过程中只有通过对细节的持续完善与追求，才能提升作品的精致与精美程度，最终赢得评审专家的认可。这不仅是对申请人专业素养和文字功底的考验,更是对申请人耐心和细致程度的全面检验。

87. 文从字顺:语言、格式与排版需要注意哪些细节?

在项目申请书修改的最后阶段,需要对项目申请书的语言、格式与排版等细节进行反复修改。关注项目申请书的语言精练度、格式规范性、排版清晰度等,做到"文从字顺"使评审专家易于阅读和评审,确保项目申请书给评审专家留下科学严谨的良好印象,是提升项目申请书竞争力的重要因素。

(1)语言精练度。项目申请书的撰写应保证语言精练准确、条理清晰,内容简明扼要、言之有物;观点引用需具有代表性,政策引用和数据引用则应具备权威性和客观性;在撰写项目申请书的研究价值、研究意义、综述评论、主要创新、研究积累与贡献、成果社会评价等内容时,语言要谦虚谨慎,切忌过分夸大;语言应通俗易懂,避免晦涩难懂;避免出现一些低级错误,如错别字、语句不通顺等。

(2)格式规范性。在项目申请书审阅时常出现一些项目申请书存在字体不统一、英文字体使用不规范、排版行间距不统一等问题,严重影响评审专家的阅读体验。因此,在撰写项目申请书时应使用合适的字体和字号,中文正文宜使用宋体小四号字,避免使用过小的五号字体,英文部分应使用 Times New Roman 字体,英文书名应斜体书写并首字母大写。序号、大标题、小标题应使用清晰、统一的格式,确保同类标注的一致性,避免出现格式混乱或不规范的情况。

(3)排版清晰。排版清晰是项目申请书撰写的基本要求,简洁美观的排版能够使内容层次更加分明、结构更加清晰,在向评审专家传递该项目所要表达的内容时,也体现了申请人在学术研究方面的严谨性。在进行排版时,不能只考虑美观、色彩等因素,更需要考虑易识别、易选读以及阅读环境、阅读生理规律等;还应注意段落布局是否整齐,使整体文档显得更加整洁和易读;重要内容可以采用加粗、加颜色或加下划线等方式突出,但应避免过多使用黑体,以免内容突出过多,造成阅读困扰。

88. 一图胜千言：图表的使用需要注意哪些细节？

图表在项目申请书中扮演着不可或缺的角色，图表的合理运用起到了非常重要的信息传递作用，可达到事半功倍的效果，可谓是"一图胜千言"。

（1）图表的使用应充分考虑其必要性。有些申请人会过于追求图表的数量，而忽略了是否真正需要图表来辅助说明。如果内容可以通过简短的话语清晰表达，就不必刻意添加图表，以免增加篇幅、降低可读性。

（2）图表的形式应当简洁明了。有些申请人倾向于设计过于复杂的图表，试图一次性展示过多的信息，结果反而使读者感到晦涩难懂。正确的做法是选择简洁的图表形式，避免过多文字说明，让图表本身即可清晰地传递主要信息。

（3）图表的设计应美观统一。各幅图表的线条粗细、文字大小及颜色使用应保持一致，确保视觉统一性和信息传递的准确性。统一的设计风格有助于读者更快地理解图表所传达的信息，避免混淆和误解。图表颜色的使用应简洁明了，避免花哨和混杂。如果需要区分不同内容，应保持各图表颜色规则的一致性，以确保信息的一致性和可比性。

（4）图表的命名和排序应准确无误。图表的序号应按照其在正文中出现的顺序进行编号，命名应当准确反映其内容，避免使用泛指性的术语（如数据表、对比图）。准确的命名和编号有助于读者快速定位和理解图表内容，提升整体阅读体验。

（5）图表的排版应与文字内容紧密结合。正文中提到图表时应立即附上编号和简要说明，确保信息的连贯性和清晰度。避免图表与相关文字相隔过远，以免读者阅读时产生信息断层和理解困难。在排版时，若图表出现跨页的情况，应调整相关文字内容，使其与相应图表紧密连接，避免留下空白页或内容不连贯的现象，确保项目申请书的整体美观和完整性。

89. 择优而引：参考文献的选择需要注意哪些细节？

参考文献虽然不是项目申报的核心评审点，但它却在一定程度上反映了申请人的学术造诣。因此，在挑选和编辑参考文献时应做到"择优而引"，牢牢把握五大细节：系统性、时效性、全面性、权威性和规范性。

（1）系统性。文献的选择和罗列应具备系统性。参考文献不应仅对单篇文章进行评论，而是要通过系统梳理来展现整体研究背景。引用的文献应是经过认真阅读和筛选的，并且都是领域内的重要文献。

（2）时效性。为了展示申请人熟悉和掌握国内外相关研究的发展趋势和最新动态，参考文献需要具备时效性。参考文献应突出"新"和"全"，包括反映最新成果的文献，尤其是申报当年或前一年发表的论文等。

（3）全面性。参考文献应尽量全面，充分展示申请人提出立题依据和科研假设的来龙去脉。全面性可以从以下两个视角考量：①文献类型。既包括关键文献（缘起性的文献），又包括最新的文献。②地域覆盖。既包括国内文献，又包括国外文献。引用应体现经典文献、前沿文献和潜在评阅人文献等，显示出研究视野的开阔性和国际性。

（4）权威性。由于项目申请书内容字数限制，不可能涵盖所有研究领域的文献，因此要注重文献的权威性。引用时尽量选择本研究领域权威期刊发表的文章，以及国内外公认的权威学者的文献，以增强论述的可信性和权威性。

（5）规范性。规范使用参考文献是项目申请书撰写的基本要求，体现了对他人劳动的尊重和学术研究的严谨性。因此，参考文献必须在立题依据中标注出具体引用处；引用外文文献时尽量使用国家参考文献标准《信息与文献 参考文献著录规则》（GB/T 7714—2015）或 APA 格式；按照作者姓氏首字母顺序排列。参考文献在形式上也要注意排列的规范性和美观度，例如，外文文献标注形式要保持一致性和规范性，尤其要注意外国人姓和名的大小写、缩写、标点符号、前后顺序，以及论文或杂志是否斜体、时间位置等。

此外，关于参考文献的数量并无硬性要求，一般来说，可以根据项目类型进行合理的安排。比如国家杰出青年科学基金项目、地区项目的参考文献数量建议在25～30篇；面上项目的参考文献数量建议在30～40篇。

90. 言简意赅：英文摘要的撰写需要注意哪些细节？

撰写英文摘要是展示研究项目成果的窗口，为了确保摘要能准确传达研究内容、清晰呈现文章结构并符合英文表达习惯，申请人在撰写过程中需注意多方面的细节，力求"言简意赅"，具体体现在以下几个方面。

（1）准确性与简洁性。英文摘要首先应确保内容的准确性，可以做到准确无误地传达项目的科学问题、研究目标、方法、结果及意义。同时，英文摘要应保持简洁明了，避免冗长和复杂的句子结构。这就要求申请人要用精练的语言概括项目的主要内容和亮点，使评审专家能够迅速抓住项目的核心。

（2）结构清晰。英文摘要和中文摘要的内容相同。申请人应按照中文结构清晰地组织内容，使摘要逻辑连贯、条理清晰。每个部分都应简洁明了地阐述其要点，避免重复和冗余。

（3）时态与语态。在英文摘要中，时态和语态的使用应准确恰当。背景部分通常使用一般现在时，描述当前的研究现状和存在的问题；目的部分常使用动词不定式短语，如"To investigate…"；方法部分应明确描述研究采用的技术手段和分析方法；结果部分应客观陈述实验或调查所得的数据和发现；结论部分则是对结果的总结和评价，常使用一般现在时或现在完成时。语态方面，根据表达需要灵活使用主动语态和被动语态，但应确保表达清晰、准确。

（4）避免缩写与冗余。在英文摘要中，应尽量避免使用非公知公认的缩写词，除非在首次出现时注明全称和缩写。同时，要避免冗余和重复的词汇和句子，确保英文摘要的精练和准确。

(5)客观性与科学性。英文摘要应客观陈述项目的实际情况和研究成果,避免使用主观评价或情感色彩浓厚的词汇。同时,应确保内容的科学性和严谨性,准确反映项目的研究水平和价值。

(6)符合英文表达习惯。在撰写英文摘要时,应充分考虑英文的表达习惯和文化背景,避免直译中文摘要而导致的语言生硬或表达不自然。申请人可以通过阅读相关领域的英文文献和摘要来提升自己的英文写作水平,确保摘要符合英文的表达习惯和规范。

91. 惩前毖后:形式审查常见的错误有哪些?

在申报部分学会、省级、国家级项目申请截止后,工作人员需要对申请材料进行初步审查,又称为形式审查。形式审查内容涉及近30个方面,主要包括推荐单位是否重复申报、推荐函、项目申请书填写格式是否完整、申请人资格是否符合、申报单位资格是否符合等方面。对于形式审查不合格的项目申请书,将不予受理,无法进入后续的评审程序。根据近几年的统计发现,形式审查不合格频率较高,申请者应"惩前毖后",在项目撰写的最后阶段,应根据形式审查表仔细核查,避免因为细节问题导致前期的努力功亏一篑,常见错误体现在如下几个方面。

(1)不符合申报条件。常见的情况包括申请人不具备该类项目的申请资格、申请人或主要参与者申请超项等。其中申请人或主要参与者申请超项的情况非常常见,形式审查中一旦发现项目/课题负责人超项,则该人员参与的所有项目均按形式审查不通过处理。

(2)信息填写错误。常见的情况包括申请人或主要参与者职称信息不一致;申请人或主要参与者未签名或签名与基本信息表中人员姓名不一致;依托单位或合作研究单位未盖公章、非原件或名称与公章不一致;高级职称的申请人或主要参与者承担或申请多个项目单位不一致,未标注说明;研究期限填写错误;申请代码或研究领域选择错误等。

(3)申报材料填报不完整。常见的情况包括缺少指南要求的证明材料(不同专项要求有所不同)、纸质材料缺少项目负责人签字或项目单位盖章,未按要求提供证明材料、推荐信、导师同意函、伦理委员会证明等;项目申请书缺页或缺项、缺少主要参与者简历等。

(4)项目组织方式不符合指南要求。除了申报指南中的共性要求以外,每个重点专项还存在一些个性化的要求,如项目下设课题数、参与单位数、人员数量等。有些指南方向还会对牵头单位性质作出要求,如要求企业牵头或医院牵头等。如未按相关要求组织项目,则项目也将按照形式审查不通过处理。

(5)项目经费匹配不符合指南要求。未按指南要求匹配自筹经费或匹配经费比例未达到指南要求(不同指南方向要求有所不同),出现此类情况,项目也将按照形式审查不通过处理。

92.防患未然:科研项目申请书需要查重吗?

科研项目申请书不一定有专门的查重环节。以国家自然科学基金为例,它拥有专门的查重系统,如果重复率过高则无法通过。然而,其他级别的科研项目可能没有专门的查重机制。查重的重要性体现在以下几个方面。

(1)保障科研项目的独立性和原创性。项目申请书的核心是展示研究内容和方法,要求项目申请书具备独立性和原创性。申请书应清晰展示研究的新颖性和独特性,避免重复他人的工作。为防止重复申报或抄袭,每个细节都应反映申请人的独特见解和创新能力。

(2)维护学术道德和科研诚信。学术道德和科研诚信是研究的基石。即便无查重系统,也应自觉遵守学术规范,诚实展示研究成果。遇到潜在抄袭或重复内容时,应及时修改,避免影响项目申请。

(3)合理分配科研资源。科研资源的合理分配也是至关重要的。由于科研需要大量资源,所以具备创新性和价值的项目才更有可能获得资助。确保项目申请书的原创性,可以避免资源浪费,提高资源使用效率。

因此,为了确保项目申请的顺利进行,申请人应"防患未然"。

那么如何避免重复呢？可采取以下措施。首先，严格遵守学术道德规范。在撰写项目申请书时，要确保所有的内容都是申请人的独立成果，杜绝抄袭和剽窃。其次，引用他人的研究成果时，要准确标明出处，并使用规范的引用格式，这不仅是对他人劳动的尊重，也是避免抄袭嫌疑的重要方式。最后，在提交项目申请书之前，使用查重软件进行自查。自查可以帮助申请人发现并修改可能的重复内容，提高申请书的质量和通过率。

93. 万无一失：提交项目申请书前需要核查哪些细节？

提交项目申请书前，是整个项目申请的最后关头，为了确保"万无一失"，细致的核查工作至关重要。在提交项目申请书前需要核查的关键细节如下所述。

（1）申请资格。对于需要获得研究立项和经费支持的竞争性项目申报而言，其申请资格具有以下限制。①申请人资格审查。对于一些小规模的课题，资格限制可能较低，只要专业对口即可。而对于一些国家级项目，通常要求申请人至少拥有副高级职称或博士学位，若不满足以上条件，还需有两位正高级职称专家的推荐。若申报青年科学基金项目则需要注意年龄限制。在申报前，务必仔细阅读项目的资格要求，进行自我审查。②限项自查。确保项目组成员没有超项。部分项目类别可能不受限项限制，但请务必核查团队所有成员的情况。

（2）申请须知。①材料规范性。申请人需对提交的材料负责，确保项目申请书的规范性、完整性、真实性和合法性。检查项目申请书是否符合规范，内容是否完整，图表是否清晰，页码是否连续，没有文字错误或不规范的术语，不存在违反法律和涉密的内容等。②信息准确性。准确填写申请人和参与者的姓名、合作单位名称。如果立项后发现任一信息错误，后果自负。③研究内容符合资助范围。认真阅读项目要求，确保研究内容符合资助范围。

（3）正文部分。①使用项目对应的项目申请书提纲进行项目申请书的撰写，根据项目填报要求决定是否删除提纲（例如，国家自然科学基金要求提纲完整）。②勿超项目申报规定字数，注意排版行间距、字间距的基本规范。③项目内容要求逻辑清晰、主题突出、层次分明、内容翔实、排版清晰。④项目的立题依据后应附主要参考文献，引文格式统一，尽量引用领域经典文献、最新文献、高被引文献（即同学科领域中被高度认可的文献）、核心作者发表的文献和在高水平学术期刊上发表的文献等。⑤项目的研究内容、研究目标，以及拟解决的关键科学问题为项目申请书重点阐述内容，应注意它们之间及与"拟采取的研究方案""预期成果"和项目申请书题目之间的呼应和逻辑关系。⑥年度研究计划起止时间与项目基本信息的研究期限等保持一致。

（4）项目预算。资金预算表及预算说明书中对应的总经费和各科目经费应保持一致。

（5）申请人和主要参与者简历。申请人及主要参与者的简历（如工作、职称、教育经历及是否在站博士后等）信息应与申请人信息和项目组主要参与者简表的信息保持一致，教育经历和工作经历注意时间衔接。

（6）科研诚信。项目申请书不存在学术失范现象。申请人需确认的内容包括：项目申请书为本人原创；内容真实，不存在抄袭剽窃或数据造假；引用文献规范标注出处；如实规范列出研究成果的所有作者署名，未篡改作者顺序；没有将已获资助的项目，以相同或相近的内容再次申报；没有将内容相同或相近的项目，以不同类型项目提出申请；受聘于两个及以上依托单位的申请人，没有将内容相同或相近的项目，通过不同依托单位提出申请；没有将内容相同或相近的项目，以不同申请人的名义提出申请；没有买卖项目申请书或将他人已/未获资助的项目申请书更改为自己的姓名后提出申请的行为。

（7）伦理与生物安全。①涉及伦理学的研究，提供所在单位或上级主管单位伦理委员会证明。医学部项目要说明实验遵守患者知情同意等有关规定和要求。②涉及病原微生物研究的项目申请，应严格执行国务院关于《病原微生物实验室生物安全管理条例》和有关部委关于"伦理和生物安全"的相关规定；涉及人类遗传资源研究的项目申请应严格遵守《中华人民共和国人类遗传资源管理条例》相关规定;涉及高致病性病原微生物的项目申请,应随项目申请书提交依托单位生物安全保障承诺。

第十三章　锦上添花：护理科研项目申请书的撰写技巧

94. 为什么要让很多人给项目申请书"挑毛病"？

在撰写项目申请书的过程中，保持"开放"的态度至关重要。与其独自一人闭门造车，不如广泛听取意见，让更多的人来给项目申请书"挑毛病"。这种做法不仅能让项目申请书更加细致、逻辑更加清晰、论据更加有力，还能避免陷入"盲人摸象"的困境。

邀请各种背景的审阅者对项目申请书提出意见，是提高质量的重要步骤。可以邀请刚获得资助的专家、"小同行"、"大同行"、科研管理科的同事，甚至是非专业人士，征求他们的模拟评审意见。这些审阅者如同不同视角的"探测器"，能够从各自的角度提供宝贵的意见和建议。例如，管理学专家可能会关注项目的现实意义和实施可行性，而统计学专家则可能更在意统计方法的准确性和研究方法的匹配程度。通过多角度审视，申请人可以全面了解项目申请书的优缺点，发现潜在的问题和改进空间。

获得反馈意见后，申请人应认真分析每条意见，了解其背后的原因，评估其合理性和可行性，并根据实际情况进行针对性修改。这一过程不仅需要考虑反馈的表面问题，而且要深入挖掘其本质，从而有效地改进和完善项目申请书。

此外，采用圆桌式或头脑风暴式的讨论模式也是一种有效的方法。在这种模式下，每位参与者都被视为"专家"，他们从不同的角度对项目申请书进行审视。正如"千人千面"的道理，每个人的教育背景、经验和专业领域不同，他们的观点和建议也各具特色。大家提出自己的看法和建议，这种集思广益的讨论方式，不仅能打破传统思维的局限，还能激发出许多新颖的创意和解决方案。这种讨论形式，如同一场思想的盛宴，为申请人提供了意想不到的灵感和启发，让项目申请书在群策群力中不断优化和升华。

95. 为什么说撰写项目申请书是"团队作战"？

撰写项目申请书是"团队作战"，它展示了集体智慧与协作的力量。每个团队成员都在共同目标的引领下紧密合作，为项目申请书的每个环节和每个细节贡献力量。尽管部分科研项目不涉及团队成员的组建（如本硕博开题等），但在项目申请书的撰写过程中，仍然需要寻求团队成员的帮助，其是项目的强大支撑。在撰写项目申请书的过程中团队性体现在以下几个方面。

（1）多方面专业知识技能的共享。撰写项目申请书需要综合多领域的专业知识和技能。团队成员应来自不同领域、拥有不同专业背景。例如，在一个跨学科的研究项目中，团队成员可能包括护理管理学专家、实验技术人员和统计学专家等。每位成员利用各自专长，为撰写项目申请书贡献专业见解，确保项目申请书既专业又准确。

（2）项目申请书的撰写与修订。在项目申请书的撰写过程中，团队成员需频繁讨论、交流与协商。每位成员都要确保自己撰写的部分与整体的项目申请书相协调，同时尊重并听取其他成员的意见。这种开放而有效的沟通是保证项目申请书质量的关键。

（3）文献综述与信息整合。文献综述与信息整合是项目申请书中耗时费力且至关重要的部分。团队成员需要共同查找、阅读和筛选大量学术文献，分析并总结前人的研究成果，以确保研究方向和目标有坚实的理论基础和学术支持。这一过程就像玩拼图，每一条文献都是完整图景中的一部分，大家一起努力最终拼出一幅令人信服的全景图。

（4）研究计划安排和预算编制。项目的实施细节和资源调配需要团队协商制定,包括项目时间表、研究方法、研究设计以及经费预算等。团队成员共同制订的计划不仅能确保项目的科学性和可行性,还能优化资源利用率。

(5)研究基础的充实。在项目的研究基础部分,除了申请人的研究成果,还可以加入团队成员的研究成果,通过上述操作既丰富了项目的前期研究基础,又显著提升了获得资助的可能性。就如同在建筑高楼时,坚实的地基是成功的关键,团队成员的共同努力为项目的成功奠定了坚实的基础。

96. 为什么要能做到把项目内容"讲清楚"?

在撰写项目申请书时,申请人可以尝试将项目内容"讲清楚",然后审阅者再将讲述内容与项目申请书的文本对比。这种"先听讲述再看文本"的方法,对申请人和审阅者都是一种高效发现项目逻辑漏洞与薄弱环节的利器。同时,对于本硕博毕业课题及一些重大项目的立项,申请人通常需要进行现场答辩,因此更需要做到清晰准确地讲述项目内容。

对申请人而言,"想得清"才能"讲得清"。要通过口头讲述的方式将项目申请书的核心内容表达清楚,前提是申请人必须真正理解并梳理项目申请书的整体逻辑。在口头讲述过程中,申请人不仅能够更深入地思考和表达自己的研究设计,还能反思自己是否掌握了项目的核心内容(如研究意义、拟解决的关键科学问题、主要技术路线以及创新点等)。此外,与审阅者的互动也可以帮助申请人实时调整和澄清思路,确保自己在讲述时没有遗漏或混淆。

对审阅者而言,申请人通过口头讲述可以用最直观的方式传达项目的宏观构思、总体线索和重要亮点。这不仅能帮助审阅者更好地理解申请人的研究思路和创新点,还能在实时互动中及时调整和澄清细节,确保沟通的准确性和清晰度。然而,"讲得清"并不等于"写得清"。申请人虽然在口头表达时能够条理清晰,但在书面表达中可能存在逻辑跳跃或表述不准确的问题。因此,听完讲述后,让审阅者再阅览项目申请书的文本内容,并将申请人的口头讲述与书面文本进行对比,通过二者的比对可以更深入地审视项目申请书的内容是否完整和逻辑是否连贯,检验书面材料是否准确地反映了申请人的意图和思考方向,及时发现和修正书面文本中可能存在的逻辑漏洞、信息缺失或表达不清晰的薄弱环节,有助于在提交申请书前进行针对性的改进和完善。

97. 为什么说"好本子是改出来的"?

"文章不厌改,苦心出佳作"。项目申请书的撰写不是一蹴而就的,而是一个需要不断打磨与精雕细琢的过程。"好本子是改出来的",早启动、早准备、多请教、多修改,才是顺利通过开题和获得资助的秘诀所在。

项目申请书需要做到逻辑清晰、主题突出、层次分明、内容翔实、排版整洁。当申请人完成初稿后,不妨让同行专家、朋友等各路"大咖"进行多轮审读。根据大家的反馈,进一步修改,直到每个细节都尽善尽美。

项目申请书的撰写需要扎实的理论基础和科学的方法论,而这些往往要经过反复的审视和调整才能展现出真正的深度和广度。每一次修订都像是在打磨宝石,让申请人的研究设想更加严谨、方法更为科学、预期结果更加可行。

项目申请书应清晰阐述研究问题的重要性和紧迫性,合理论证研究方法和预期结果,并有效展示项目执行计划和资源配置。修订过程中的每一轮排版调整和信息梳理,都能让评审专家更容易理解和接受项目的核心内容和价值。

项目申请书虽然要遵照规定提纲,但也不能生搬硬套。完成初稿后,要"跳出本子看本子",往往会发现某些方面言不尽意或言非其意。这时需要"掩卷复盘",重新梳理,将遗漏的亮点和精华内容巧妙融入相应部分。通过反复推敲,才能让项目申请书的内容更加丰满精准。

修订与完善项目申请书能够提高其竞争力和成功率。在众多申请人中脱颖而出并非易事,一份经过反复打磨的项目申请书往往能更好地抓住评审专家的眼球。每一次修改,都可能是提高申请成功率的关键。特别是在竞争激烈的科研资助领域,每一个细节的完善都可能成为胜出的"秘密武器"。

在反复修改项目申请书的过程中,申请人不仅能够加深对研究问题和研究方法的理解,还能够提升文书表达和逻辑思维能力。通过与团队成员和专家的交流和讨论,申请人也能拓展自己的学术视野和方法论广度,为今后的科研工作积累宝贵的经验和技能。

总之,项目申请书的撰写就像是一次"精雕细刻"的艺术创作。关注内容、逻辑、字数、布局等所有细节,力求完美;通过不断的修改和重写,将项目申请书打磨到最佳状态,最终呈现出一份令人赞叹的完美之作。

98. 为什么说学习范本可以"事半功倍"?

撰写项目申请书犹如精湛的艺术创作,需要不断学习、揣摩与训练,才能不断提升项目申请书的质量。想要迅速提高项目申请书的撰写水平,一个行之有效的方法就是认真研究成功获得资助的项目申请书范本。优秀的项目申请书范本就像是一座智慧的宝库,为申请人提供关于选题、逻辑、论证、表述、格式和排版等方面的丰富灵感。通过深入学习相关范本,申请人就像在借鉴前人的成功经验,从中提取精华,通过广泛阅读、消化与吸收前人的经验,并将其融入自己的写作实践中,能够避免自己走弯路,实现"事半功倍"的效果。

项目申请书范本的学习不能只是浮于表面的将他人的文本改一改、抄一抄,这样的做法往往使申请书变得"千篇一律",缺乏个性和灵魂。真正的诀窍在于深刻理解每个部分的设计目的和作用。申请人需要像剖析艺术品一样,仔细研究范本的每一部分,明白它们为何存在、如何运作,从而掌握其内在规律和联系。只有通过深入分析和精细加工,申请人方能真正领悟和运用写作的精髓,写出既有"套路"又有"新意"的申请书。

在选择范本时,还要注重其针对性。不同学科和研究类型各有特点,有着其独特的范式和学术偏好,不同类型的研究也各有侧重点和关注点,因此最好选择与自己领域相近的范本,这样借鉴起来才更有的效果。

不过，成功的项目申请书也不可能面面俱到、尽善尽美，它们也有自己的优点和局限性。申请人需要学会甄别值得深入研究和借鉴的地方，吸取其中的精华，比如巧妙的论证方法、得体的格式安排、清晰的层次结构和简洁的版式设计。

99. 为什么说项目申请要"越挫越勇"？

科研项目申请绝非易事，本硕博的开题过程往往要经过无数次的修改与完善，进行项目申报时更是难度倍增，充满竞争性与不确定性。每年，数以万计的科研工作者怀揣着对科学的热爱与追求，精心准备申请材料，希望能在众多申请人中脱颖而出，获得宝贵的资助。然而，由于资助名额有限，加之严格与多元化的评审标准，大多数申请人最终都会面临失败的结局。这种高竞争性与低成功率，无疑给申请人带来了巨大的心理压力和挫败感。然而，正是在这样的逆境中，越挫越勇的精神显得尤为重要。

因此，面对失败，保持积极的心态至关重要。申请人应该相信自己的科研能力和潜力，相信自己只要不断努力，就能在未来的申请中脱颖而出。同时，也要学会从失败中寻找积极的意义和价值，将其视为自己成长道路上的宝贵财富。保持信心，相信自己能够克服一切困难，是在科研道路上不断前行的动力源泉。

失败是成功的垫脚石，关键在于如何从失败中吸取教训。申请人应该仔细回顾整个申请过程，从选题的创新性、研究方案的可行性、研究设计的合理性、申请书的撰写质量等方面进行深入反思。结合评审专家的反馈意见，虚心接受并认真反思，从中找出自己研究中的不足与缺陷，进而进行有针对性的改进与提升。这种自我反思与提升的过程，对于申请人的成长与进步具有重要意义。明确自己未来的努力方向，为下一次申请做好更充分的准备。

希望大家都能在科研道路上不断前行、取得更加辉煌的成就。

100. 为什么说申报科研项目时"自信比黄金更重要"？

本书介绍了诸多撰写项目申请书时的技巧和方法，最后根据编者自身经验向申请人分享——"自信"对于项目申请书撰写的重要影响。

　　申报科研项目犹如在迷雾森林中进行一场充满未知与挑战的冒险，尤其是在护理研究领域。没有明确的方向、现成的路径或前方的点点星光，每一步都充满了考验。从初次萌生研究想法，到构建具体的研究方案，再到无数次推倒重来和反复打磨直至最终成稿，过程既复杂又充满不确定：研究主题的选择、研究方法的确定、研究设计的打磨、文献的梳理以及理论框架的构建，每一个决定都必须由申请人自己把握。即使有专家的指导和成功经验的借鉴，最终的选择和路径依然要由申请人自行选择。此时，自我怀疑与不确定感如影随形，时常在脑海中徘徊。

　　编者也曾经历过深陷迷茫的阶段。在某次通勤途中，导师的一通电话传来鼓励，令编者在街头潸然泪下。正是那一刻的鼓舞，让编者重新相信自己，从"是否能做到"的犹疑，转为"我一定能做到"的坚定。这份信念成为推动研究思路不断成熟、申请项目书日渐完善的源动力，也成为击破迷雾的利剑。

　　回望这段经历，编者深感，正是那份自信，让自己在多次挑战中没有放弃，最终走出困境。自信，也许无法替代努力和方法，却是撑起整段旅程的重要支柱。在科研申报的道路上，无论遭遇多少挫折，只要内心坚定、信念不移，终能拨开迷雾，迎来曙光。

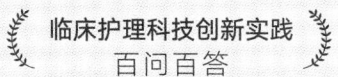

临床护理科技创新实践百问百答

总主编 曾铁英 刘于

100 QUESTIONS & ANSWERS: QUANTITATIVE NURSING RESEARCH

护理量性研究百问百答

主编 / 席新学
　　　 周晨曦

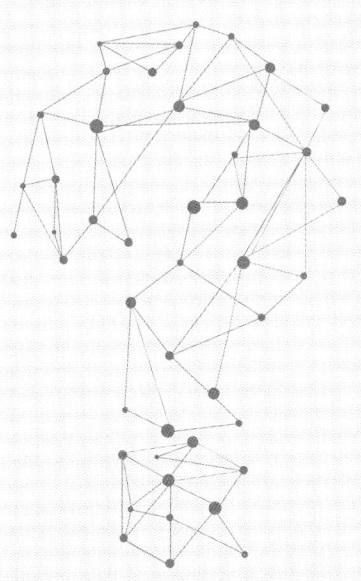

华中科技大学出版社
http://press.hust.edu.cn
中国·武汉

图书在版编目(CIP)数据

护理量性研究百问百答 / 席新学,周晨曦主编. -- 武汉 : 华中科技大学出版社,2025.4. --(临床护理科技创新实践百问百答 / 曾铁英,刘于主编). -- ISBN 978-7-5772-1778-9

Ⅰ.R47-44

中国国家版本馆 CIP 数据核字第 2025SZ1281 号

临床护理科技创新实践百问百答
护理量性研究百问百答   席新学 周晨曦 主编
Huli Liangxing Yanjiu Baiwen Baida

策划编辑:汪飒婷
责任编辑:谢 源
封面设计:廖亚萍
责任校对:阮 敏
责任监印:曾 婷

出版发行:华中科技大学出版社(中国·武汉)   电话:(027)81321913
    武汉市东湖新技术开发区华工科技园   邮编:430223

录   排:华中科技大学惠友文印中心
印   刷:武汉科源印刷设计有限公司
开   本:880mm×1230mm   1/32
印   张:25.375
字   数:721 千字
版   次:2025 年 4 月第 1 版第 1 次印刷
定   价:128.00 元(全 6 册)

本书若有印装质量问题,请向出版社营销中心调换
全国免费服务热线:400-6679-118   竭诚为您服务
版权所有   侵权必究

总　序

随着医疗改革的深入和护理学科的发展,科技创新在提升护理实践质量和推动护理学科发展等方面发挥着越来越重要的作用。然而,由于我国高等护理教育进入高质量发展阶段,护理研究者在护理科技创新实践中面临诸多困惑与挑战,为了满足广大护理工作者对相关知识的需求,以及提升临床护理研究与创新实践的水平,我们精心编纂了"临床护理科技创新实践百问百答丛书"。本丛书旨在通过问答形式,深入浅出地解答临床护理研究中的常见问题,为广大护理同仁提供一套集知识性、实用性、指导性于一体的临床护理研究参考书籍。

本丛书由华中科技大学同济医学院附属同济医院护理专家及博士团队编写,不仅汇聚了编者的实践经验,还参考和总结了同济医院护理部自开设护理科研门诊、循证护理门诊和创新门诊以来咨询的常见问题,用生动活泼的语言解答理论复杂的临床护理科技创新问题。本丛书包括6个分册,分别是《护理科研项目申报百问百答》《护理量性研究百问百答》《护理质性研究百问百答》《护理科技论文百问百答》《循证护理实践百问百答》和《护理专利创新实践百问百答》。

本丛书体现如下特点。①问题导向,针对性强。本丛书从护理科研项目申报、护理量性研究、护理质性研究、护理科技论文、循证护理实践和护理专利创新实践6个方面,分别精选了最为常见和关键的100个问题,旨在帮助读者快速找到解决问题的方案。②解答详尽,易于理解。每个问题采用通俗易懂的语言,配以详尽

的解答，结合具体案例和实际操作步骤，使读者能够轻松掌握相关知识。③理论与实践相结合。本丛书不仅注重理论知识的阐述，还强调实践技能的培养，通过案例分析、方法介绍等方式，帮助读者将理论知识应用于实际研究中。④前沿性与实用性并重。本丛书紧跟临床护理研究的最新进展，介绍了最新的研究方法和技术手段，同时注重实用性，确保读者能够在实际工作中灵活运用所学知识。

本丛书得以顺利完成并呈现在读者面前，要感谢华中科技大学同济医学院护理学院学科建设经费的资助，感谢编者的精心撰写，感谢所有为本丛书提供支持和帮助的人。由于水平和能力有限，加之时间仓促，本丛书中难免有不成熟和不妥当之处，恳请广大读者不吝批评和指正。

最后，衷心希望"临床护理科技创新实践百问百答丛书"能够成为广大护理工作者和研究者手中的"宝典"，在护理研究和创新实践中发挥积极作用。我们期待读者在阅读本丛书的过程中，不仅能激发对临床护理研究和创新实践的热情与兴趣，更能丰富护理研究知识、提升创新实践能力。

曾铁英　刘于
2024 年 11 月

前　言

　　护理研究领域日新月异，量性研究作为一种常见的研究类型，是护理研究者的重要工具。然而，许多护理研究者在选题、设计、数据收集与分析等环节常感到困惑。为了帮助大家更好地理解和应用量性研究，我们编写了《护理量性研究百问百答》。本书以临床护理人员的科研困惑为切入点，希望为临床护理研究人员提供科学、实用、可读的量性研究指导。

　　全书共分为六章，结构严谨，内容详实。第一章"临床之光：量性研究选题的巧思"介绍了量性研究的选题方法和技巧，涵盖选题的基本原则和避雷策略。第二章"设计之舞：量性研究设计的构建"讲解了随机对照试验、非随机对照试验、横断面研究等研究类型及其特点，提供高质量研究设计的指导。第三章"主角登场：研究对象的选择"聚焦样本量计算、研究对象选择和抽样方法，确保样本的代表性。第四章"变量序曲：研究变量及测量"探讨了量性研究中研究变量的特征以及工具的选择与设计，提升研究结果的稳定性和可靠性。第五章"数据律动：量性研究资料的收集"介绍了问卷法、观察法等资料收集的方法和技巧，提高数据来源的科学性和丰富性。第六章"数据解码：量性研究资料的整理、分析与呈现"讲解了数据的核对与整理、统计分析与结果呈现的方法，帮助研究者从"我有数据"提升到"我有故事"。

　　"工欲善其事，必先利其器"。通过本书，研究者可以系统地掌握量性研究的各个环节，为临床实践提供坚实的科学依据。我们希望本书不仅为大家提供科学的指导，还能激发大家的研究热情，让学习变得轻松有趣。愿本书成为大家科研旅途中的导航仪,助力大家在护理研究的道路上行稳致远!

席新学　周晨曦

2024 年 11 月

目 录

第一章 临床之光:量性研究选题的巧思 ············ 1
1. 寻根究底:量性研究"量"的是什么? ············ 1
2. 似是而非:量性研究=实证研究吗? ············ 2
3. 横峰侧岭:量性研究的研究范式是什么? ············ 3
4. 八面玲珑:量性研究适用于哪些情境? ············ 4
5. 方圆有度:量性研究选题的基本原则有哪些? ············ 6
6. 雾里看花:如何挖掘有价值的量性研究问题? ············ 7
7. 变身有法:如何从临床问题转变为科学问题? ············ 8
8. 动己动人:如何提升量性研究选题的吸引力? ············ 9
9. 选题的温度:如何让量性研究选题贴近社会和临床实践? ············ 10
10. 选题的穿梭:如何在研究领域间寻找科研交叉点? ··· 11
11. 选题的陷阱:如何规避量性研究选题的常见雷区? ············ 12
12. 选题的诱惑:如何防范量性研究选题的"泡沫"效应? ············ 13

第二章 设计之舞:量性研究设计的构建 ············ 15
13. 排兵布阵:量性研究的设计方案如何布局? ············ 15
14. 画地成图:量性研究中理论/概念框架有什么"超能力"? ············ 16
15. 相得益彰:理论框架和概念框架有什么微妙关系? ··· 18
16. 取之有法:如何选择合适的理论/概念框架? ············ 19
17. 分门别类:量性研究的常见设计类型有哪些? ············ 20

18. 横断面研究,"断"得清因果关联吗? …… 22
19. 分析性研究,"分"得清前因后果吗? …… 23
20. 回顾推演:回顾性队列研究与病例对照研究有什么区别? …… 24
21. 随机对照试验,随机的魔法在哪里? …… 25
22. 随机对照试验中,盲法设计如何"设盲"? …… 26
23. 非随机对照试验,哪些派别可以探寻? …… 27
24. 实验性研究中,方案构建如何站在巨人(理论/专家/文献)的肩膀上? …… 28
25. 机制/模型/路径研究,不识庐山真面目? …… 29
26. 临床研究是不是必须要"报备",注册是不是"标配"? …… 30
27. 实验性研究的伦理审查要谨慎,哪些"坑"需要避开? …… 31
28. 研究方案实施前,预实验的"彩排"怎么排? …… 32
29. 群魔乱舞:实验性研究中的常见偏倚有哪些? …… 33
30. 实验性研究中,如何控制实施偏倚,避免"一叶障目"? …… 35
31. 混合方法研究设计,"妙"在何处? …… 35
32. 混合方法研究设计,怎么"混"才合适? …… 36

第三章 主角登场:研究对象的选择 …… 38

33. 耳聪目明:如何找寻合适的研究对象? …… 38
34. 进退有据:研究对象的纳入和排除标准怎么设? …… 39
35. 毫无二致:如何让样本能真正代表研究总体? …… 40
36. 方便抽样不能只图方便,还须注意什么? …… 41
37. 整群抽样,"分群"有哪些讲究? …… 42
38. 简单随机抽样不简单,如何操作? …… 43
39. 随机分组,如何"一碗水端平"? …… 44
40. 过犹不及:病例与对照如何匹配才合适? …… 46
41. 量性研究的样本量怎么定? 是否多多益善? …… 47
42. 异彩纷呈:样本量计算软件有哪些? …… 48

43. 如何搭建研究"舞台",招募研究对象? …… 49
44. 如何克服选择偏倚,保证研究对象的"千姿百态"? … 50
45. 一路同行:如何保障研究对象的依从性,减少流失?
 …… 51
46. 悉心呵护:面对弱势群体研究对象,如何规避伦理
 风险? …… 52

第四章 变量序曲:研究变量及测量 …… 54

47. 本质与现象的透视:研究变量的理论性和操作性
 定义,怎么看? …… 54
48. 概念与数据的统一:研究变量与观测指标,怎么看?
 …… 55
49. 具体与抽象的交锋:外显变量和潜在变量,怎么辨?
 …… 56
50. 依赖与被依赖的牵扯:自变量与因变量,怎么辨? …… 57
51. 混杂变量,"混"的是什么? …… 58
52. 各司其职:中介变量与调节变量辨析技巧知多少? …… 59
53. 同宗异派:问卷和量表是一回事儿吗? …… 60
54. 大海捞针:如何打捞合适的问卷/量表呢? …… 61
55. 珠玉在手:汉化量表可以修改"剧本"(改/删/
 增条目)吗? …… 61
56. 循序渐进:汉化量表需要进行几轮专家咨询? …… 63
57. 移花接木:更换量表的适用人群需要检验信
 效度吗? …… 64
58. 问卷编制要严谨,条目如何"千锤百炼"? …… 64
59. 问卷编制要谨慎,条目数量多少才是"分寸得当"? …… 65
60. 既见树木又见森林,如何设计问卷的整体布局? …… 66
61. 稳如泰山:研究工具的信度知多少? …… 67
62. 正中靶心:研究工具的效度知多少? …… 68
63. 大胆假设与小心求证,探索性和验证性因子分析
 怎么选? …… 69
64. 研究工具的信效度检验需要面面俱到吗? …… 70

65. 一隅之见:可以使用量表的某个维度测量研究
变量吗? ………………………………………… 71
66. 专家函询法与专家会议法,如何集众家之所长? …… 71

第五章 数据律动:量性研究资料的收集 ……………… 73
67. 未雨绸缪:资料收集前需要考虑什么? ………… 73
68. 洞若观火:观察法的分类有哪些? ……………… 74
69. 利弊权衡:观察法的优势与不足有哪些? ……… 75
70. 出世入世:如何获得高质量的观察性资料? …… 76
71. 多管齐下:发放问卷的途径有哪些? …………… 77
72. "互联网+问卷",线上调查的海洋里有哪些暗礁? … 78
73. 病例报告表的设计,如何"步步为营"? ………… 80
74. 顺藤摸瓜:如何进行文献研究? ………………… 81
75. "前人栽树,后人乘凉"? 数据二次分析的利弊知
多少? ……………………………………………… 83
76. 风雨兼程:研究方案实施与计划不一致时如何
应对? ……………………………………………… 84

第六章 数据解码:量性研究资料的整理、分析与呈现 …… 86
77. 千里之行,始于足下,如何录入原始数据? …… 86
78. 去粗取精:如何核查原始数据? ………………… 87
79. 数据缺失,随机还是另有玄机? ………………… 88
80. 亡羊补牢:缺失数据怎么补? …………………… 89
81. 火眼金睛:如何识别数据中的异常值? ………… 90
82. 不偏不倚:数据的正态分布是什么? …………… 91
83. 妙手回春:如何让非正态数据服服帖帖? ……… 92
84. 见招拆招:组间差异比较的统计学分析招式有哪些?
………………………………………………………… 93
85. 稳扎稳打:常见组间差异检验方法的前提有哪些? … 93
86. 多组间比较时总体检验有差异、两两比较无差异,
何解? ……………………………………………… 95
87. 输在了起跑线? 随机对照试验中基线资料组间存在
差异时如何应对? ………………………………… 96

88. 镜花水月:P 值解读中的常见陷阱有哪些? ………… 97
89. 拨云见日:如何选择正确的相关分析方法? ………… 98
90. 家族探秘:线性回归和 logistic 回归有什么异同? …… 99
91. 化繁为简:多因素分析中如何选择变量? …………… 100
92. 细致入微:回归分析中如何对变量进行赋值? ……… 102
93. 见微知著:线性回归分析中的偏回归系数与标准化
    回归系数怎么看? ……………………………………… 103
94. 临床研究"3R"——RR/OR/HR,谁能在风险界 C 位
    出道? …………………………………………………… 104
95. 自变量多重共线性造成回归分析步履蹒跚,如何
    化解? …………………………………………………… 105
96. 关乎存亡:生存分析如何揭示生存法则? …………… 107
97. 疑窦丛生:单因素分析有(无)意义、多因素分析
    无(有)意义何解? ……………………………………… 108
98. 逆水行舟:研究结果与假设不一致、出现阴性结果时
    如何应对? ……………………………………………… 109
99. 量性资料的分析与呈现,如何既言之有物又言之有理?
    …………………………………………………………… 110
100. 娓娓道来:如何从"我有数据"提升为"我有故事"?
    …………………………………………………………… 111

第一章　临床之光：量性研究选题的巧思

1. 寻根究底：量性研究"量"的是什么？

看过 Discovery 节目的人通常会被它新奇、出乎意料的探索过程深深吸引。科学研究其实也是一个探究的过程，通过观察、测量等方法来帮助人们探索解释特定的社会及自然现象，揭示事物之间的联系与变化规律。工欲善其事，必先利其器，量性研究便是人们了解、探索世界的一把利器。器欲尽其能，必先得其法，那么，量性研究的"量"字如何理解？它究竟"量"的是什么呢？

（1）客观。横看成岭侧成峰，人们从不同的视角看到世界的不同风景。对于科学研究而言，看待研究问题的不同视角便形成了不同的研究范式，即研究的世界观。量性研究所遵循的是实证主义范式，即认为现实是客观存在的，事物之间存在既定的因果关系，它不因人的意志而改变，只是需要"被发现"。

（2）变量。量性研究的目标是对现象进行真实描绘并揭示其发生、发展的因果关联及规律。现象是复杂的，其中包含了变化中的不同事物，在科学研究中被称为"变量"，包括自变量（independent variable）和因变量（dependent variable）。前者是原因或影响因素，后者则是被该因素所影响的事物。例如，在一项探讨护理健康教育对糖尿病患者糖化血红蛋白水平的影响的研究中，护理健康教育是自变量，而糖化血红蛋白水平则是因变量。

（3）量化。量性研究中的"量化"是指将研究对象、研究变量、相关概念等用具体数字来表示，实现精确的数字化，以便通过数学和统计方法进行分析和解释。例如，描述患者的疼痛时，可用 0～

10 之间的任一整数表示其疼痛程度;患者评价照护的满意度时,可用 0~5 之间的任一整数表示其满意度,数字 1 代表非常不满意,数字 5 代表非常满意。

(4)测量。测量是指通过一定的技术手段或方法对研究变量进行实际的数值评估与记录,常用的方法包括问卷调查、度量、测试、实验等。例如,研究者使用体重秤直接测量患者的体重;使用《员工满意度调查问卷》对护士的职业满意水平进行测评;通过理论及技能考核评分来检验培训效果等。

(5)统计。量性研究中,研究者使用一定的工具或方法对数据进行整理与计算,实现从研究样本(sample)到总体(population)特征及内在联系的统计推断。常用的统计方法包括描述性统计、相关性分析、回归分析、因子分析等。

因此,量性研究的"量"字就体现在通过数字化测量及数理计算,探究不同研究变量(自变量与因变量)的特征及内在联系,最终揭示客观存在的发展及变化规律。

2. 似是而非:量性研究=实证研究吗?

量性研究和实证研究之间的关系,就像"似是而非"的谜题,既有相似之处,又有细微差别。让我们一起来揭开这个谜底,看看量性研究和实证研究究竟是什么关系。

(1)量性研究(quantitative research)是相对于质性研究而言的。其特点是使用统计方法和量化工具对数据进行分析,从而获取客观、可重复的研究结果,进一步揭示现象发生、发展的因果关联。量性研究建立在实证主义(positivism)和后实证主义(post-positivism)等哲学基础上,即强调世界存在统一的本质和规律,因此,其追求客观性、普适性和可验证性。例如,针对住院老年患者跌倒风险评估工具的有效性研究中,研究者采用前瞻性观察研究设计,选取一段时期内的住院老年患者为研究对象,采用跌倒风险评估工具收集患者的相关数据,如年龄、性别、用药史、活动能力等。通过描述性统计分析患者的基本特征,运用 logistic 回归探讨不同因素与其发生跌倒之间的关系,这是一项典型的量性研究。

(2)实证研究(empirical research)是相对于理论研究而言的。不同于理论研究(理论研究更侧重对概念、理论和观点的发展进行研究),实证研究是一种基于经验和事实的研究方法,旨在通过观察、实验和数据收集等来验证理论和假设,其研究目标是通过客观的数据和证据来支持或否定对研究问题的假设,从而产生可靠的结论。因此,实证研究具有鲜明的直接经验特征,故又称为经验研究。其常用的数据收集方法包括观察法、访谈法、测量法、实验法和个案法,所收集的资料一般包括个案数据、实验数据、调查数据和大数据等形式。例如,针对患者慢性疼痛,研究者在实证研究理念的指引下,既可以通过个体深度访谈,了解患者的疼痛感知、意义等探讨其疼痛体验,又可以通过随机对照试验,将患者随机分成两组,一组接受认知行为疗法,另一组接受常规护理,评价认知行为疗法对减轻患者慢性疼痛的效果。

综上所述,量性研究和实证研究是彼此相关但不完全相同的两个概念。量性研究是实证研究范畴中的一种方法,强调使用量化的数据和统计分析方法;而实证研究不仅包括量性研究,还包括涉及其他形式的经验验证和质性研究等,两者之间是包含与被包含的关系。

3. 横峰侧岭:量性研究的研究范式是什么?

苏轼《题西林壁》云:"横看成岭侧成峰,远近高低各不同",通过变换视角可以领略到山水美景的风格迥异,各具特色。对于科学研究而言,研究范式(research paradigm)便如同人们窥探世界的视角,只有找准角度才能探寻到世界的绚丽多姿。

研究范式是指科学研究中所采用的基本理论框架、方法论和研究取向,涵盖了研究的基本观点、研究问题的设定、数据收集和分析方法,以及研究结果的解释和推断方式。不同学科及研究领域有不同的研究范式,代表其独特的研究传统、方法偏好和学术观点。常见的研究范式包括实证主义范式、解释主义范式、实用主义范式以及集成主义范式等。

(1)实证主义范式。实证主义范式是量性研究中最经典的研究范式,它强调通过客观观察和量化数据来验证假设和理论,追求客观性、可重复性和普适性。例如,欲探究成人糖尿病患者的血糖水平及其饮食自我控制行为之间的关系,在实证主义范式下,研究者可使用血糖测量仪及患者饮食自我控制行为问卷测评其血糖变化及饮食自我控制行为水平,从而通过统计推断检验其血糖水平与饮食自我控制行为之间的相关性。

(2)解释主义范式。解释主义范式强调对社会现象背后的意义和文化的深度理解和阐释。在量性研究中,解释主义范式常与质性研究方法相结合,以获取对社会现象更为丰富的理解和细致的描述。例如,在解释主义范式下,研究者可通过对饮食自我控制行为不佳的成人糖尿病患者进行问卷调查,深入了解其对饮食自我控制行为的理解以及社会文化的影响,探究饮食自我控制行为不佳的原因。

(3)实用主义范式。实用主义范式注重研究的实用性和应用性,强调研究结果对解决实际问题的指导意义。在护理量性研究中,实用主义范式通常强调研究结果在护理实践中的实际应用。例如,在实用主义范式下,研究者可通过设计并实施基于患者个人偏好的饮食自我控制策略,帮助成人糖尿病患者改善饮食自我控制行为,从而达到对其血糖的控制目标。

(4)集成主义范式。集成主义范式是指对不同研究范式和方法论进行整合,例如,量性研究和质性研究相结合、描述性研究和分析性研究相结合等,从而更全面地解释研究现象。例如,研究者想全面了解成人糖尿病患者的血糖变化、影响因素及干预策略,则可基于集成主义范式,开展血糖持续监测和横断面调查,结合质性访谈,深入了解血糖变化的影响因素,继而开展干预性研究,改善其血糖的控制效果。

研究范式就像是人们探究世界的一枚"棱镜",只要变换角度,量性研究的世界就会变得五彩斑斓。

4. 八面玲珑:量性研究适用于哪些情境?

量性研究的魅力,就像八面玲珑的宝石,只要情境合适,每一面都能闪耀出璀璨光芒。量性研究常见的适用情境包括以下几个。

(1) 了解现况和水平。量性研究可通过横断面调查，对某一现象进行单一时点的测量以评估其当前的状态，如研究者想了解临床护士的工作投入度，可通过开展横断面调查，使用相应的量表或问卷获取结果。

(2) 探究影响因素。当研究者想了解影响某一研究变量的因素时，可采用量性研究分析其可能的各种因素，揭示其影响程度和作用机制。如针对护士的工作投入度偏低的情况，研究者可通过调查性研究了解其具体影响因素。

(3) 探究关系。量性研究适用于探究变量之间的关系，包括相关关系、因果关系等。如研究者想了解护士的情绪智力(情商)和工作投入度之间是否存在关联性，可以通过量性研究来实现。

(4) 比较差异性。可用来比较不同群体或变量之间的差异，揭示它们之间的相似性和差异性。如研究者想了解不同工作年限的护士工作投入度是否相同。

(5) 了解变化趋势。通过多个时间节点量化数据的收集和分析，揭示变量随时间的变化趋势。如研究者想了解随着工作年限的增加，护士的工作投入度是否会发生变化以及如何变化。

(6) 评价效果。评估干预措施、政策或治疗方法的效果，了解对研究对象的影响。如研究者想了解为护士提供组织支持是否能增加其工作投入度。

(7) 结果预测。通过建立数学模型和统计模型，预测和模拟研究对象的行为、趋势或结果。如研究者想了解哪些护士以及在职业生涯的什么时间节点会出现工作投入度的下降情况。

(8) 评估工具优劣。评估和验证测量工具的信度和效度。如研究者设计了一个基于我国文化背景的护士工作投入度测评量表，可通过量性研究对其信效度进行评价。

总的来说，量性研究通过提供客观的数据支持，帮助研究者更好地理解和解决复杂的问题。准确识别量性研究的适用情境，有助于研究者在面对纷繁复杂的现象时时刻保持清醒，不出错。

5. 方圆有度：量性研究选题的基本原则有哪些？

爱因斯坦曾说，提出一个问题往往比解决一个问题更重要。一个好的选题，不仅能持续激发研究者的探究热情，引发同行共鸣，更可为成果的推广和应用奠定坚实的基础。"行者无疆，方圆有度"，量性研究选题常用的原则有以下几个。

(1) 创新性。创新性是选题的灵魂。创新意味着能为学术界带来新的见解或观点，例如，所选研究问题是尚无人涉足的领域或主题，说明它具有原始创新性；或虽有一定的文献量，但针对具体的研究问题尚未形成统一结论；又或者从新的视角定义已有问题，构建新方案，探寻新知识等。

(2) 科学性。科学性是选题的基石。科学性是指符合基本的科学原理，遵循事物发生发展的客观规律。换言之，研究选题应该有一定的理论基础或符合科学事实。基于已有的理论框架或文献，能确保研究问题有意义和建设性，并能最大限度地保证研究结果与现有知识体系相契合。

(3) 实用性。实用性是选题的生命力。选题应具有实用性和社会意义，能对现实问题或领域做出贡献，有助于解决实际问题或促进学科发展。然而，研究者需考虑时代和护理学科的快速发展，宜采用发展性的眼光来判定研究选题的实用性，站在学科发展的前沿，让选题更贴合时代需要。

(4) 可行性。可行性是选题的保障。确保所选的研究选题在研究设计、数据收集和分析等方面是可行的，要充分考虑时间、资源和技术等方面的局限。例如，研究者想要研究某一类罕见病患者的生活质量水平，鉴于罕见病在自然人群中极低的患病率，研究者就需要考虑患者的来源是否充足，在有限的研究周期内是否能找到足够的样本，以保障数据收集和分析工作的顺利进行。

(5) 扩展性。扩展性是选题的活力。选题应具有一定的可扩展性，能为未来的研究提供基础或延展研究方向。例如，研究者提出了一个崭新的概念，或者发现了一个全新的研究领域等，这可能成为一个研究热点，从而吸引更多的学者加入研究的行列，无限扩展研究的深度和广度。

选题是一切科研实践的原始动机,指引着前行的方向。把握原则,才能让我们在面对"琳琅满目"的科研选题时"慧眼识珠"。

6. 雾里看花:如何挖掘有价值的量性研究问题?

在量性研究中,有大量极具价值的研究问题,犹如璀璨的明珠,亟待研究者们发现。量性研究选题过程一般遵循从宽泛到具体的原则,研究者可采用以下策略来完成对科研选题的逐步聚焦。

(1)头脑风暴。研究者可通过文献阅读、生活情境观察、临床实践反思、学术交流与研讨或文本材料研究,以事后评价、联想发散的方式去构思和发现感兴趣的研究主题,从而形成潜在选题清单。这个阶段以"多"为主,目的是产生尽可能多的研究主题想法,以供备选。

(2)文献定位。研究者可通过逻辑推论和文献验证等方式,筛选出一到两个感兴趣且认为有价值的构思。然后围绕这些构思进行系统文献检索与阅读,全面了解其研究背景、现状、未来趋势等学术脉络及相关的适配资源,并对其价值性、创新性等进行深入分析和准确判断。

(3)类比完善。研究者可聚焦一个和目前选题类似,但却相对成熟的研究选题,深度解剖这个选题的发展脉络以及相关适配要素,启发研究思维,并将其与自己所选的潜在构思进行类比分析,进一步论证和确认。

(4)检验求证。唯有真正适合自己的选题才是好的选题。研究者可通过拓展文献查验、动机查验、技术路径查验、实施保障查验、寻求导师建议、专题小组研讨等多种方式来研判选题实施的可行性,最终锁定既有研究价值又能充分激发个人研究兴趣的科研选题。

此外,研究者的日常积累也至关重要,它彰显了一个学者的科研素养和基础底蕴,厚积才能薄发。不过,科研的灵感有时就像一个"顽皮的孩童",常常在不经意间突然闪现。因此,作为研究者,还须做一个有心人。

7. 变身有法：如何从临床问题转变为科学问题？

"源于生活，高于生活"这一规律同样适用于护理研究，护理人员通过临床实践发现问题，继而探究其本源，从表象挖掘科学问题。唯有掌握"变身秘籍"，才能实现从临床问题到科学问题的华丽转身。

(1)验明正身。科学问题是指在科学研究中被提出并被探究的问题，旨在增进对自然现象、社会现象及其他领域的认知和理解。科学问题通常是基于好奇心、观察、经验或理论构建而成，需要经过系统性的研究和实证验证。相较于临床问题，科学问题具有可观察性、可验证性、挑战性、意义重大或影响深远，且清晰明确等属性。

(2)明确研究目标。明确研究目标是前提，这可能涉及解决特定的临床问题、验证某种治疗方法的有效性，或者探索某种干预措施的作用机制等。清晰的研究目标能指引研究者在提炼科学问题的过程中始终沿着正确的方向前行。

(3)界定研究范围。确定要研究的临床问题的具体范围和方向，有助于研究者将广泛的临床问题细化为适合研究的具体问题。例如，护士提出一个临床问题"患者术后康复情况参差不齐"，可通过将其限定为"患者术后早期下床活动方案的制定与实施"，从而将宽泛的术后康复问题聚焦为术后早期下床活动的干预效果研究。

(4)解构-重构研究问题。这是将临床问题转化为科学研究问题的关键，是指将临床问题逐步解构，充分明晰其关键问题、涉及人群、结局变量等，从而对其进行重构，最终以一种程式化、结构化的方式呈现出来，确保研究问题清晰、明确、具体。

(5)论证确认研究问题。这是要充分论证并确认该问题的确是一个值得研究的科学问题。研究者可通过对现有文献和研究进行深入调研，了解领域内已有的研究成果和进展；或者通过专家咨询、小组讨论等方式最终确定研究问题。

临床问题和科学问题在医学服务和科学研究领域中扮演着不

同的角色,二者相辅相成。临床问题犹如科学研究的"探路人",通常能为发现潜在的科学问题提供线索;而科学问题则像幕后的真正"推手",只有抓住科学问题这个"鼻子",才能真正揭示临床现象的科学本质。

8. 动己动人:如何提升量性研究选题的吸引力?

"感动自己才能感动他人""动人须先动己"。在进行量性研究选题时,先"动己"再"动人"是一个很好的策略,它能在确保研究主题契合个人科研兴趣和动机的前提下,引发他人的关注和共鸣,提升科研选题的吸引力。

(1)选择自己愿意为之付出的研究选题至关重要,研究者可从个人的兴趣和需求为出发点进行选题,提升个人在研究过程中的动力和热情。

❶ 个人兴趣。兴趣是最好的老师,也是坚持不懈的动力源泉。研究者选题时,应考虑个人的科研兴趣和偏好,即选择一个与个人兴趣相关的研究领域或主题,这样能让自己更易于投入其中并保持持续且长久的研究动力。

❷ 挑战性。每个人内心都有对"挑战"的渴望,选择具有挑战性的研究选题,易于激发研究者的求知欲和探索欲。但"挑战性"太强,也有可能会适得其反,极易挫伤研究者的科研士气,因此需谨慎处理。

❸ 未来发展。将科学研究与个人的未来发展相关联,考虑有助于个人学术或职业发展的研究选题或领域,能更好地促进个人的职业发展且研究者在研究过程中获得更多的成长和机会。

(2)好的选题不仅能"动己",而且能在更大的范围内得到他人的支持与共鸣,如研究的受众人群、企业产业、其他研究者等,散发"动人"的魅力。

❶ 实用价值。具有实际应用价值的研究选题,可帮助解决实际问题或对社会产生积极影响。这类选题因为聚焦问题解决层面,因此更容易得到他人的关注,例如,肿瘤患者营养支持干预方案的构建与实施。

❷ 社会影响。社会问题和每一个人都息息相关,选择聚焦国家和社会高度关注的热点或焦点进行选题更能打动人。例如,聚焦老龄化及养老对策这一主题,探索老年人未来照顾准备现状及支持策略。

❸ 研究价值。针对学科建设与发展,聚焦学科底层逻辑、方法论及人才培养等关键主题进行研究,更能凸显研究本身的价值和意义。例如,护理学二级学科建设路径探索、护理专业学位研究生院校协同培养模式研究等。

由此可见,一个既能"动己"又能"动人"的科研选题是极具魅力的,它能大幅度提升他人对研究者的科研认同和支持。

9. 选题的温度:如何让量性研究选题贴近社会和临床实践?

选题如同烹煮一杯暖心的热茶,唯有贴近社会和临床实践,才能温暖人心。那怎么做,才能保障选题的"温度"呢?

(1)社会需求分析。深入了解社会和临床实践中存在的问题和需求,从实际问题出发确定研究选题,确保研究的价值和实用性。一个能直接对接社会需求的科研选题才能让人感同身受,倍感"温暖"。

(2)与利益相关方对话。与利益相关方(如政府部门、医疗机构、患者和家属、医务人员等)直接对话,了解他们最关切的问题和需求,从中获取研究灵感和方向。例如,访谈患者手术后疼痛情况以及可能的应对方法。

(3)实地调研和观察。进行实地调研和观察,深入了解临床一线的实际工作现状和挑战,挖掘潜在的风险和阻力,从中发现研究问题和研究方向。例如,病房实地观察医务人员的工作状态,了解工作流程上的劣势。

(4)关注特殊群体。特殊群体包括弱势群体,其是社会人群中关注度欠缺或脆弱性较强,经济条件较差,社会竞争能力弱,自我保护能力不足的人,例如,留守儿童、城市流动人口、低收入女性以及罹患艾滋病等特殊疾病的人群。关注他们的生存需求(如生活需求)和医疗保健不平等等问题,是对科研"温度"最直接的诠释。

(5)跨学科协作。当前,学科边界逐渐变得模糊,学科交叉成为科学研究的新增长点。与社会学、心理学、信息学、经济学以及工程学等领域的专家建立合作关系,结合实践需求和难点痛点,共同探讨研究选题,能大幅度提升选题与实践的契合度,让科学研究和临床实践的关系变得更加"亲密"。

"温度"是通过感知得到的,只有站在利益相关者的立场上,才能真正做到"急他所急,想他所想",最大限度地让其感受到科研选题的"温度"与"体贴"。护理量性研究越贴近实践,越能触动人心、引发共鸣,让研究在现实中熠熠生辉。

10. 选题的穿梭:如何在研究领域间寻找科研交叉点?

世界变化速度越来越快已成为一种共识。无论是在生活还是工作中,人们时常发现对于某些问题仅使用单一学科的知识已经无法解决。需求和问题复杂性的增加让学科交叉成为必然。护理学研究的是人及其相关的活动,其复杂程度不言而喻。如何在护理研究领域中有效开展学科交叉实践呢?

(1)思维碰撞和创新。学科交叉的本质是突破传统,打破边界和固有框架,因此,需要树立创新意识,鼓励自由思维、跨界交流和创新实践,并在日常有意识地参与创新活动,体验在不同领域的思维碰撞中找寻新的灵感和创意,给思维"解绑"。

(2)关注学科热点和挑战。立足专业,深入了解本领域的发展前沿和主要局限,对专业领域亟须解决的主要问题做到"心中有数",积极思考如何"借力"其他学科及领域的知识和方法来解决本领域的问题。

(3)关注跨学科出版物。明确和本专业领域关系最为密切的相关学科,通过阅读重要的跨学科出版物(如期刊、书籍等),深入了解相关领域的最新研究进展、重要概念和关键技术,拓宽自己的知识面,为找寻科研交叉点奠定基础。

(4)参加跨学科会议和研讨会。参加跨学科的会议和研讨会是一个"性价比"极高的策略,它提供了一个你与其他领域的专家和学者面对面交流的机会,聚焦自己的困惑和难题展开直接对话,寻求可能的交叉点与合作机会。

(5)参与跨学科实习和访学。参与跨学科实习,访问其他研究机构,抑或是参与跨学科研究项目,与不同领域的研究团队合作,来一场沉浸式的跨学科科研体验,深入了解其他领域的研究方法和思维方式,对于找寻有价值的交叉研究选题大有裨益。

(6)融入跨学科团队。护理学是一门"适配性"很强的学科,它与许多学科都能交叉与融合,例如,生物学、基因组学、工程学、心理学等学科,积极参与并融入跨学科团队,在训练科研思维和拓宽研究视野的同时,尽可能发现研究交叉点,开发交叉合作研究项目。

11. 选题的陷阱:如何规避量性研究选题的常见雷区?

研究者在进行量性研究选题时,通常要跨越一系列"雷区",如不能有效"排雷"并精准"拆雷"或"避雷",研究的科学性和有效性将会受到致命影响。

(1)违反伦理和道德。

伦理是科学研究的底线,违反或忽视伦理原则和道德要求是科研选题的绝对"禁区",必须杜绝。

对策:①掌握伦理原则相关知识,充分了解科学研究的伦理规范。②针对具体选题,积极请教科研前辈或与具有伦理道德专长的专家合作,寻求指导。③提交伦理审查,为研究选题及设计方案中的伦理风险"兜底"。

(2)缺乏理论基础。

研究者有时过度追求数据,而忽视了研究问题本身的理论基础和科学性,导致研究陷入零散的数据堆积,缺乏整体性和深度。

对策:①广泛开展文献综述,寻找相关领域的理论框架、模型和已有研究发现,为选题提供理论支持。②借鉴相关领域理论,为项目构建理论框架,建立理论基础。③深入访谈或咨询领域内专家,用专家观点为选题提供理论支撑。

(3)选题过宽或过窄。

这一雷区是科研"新手"常见的问题之一。

对策:①针对选题过宽。a.反复论证研究目的和问题,例如,通过文献查阅收集已有研究成果,通过类比分析,帮助研究者确定研究重点和方向。b.针对性选择其中部分变量,缩小研究范围,让研究更聚焦。②针对选题过窄。a.重新审视研究目的和问题。b.努力扩大研究的宽度、广度及深度。如通过文献查阅,寻找可以扩展的新领域或新问题,提升研究前瞻性。也可采用多种研究方法扩展研究视角,对研究问题进行深入探索。还可尝试与其他研究者或团队合作,开展跨学科、跨领域研究。

(4)过度强化个人兴趣。

这一雷区是科研"新手"常见的问题之一。新手因对学科进展把握不足,盲目强调个人兴趣导致对某一研究主题的过分"偏爱"。

对策:①通过深入的文献学习、行业调研等,提升对专业的把握度。②面对感兴趣的科研选题,有时需要适当地选择或请业内专家指导,谨慎评价选题的科学性、必要性、实用性和可行性,避免重复劳动和研究资源的浪费。

科研探索的路上充满未知,每走一步都需三思而行。面对选题的重重"陷阱",研究者唯有大胆选择,充分论证,方能越挫越勇,无往而不胜。

12. 选题的诱惑:如何防范量性研究选题的"泡沫"效应?

选题如同捧起一片海浪,泡沫虽美却转瞬即逝。在量性研究中,防范选题的"泡沫"效应,需要穿透浮华的泡沫,看清真实的波涛,确保研究内容稳固充实,才能不被虚幻的浪花所迷惑。

量性研究选题"泡沫"的常见原因有以下几个。

(1)研究热点效应。研究者倾向于选择当前流行或热门的研究主题,而忽视其他同样重要但并不是热门的主题。

(2)文献引用效应。研究者倾向于选择已经被大量引用的研究主题或方法,而不愿去探索新的领域或方法。

(3)资源倾斜效应。热门领域通常会吸引更多的资源,研究者倾向于选择获得资助更多的研究主题,导致对其他研究领域的忽视或关注不足。

(4)评价机制影响。学术评价体系可能会偏向部分热门领域的研究成果,从而影响研究者的选题倾向。

(5)媒体舆论导向。媒体报道和社会舆论可能会影响研究者的选题,使他们更倾向于选择被大众认可和关注的研究主题。

(6)学术圈闭环效应。学术圈内的观点和趋势可能会形成一种封闭的循环,使得某些研究领域持续受到关注,而其他领域被边缘化。

量性研究选题"泡沫"的规避策略有以下几个。

(1)深入思考。在选题前,需深入思考研究问题的重要性、学术意义和实际应用,确保选题的价值,而不仅仅是一时的热度。

(2)广泛阅读。进行广泛的文献阅读和综述,了解当前学科领域的研究热点和争议,寻找未被充分探索的领域或问题,避免盲目跟风。

(3)咨询同行和专家。与导师、同行或其他业内外专家讨论,听取意见和建议。他人的反馈有助于评估选题的新颖性和研究前景。

(4)注重方法论。确保研究选题明确、方法可行,研究者应尽量避免过度关注研究热度而忽略科学研究基本原理和方法。

(5)多角度考量。注重学科交叉,多角度审视,避免学术壁垒的限制。

总之,科研选题时,适当的热度是必要的,但并非"越热越好"。

第二章　设计之舞：量性研究设计的构建

13. 排兵布阵：量性研究的设计方案如何布局？

量性研究的设计如同一场精心策划的棋盘博弈，布局精妙，才能确保棋子下得精准。设计量性研究方案时，可以从以下几个方面着手。

（1）明确研究问题和目的。在开始研究前需明确研究问题和目的，有助于确定需要收集的数据类型以及研究的范围和深度。护理研究问题通常源于临床工作，需要经过凝练和转化，才能将其变成一个具体、可研究的科学问题。"FINER"原则可帮助审查研究问题是否经得起推敲，即可行性（feasible）、趣味性（interesting）、创新性（novel）、符合伦理（ethical）和相关性（relevant）。

（2）确定研究设计类型。护理研究常用的量性研究设计包括描述性研究、分析性研究和实验性研究等多种类型，研究者需要综合考虑研究问题的特点、研究目的、可行性等，选择最合适的设计类型。例如，随机对照试验被认为是确立因果关系和评价干预效果的最佳设计，但在临床情境中，观察性研究却可能是更合适或唯一可行的选择。因此，只有最合适、可行的研究设计，才是最好的设计。

（3）选择研究样本和抽样方法。选择具有代表性的样本是保证研究结果准确、可靠的基础。研究者需对目标人群进行定义，制定清晰、明确的研究对象纳入和排除标准，继而选用合适的抽样方法才能确保招募到足够数量的研究对象。常见的抽样方法有：①简单随机抽样（每个研究对象都有同等机会被选中）；②分层抽样(总体被分为不同的层或组,然后从每一层中随机抽取样本);③方便抽样(选择最容易接触到的研究对象作为样本);④配额抽样(根据总体中某些特征的比例分配样本,确保样本在相关特征上与总体相似);⑤目的抽样(根据研究目的有意识地选择特定的研究对象);⑥滚雪球抽样(通过现有研究对象推荐其他符合条件的研究对象)。

(4)确定研究变量和测量工具。根据研究内容和目的选择研究变量,并明确每个变量的测评方式和工具。例如,要了解护士对临床工作的感受,幸福感便可作为其中的一个研究变量,而《心理幸福感量表》则可作为备选的测评工具。

(5)明确数据收集和分析方法。设计合适的数据收集策略和方法是确保数据质量和研究有效性的关键。常用的数据收集方法包括问卷调查、观察和生物测量等。恰当的统计分析方法,如描述性统计分析、相关分析或回归分析等,可帮助研究者得出科学、准确的研究结果。

(6)解释研究结果和形成结论。对研究结果的分析和解读,可帮助回答研究问题,验证研究假设,并得出相应的结论。但研究者须保持审慎,避免过度解读和延展,导致研究偏倚。

在量性研究的精妙棋局中,每一步棋都充满了智慧和策略,只有做到布局时有全局观,行动时有策略性,量性研究才能"赢得"漂亮。

14. 画地成图:量性研究中理论/概念框架有什么"超能力"?

位于阿拉伯联合酋长国迪拜的哈利法塔是世界上最高的建筑,标准高度为 828 米。它之所以能高耸入云且稳固如磐,除了有坚实的地基,更有一个连接紧密、牢不可破的"铁骨"框架。在量性研究中,理论/概念框架便是它的"铮铮铁骨",在研究的设计和实施过程中发挥着独特的"超能力"。

(1)理论框架(theoretical framework)是指在研究中所采用的现有理论体系,这些理论包括经典理论、最新研究成果或者研究者自己提出的新理论。理论框架在量性研究中的作用主要体现在以下几个方面。

❶ 指导研究设计和方法选择。理论框架提供了研究问题、研究对象、研究方法和数据收集方式的指导。通过理论框架，研究者可确定哪些变量需要被控制，哪些变量需要被测量，以及如何将这些变量整合到研究设计中。

❷ 提供假设和预测的基础。理论框架通常包括一系列的假设，这些假设可被量性研究方法所检验。研究者可通过理论框架提出对现象的预测，然后通过数据分析来验证这些预测。

❸ 增强研究的解释力。理论框架可提供对研究结果的解释。当研究结果与理论框架中的预测一致时，可增加研究的可信度；当研究结果与理论框架中的预测不一致时，理论框架可帮助研究者探索原因，并引导新的理论发展。

（2）概念框架（conceptual framework）更注重研究的具体内容和范围，它通常在研究设计阶段被构建，并在数据收集和分析过程中提供指导。概念框架在量性研究中的作用主要体现在以下几个方面。

❶ 定义和分类研究中的变量。概念框架帮助明确研究中的关键概念和变量，为这些变量提供明确的定义，并指出它们之间的关系。

❷ 确定数据收集的方式。概念框架有助于研究者确定如何收集和测量变量。例如，可指导量表的设计、问卷的构建或实验条件的设定。

❸ 辅助数据分析。概念框架在数据分析阶段也起到重要作用，可指导研究者解释数据，识别和分析变量之间的关系。

总之，无论是理论框架还是概念框架，它们都是量性研究中不可或缺的重要组成部分，二者在量性研究构建整体框架时均展示出了神奇的"超能力"。

15. 相得益彰：理论框架和概念框架有什么微妙关系？

理论框架和概念框架就好比量性研究设计过程中的"两把神剑"，虽各身怀绝技，但若能"携手同行"，则能"相得益彰"，实现"1+1＞2"的效果。

理论框架基于现有的理论体系，为研究提供宏观的理论支持和指导。它引入并描述了一系列相关的理论、模型、原则和定义，通过确定变量之间的关系来解释研究现象。理论框架通常包括已经被测试和验证的理论知识，它为研究提供理论层面的指导且帮助解释现象。例如，在提升老年糖尿病患者自我管理能力的研究中，研究者基于 Roy 适应模式这一成熟理论中"人是一个适应系统"的理论观点，提出从"老年糖尿病患者如何适应疾病带来的生活变化"这一崭新视角或可为提升老年糖尿病患者自我管理能力提供新方向。在实际的研究中，找到一个完全契合研究主题的理论是非常困难的，有时会出现理论过于抽象或宏观，因而无法在操作层面对研究提供具体指导。此外，缺乏现有理论也是时常发生的情况。

概念框架通常关注特定研究的具体内容和范围，涉及对研究对象的定义、分类以及变量间关系的界定和描述。在量性研究中，这一框架能帮助定义研究问题或数据点，形成研究假设，为数据分析提供指导。概念框架的形成依据既来自实证性资料，即文献报告的他人研究结果、数据库、硕博士论文等，又来自理论性资料，包括现有理论、模式、模型、专家意见等。例如，研究者可根据前人的研究结果构建自己研究中关键变量之间的关系，形成概念框架来指导研究假设的提出和数据的收集与分析。

每一个研究都需要有一个坚实有力的"框架"来支撑项目的顺利开展。这个框架可完全基于现有的一个或多个理论而搭建，此时它被称为研究的"理论框架"。如没有现成的理论可以参考，只能从他人的研究中获得灵感，此时它被称为研究的"概念框架"。此外，还有一种情况，那就是框架的构建依据部分来自现有理论，部分来自他人的研究成果,此时它也被称为"概念框架",使得框架的构成来源更丰富。

总之,理论框架是从抽象层面提供理论支撑和解释,而概念框架则是从具体层面界定研究的内容和变量。理论框架是其"骨架",提供了研究的理论基础和结构,而概念框架则是研究工作的"灵魂",定义了研究的实质。二者之间是一种交融、互补的关系。

16. 取之有法:如何选择合适的理论/概念框架?

对于量性研究而言,选择合适的理论/概念框架是学术研究中的关键步骤。面对理论/概念框架的选择,下面的建议能为研究者提供帮助。

(1)明确研究目标和问题。研究问题的明确性直接影响理论框架的选择。

(2)文献回顾。通过广泛的文献回顾,了解特定研究领域内已被广泛接受和验证的理论和观点,有助于熟知当前的研究趋势和理论/概念框架的选择。

(3)理论的适用性。选定的理论框架应与研究问题紧密相关,能对研究现象的解释和预测起指导作用。理论框架应能支撑研究的假设和论点,尤其是其他学科及领域的理论,需严格论证,谨慎使用。

(4)逻辑的一致性。理论框架在逻辑上应是一致的,能在其内部一致性的基础上合理地推导出研究假设。

(5)概念的清晰性。概念框架应清晰定义研究中的核心概念及其相互关系,这有助于提升研究的一致性和可复制性。

(6)理论基础。理论框架应建立在坚实的理论基础之上,这些理论应是经过验证,并在学术界得到广泛认可的。同时,也需对新的理论和概念保持开放的态度,审慎评价,择优留用。

(7)方法论匹配。所选理论框架应与研究方法论相匹配,能指导数据收集和分析。

(8)专家意见。构建理论/概念框架时,可以咨询领域内专家的意见,他们的经验和建议有助于理论的选择,尤其是对新兴的研究领域或主题。

（9）理论与实际结合。理论框架不仅要抽象和普适，还应与实际情况相结合，对现实问题提供有意义的见解。

综上所述，选择合适的理论/概念框架是一个综合性的决策过程，需要研究者对研究领域具备深入理解的能力和判断力。这一过程涉及对现有理论、研究成果、最新进展及未来趋势的评估、与研究问题的匹配度分析，以及对研究目的和方法的全面考量。

17. 分门别类：量性研究的常见设计类型有哪些？

选择研究设计犹如"量体裁衣"，只有厘清"款式"，对设计类型做到"心中有数"，才能在制定量性研究的设计方案时，做到精准匹配，恰到好处。

根据是否对研究对象施以人为干预因素（干预措施），量性研究可分为观察性研究（无干预）和实验性研究（有干预）两大类。

（1）观察性研究（observational study）：是在自然状态下对研究对象的特征进行观察、记录，并对结果进行描述和对比分析。研究者对研究对象未施加任何干预，研究过程不会改变研究对象的状态或环境，具体包括以下两种类型。

❶ 描述性研究（descriptive study）：描述研究对象的特征、研究现象在特定时间、地点、人群中的分布状况等。通常不涉及因果关系的探究，仅侧重于信息提供，帮助研究者了解某一现象的现状，又被细分为三种类型。a. 横断面研究（cross-sectional study）：是在某一特定时间点对研究对象进行观察和数据收集，提供关于研究对象当前状况的快照。例如，针对某城市成人糖尿病患者，在某一时间节点收集其血糖水平及生活方式相关数据，了解该城市成人糖尿病患者的血糖及生活方式现状。b. 纵向研究（longitudinal study）：用于观察同一研究对象随时间推移而发生的变化，揭示变量间的长期趋势和模式。例如，针对新入职护士，在不同时间点（如开始工作、工作六个月、工作一年）进行问卷调查，了解其入职一年内的工作压力变化轨迹。c. 病例报告研究（case report study）：通过关注单个或多个患者的临床表现、诊断、治疗和预后等

情况,提供新的医学信息。例如,针对某一罕见病例,详细记录该患者的病情变化、护理干预措施和护理效果,为临床护理实践提供借鉴和参考。

❷ 分析性研究(analytical study):通过比较不同人群的疾病发生情况,确定特定的危险因素或暴露与疾病之间的因果关联,包括两种类型:a.病例对照研究(case-control study):由果及因。通过回顾性地比较病例组和对照组的暴露历史,收集两组人群的特定因素(如生活方式、环境暴露等)信息,使用统计学方法来评估这些因素与疾病之间的关联性。例如,探究吸烟与肺癌之间的关系,研究者可采用病例对照研究设计,选取两组研究对象,一组确诊为肺癌,而另一组则未患肺癌,从而比较两组人群中吸烟者的比例。b.队列研究(cohort study):由因及果。研究开始前就确定了暴露于某因素的人群和未暴露的人群,随访一段时间后,观察两组人群疾病发生的变化,直接评估暴露因素与疾病结局之间的因果关联。例如,在一项探究夜班对护士健康影响的研究中,研究者选择了两组护士,一组参与夜班轮班,而另一组则不参与夜班轮班,随访三年后,比较两组护士中出现健康问题(如心血管疾病、心理健康问题等)的比例。

(2)实验性研究(experimental study):主要用于确定因果关联。通过在控制条件下操纵一个或多个变量,观察这些变量对其他变量的影响。根据是否随机抽取研究对象,实验性研究又分为随机对照试验和非随机对照试验两类。

❶ 随机对照试验(randomized controlled trial,RCT):是一种严格的实验性研究设计,用于评估干预措施(如护理照护)的有效性。RCT须遵循三个基本原则(即随机分组、设置对照和实施盲法),其优点在于因果关联推断效能高,而缺点是可能无法在现实世界中完全复制研究条件以及实验结果可能会受到某些未被控制的变量的影响。例如,在一项探讨某种新型护理干预对降低术后并发症的研究中,研究者将术后患者随机分为两组,一组接受新型护理干预,另一组接受常规护理,通过比较两组患者的术后并发症发生率来评估新型护理干预的效果。

❷ 非随机对照试验(non-randomized controlled trial，NRCT)：相较于 RCT，NRCT 的主要不同在于其缺乏随机化。在 NRCT 中，研究对象的分组不是随机的，而是根据研究者或患者的意愿、病情的紧急程度、干预措施的可行性等因素决定的。由于缺乏随机分配，NRCT 可能存在选择偏倚，故而其研究结果的推广受到一定限制，解释研究结果时也需更加谨慎。例如，在一项非随机对照试验中，研究者选择一组自愿接受某种新护理程序的患者作为干预组，同时选择一组未接受该护理程序的患者作为对照组。由于分组不是随机的，因此，干预组和对照组之间可能存在某些已知或未知的差异，这可能会对研究结果的解释产生影响。

总之，量性研究的设计类型是一个大家族，家中的成员众多，各有所长。作为研究"新手"，面对不同的研究主题，你是否有信心为它找到最合适的设计类型呢？

18. 横断面研究，"断"得清因果关联吗？

横断面研究又称为横断研究或现况研究，是护理学科领域应用最广泛的研究设计之一，通过在特定时间点对一组对象或事物进行数据收集和分析，从而了解它们在某一时刻的状态、特征或关系，描述不同变量之间的关联状态。横断面研究提供变量之间的横断面快照，揭示群体特征和相互关系，但通常难以判断因果关系。主要原因有以下几个。

(1)相关性不等于因果性。横断面研究可以揭示变量之间的相关性，但相关性并不等同于因果性。即使两个变量在统计上显著相关，也可能是由第三个变量引起的，或者是一种偶然的关联。

(2)逆向因果关系。在横断面研究中，观察到的关联并不意味着因果关系。有时两个变量之间可能存在双向关联或逆向因果。

(3)混杂因素。横断面研究通常无法控制所有的潜在混杂因素，即那些既和原因变量(自变量)相关，又和结果变量(因变量)相关的第三方因素。如果这些混杂因素没有在研究中得到妥善处理，将可能误导对变量之间关联性的解释。

(4)时间顺序问题。确定因果关系需要明确哪个变量是因、哪个是果,并且需要排除其他可能的解释。横断面研究仅在一个时间点上收集数据,因而无法确立变量之间的时间顺序。

(5)长期效应的缺失。因果关系通常涉及一个变量对另一个变量长期的影响,而横断面研究只涉及一个时间点或短期时间段,因此通常无法揭示这种长期效应。

(6)动态过程的静态描述。横断面研究是对某个时点上状态的描述,而因果关系涉及动态过程。静态的快照无法捕捉到变量随时间变化的动态过程,因此难以判断因果关系。

综上所述,尽管横断面研究难以判断因果关系,但它仍然是因果关系研究中的重要一环,可提供对现状的描述和相关因素之间关联性的描述,并为未来的研究提供方向和线索。

19. 分析性研究,"分"得清前因后果吗?

佛说"世界的真相是因果",而科学研究则是"揭开真相"的"神兵利器"。分析性研究包括队列研究和病例对照研究两种形式,通过以下几个方法有助于判断因果关系。

(1)对比机制。"对比"是评判高低,筛选优劣,分清主次的关键。通过对不同暴露状态人群的比较,分析性研究能够揭示暴露因素(原因)与疾病(结果)之间的潜在联系。例如,病例对照研究通过选取患有特定疾病(病例)和未患病(对照)的人群,比较两组人群在某一暴露因素上的差异。

(2)控制混杂因素。排除干扰是明确事情发生"真因"的又一关键所在。在设计优良的分析性研究中,研究者应尽量控制或调整其他可能影响疾病发生的因素(如年龄、性别、生活方式等),以确保观察到的关联性是由于暴露因素本身而非其他变量所产生。

(3)因果推断。从事情发生的因果顺序来看,队列研究是一种前瞻性的分析性研究方法,它能从因果关系的方向进行推断(即先有暴露,后有结局的发生),因此能较为确信地评估暴露与结果之间的因果关系。

(4)统计效应。分析性研究在恰当的设计和充分的数据支持下,能提供较强的统计效应,这意味着研究结果具有较高的可信度,能有效地检验病因假设。

(5)长期随访。分析性研究中的队列研究通过长期随访,能观察到暴露因素与结局(如疾病等结局指标)之间的时间序列关系,有助于判断因果关系的时序性。

在分析性研究中,研究者通过对比暴露组和非暴露组(或病例组和对照组)结果的发生概率,计算相对风险(relative risk,RR)等关键指标,实现对因果关系的判断。值得注意的是,当结果显示暴露与结果之间存在显著的统计学关联时,也无法判断二者之间存在必然因果。考虑到分析性研究可能出现回忆偏倚、选择偏倚、时间跨度长、研究花费高、患者依从性不高导致的失访/漏访等风险,重复验证或与其他类型研究的联合使用是非常必要的。总之,虽然分析性研究在明确因果关系方面发挥了关键作用,但仍需谨慎解读结果,避免误判。

20. 回顾推演:回顾性队列研究与病例对照研究有什么区别?

回顾性队列研究与病例对照研究在时空的维度上,犹如电影《大话西游》中的"月光宝盒","回到过去"为今天的"结果"找寻"原因"。二者虽然看似相像,但却风格迥异。

(1)观察方向不同。回顾性队列研究由因及果,即在疾病发生前对暴露因素进行研究,观察这些因素是否导致疾病的发生;病例对照研究由果及因,即在研究开始时已经存在一个患有特定疾病(结果)的病例组,然后找到一个对照组,这个对照组在疾病发生之前与病例组在多个可比较的变量上是相似的,回顾性地分析可能的危险因素,探讨这些因素与疾病之间的关联。

(2)人群选择和暴露的定义不同。回顾性队列研究选择一个特定的暴露人群和一个相应的未暴露对照人群,然后追踪这两组人群的结果发生情况。病例对照研究则选择一个患有特定疾病的人群作为病例组,然后找到一个在多个可比较的变量上与病例组相似的对照组,再回顾性地收集两组人群的暴露情况。

(3)分组方式不同。回顾性队列研究按有无暴露及暴露程度进行分组;而病例对照研究则是按有无发病进行分组,即在已知的病例和对照组中回顾暴露历史。

(4)资料收集方式不同。回顾性队列研究是在已有的队列中回顾暴露历史并观察后续结果;而病例对照研究是在已知的病例和对照组中回顾暴露历史。

(5)研究设计的本质不同。回顾性队列研究本质上属于前瞻性研究设计,资料可靠,一般不存在回忆偏倚,可直接获得暴露组和对照组人群的发病率或死亡率,计算反映疾病危险强度的指标;而病例对照研究则是回顾性研究,其对照必须是来自产生病例的总体,对照的形式包括成组比较法、成组配比对照和个体配比对照。

回顾性队列研究和病例对照研究是两种常见的流行病学研究设计,均属于量性研究中的分析性研究设计"派别"。然而,回顾性队列研究和病例对照研究在观察方向、人群选择等方面存在显著差异。在研究的设计与实施过程中,研究者需根据研究目的和资源的可用性等进行综合研判,需审慎决策。

21. 随机对照试验,随机的魔法在哪里?

在科学研究领域,随机对照试验化身"正义的使者",通过"随机化"保证了研究的均等性。随机对照试验的"随机"究竟有哪些"魔法"呢?

(1)避免选择偏倚。非随机的分配可能导致某些重要的预后因素在试验组和对照组之间分布不均,造成选择偏倚。通过随机分配,每一个受试对象都会获得均等的机会进入试验组或对照组,从而确保试验组和对照组的分布是随机的,不受研究者或研究对象个体的选择偏好影响,避免人为的选择偏倚。

(2)控制混杂变量。世界是极为复杂的,在对某一现象进行研究的过程中,有诸多因素会对研究的自变量和因变量同时产生影响,从而干扰研究结果的准确性。而随机对照试验是将研究对象随机分配到试验组和对照组中,这能有效消除干扰性因素的影响,使得试验组和对照组在除了干预措施之外的其他因素上保持均衡性、可比性。

（3）增加结论的可靠性。随机分配使得试验组和对照组的组间比较更加直接和有效，因为其假定两组是相似的，当观察到两组之间在结局变量/指标上出现差异时，从而更有信心地将这种差异归因于所研究的干预措施，让研究更具说服力，结论更加可靠。

（4）提升因果推断效能。随机对照试验设计减少混杂因素的影响，因此更容易推断出干预措施对研究结果的因果影响。

（5）保障伦理的合理性。随机对照试验可确保每个研究对象有均等的机会接受干预，因此能降低对研究对象的不公平对待，保障研究的伦理合理性。

（6）提升研究的可重复性。由于随机分配的策略具有可复制性，其他研究者在类似条件下重复试验，以验证结果的可信度。

随机对照试验中要求研究对象机会均等，而机会均等就必须要减少干扰。随机对照试验通过"随机化"有力地保障了研究对象的均等"机会"，最大限度地控制其他因素的干扰，在一定程度上消除或减少了其对研究结果的影响，提升了研究的科学性、可靠性和有效性，充分展示了其"魔力"所在。

22. 随机对照试验中，盲法设计如何"设盲"？

"盲法"是随机对照试验的又一个重要"法宝"，通过对相关研究人员设置不同的"盲法"，充分降低人为因素对研究过程和结果的干扰。在随机对照试验中设盲的方法主要包括单盲、双盲和三盲。

（1）单盲是指研究对象不知道自己的分组和所接受处理情况，从而减少来自研究对象的偏倚。在单盲试验中，通常只有研究者知道分组信息，而研究对象并不知道自己被分配到哪个组，从而减少了研究对象的主观因素对实验结果的影响。

（2）双盲则进一步要求研究者和研究对象都不知道分组信息，这样更能确保实验结果的客观性。在双盲试验中，研究者也不知道每个研究对象被分配到哪个组，可以最大限度地减少研究者和研究对象的主观因素对实验结果的影响。

(3)三盲是最高级别的盲法,是指除了研究者和研究对象外,数据收集者或统计人员也不知道相关的分组信息,但在实际操作中较为罕见,实施难度较大。

实际研究中,为了保证盲态的维持,研究者需做到以下几点。

(1)随机分配的不可预测性是盲态保持的前提,这意味着在确认研究对象的入组顺序/随机顺序前,不应让研究者或其他相关人员知晓其干预分组信息,避免选择性偏倚。

(2)分配隐藏是指在临床试验的研究对象入组前对预先确定的干预分组信息及其生成方法和参数进行隐藏的措施。常用的分配隐藏的方法有信封法、交互式网络应答系统(如 interactive web response system,IWRS)等。

"盲法"犹如一块神秘的"面纱",在研究的过程中有效地遮挡了被设盲人员的眼睛,控制了人为干扰,但实施过程中要时刻关注,针对出现的盲法破裂及伦理困境及时给予有效应对,如在某些情况下需要告知研究对象他们的治疗情况。

23. 非随机对照试验,哪些派别可以探寻?

在护理研究中,当研究对象不能做到随机分组或没有设置平行对照时,非随机对照试验也许是更合适的选择。针对不同的研究情境,又有哪些设计类别可供选择呢?

(1)自身前后对照试验。与传统的对照试验不同,自身前后对照试验是将同一研究对象在干预前后的结果进行比较,避免了研究对象之间的差异对结果的影响。在护理研究中,大多数情况下是由于伦理问题或研究情境受限等原因,使得研究对象无法设置对照组,此时,以自身为对照成为更合理的选择。例如,研究者想评估集体健康宣教干预模式对社区居民健康行为的影响。在健康教育活动前,收集居民的饮食、运动等健康行为(前测),进行为期三个月的集体健康宣教干预后,再次调查居民的健康行为,比较居民前后调查结果,分析健康教育对居民健康行为的影响。

(2)非随机同期对照试验。其包括三个主要特点:非随机、同期和对照。①非随机是指研究对象的分配不是采用随机化原则实现的,而是研究者根据研究对象的特征和有关因素人为地将其分配到试验组和对照组。②同期是指研究中干预组和对照组的研究对象在同一时间段内接受观察和数据收集。③对照意味着通常有一组未接受干预的研究对象,用于比较干预组的效果,评估干预的有效性。非随机同期对照试验能反映现实世界中干预的效果,更适合临床实践的评估。但由于缺乏随机分配,干预组和对照组在基线特征上可能存在差异,结果可能会受到混杂因素的影响,其因果推断效能有限。

(3)历史对照试验。利用历史数据作为对照组,与当前研究组的结果进行比较。通过比较两组在不同时间或不同干预下的结果,从而评估新干预措施的效果。此类设计在某些情况下可避免使用随机对照试验的复杂性和伦理问题。但历史数据的质量和一致性可能会影响结果的可靠性。研究对象的背景、治疗标准等可随时间变化而发生变化,从而影响比较的有效性。

总之,非随机对照试验可行性好、依从性高,但由于难以保证试验组和对照组的均衡可比性,可能会导致临床试验的结果产生偏倚,要谨慎使用。

24. 实验性研究中,方案构建如何站在巨人(理论/专家/文献)的肩膀上?

实验性研究方案的构建,犹如登山。如能用好已有理论、专家资源、循证证据和文献资料,便能"站在巨人的肩膀上"看得更远,构建出理想的研究方案。具体该如何使用呢?

(1)运用已有理论。基于文献回顾,选择合适的理论框架(如社会认知理论、健康信念模型等),构建研究假设,阐明变量之间的关系,指导研究设计。根据研究需要,可以选用单一理论,也可以选用多个理论进行融合。需注意理论和研究主题的适用性,尤其是借用其他学科或领域的理论时,需谨慎。

(2)利用专家资源。组织开展专家咨询,联系该领域的专家,进行访谈或讨论,获取他们对研究问题的看法和建议。参加相关领域的学术会议,获取最新研究动态和专家意见,建立网络联系。

此外，还可建立多学科团队，充分利用团队成员的专业知识和技能，提高研究方案的全面性。

（3）循证证据的整合。进行系统性文献综述，汇总和分析已有的研究证据，为研究方案提供背景和支持，确保研究方案的科学性。使用已有的标准化工具（如问卷、测量工具）和经过验证的干预措施，确保研究的有效性和可重复性。可以遵循循证证据的等级，从高到低进行选择，确保可靠性。

（4）用好文献资料。文献查阅，了解相应研究主题或领域的研究现状，以及最新研究进展及成果，尤其是与拟开展研究关系紧密的变量。综合运用他人的研究结果构建研究框架，细化研究方案，提升可行性和可信度。但要注意，文献资料质量参差不齐，研究者需尽量选用研究设计精良、样本量充足的高质量文章，让研究基础更加夯实。

对于实验性研究，研究方案犹如剧目的"脚本"或旅行的"地图"，充分用好前人的成果，才能构建出期待中的"研究方案"，让科研之旅更加自信。

25. 机制/模型/路径研究，不识庐山真面目？

在科学研究中，研究者通过多种策略和方法来探究世界的发生、发展、运行机制，包括机制研究、模型研究和路径研究等。

（1）机制研究。通常使用实验设计，例如，分子生物学技术、神经影像学或生理学测量等，以探究特定生物过程或现象背后的生物学、生理学、化学等基本机制。这种研究通常关注和了解事件如何发生、为什么发生，以及其背后的生物学或物理学原理。

（2）模型研究。涉及使用简化的系统或代表性模型（如数学模型、计算模型、动物模型等）来模拟复杂的自然现象。研究人员构建和验证模型，通过对模型的研究和分析来了解复杂系统的行为，预测系统的响应以及测试假设，然后使用它们来预测或解释真实世界中的现象。

（3）路径研究。旨在探索变量之间的直接关系和间接关系，以确定变量之间的因果路径，以便预测或改变特定结果。这种研究通常使用统计模型来分析变量之间的关系,如结构方程模型或其他统计方法。

综上所述,三者不尽相同,且各有所长。由于它们都涉及对复杂系统或现象进行探究和理解,所以它们之间存在一定的联系和重叠之处。

首先,机制研究和模型研究是相互补充的,因为机制研究有助于揭示现象的基本原理,而模型研究则利用这些原理来构建模型和预测系统行为。

其次,路径研究通常是使用模型来描述和解释变量之间的关系,因此与模型研究之间存在密切联系。

总之,机制研究、模型研究和路径研究在科学研究中扮演着不同但又相互关联的角色,能帮助人们更好地理解和解释复杂的生物学、社会学等现象。

26. 临床研究是不是必须要"报备",注册是不是"标配"?

在医院环境下,每一位入院治疗的新患者都需要先经过门诊医生的接诊,再录入医疗系统,开具"入院证"后才能入院治疗。在科学研究领域,临床研究就像每一位新入院的"患者"一样,他们通常都需要先行"报备"并规范"注册后"才能正式开展。

临床研究是指在人体或动物体内进行的研究,旨在评估新药、新治疗/干预方法或新诊断工具等的安全性和有效性。它是一项严谨的研究设计,需要遵循伦理原则和法律规定,确保研究结果的真实性和可靠性。

(1)报备。在部分国家和地区,临床研究需要向相关的监管机构或伦理审查委员会(如中国的药物临床试验质量管理规范,GCP)提交研究计划和相关文件,以获取批准进行研究的过程。这种报备通常包括提交研究设计、知情同意书、病例报告表格、研究药物信息等内容,以确保研究方案符合伦理标准和法规要求。其主要目的是确保研究遵循伦理原则,保护研究对象的权益,并确保研究的科学性和合法性。

(2)注册。临床研究注册是指将研究信息公布在公共数据库中,如世界卫生组织的国际临床试验注册平台(WHO ICTRP)或其他国家或地区的临床试验注册平台。研究者可以在注册平台上查看正在进行的和已经完成的临床研究,防止选择性报告和结果偏倚,提高研究结果的透明度和可信度。同时,注册还能保障研究人员和公众查询和追踪研究的进展和结果,确保研究结果的可靠性和可追溯性,减少重复研究的可能性,节省研究资源和时间。

目前,在世界范围内,临床研究通常需要进行"报备"和"注册"。在部分国家和地区,临床研究的"报备"和"注册"已经成为标准实践,并受监管机构的监督和要求,以确保研究的透明度、可追溯性和伦理合规性。在护理学科领域,尤其是针对涉及人体试验的量性研究,"报备"制度已基本成为常规要求之一,而对于"注册"的要求尚不严格。随着护理学科的快速发展和研究领域的不断延展,将会有越来越多的关于护理的临床研究,"报备"和"注册"的管理要求也将更加严苛和规范。

27. 实验性研究的伦理审查要谨慎,哪些"坑"需要避开?

实验性研究,因严格的设计、有效的控制,生动地诠释了科学研究的"精度"。然而,如果缺少了伦理的"温度",再精准的研究也只是"折翼的天使",注定无法展翅高飞,直冲云霄。伦理是科学研究的"底线",在进行伦理审查时,需要注意以下内容。

(1)社会影响和后果。有时研究人员过于关注科学问题本身,忽视了研究可能会对社会产生的影响和后果,如社会不公正、歧视或其他负面影响。

(2)研究设计和方法论。确保研究设计符合科学伦理标准,方法论合理可行。一定要避免过度干预或不当操作,并最大限度地减少潜在的伦理风险。

(3)研究对象代表性。在招募和选择研究对象时,可能存在对研究对象代表性的忽视,从而影响到研究的科学有效性和社会意义。

(4)数据处理和共享。在数据处理和共享时,研究人员可能因忽视数据隐私和保密的重要性,未能妥善保护研究对象的个人信息。

(5)冲突利益管理。伦理审查时可能忽视或未能充分识别研究人员、赞助商或其他利益相关方的潜在利益冲突,对研究结果和研究对象权益产生影响。

(6)长期监测和跟进。有时研究人员未能考虑到研究的长期影响和研究对象的长期福祉。长期监测和跟进对于评估研究干预的效果和影响至关重要。

(7)伦理文化差异。研究者容易忽视不同文化背景下的伦理观念和价值观之间的差异,从而导致无法更好地保护研究对象的权益和福祉。

(8)紧急情况和危机处理。研究中可能会出现紧急情况和危机,研究者如未能制定合理、有效的应对策略,则可能导致研究对象在面临风险时无法得到及时的支持和帮助。如在关于心理主题的研究过程中,研究对象可能会出现情绪问题,研究者如未能提前预估,做好应急方案,则可能会给研究对象带来负面影响或伤害。

总而言之,正确认知并准确识别出这些潜在的伦理审查盲点,并在实验性研究设计和实施过程中加以考虑和处理,研究人员可以更好地保护研究对象的权益和福祉,确保研究符合伦理要求。

28. 研究方案实施前,预实验的"彩排"怎么排?

中国杂技素以极高的难度、精准的配合惊艳世界。正是成千上万次的排练和预演,才成就了舞台上的精彩瞬间。预实验是正式研究前的小规模实验,是对正式研究的"彩排",通过评估研究设计的可行性、检验数据收集工具的有效性和可靠性,从而为正式研究做好准备。预实验如何进行"彩排"?

(1)制定严谨的预实验设计方案。预实验是一个严谨的研究过程,提前制定严谨的研究设计,才能确保预实验有序进行,以达到预期目标。一般需要考虑研究对象的可及性、数据收集策略的可行性、时间框架和预算等关键要素。

(2)提前申请伦理审查并获得批准。符合伦理规范是预实验实施的前提,研究者在提交伦理审查并获得伦理审查委员会的批准后,才能开始预实验的组织和实施。例如,严格落实"充分告知"及"知情同意"等基本要求。

(3)选择合适的预实验对象。预实验的研究对象必须和正式研究中的研究对象保持一致,因此,需要制定清晰、明确的纳入及排除标准、可行的招募策略,从而选择合适的预实验对象。

(4)保障足够的预实验对象数量。目前对于预实验的样本数量尚无统一规范,对于不同的研究类型,其预实验的样本量要求也不同。例如,对于干预性研究,可根据干预措施的效应量大小来估算预实验的样本量,一般为20~100例,此外,研究设计不同时,其预实验样本量也不同,如组间独立比较时,每组样本量在20~40例。对于护理领域而言,文献中常用的预实验样本量在20~30例。

(5)准确记录预实验过程和结果。研究者需详细记录预实验的过程细节和结果,撰写预实验报告并妥善存档,以供研究过程的追溯和数据的复核。

(6)针对性修订正式研究的设计方案。根据预实验结果,全面评估正式研究的风险和阻力,对于预实验过程中出现的集中问题和重点问题给予针对性改进。

预实验是"浓缩版"的正式研究,是一个科学、严谨、规范的科学探究过程。目前,预实验在护理领域尚未得到足够的重视,且存在样本量过小、组织实施过程松散、过程记录不完整等问题,因此提高预实验在护理领域的重视程度,需要从现在做起。

29. 群魔乱舞:实验性研究中的常见偏倚有哪些?

在《西游记》中,唐僧师徒一路"降妖除魔",历经千辛万苦,终得真经。实验性研究在寻求可靠研究结果的漫漫征途中可能出现很多"偏倚",它们犹如乱舞的"群魔",随时可诱导研究结果出现偏倚。偏倚是指研究结果偏离了真实情况，准确识别实验性研究中的常见"偏倚"变得刻不容缓。

（1）选择偏倚。选择偏倚是指在研究对象的选取上存在系统性误差，例如，只选择特定类型的患者或环境，而忽略了其他可能影响结果的因素。常见原因如下：①非随机分配。研究对象没有被随机分配到试验组和对照组。②暴露确认偏倚。暴露确认偏倚是指暴露或干预的确认不准确。③过于严格的纳入和排除标准。严格的纳入和排除标准也可能会排除那些对研究结果有重要影响的人群。

（2）实施偏倚。如果干预的实施不一致，则可能因为干预实施偏倚对研究结果产生重要影响，如药物剂量错误或者不严格执行干预措施。此外，研究实施者还可能因为无意中得知分配结果，出现分配泄露，导致结果偏倚。

（3）测量偏倚。数据收集过程中由于测量工具、方法或人员的主观性，以及实验条件的不一致等原因而产生偏倚。

（4）报告偏倚。研究结果的报告可能会受到研究者的主观影响，出现报告偏倚，例如，只报告对研究结果有利的数据，导致重要结果的遗漏或误报。

（5）混杂偏倚。研究中可能存在一些重要的混杂变量，它们与暴露和结果都相关，但在研究过程中却没有被充分考虑或有效控制，导致结果出现偏倚。

（6）时间序列偏倚。干预措施可能受到时间趋势的影响，如实验中的处理或干预措施被部分研究对象提前或延后接受，则可能会影响结果的准确性。

（7）缺失数据偏倚。研究中存在数据缺失，特别是当缺失的数据与结果有关时，则可能导致偏倚。

（8）安慰剂效应。即使干预无效，患者或研究对象的期望可能也会导致某种积极的结果，这种安慰剂效应也可能导致结果偏倚。

（9）退出偏倚。研究对象在实验过程中退出或被排除，特别是如果退出原因与研究结果相关，则也可能导致结果的偏倚。

"偏倚"就像无处不在的"幽灵"，只有"精准锁定"，并以"迅雷之势"将其有效控制,才能确保研究结果的准确性和可靠性。

30. 实验性研究中,如何控制实施偏倚,避免"一叶障目"?

实施偏倚则是指研究实施过程中产生的系统误差,它会影响研究结果的准确性和可靠性。在实验性研究中,控制实施偏倚是确保研究质量的关键环节。要控制好实施偏倚,研究者需做到以下几个方面。

(1)明确定义研究方案。确保所有研究人员都对研究的具体步骤、操作流程和标准操作程序有明确的理解和统一的执行。

(2)随机化分配。通过随机分配研究对象到试验组或对照组,减少个体差异的影响,即减少选择偏倚。

(3)盲法设置。通过设置单盲、双盲、三盲,减少主观因素对研究结果的影响,防止信息偏倚。

(4)采用标准化的测量和记录方法。使用统一、标准化的工具或方法进行数据收集和记录,确保数据的一致性和准确性,减少观察偏倚。

(5)定期监督和质量控制。对研究过程进行定期监督,确保研究按照预定的方案进行。对数据进行复核,确保数据的准确性。

(6)研究者培训。确保所有研究人员都接受了适当的培训,以便研究人员能正确地执行研究程序和数据收集。

(7)预先注册研究方案。在研究开始前,预先注册研究方案,以减少研究的报告偏倚。

通过控制实施偏倚,能有效提升研究的内部效应和外部效应,尽可能避免"一叶障目"。

31. 混合方法研究设计,"妙"在何处?

量性研究和质性研究是研究者认识世界的常用方法,然而,由于其哲学基础和方法论的差异,代表量性研究和质性研究的后实证主义和建构主义阵营之间素有争论,给人一种二者"彼此对立,不可调和"的错觉。混合方法研究设计类型的"横空出世",起到充分调和的作用,彻底打破了二者"各自为战"的局面。混合方法研究设计在研究方法中可谓是"妙不可言",具体体现在以下几个方面。

(1)多视角和多维度。混合方法研究设计能从多个视角和维度来审视研究问题,从而更全面地理解现象的复杂性和多样性。质性研究数据提供深入的主观理解,而定量数据则提供客观的量化分析,使研究结果更加多维且具有说服力。在面对现实世界中的复杂问题时,混合方法研究能提供更为精细和多维度的理解。

(2)互补性和全面性。质性研究帮助研究者深入了解现象背后的细节和意义,而量性研究则提供更广泛的数据支持和量化分析,二者相互补充,保障研究结果的全面性。例如,针对护士职业压力的混合方法研究,量性部分提供直观的数理描述,用数字展示其压力的水平高低,质性部分则对护士出现高职业压力的原因进行探讨,从而更全面地对这一主题进行描述和解释。

(3)验证性和发现性。混合方法研究设计既能验证已有理论和假设,又能探索新的发现和理解,从而在研究过程中实现验证性和发现性的双重目标。例如,针对上述实例,研究者针对护士高职业压力的数据,在质性研究部分进行追问,如果结果一致,则二者即可互为印证;如果结论相悖,则提示研究者其中可能存在没有被关注但会影响护士职业压力水平的因素。

(4)适应性和灵活性。混合方法研究设计具有较高的适应性和灵活性,研究者根据研究问题和目的,灵活选择或结合量性和质性研究方法,并允许研究者根据研究进展和所遇到的问题动态调整研究设计,以满足研究需求。

总之,混合方法研究设计的"精妙"之处就在于其能综合利用量性和质性研究方法的优势,从而提供更全面、深入、可信的研究结果,为研究者认识世界提供更广阔的视角和更深刻的理解。

32. 混合方法研究设计,怎么"混"才合适?

混合方法研究设计,要想实现有机"混合",需要整合质性和量性的研究方法,以达到对研究问题的深入理解和全面解释。在研究实践中,研究者从以下几个关键因素着手,从而在混合方法研究设计中"混"得合适。

❶ 研究问题和目的。首先要明确研究问题和研究目的,确定混合研究的目的是整合质性和量性研究数据,还是为了验证或解释研究结果。确保混合设计在研究问题的探索性、描述性或解释性方面达到平衡。

❷ 混合设计的类型。考虑量性和质性方法在研究过程中的时机安排,确定哪些方法应该在研究的哪个阶段进行,以便能够有效地相互补充。可选择汇聚平行设计(同时进行量性和质性研究)、解释性顺序设计(先质性后量性或反之)、或多阶段跨层次设计(在大型研究中,同时开展量性和质性研究,且跨越一定时间长度、多阶段实施)等方式。

❸ 数据收集和分析。确定收集和整合质性与量性数据的方法和策略,确保数据的质量和一致性。在数据分析阶段,采用三角法、优先级排序、串联等方法来综合分析不同类型的数据。

❹ 理论框架和假设。确保混合研究设计在理论框架和研究假设上能有机地结合质性和量性的研究方法,以支持研究问题的深入探索和全面解释。确保质性和量性数据的收集和分析方法与所选理论框架和研究假设相一致。

❺ 结果解释和推论。在结果解释和推论阶段,要考虑如何综合质性和量性数据,确保研究结论既具备深度又具备广度,能全面回答研究问题。注意质性和量性结果之间的一致性、差异性和互补性,以提供全面和可靠的结论。

❻ 评估混合方法是否适合。研究者应评估数据资源是否充足、研究结果是否需要进一步解释、探索性发现是否需要一般化、是否需要第二种方法来增强第一种方法、是否需要采用某种理论立场,以及根据整体研究目标,研究是否适合采用多阶段或多项目的形式。

通过合适地整合质性和量性方法、考虑研究问题和目的、合理安排数据收集和分析、结合理论框架和假设以及综合结果解释和推论,从而实现混合性研究设计的有效"混合",进一步获得更全面、深入和可靠的研究结果。

第三章 主角登场：研究对象的选择

33. 耳聪目明：如何找寻合适的研究对象？

恰当的研究对象不仅能为研究提供可靠数据，还能确保研究的顺利进行和结果的有效性。研究者在选择研究对象时，必须保持"耳聪目明"，才能获得最合适的人选。

(1)在选择研究对象前，要明确研究的目的和意图。研究目的决定了研究对象的选择方向和范围。因此，在研究开始前，需要清晰地阐述研究问题、假设和预期目标，从而为后续选择研究对象提供指导。例如，如果研究的目标是评估一种新药对某种疾病的疗效，那么患有该疾病的患者则是最合适的人选。再例如，研究目标是评估一种药物在老年人中的疗效，那么选择60岁及以上的老年人群则更为恰当。

(2)充分考虑研究对象的特点是必要的。选取的研究对象应具有代表性，这意味着研究对象的特征应能反映研究总体的特征。因此，在选择研究对象时，往往需要综合考虑其年龄、性别、教育背景、职业特点、地域分布等因素，以上因素不仅影响研究对象的行为和态度，还可能影响研究的信度和效度。因此，在选择研究对象时，需要充分了解其特点，以确保研究的针对性和有效性。

(3)研究可行性是选择研究对象的重要考量因素之一。在选择研究对象时，需要考虑研究的资源限制、时间限制和成本限制等因素。如果研究对象的筛选和纳入过于复杂或难以实现，可能会导致研究进度受阻或研究成本过高。因此，在选择研究对象时，需要综合考虑实际情况和可行性，选择既具有代表性又易于操作的研究对象。

（4）在选择研究对象时，研究者还需要考虑实际操作的可行性和伦理问题。在可控范围内选择研究对象需契合研究者的资源和能力。如果研究者的资源有限，那么应选择容易接触和管理的研究对象群体。另外，研究者还应遵循伦理规范，确保不损害研究对象的权益和福祉。在招募研究对象时，应获得研究对象的知情同意，确保研究对象了解研究的目的、过程和潜在风险。

在选择研究对象的过程中充满了未知性和不确定性，研究者应时刻保持头脑清晰，综合考量可行性和研究需要，灵活调整，才能选择到最合适的研究对象。

34. 进退有据：研究对象的纳入和排除标准怎么设？

当研究者开始一项研究时，首先需要明确的就是研究对象。就像策划一场私人派对，需要确定哪些人适合参加，而哪些人不适合参加。这其中的关键，便是"纳入和排除标准"的设定。

恰当的"纳入和排除标准"能帮助研究者遴选到最合适的研究对象，设计标准时一般需要综合考量以下因素：①研究目的。纳入和排除标准应与研究的目标密切相关，以确保收集到的数据能回答研究问题。②样本大小。在设定标准时，要考虑样本量的大小，过于严格的标准可能导致样本量不足。③伦理考虑。确保所有标准符合伦理要求，尊重研究对象的权利和隐私。④可操作性。标准应具备可操作性，确保在实际研究中容易实施和执行。

"纳入标准"一般包括以下因素：①人口学特征。包括年龄、性别、种族等常需考量的重要因素。对于年龄因素，研究者有时为了提高研究的外推性，可适当拓宽纳入的年龄范围。②临床特征。如健康状况、疾病诊断及症状等。需要确保研究对象符合特定的健康条件，如未患严重疾病、无药物滥用史等。对于临床研究，要明确研究对象的诊断标准（如某种疾病的确诊）。③地理特征。例如，国内国外、省市区域等。④时间特征。即明确什么时间节点和范围内的人群适合纳入。需要注意的是，由于样本的易于获得性和研究的科学性可能是互斥的，所以使用地理和时间特征定义可获得总体的入选标准时,常常需要在研究的科学性和实际目标之间进行权衡。⑤知情同意。研究对象知晓研究的目的、过程及注意事项等,以及同意参加研究是纳入的必备前提。

在实际研究的过程中会发现,符合纳入标准的人群非常庞大,对于研究对象确实存在实操层面的巨大挑战。这时就必须明确"排除标准",通常可从失访可能性、是否无法提供高质量的数据、是否有较高的潜在不良反应风险等方面进行拟定,帮助清晰界定不适合参与研究的对象子集。一般来说,应尽可能少地设计排除标准,这样才能使研究简单化并保证有足够数量的潜在研究对象。

总之,"纳入标准"需清晰、具体;"排除标准"需谨慎、适量。"纳入和排除标准"的设定没有所谓的对错,最重要的是要做出适合研究的合理决定。

35. 毫无二致:如何让样本能真正代表研究总体?

开展研究时,面对数量庞大的研究总体,大家往往感到束手无策。从中选择一部分样本进行研究是可行的处理方式之一,而保障样本对研究总体的"代表性"则是其中的关键"命门"。有一些科学的策略和方法能最大限度地让样本和总体"毫无二致"。

(1)明确定义研究总体。在进行抽样之前,确保清晰定义研究总体的范围和特征,这有助于避免在抽样过程中出现歧义或偏差。

(2)使用随机抽样方法。随机抽样是确保样本代表性的关键。简单随机抽样、分层抽样、系统抽样等方法可确保总体中每个成员有同等的机会被选入样本。

(3)避免抽样偏差。抽样偏差会导致样本无法代表总体,可通过避免主观选择样本、增加随机性、确保抽样框架的完整性等方式来减少抽样偏差。

(4)考虑研究对象多样性。如果总体有多个重要特征,例如年龄、性别、疾病种类等,则须使用多元素抽样方法。在选择样本的过程中,通过综合考虑总体的多个特征,确保所选的样本能充分体现总体的每一个特征,从而提高其对总体的代表性。

(5)监控和调整抽样过程。在抽样过程中,及时监控样本的质量和代表性。如果发现样本在某些方面无法代表总体,应及时调整或修正(如采取加权技术等),以提升样本代表性。

(6)增加样本容量。增加样本容量通常可提高样本的代表性。在现实中,样本完全代表总体是无法做到的,但通过增加样本容量能更好地捕捉总体的特征。

(7)贯穿结果分析和解释全过程。样本对研究总体的代表性不仅体现在样本的选择过程中,更体现在对研究结果的分析和解释方面。因此,研究者需要谨慎分析和解释样本数据,用研究结果来验证样本和研究总体之间的一致性。

总之,保持样本的随机性和足够的样本量是确保样本对研究总体"代表性"的核心所在。在现实中,如何评价样本代表性也是一个难题。不过,通过利用已有的基本数据或辅助信息(如人口普查数据中的性别、年龄、教育程度等变量),在一定程度上帮助研究者比较样本特征和总体特征,从而对其代表性作出评价。

36. 方便抽样不能只图方便,还须注意什么?

方便抽样又称便利抽样,是护理研究领域较为常用的抽样方法之一。它是基于易于获得的样本进行数据收集,通常可节省时间和成本。但方便抽样不等于随便抽样,享受抽样"便利"的同时,还需注意以下几个方面。

(1)样本的代表性。方便抽样更倾向于选择那些容易接触到或容易获取的研究对象,因此可能会导致样本对总体的代表性有所欠缺。例如,研究者拟探究我国护士的职业压力现状,但其通过便利抽样,仅抽取了三级医院的护士,忽视了二级医院及乡镇卫生院等其他医疗机构中的护士群体,因此,该样本对总体的代表性是严重欠缺的。研究者可通过拟定恰当的抽样框架,尽可能涵盖总体的各个特征和群体,避免结果偏倚。

(2)样本的异质性。考虑样本内部的异质性至关重要,如果样本内部存在显著差异,即样本的异质性较高,那么便利抽样方法通常很难确保总体中的不同子群体都有适当的代表被选入样本中。

(3)样本量的多少。过少的样本量可能无法提供可靠的数据,且无法保障对研究结果做出有力推论。因此,样本量的多少是便利抽样时必须考量的关键指标。通常,在方便研究者组织和实施便利抽样的前提下,建议尽可能多地获取样本,以提升样本对总体的代表性。

(4) 选择偏倚。样本的选择受限于研究者的便利性和主观偏好,那些不易被接触到的群体可能会被忽略,导致抽样偏倚,从而影响样本的代表性。

(5) 伦理考虑。在某些情况下,便利抽样可能会涉及伦理问题,尤其是当样本的选择影响到某些群体的权益时。例如,仅抽取来院就诊的患者参与研究,那么居家卧床或无法外出的潜在研究对象则失去了参与研究的可能性。

总之,便利抽样让人"既爱又恼"。研究者在被其实施"便利性"深深吸引的同时,务必时刻保持清醒的头脑,清晰地认识到其准确性和代表性欠佳的局限,积极采取有效的"补救"措施,并在分析和解释结果时保持谨慎,方能在"便利"与"科学"的抉择上保持最佳"平衡"。

37. 整群抽样,"分群"有哪些讲究?

在现实研究中,一个一个地抽取研究对象既费时费力又难度极大,一群一群地抽取研究对象反而会更加高效、可行。正如组织一场派对,邀请一个家庭全员参加比单独邀请某一个人更加合适。在整群抽样中,"分群"是一个非常关键的环节,如何恰当"分群"是有讲究的,具体体现在以下几个方面。

(1) 群体的定义。首先需要明确定义群体,确保每个群在定义上是清晰且互不重叠的。群的划分应基于研究目的和特定特征,以便其能有效地代表研究总体。

(2) 群体的大小。每个群体的数量应足够多,以确保包含足够多的个体以提高抽样的代表性和可靠性。同时,群体的大小也要考虑研究的成本和可行性。总之,整群抽样中分群的大小应根据具体的研究需求和样本特征来决定。

(3) 群体的随机性。在划分群体时,需要确保群体的选择是随机的,从而避免选择偏差。随机性可通过随机数生成、随机选择等方法来实现。

(4)群体的均衡性。为了确保整群抽样的有效性,需要确保所选群在人口统计学特征、地理位置、特定特征等方面是均衡的,避免群体之间的差异对抽样结果造成影响。

(5)群体的代表性。所选的群体应能充分代表总体,确保抽样结果对总体的推断性。评估所选群体的代表性通过比较群体与总体的重要特征来进行。

(6)群体的独立性。不同群体之间应是相互独立的,避免群体之间的相关性影响抽样结果的独立性。

整群抽样是一种常用的概率抽样方法,易于组织实施,可节省人力物力,适用于人口普查等大规模的调查。通过合理定义、选择和处理群体,确保整群抽样方法的有效性和可靠性,从而获得对总体较为准确的推断。在实际研究中,需要综合考虑以上要素,以确保抽样过程的科学性和有效性。尤其当被关注群体的异质性过高,群体间差异较大时往往会增加抽样误差,因此,在分群时应尽量缩小群体间的差异,增加抽取的群体数,从而减少抽样带来的误差。

38.简单随机抽样不简单,如何操作?

在日常生活中,人们在"举棋不定,难以抉择"时,通常会采用"抛硬币""抓阄"等方式来定夺。这看似随意的举动,实则生动地体现了随机抽样方法在日常生活中的融入和应用。

简单随机抽样是随机抽样方法中的一种,在护理领域的研究中应用广泛,常用的实施策略包括以下几个。

(1)抽签法。这个方法适用于研究总体的个体总数不多的情况。例如,研究者想从某医院的100名中华护理学会认证的专科护士中,随机抽取15人进行预调查,那么研究者就会先对这100名专科护士进行编号并制作标签,然后将标签放于一个密闭的信封或者不透明的容器中,混匀后依次抽取标签,直到达到需要的样本量。

(2)随机数表法。对于数量相对较多的研究总体,可使用随机数表法进行抽样,通过这种方式,从一个大总体中随机且有效地抽取样本,确保样本的代表性和随机性。例如,假设有一个包含300个样本的总体,需要从中抽取10个样本。具体如何实现呢?首先,将总体中的个体依次编号(001到300);然后,以随机数表中第8行、第14列的数字"023"作为起始数字,从左到右依次抽取10个不重复的位于001到300之间的数字,分别是113、016、008等,这样就完成了随机抽样。需要注意的是,随机数是研究者在随机数表中随机选取的,它可以是表中的任何数字。

简单随机抽样方法容易理解,操作起来"看似简单",实则"暗藏玄机",在实际实施过程中可能面临诸多挑战和困难。

(1)研究总体的定义。确定研究的总体范围会面临模糊或不明确的情况。总体的定义需要进一步澄清,以确保抽样的准确性和代表性。

(2)研究总体的可访问性。在现实研究中,总体中的某些个体有时是很难接触到的,如难以到达的地区、特定人群等,这会在一定程度上增加抽样的难度。

(3)抽样框架的准确性。抽样框架是指包含研究总体中所有个体的完整列表,如果抽样框架不完整或有错误,则会导致抽样结果的偏差。

(4)抽样误差。即使进行了随机抽样,也可能存在抽样误差,即样本结果与总体真实情况之间的差异。抽样误差的大小取决于样本量和样本的代表性。

39. 随机分组,如何"一碗水端平"?

随机对照试验被视为确定事物因果关联的"金标准",因为它可帮助消除个体差异、环境因素等对实验结果的干扰,从而更准确地评估自变量对因变量的作用和影响。对研究对象"一碗水端平"是实现"随机分组"的关键,根据研究对象特征、研究目的等差异,通常可针对性采用下列几种分组策略来实现随机化分组。

(1)简单随机分组。简单随机分组又称为完全随机化分组,是对研究对象进行随机分组,通常采用抛硬币,或者随机数字表,或者使用计算机产生随机数来实现随机分组。这种方式在护理研究中应用十分广泛,它主要适用于小样本研究,当样本量过大,随机分组的工作量也随之陡升,有时分组难以实现随机性。

(2)区组随机分组。区组随机分组又称为均衡随机化分组或限制性随机化分组,即根据研究需要,先将研究对象按照一定的特征(如入组时间、地域、批次等)划分为固定大小的若干"区组"(block),继而在每个区组内进行随机分配,使各处理组的分配更加均衡。因此,它可以避免简单随机可能产生的不平衡。例如,在一项关于心理护理干预效果的研究中,研究者可先根据患者入组的时间将其分为多个区组,每个区组包含 6 人。在每个区组内随机分配 3 人到试验组,3 人到对照组。

(3)分层随机分组。分层随机分组是指按研究对象的特征进行随机分组,即先根据可能产生混杂作用的某些因素(如性别、年龄、种族、文化程度、居住情况等基线特征)将样本进行分层,然后在每层内随机地将研究对象分配到试验组和对照组。这个方法适用于当研究对象存在明显的差异(如病情严重程度不同),且这种差异会因随机分组的不均衡而造成结果的偏倚。例如,研究者想评价某种护理干预措施对某种健康问题的影响,且研究者已知该健康问题在男性和女性之间有显著差异,那么在研究分组时,研究者就需要特别关注试验组和对照组之间的性别比例是否适宜。通过分层随机化,可先将研究对象按照性别分层,然后在每个性别内部再按照年龄进一步分层,从而确保各层内的样本具有代表性。

随机分组的本质就是要确保分组的随机性和公平性。上述的随机策略为研究者在分组前和分组的过程中起到指引作用,但分组后的基线特征监控和后续调整能对随机分组的效果进行检验并适时补救。例如,在随机分组后,通过比较各组的基线特征,确保它们在关键变量上没有显著差异。如果发现不均衡,通过调整分组或增加样本量达到基线可比。"动态随机分组"或"自适应随机分配"可帮助研究者在实验进行中动态调整组内的特征,减少组间差异,确保组间均衡,从而提高实验的有效性。

随机分组在确保组间可比性方面具有神奇"魔力",但要做到严格的"一碗水端平"实属不易,"无限接近"往往是最现实、可靠的期待。

40. 过犹不及:病例与对照如何匹配才合适?

在病例对照研究中,病例与对照的恰当匹配是其中的重要环节,唯有匹配适度,才能有效控制其他可能影响结果的变量,从而提高研究的准确性和效率。犹如案件侦查,侦探只有找到和嫌疑人(病例)最匹配的排查对象并认真比对,才能找出导致案件发生的原因。

(1)确定匹配因素。一般选择与研究结果相关的潜在混杂因素作为匹配因素,常见的匹配因素包括年龄、性别、疾病史等。匹配因素应与研究目的密切相关,以确保研究结果的有效性。

(2)确定匹配数量。根据研究目的和样本量确定每位病例对应的对照数量。1∶1匹配是最常见的方式,但也可根据研究需要选择一对多进行匹配。需要注意的是,匹配数量的增加在减少随机误差的同时,也会增加研究的复杂性和成本。

(3)使用软件辅助。使用专业软件辅助完成病例与对照的匹配,如SPSS中的病例对照匹配功能。通过在软件中设置匹配条件,如连续变量的范围和分类变量的具体值,利用软件的扩展功能来增强匹配的准确性和效率。

(4)考虑匹配容忍度。匹配分为频数匹配和个体匹配。前者是根据对照组中某个特征的分布频率,从病例组中选择相应数量的病例与之匹配;而后者则是为每个病例选择一个或多个具有相同特征的对照。匹配容忍度的设置应根据研究的具体需求和实际情况而定,过于严格的匹配可能导致选择偏倚,增加研究难度且可能改变匹配变量和结果之间的关系;而匹配欠佳则可能导致残余混杂,从而影响对研究因素与疾病关联的正确估计。例如,对于连续变量,可设置一个匹配容忍范围,如年龄±2岁。对于分类变量,要求相同,即匹配容忍度为"0"。

(5)控制潜在混杂因素。通过匹配潜在的混杂因素,减少它们对研究结果的影响。因此,需收集匹配后的数据,分析是否还存在其他潜在的混杂因素。

(6)评估匹配效果。匹配完成后,需检查是否存在匹配欠佳或匹配过度的情况,评估匹配效果,根据匹配效果进行必要的调整,以提高研究的有效性。

总之,恰当的匹配可提高研究结果的可靠性,研究者需综合考量匹配因素的选择、匹配的数量、软件的使用以及匹配容忍度的设置,达到最佳匹配。但同时也需考虑实际操作的可行性和资源的可用性,提升研究的可行性。

41. 量性研究的样本量怎么定？是否多多益善？

研究局限性部分经常能看到样本量过小被作者列为文章的局限之一。大部分研究者认为样本量越大越好。其实,量性研究中的样本量并非越多越好,而是需要根据研究设计、研究目的和统计分析方法等来综合确定。

(1)研究设计和目的。①效应大小。样本量需考虑研究期望检测到的效应大小。效应越小,通常需要更大的样本量才能检测到显著差异。②研究问题的复杂度。复杂的研究问题通常需要更大的样本量来确保结果的可靠性,在考虑研究设计的复杂性和多变量之间的关系时,通常需要更大的样本量。

(2)统计分析方法。①统计功效。样本量的确定应考虑研究的统计功效,确保研究有足够的效力,来检测所关注的效应。统计功效越大,所需样本量越小。②置信水平和置信区间。样本量也会受到所需的置信水平和置信区间的影响。在置信区间固定的情况下,置信水平越高,所需样本量越大。

(3)资源和时间。①成本效益。大规模采集大量样本可能会增加研究成本和时间。在资源受限的情况下,需要权衡成本和效益。②研究期限。根据研究的时间框架,确定能招募到的样本量。

(4)样本确认方法。①样本量计算。使用统计软件或在线工具进行样本量计算,根据研究设计、效应大小和统计功效确定合适的样本量。②抽样方法。确保样本代表性,避免偏倚和无效结果。

在量性研究中,样本量的选择是一个重要环节,应遵循"适度原则"。只有样本适中,才能避免因样本量过小导致的统计不稳定性,又能避免因样本量过大造成的资源浪费。研究者应根据研究目标、条件和可接受的误差风险等来决定最合适的样本量。通过科学的计算方法和严谨的研究设计,有效地确定样本量,确保研究结果的准确性和可靠性。

42. 异彩纷呈:样本量计算软件有哪些?

研究样本的数量对确保研究结论的科学性和可靠性至关重要,但确定样本量往往是一件让人"头痛"的事。"欲善其事,先利其器",样本量计算软件能帮助大家解决这个"烦恼"。以下是护理领域常用的样本量计算软件。

❶PASS。经过20多年的微调,已成为临床试验、制药和其他医学研究中样本量计算的首选软件。它涵盖了从基本的统计学测试到复杂的临床试验设计等多种样本量计算方法。软件界面直观,易于操作使用,即便是对统计学不太熟悉的用户也能相对容易地进行操作和理解。

❷G*Power。主要用于统计功效分析和样本量计算,支持多种统计测试。作为一款开源软件,研究者无须支付费用就能体验其强大的功能。

❸R语言和其相关包。利用R语言的强大功能,研究者可编写或使用现有的脚本进行样本量计算,这种方法灵活且免费。R语言社区提供了大量的包和脚本,用于支持各种统计分析和样本量计算。

样本量计算并不是单一的过程,通常需要在理论计算后根据实际情况进行适当调整。研究者需要考虑包括统计学及临床流行病学的基础知识、研究目标、可用资源和预期中的影响因素等。因此,在选择样本量计算软件时,除了关注其功能性外,还应考虑该软件是否适应特定研究的需求和限制。

43. 如何搭建研究"舞台",招募研究对象?

搭建研究"舞台"并成功招募研究对象是研究项目成功的关键之一。就像要唱好一台戏,不仅要有好的"舞台",还要有充足的"演员"参与表演。在量性研究中,研究者该如何有效地搭建研究平台并吸引研究对象呢?

(1)选择招募渠道。利用多种渠道招募研究对象,如社交媒体、学校、医疗机构、社区组织等,扩大招募范围。还可与相关机构建立合作关系,利用其资源和网络进行招募。

(2)制定招募策略。制定切实可行的招募策略(如宣传推广、补偿机制、个性化沟通等),吸引更多研究对象参与其中。提供清晰的参与信息(包括研究目的、时间安排、潜在风险和收益等),让研究对象充分了解参与研究的重要性和意义。

(3)建立联系和沟通。与潜在研究对象建立良好的联系和沟通,回应研究对象的疑虑和问题,建立信任关系。提供便捷的联系方式,确保信息畅通。

(4)倡导参与意识。强调研究参与的重要性,鼓励研究对象积极参与,分享他们的经验和观点,为研究提供有价值的数据和见解。

(5)持续关注招募率。招募率不足是临床研究中最常见的问题之一。研究者应在招募开始后不定期查看实际招募情况,评价招募进度和实际招募难度,为适时调整招募策略提供依据。

(6)及时调整招募策略。研究者可根据预试验的结果,评价招募难度,从而及时调整招募方案,在正式招募的过程中,根据实际招募遇到的问题和挑战进行适时调整,常用策略包括发送提醒邮件、增加网络招募广告、从同行处邀请研究对象等,提高招募率。

招募参与研究的人员数量至关重要,然而现实中招募率不足的问题是相对普遍的。考虑到护士在组织实施研究的过程中扮演着"研究者"和"专业照顾者"的双重角色,可能存在关注点的冲突。因此,研究者在提升招募率的同时,还需关注潜在的伦理学风险,谨防伦理冲突。

44. 如何克服选择偏倚,保证研究对象的"千姿百态"?

"一枝独放不是春,万紫千红春满园"。对于科学研究而言,保持研究样本的多样性是提升样本对研究总体代表性的重要前提。然而,在实际研究中,研究对象的选择通常不是随机的,这导致结果无法真实反映研究总体。克服选择偏倚,才能保障研究对象的"千姿百态"。

(1)严格纳入和排除标准。设置明确、合理的纳入和排除标准,确保研究对象的选取既系统又一致,减少选择偏倚。

(2)科学抽样。首选随机抽样方法,通过随机的方式从目标总体中抽取样本,确保每个个体都有同等的机会被选中,也确保样本的多样性。当随机抽样无法实现,而目标总体中又存在不同的子群体(如性别、年龄、种族等),则考虑采用分层抽样,确保每个子群体都在最终的样本中有适当的代表。

(3)多元化招募。利用多种渠道和方式招募研究对象,例如,在线调查、社区广告、学校、机构合作等,吸引不同人群参与。确保样本代表性,尽量覆盖不同年龄、性别、种族、教育水平、地理区域等多样性因素,以反映整个受众群体。

(4)多中心研究。在不同地区、不同背景的多个研究中心招募研究对象,能直接提升样本的多样性,有助于提高研究结果的普遍性和适用性。

(5)文化敏感性。如果研究对象涉及不同文化背景,则要考虑文化差异对研究结果的影响,确保研究设计和数据收集方式契合文化的差异化需求。

(6)反思偏见与倾向。研究者要及时反思自身可能存在的偏见和观点,并积极采取措施减少主观倾向的影响,减少或避免选择偏倚。

(7)社会公平性。在研究设计中考虑社会公平性,尊重研究对象的权利和隐私,确保研究过程公正和样本的多样性。

选择偏倚有时无法避免,但通过综合考量,多管齐下,不断提升样本的多样性,最大限度地还原研究总体最真实的模样。

45. 一路同行：如何保障研究对象的依从性，减少流失？

"执子之手，与子偕老"是对爱情盟誓和坚贞不渝的美好描绘，在科学研究中，研究对象的纳入如同"爱情的约定"，但能否"一路同行，走到最后"通常还取决于"样本是否会流失"。研究对象依从性的好坏直接关系到研究结果的可靠程度，因此必须加以控制。

(1) 明确并强调研究目的和意义。让研究对象了解研究的核心目标，以及研究对象的参与如何对科学研究和社会产生积极影响，这样可增强研究对象的使命感和责任感，提高参与的积极性。

(2) 制定具有吸引力和实际意义的干预方案。方案应紧密结合研究对象的实际需求，解决研究对象面临的问题或挑战。同时，方案的设计应具有创新性，能激发研究对象的好奇心和探索欲，吸引其持续参与。

(3) 建立良好的沟通和信任关系。研究者应与研究对象保持密切的沟通，及时解答研究对象的疑问，关注研究对象的需求和感受。通过真诚的交流，建立信任关系，使研究对象更愿意遵循干预方案。

(4) 提供必要的激励和支持。研究者通过给予适当的补偿，鼓励研究对象积极参与并遵循干预方案。还通过提供必要的支持和资源（如培训、指导或咨询），帮助研究对象更好地理解和执行干预方案。

(5) 关注研究对象的反馈和体验。定期收集研究对象的意见和建议，了解研究对象对干预方案的看法和感受。根据反馈及时调整方案或提供支持，使研究更贴近研究对象的实际需求。

(6) 动态监测研究对象的依从性。研究者通过直接监测和间接监测两种方式，动态了解研究对象的依从性。直接监测是研究对象在研究者直接观察下进行干预，间接监测是研究者定期询问患者的执行情况。一般来说，住院患者的依从性较好控制，门诊患者的依从性通常不易掌握。研究者可在上一次随访时预约下次随访时间、提前用电话或信件提示，及时联系失约者以提高随访率。

（7）强调研究的长期效益和对象个体的获益。让研究对象明确，虽然参与研究需要付出一定的努力和时间，但他们的参与不仅有助于推动科学研究的发展，还可对自己的健康状况或生活质量产生积极影响，从而减少样本的流失。

46. 悉心呵护：面对弱势群体研究对象，如何规避伦理风险？

临床研究中的弱势群体是指那些在临床研究中维护自身意愿和权利能力不足或丧失的群体。对弱势群体的"呵护"是医学研究中需要关注的伦理问题之一。弱势群体作为研究对象参与临床研究，与常规研究对象相比，其权益更易受到损害。

弱势人群可分为生理性弱势人群（如儿童、孕妇、精神疾病者等）和社会性弱势人群（如囚犯、低收入人群和学生等）。临床研究中研究对象的脆弱性包括经济、机构、认知、社会、医疗和遵从的脆弱性，而研究者应更加关注个体"脆弱性"的具体特征，从而避免将整个类别的所有人都视为脆弱个体，以便向研究对象提供针对性的保护措施。

保护临床试验中的弱势群体，首先，要从选择弱势群体作为研究对象的合理性和必要性方面进行考虑，弱势群体不应被选择参与由非弱势群体承担，或者无法从中获得直接或间接受益的临床试验。其次，要从弱势群体的知情同意权方面进行考虑，根据其自主能力的差异采取不同的知情同意方式（如口头知情同意、法定监护人代理知情同意权等），以最大限度保障弱势群体的自主选择权。保护措施的执行必须依靠临床研究的每一个参与方（包括申办方、研究机构、伦理委员会和研究者在内），根据临床试验中角色的不同而行使不同的保护职责。例如，申办方对试验风险进行持续评估，研究机构对试验开展质控管理，伦理委员会对研究方案实施伦理审查等。

在收集数据时，应采用适当的方法，避免对弱势群体造成不必要的伤害。例如，可选择使用匿名问卷或访谈的方式，确保弱势群体的个人信息受到保护。同时，为其提供必要的支持和援助，包括为参与研究的弱势群体提供物质帮助、心理关怀和情感支持等。在可能的情况下,还需要为弱势群体提供职业培训、教育机会等,帮助他们改善生活状况。通过上述措施,确保研究过程既符合伦理规范,又能为弱势群体带来实际的利益。

随着时代的发展,对弱势群体的界定也在发生变化,即弱势群体具有相对性。因此,临床研究中需要根据研究目的与背景进行弱势群体的界定,以便给予精准"呵护"。

第四章　变量序曲：研究变量及测量

47. 本质与现象的透视：研究变量的理论性和操作性定义，怎么看？

理论性定义以抽象和概括的形式揭示变量的本质特征，而操作性定义则关注如何通过可观察、可测量的方式来界定变量。二者犹如事物的"本质"和"现象"，彼此透视。对其充分辨析，能帮助人们更清晰地认识世界。

（1）哲学意义。理论性定义和操作性定义的结合体现了从抽象到具体的哲学思维。透过现象看本质是一种重要的认识论方法，有助于深化理解研究对象。这种定义方式强调了实证研究与理论研究的结合，促进了科学研究方法的发展。

（2）科学价值。理论性定义为研究提供了理论基础和方向，而操作性定义则为理论提供了可行的验证手段，二者的有效结合能推动学科知识的积累与创新。

（3）方法论要求。要求研究者具备将抽象理论转换为具体操作步骤的能力。需要对研究变量的内涵有深刻理解，并能根据研究目的选择合适的测量指标，它强调科学研究成果的可重复性和可验证性。

（4）概念发展。理论性定义随时间的推移而不断发展，具有发展性和延展性。操作性定义则需跟随概念的变化而不断调整和优化。

（5）实用指导。理论性定义能指导实际研究中研究方案的设计，包括选择何种方法和工具进行数据采集。操作性定义能帮助研究者明确研究目标和研究对象,提高研究的针对性和有效性,还能在数据分析和结果解释时提供准确的参考标准。

例如,"生活质量"这个变量可以被理论性定义为"在不同文化价值体系中的个体,在心理健康、心理状态、独立能力、社会关系和周围环境关系等方面,与自己的生存状况(包括目标、期望、标准以及所关心的事情)的体验",但在具体研究的实施中,如果想对"生活质量"进行测量,则需要对其进行操作性定义,例如,可将其定义为"世界卫生组织生活质量评定量表的得分"。

透过理论性定义和操作性定义这两幅"本质"与"现象"的透视画,我们不仅能窥见事物的内在美,还能在科学探究的旅程中发现更多的乐趣与惊喜。

48. 概念与数据的统一:研究变量与观测指标,怎么看?

研究变量与观测指标是科学研究中紧密相连的两个概念,正确理解并合理运用研究变量与观测指标,有助于深入探究事物之间的内在联系,为理论发展和实践应用提供有力支持。

研究变量与测量指标,二者关系密切、相辅相成。研究变量是研究者分析事物所具有的特征或属性,它是通过对概念的界定和具体化而转化来的。在研究中,每个变量都有特定的测量指标,一般来说,研究变量是通过对概念的定义和一个或一组有效的测量指标而构成的。测量指标是用来具体测量研究变量特性的项目,一个研究变量可由多个研究指标共同代表。例如,研究者想了解临床护士的工作压力情况,那么"工作压力"就是"研究变量",即可选用"焦虑水平""压力水平""唾液皮质醇水平"中的一个或多个相应的测量指标。

选择测量指标时,需要注意指标的针对性与合理性、敏感性与特异性、客观性、实用性与可操作性。

(1)针对性与合理性。指标的针对性与合理性是指测量指标必须与所研究的目的具有本质性联系,而合理性则是指所选指标对变量的反映效果在专业上能得到合理的解释。

(2)敏感性与特异性。敏感性与特异性是指测量指标能灵敏地反映测量内容的变化,并能更确切地反映研究测量内容的变化,而不受其他因素的影响。

(3)客观性。要求在选择测量指标时,应尽量减少使用主观判断的方式,尽可能选择客观性定量指标以提高研究的可靠性。

(4)实用性与可操作性。强调在实际研究的过程中,要综合考虑多方面的因素,确定研究的测量指标,包括无损害性、经济性、速度快慢、操作方便性以及研究对象的依从性等。

综上所述,研究变量与测量指标的关系是通过具体可测量的项目来反映和测量变量的特性,这些项目是根据研究的目的和需求精心选择和设计得到,从而确保研究的准确性和有效性。

49. 具体与抽象的交锋:外显变量和潜在变量,怎么辨?

在心理学、统计学和社会科学等领域,外显变量和潜在变量是研究设计中经常遇到的概念。二者的主要区别在于它们是否能被直接观测,体现的是具体与抽象的交锋。

外显变量(explicit variables):也称为显变量或观测变量,它们是通过直接测量或观察获得的具体指标。这些变量通常是研究中的因变量或自变量,如年龄、身高、体重、教育程度、考试分数等。外显变量因直接测量和观察,所以它们直接呈现了研究结果。

潜在变量(latent variables):也称为隐变量或潜变量,它们无法直接观测得到,需要通过显变量或其他指标进行间接测量或推断。潜在变量通常是抽象的概念,包含智力、态度、动机等。为了衡量潜在变量,研究者通常需要使用量表、问卷或心理测试等工具,实现对与潜在变量相关的外显指标进行测量。例如,智力测试通过询问相关问题来衡量或评判一个人的智力水平,而这些问题只是探知智力(潜在变量)的其中一种表现或策略。

由此可见,外显变量为研究者提供了直接操作和收集的数据,描述了研究对象的具体表现和特征,从而形成对研究对象的直观认识。而潜在变量则代表抽象的概念或潜在性质,帮助研究者将复杂的现象概念化,解释背后的机制和关联。二者彼此协调,共同作用,帮助研究者深入分析和解释研究现象、探索变量之间的关系和影响。

例如,在一项关于护生职业动机和从业行为的研究中,研究者欲探究护生的职业动机水平和其是否从事护理职业的行为之间的关系。从业行为是一个外显变量,通过直接观察或询问即可获知个体未来是否从事护理职业。而职业动机则是一个潜在变量,它不能被直接测量,但通过使用相关的职业动机量表对其进行调查,通过量表上的条目得分,间接推断出其职业动机水平。

总之,外显变量能直接观测,而潜在变量则是抽象的,需要通过外显变量来推断。二者在科学研究中极致地体现了抽象与具体的水乳交融,难舍难分。

50. 依赖与被依赖的牵扯:自变量与因变量,怎么辨?

自变量与因变量是分析变量之间依赖关系时的常用概念。二者之间犹如人与自然的关系,彼此依赖,辩证统一。

自变量(independent variable),又称为独立变量,它不受其他变量的影响,或者说它是研究者可控制或改变的变量。在实验设计中,自变量是实验者有意引入并变化的变量,目的是观察它对因变量(结果/结局)的影响。因此,它具有对结果变量的解释性和预测性。

因变量(dependent variable),又称为依赖变量,它的值取决于自变量的值。因变量是研究结果的观测指标,是研究者想要了解或测量的变量。在实验中,因变量的变化是由自变量的变化引起的。通过分析因变量的变化,评估自变量对研究现象的效应大小和方向。

自变量和因变量通过紧密"互动",在建立变量间的关系时,帮助研究者理解变量间的相互作用和影响,以及在过程中发挥的不同作用。然而,自变量和因变量的角色不是一成不变的。换言之,在不同的研究情境中,自变量和因变量的角色是会发生变化的。

例如,研究者想探究护士的共情能力对其护理职业认同的影响,在这个研究中,职业认同水平可能会随着其共情能力的变化而发生变化,因此共情能力是自变量,而职业认同则是因变量。然而,在另一个情境中,研究者想了解护士的职业认同水平对其护理职业从业意愿的影响,此时护士的护理职业从业意愿是因变量,而职业认同则变成了自变量。因此,要想确定某一个变量究竟是自变量还是因变量,就必须要把它们放在具体的研究情境中,才能真正辨别。

51. 混杂变量,"混"的是什么?

混杂变量如同研究中出现的小问题,像一团纠缠在一起的线,稍不留意就会使研究结论出现偏倚。看似无关紧要的细节,却能成为影响研究结果的重要变量。要想得出正确的结论,应仔细识别并处理混杂变量。

混杂变量也称混杂因子、混杂因素或外来因素,是指与研究因素和研究结局均有关,如若其在比较的人群组中分布不均衡,可能歪曲(缩小或夸大)研究因素与结局之间真正联系的因素。混杂变量的基本特点包括:①是所研究结局的独立的危险因子;②与研究因素有关;③不是研究因素与研究结局因果链上的中间变量。具备以上混杂因素成立的基本条件,并在比较的人群组中分布不均,即可产生混杂。

例如,一项针对中老年人癌症现状及影响因素的调查发现,收入越高,中老年人癌症风险越高,好像收入和癌症风险之间有某种联系。值得注意的是,这项研究还有一个隐形因素——年龄。分析发现,随着个体年龄的增长,个体收入逐步增加;随着年龄增长,患癌症的风险也随之增加。同时,年龄不是收入和癌症的中间环节,即年龄是收入与癌症风险的混杂变量。如果没有提及年龄这个混杂变量,就有可能把高收入水平错估为导致癌症的罪魁祸首。实际上,一旦控制了年龄这个混杂变量,就会发现收入水平和癌症风险之间的相关性变得不那么明显了,甚至可能不存在。

混杂变量,影响的是研究因素与结局之间的真正关联。因此,在进行关联分析或因果推断时需要注意控制相关混杂变量,唯有如此,研究结论才是真实可靠的。

52. 各司其职:中介变量与调节变量辨析技巧知多少?

在量性研究中,除了探讨自变量与因变量的关系外,中介变量和调节变量也时常扮演着"八卦小能手",揭示出隐藏在数据背后的秘密。

(1)中介变量:关系的桥梁。

中介变量是指在自变量和因变量之间起中介作用的变量,解释自变量如何通过某个中介过程影响因变量,揭示自变量对因变量影响的内在机制。中介变量就像是跨越河流的桥梁,通过这座桥,从起点到终点的路径才能顺畅无阻。

在护士心理资本(包括自我效能感、希望、乐观和韧性等积极心理状态)对工作绩效的影响机制研究中发现,心理资本通过工作投入来影响工作绩效。即心理资本高的护士通常会表现出更高的工作投入,而工作投入的增加有助于工作绩效的提高。工作投入就是中介变量,解释了护士心理资本和工作绩效之间的作用路径。

(2)调节变量:关系的变速器。

调节变量是指影响自变量和因变量之间关系强度或方向的变量,可改变自变量对因变量的影响程度,甚至改变影响的方向。调节变量通常用于探讨在什么条件下或哪些自变量对因变量的影响更显著。调节变量就像是变速器,影响自变量和因变量的互动和结果。

研究发现,护士的工作满意度对工作绩效的影响,会因为领导风格的不同而存在差异。如果领导风格是支持和鼓励,那么工作满意度和工作绩效的关系会更强;如果领导风格是严苛和压制,这种关系就会减弱。这种情况下,领导风格是护士工作满意度与工作绩效关系的调节变量。

搭桥铺路的中介变量,控制速度的调节变量,分辨中介变量与调节变量的重要性,就像在看一场悬疑剧,找到关键线索的感觉妙不可言。

53. 同宗异派：问卷和量表是一回事儿吗？

问卷（questionnaire）和量表（scale）均是收集数据的常用工具，但在编制架构、涵盖范畴、内容关联性、条目应答项、信效度要求以及标准化程度等方面存在差异，但各有千秋。

(1) 编制架构。问卷以研究目的为依据，条目编制只需符合主题，无须特定理论支撑。量表通常以理论为基础，如高血压患者健康信念量表。

(2) 涵盖范畴。问卷可以包括多个概念，也可以包括多个量表，如高血压患者健康信念和健康行为问卷，包括健康信念和健康行为两个主要概念。量表通常测量一个主要概念，聚焦程度高。

(3) 内容关联性。问卷条目比较分散，研究者可自由设计想要了解的内容或条目，条目之间不需要有高度相关的含义或联系。量表的条目与维度密切相关且互斥，所有条目共同构成维度属性；维度与理论构念密切相关且互斥，所有维度共同构成概念属性。

(4) 条目应答项。问卷可以是不同类型的问题集合（如单选和多选、封闭式问题和开放式问题等），答题方式也是形式多样。量表条目的类型较一致，答题方式较统一，Likert 型量表形式较多见。

(5) 信效度要求。问卷的信效度检验视情况而定，通常只需要检测内部一致性信度和/或重测信度、内容效度。量表是用于测量某事物或某现象属性或特质的工具，通常需要严格的信效度检验。除上述指标外，还需经过因子分析和相关分析评价其结构效度、效标关联效度等，考量其可靠性和准确性。

(6) 标准化程度。通常情况下问卷只根据研究目的进行简单修改，一般无须像量表那样经过标准化项目分析和信效度检验等过程。量表在编制、测量和分析过程中的标准化和科学性程度较高，需要经过多个环节的检验。

虽然问卷和量表在某些方面有所不同，但随着问卷编制的科学性不断提高，在部分护理研究中二者被视为同义词来使用。

54. 大海捞针：如何打捞合适的问卷/量表呢？

在寻找适合研究需要的问卷或量表时，有时如同大海捞针一样困难。可通过科学的方法和技巧找到理想的工具。

首先，要找到适合的问卷或量表，就需要花大量的时间阅读相关文献，了解相关研究领域以及所使用的测量工具，关注文献标注的量表来源或者硕博论文的原文附录，帮助定位与之匹配的问卷或量表。其次，使用专业的数据库和线上资源搜索可用的问卷或量表。例如，PubMed、PsycINFO 和 Google Scholar 等平台提供了大量的心理学和医学相关文献。此外，一些特定的问卷和量表数据库（如 APA PsycTests），也是很好的资源。

除了以上的科学方法之外，还有一些技巧可找到适合的问卷或量表：①社交网络和学术圈。利用社交网络和学术圈，向同行请教、寻求建议和推荐，分享研究者在类似研究中使用的有效测量工具。②调查问卷库。部分学校或研究机构建立了机构问卷库，收集和分享各种问卷和量表。尝试查看这些资源，是否有符合需求的内容。③自行编制。如果无法找到适合的问卷或量表，也可自行编制，这可能需要花费研究者更多的时间和精力，但可确保测量工具与研究需求精准匹配。

在知识的海洋中寻找研究工具时，要注意以下几点：①信效度。选择已被同行评议研究中证明具有良好信效度的问卷或量表。②适用性。确保选择的问卷或量表与自身研究的对象和概念高度相关。例如，如果调查社区老年人抑郁情绪现状，那么选择老年抑郁量表就比较合适。③使用授权。确保所选问卷或量表有合法使用权。有些问卷或量表可能受到版权保护，需要事先获取使用许可。

55. 珠玉在手：汉化量表可以修改"剧本"（改/删/增条目）吗？

在量性研究中，量表宛如研究者手中的珠玉，影响研究的质量和成果。对于汉化量表是否能修改其"剧本"（改/删/增条目），这不仅是一场文化交流，更是研究工具的探险之旅，充溢着创新性和严谨性的激浪。

首先，修改量表的"剧本"需要充分考虑文化因素。语言和文化是相辅相成的，量表的设计通常受到原始文化的影响。在进行跨文化研究或将研究对象置于不同文化背景时，适度的条目修改是必要的。

其次，修改量表的"剧本"也与研究目的和条目密切相关。如果研究者的目标是全面理解研究对象的特定特征，适度的修改可能是合理的选择。然而，过度的修改可能导致数据的不一致性或失真，类似于调整电影剧本时需要保持故事的连贯性，以免失去原有研究的价值。

在某些情况下，删除量表的条目有助于避免冗余，简化调查过程，减轻研究对象的负担。因此，在删除条目时，研究者应慎重考虑，确保对研究条目的全面把握。需要进行严格的信效度测试，评估删除特定条目对量表整体信效度的影响。

同样，研究者可能需要根据研究目的和研究对象的特点来增加量表的条目，以深入挖掘某一特定领域，以获得更为详尽的信息。例如，当研究关注某一心理特质时，通过增加相关条目可更全面地了解研究对象的心理状态。

在研究过程中，创新性和严谨性并重。有时，"修改剧本"可能是为了在特定领域做出贡献。例如，某些文化语境下的概念可能无法直接翻译，需要对问卷进行适度的改编确保调查的准确性。然而，研究者也应保持对"剧本"的敬畏，避免因创新而牺牲了量表的信度和效度。在此过程中，最好是获得原作者的授权或者将原作者纳入汉化专家组，确保修改后的"剧本"是获得授权的。

因此，能否修改汉化量表的"剧本"需要研究者灵活运用科学的方法，同时保持对研究工具的敬畏，确保在汉化时，手中的"珠玉"不失其本色。在修改"剧本"的同时，要珍惜并保护研究的可靠性，确保最终的成果仍然是一部精彩绝伦的科研之作。

56. 循序渐进:汉化量表需要进行几轮专家咨询?

汉化量表并非一蹴而就,通常需要专家"品茶论道"1~3轮,视具体情况而定。

第1轮咨询:在此轮咨询中邀请语言学家、心理学家或相关领域专家,审查原始量表和汉化量表,并提出汉化过程中可能遇到的条目或疑虑,确保汉化后的量表在语言上的准确性和清晰度,确保汉化版本与原始版本"一脉相承"。同时邀请专家对量表中各条目与要测量概念的相关程度进行量化评价,通常采用 Likert-4 级评分(1代表"一点都不相关"、2代表"必须经过修改否则不相关"、3代表"和研究内容相关但仍需少量修改"、4代表"非常相关")。

第2轮咨询:在第1轮咨询的基础上对汉化后的量表进行修改和调整,并再次邀请相同的专家进行量表和条目的审查。两次咨询的时间间隔最好在10~14天,避免间隔时间较短。

可选择第3轮咨询:在汉化过程中,如果第1轮咨询和第2轮咨询中改动较多,异质性未得到解决,在必要的情况下进行第3轮咨询,以进一步完善汉化后的量表。

每轮专家咨询都应该是一个系统性的循序渐进过程,需要向专家们提供详细的说明和背景信息,确保专家能充分理解研究需求和研究目标。同时,也要保持开放心态,积极倾听专家们的建议和意见,并灵活地调整问卷或量表,确保最终的汉化版量表质量可靠。

如在一项药物素养评估量表的汉化过程中,研究者进行了2轮专家咨询。在第1轮咨询中,研究者邀请了5名专家对量表进行文化调适,采用认知性访谈、审查概念等价性、习语等价性和语意等价性,形成第2版量表。在第2轮咨询中,再次邀请专家对第2版量表进行内容效度评定,依据专家意见和课题组讨论进行必要的修订和完善。

汉化量表就像泡茶,专家们一轮轮地"品",最终才能泡出一壶香气四溢、口感醇厚的"学术好茶"。

57. 移花接木：更换量表的适用人群需要检验信效度吗？

在护理学研究中，量表如同娇艳的花朵，在原始的土壤中自由生长。然而，若将其移植至不同的人群中，就像是进行一场移花接木的冒险。在这个过程中，检验信效度至关重要，确保测量工具在新的环境中依然能准确地反映所需测量的概念或属性。

在这个移花接木的过程中要充分重视不同研究人群的多样性。个体的文化背景、教育水平、认知能力以及疾病的知识水平都可能大相径庭，这些因素都可能在他们对量表的理解和反应上产生显著影响。因此，需要对测量工具的内部一致性进行评估，确保在新的人群中，各项条目之间的关联性依然是稳定可靠的。重测信度也是重要的指标之一，通过评估测量工具在不同时间点的一致性，检验测量结果的稳定性和可靠性，从而对人群的特征和变化有更清晰的认识。此外，结构效度检验也是有价值的，需要验证测量工具是否在新的人群中依然具有有效性，并且其结构是否与所假设的理论模型一致，通过探索性因子分析或验证性因子分析等统计方法进行。

因此，对于更换量表的适用人群，建议先进行信效度检验，验证工具的稳定性和可靠性。

58. 问卷编制要严谨，条目如何"千锤百炼"？

在问卷编制过程中，每一个条目都应经过"千锤百炼"，遵循以下原则，确保其质量和有效性。

(1)清晰性。条目的描述要像清晨的阳光一样透彻，不含丝毫迷雾。使用的术语应是所有研究对象都能轻松理解的，避免使用晦涩难懂的专业术语。

(2)单一性。一个条目就像是一个指示清晰的路标，不应混淆视听。应避免下列情况：①一个条目中包含多个主题，例如，"你最喜欢的锻炼方式是什么？你每天锻炼的时间是多久？"，研究对象通常不知道该如何选择，导致调查结果的失真；②一个条目涉及多个主体,例如,"父母的文化程度是什么?"同时询问了父亲和母亲两个对象,影响数据的准确性。

(3)中立性。条目设置应像一面镜子,客观地反映事实,不掺杂个人偏好和评判。避免倾向性提问,以免扭曲研究对象的行为和态度。例如,"现在的临床工作负担太重,你认为是吗?"建议改为"你认为现在的临床工作负担程度如何?",这样更显中立、客观。

(4)简单性。过于冗长的条目会增加条目的复杂度,让研究对象眼花缭乱。因此,尽量使用简洁明了的词汇和简短的句子,提高条目的可读性和易理解性。

(5)间接性。涉及隐私或敏感条目时需做到仔细谨慎。不宜直接提问,采用委婉的方式或间接提问,如采用第三人称的方法,"确诊精神分裂症让我感到很绝望"建议改为"确诊精神分裂症让人感到很绝望";也可提供"拒绝回答"的选项,以减轻研究对象的不适和压力。

(6)排他性。条目的每一个选项如同每一扇通向独立领域的门。任何封闭式问卷条目的选项都应具有排他性,避免出现交叉重复的现象。如果无法列举所有可能的选项,则添加一个"其他"选项,确保数据的完整性和准确性。

编制问卷如同雕刻艺术品,每一个条目都需精雕细琢,以科学和严谨为准则,最终呈现出一件上乘佳作。

59. 问卷编制要谨慎,条目数量多少才是"分寸得当"?

问卷编制的条目数量应该根据研究目的、研究对象和调查方法等因素来确定,没有一个固定的标准。但是,问卷需要覆盖研究所需的信息,又不至于过多增加填写者的负担。在设计问卷时,平衡因素是关键。

(1)研究目的。问卷应覆盖研究目的所需的全部信息,但又要避免过多的条目,以免使研究对象感到疲劳或厌烦。确保每个条目都对研究有意义,避免条目的不全面。

(2)研究对象。考虑研究对象的特点和背景。例如,针对专业人士可能需要更深入和专业的条目,而针对普通读者可能需要更简洁和易懂的条目。

（3）调查方法。如果是面对面的调查或电话调查，通常条目数可以多一些，因为有研究者可解释条目。而线上调查或自填式问卷则需要更简洁，避免研究对象的流失。

（4）预实验。在正式发布问卷之前进行预试验是很重要的，通过预试验发现不恰当或者冗余的条目，并及时进行修正和删减，避免正式调查时发生意外情况。

一般来说，问卷中各量表的条目越丰富，越能反映潜在特质或理论构念，但同时，研究对象的填写意愿和配合度会降低，获得的数据真实性有待商榷。对于问卷条目数的取舍，要把握的原则是：工具的信效度达到基本准则后，测量条目数越少越好，因为条目数越少研究对象填答的意愿越高、填写质量越高、信效度越佳。一般来说，针对成人的问卷，完成时间不宜超过 30 min；针对儿童的问卷，完成时间不宜超过 15 min。

问卷编制就像编织一张细网，既不能过疏，遗漏重要信息，又不能过密，让研究对象感到厌烦。用心设计，精心编织，才能收集到优质的数据。

60. 既见树木又见森林，如何设计问卷的整体布局？

设计问卷的整体布局就像是在一片茂密的森林中找到一条清晰的道路，需要考虑个别树木（单个条目）与整片森林（整体研究目的）之间的平衡。

（1）引言。好的引言如同一个热情的向导，在问卷开始引入研究的背景和目的，说明研究对象的重要性，以及研究对象的反馈起到何种贡献，从而增加研究对象的理解和参与度。

（2）相关因素变量。充分回顾并全面收集与研究现象相关的影响因素，包括一般人口学资料、社会学资料、疾病治疗情况、情绪心理特征等资料。这些信息帮助研究者更全面地了解研究对象的特征、研究现象的前因后果等，从而丰富和深化研究结果。

（3）主体内容。将主要条目分为几个部分，每个部分聚焦于特定的主题或维度。确保条目顺序的逻辑性，从一般到具体，或者从简单到复杂,避免跳跃性的条目排列,避免给研究对象造成困惑。

(4)条目设计。每个条目应该清晰、简洁,并具有唯一性,确保研究对象能准确理解并回答。使用多种类型的条目(包括单选题、多选题、量表题等),以便收集丰富的数据。

(5)关联条目设置。考虑条目之间的关联性,确保逻辑的连贯性。某些条目需要根据之前的回答进行调整或补充,就像设计连接的小径,确保问卷的逻辑完整性。

(6)开放式条目设置。在适当的位置设置开放式条目,如同在森林中留出一片空地,让研究对象自由发挥,有机会表达想法和意见,为研究提供更深入的理解,可能会发现一些未曾考虑的条目或主题。

(7)结束语。在问卷结尾再次感谢研究对象的配合,并提供联系方式以便其进一步了解研究结果或提出意见和建议。

(8)审查和测试。在发布问卷之前,必须要对问卷进行仔细的审查和测试,确保所有条目语义清晰,逻辑连贯,问卷整体顺畅,避免因为条目不清晰或者逻辑错误而影响数据的准确性和可靠性。

61. 稳如泰山:研究工具的信度知多少?

研究工具要"稳如泰山",即确保其能够稳定、可靠地测量研究对象的情况,保证研究结果的准确性。信度(reliability)是指使用某研究工具所得结果的一致程度或准确程度。所得结果的一致程度越高,越能准确反映研究对象的真实情况,则工具的信度就越高。信度包括内在一致性、稳定性和等价性,常用的信度指标有Cronbach's α 系数、折半信度、重测信度和评定者间信度等。

(1)Cronbach's α 系数。指标用于评价量表中各条目得分间的一致性,属于内在一致性系数,通过计算评估内部各项指标之间的相关性来衡量一致性。取值范围在 0~1,数值越大表示内在信度越高。

(2)折半信度。也属于内在一致性系数,指将全部条目按奇项、偶项或者其他合适标准分为尽可能相等的两部分,计算两组条目之间的相关系数,然后通过公式计算得到折半信度系数值。折半信度的取值越大,说明测验或量表的内部一致性越好,信度越高。

(3)重测信度。又称再测信度、稳定性系数,应用同一测验方法,对同一组研究对象前后进行两次调查,然后计算两次调查所得分数的相关系数。该信度能表示两次调查结果有无变动,反映了研究工具的稳定程度。两次施测时间间隔要适当,一般以 2～4 个星期为宜。

(4)评定者间信度。即不同的评定者对同样的对象进行评定时的结果一致性。当研究中需要不同的评定者使用相同的测量工具对相同的对象进行测量时,测量结果可能会受到不同评定者个体背景的影响,为保证评定结果的可靠性,需要计算评定者间信度。

研究工具的信度高低决定了结果是否稳固,"稳如泰山"的研究工具才是在护理研究领域穿行的"通行证"。

62. 正中靶心:研究工具的效度知多少?

在研究中追求的是工具能够"正中靶心",即精准地击中研究者感兴趣的研究方向,而不是偏离或误导。效度(validity)是指某一研究工具反映它所期望研究的概念的程度,反映期望研究概念的程度越高,效度越好。用表面效度、内容效度、效标关联效度、结构效度等来反映一个研究工具的效度。

(1)表面效度。表面效度就像是一个工具的外在形象,让人分辨其是否符合预期。这是一个主观指标,常由研究者和专家评审判定条目是否合适,适用于研究工具效度评价的初始阶段,为其他效度奠定基础。

(2)内容效度。内容效度是指工具中的条目反映所测量内容的程度,就像是一道菜的配方,关键是要确保材料足够丰富、比例恰到好处,确保条目涵盖了研究概念的各个方面。内容效度需要查阅大量的文献、丰富的工作经验及综合分析能力,确保各条目的完整性和代表性,多由专家委员会评价,常见的指标是内容效度指数。

(3)效标关联效度。效标关联效度评价研究工具与其他标准工具的"默契程度"。它不直接反映工具与所测概念的匹配程度,但相关系数越高则意味着工具的效度越高。分为同时效度和预测效度,分别反映工具与现有标准的相关程度和工具作为未来情况预测指标的有效程度。

(4)结构效度。结构效度就像是一座桥梁,连接着工具与所依据的理论或概念框架间的契合程度。它并不关心具体的测量结果,而是重点了解工具的内在属性,关注工具是否能准确捕捉到抽象概念。要建立结构效度,通常需要借助因子分析等方法,梳理工具所包含的各个要素,确保其符合所依据的理论或概念框架。

所以,研究工具就像一把狙击枪,效度越高,越能精准地一枪命中靶心。如果工具本身有问题,即便是水平再高的研究者,再严谨的设计,也会成为"瞄哪儿打哪儿"的反面教材了!

63. 大胆假设与小心求证,探索性和验证性因子分析怎么选?

探索性因子分析和验证性因子分析都属于因子分析,常用于研究工具的结构效度检验。探索性因子分析适合于在没有理论支持的情况下对数据的试探性分析进行大胆假设。验证性因子分析充分利用了先验理论或概念框架,在已知因子的情况下检验实证数据是否符合事先预定的理论或概念框架,属于小心求证。

探索性因子分析是将错综复杂的众多变量聚合成少数几个独立的公因子,关注多个条目是否能组成一个或多个理论变量,其理论变量是未知的,例如,25个条目里能生成多少个理论变量,即最合适的因子个数是多少。验证性因子分析是事前已知理论变量,强调多个条目是否能代表某个理论变量,例如,检验身心疲惫、精疲力尽、压力大等条目是否能反映情绪耗竭。即预先已有理论架构,收集到的数据能否体现想要的结果,实际上也是一种效度检验。

一般来说,如果研究者没有坚实的理论基础支撑,有关观测变量内部结构的探究一般先采用探索性因子分析,产生一个关于内部结构的理论构想/假设,在此基础上再采用验证性因子分析,但这必须要用两组不同的数据来进行。如果研究者直接把探索性因子分析的结果放到同一数据的验证性因子分析中,研究者就仅仅是拟合数据,而不是检验理论结构。如果样本容量足够大,则将数据样本随机分成两部分,合理的做法是先用一半数据做探索性因子分析,然后把分析取得的因子用在剩下的一半数据中做验证性因子分析。也有研究流派认为,如果研究者有坚实的理论基础支撑,可直接做验证性因子分析,一般在汉化量表中较为多见。

探索性因子分析是大胆假设的试金石,而验证性因子分析则是小心求证的显微镜。二者都是检验条目和理论架构契合度的利器,合理利用才能发挥巨大的效能。

64. 研究工具的信效度检验需要面面俱到吗?

高信度和高效度的研究工具是研究的"理想"条件,它不仅影响变量测量的准确性,还会影响整体研究设计。由于评估研究工具的信效度的方法很多,因此,在评估研究工具的信效度时,尽管考虑多个指标,但并不能要求面面俱到,根据研究工具的特点和影响因素适当调整。

首先,量表通常需要做信效度检验,非量表性工具则不做相关要求。如果研究中采用的是领域内公认的、成熟的量表,通常只需要汇报 Cronbach's α 系数,因为量表已经在原作者的研究对象所处的文化背景中做过信效度验证,因此,只汇报信度也是可以的。通常情况下,使用这类成熟量表再加一个验证性因子分析会更好。如果是进行汉化或情境性调适,通常还需要报告重测信度、内容效度、结构效度等,从而证明汉化或者情境性调适的量表仍然具有较好的信效度。如果是自行编制的量表,那么需要报告的信效度指标则较多,常见的报告指标一般包括:Cronbach's α 系数、折半信度、重测信度、内容效度、结构效度、效标关联效度等。

在进行信效度检验或报告时,不必提及每一个细节,但需要确保针对上述关键方面进行充分的考虑和描述。此外,还应根据具体情况,选择合适的统计方法来进行信效度检验,并在报告中清晰地呈现结果和结论。

65. 一隅之见：可以使用量表的某个维度测量研究变量吗？

一般不推荐使用量表的某个维度测量研究变量。

研究者需要仔细考虑某个维度是否能真正反映想要测评的结局指标，以及是否有更合适的量表。尽管某个维度可能与研究变量对应，但需要核查量表的理论基础、每个维度的解释及其使用情况。通常情况下，维度是为量表整体服务的，单纯维度的解释力有所欠缺。

每个量表都有完整的信度和效度指标，如果只选用某个维度或某几个条目的情况下，对应的信度和效度就不是所使用的这个工具所呈现出的结果。

从研究设计的角度来看，结局变量的测量需要考虑精确度和准确度，即多方面变异带来的随机误差和系统误差的影响。如果使用量表的某个维度作为结局指标，除了量表使用方法的限制外，所选择的工具可能会受到较高的误差影响，从而影响对研究变量的客观准确反映。

因此，建议扩大文献检索和阅读范围，尽可能选择直接测量结局指标的测评工具。如果国内外均无相关特异性工具，可考虑自编量表，这也是一种创新。

如果受研究的时间和精力限制，确实无法获得结局指标的理想工具，而某量表的分量表或维度已经经过了信效度检验，且原作者提及了单独使用说明，那么，这也是一种选项。

使用量表的单一维度测量，犹如一隅之见，可能出现盲人摸象，难窥全貌。多维测量则如慧眼观星，洞悉真理。切勿因便捷而"一叶障目，不见泰山"。

66. 专家函询法与专家会议法，如何集众家之所长？

在护理研究的舞台上，专家函询法与专家会议法如同世外高人指点，如何发挥专家的智慧，集众家之所长？这不仅是一门科学,更是一门艺术。

(1)专家函询法:冷静深思的智慧。专家函询法像是单打独斗,研究者与专家进行一对一的深入交流,采用问卷或者线下函询,汲取专业知识。这种方法有以下几个关键点:①明确函询目的。专家函询前,研究者要明确自己想要函询的问题和目的。准备好具体的问题清单,避免思路混乱,浪费双方的时间。②选择合适的函询对象。要选择在相关领域有深厚造诣的专家,同时也要考虑对方的意愿。通过同行推荐、文献检索等方式找到合适的对象。③准备背景资料。在函询前,研究者要准备好相关的背景资料(包括自己的研究背景、目前遇到的问题、已有的数据和分析等),使专家能更快地进入状态,给出有针对性的建议。④做好记录和反馈。函询过程中,要详细记录专家的建议和意见。函询结束后,向专家反馈自己的理解和后续的计划,进一步确认和深化专家的建议。

(2)专家会议法:头脑风暴的艺术。专家会议法就像是一场头脑风暴,各路大咖齐聚一堂,各抒己见,思想火花四溅。为了确保会议效果,需要精心设计和组织,具体包括以下内容:①选择合适的专家。就像选角,要挑选那些在专业领域有深厚造诣,而且能言善辩、善于合作的"演员"。不要光看头衔,还要看他们的实际贡献和业界口碑。②明确会议目标。会议开始前,要明确讨论的主题和目标,确保每个与会者都心中有数,不至于跑题。③有效的会议结构。一场成功的会议需要有条不紊的结构。通常先进行背景介绍,然后分阶段讨论具体问题。每个阶段最好有一个主持人,引导讨论,确保每个观点都能得到充分表达。④鼓励开放讨论。要营造一个开放的氛围,鼓励大家畅所欲言。采取圆桌会议的形式,让每个人都能平等发言,避免一言堂的现象发生。⑤记录和总结。会议结束后,要有详细的会议记录,总结出讨论的主要观点和结论。记录员的角色尤为重要,要准确捕捉每个发言者的观点,并整理成文,供后续参考。

第五章　数据律动：量性研究资料的收集

67. 未雨绸缪：资料收集前需要考虑什么？

明确研究问题和研究目的之后，要进行周密的研究设计，在收集资料前应考虑以下几个问题，做到未雨绸缪。

（1）研究设计类型。研究设计类型是决定收集资料方案的关键因素，决定收集资料的性质和方法。

（2）研究变量。变量是指研究工作中遇到的各种因素（如体重、身高、血压、心率、行为方式、压力水平得分等），分为自变量、因变量等。收集资料就是收集变量的信息和数据，然后通过分析这些变量的特征，得出研究结论。因此，在设计收集资料方案前需要明确研究中哪些变量是需要收集的，这些变量的特点是什么，然后才能制订具体的资料收集方法。例如，体重、身高、血压等变量需要通过生物医学测量法进行收集；行为方式通过观察法收集；压力水平则通过问卷法收集。

（3）研究对象特征。研究对象的年龄、受教育程度、视力、听力、沟通能力等影响资料收集。例如，收集患者疼痛程度资料、老年人和儿童的资料等需要提前考量周全。

（4）收集资料方案的可行性。在设计收集资料方案时，应综合考虑人力、物力、财力等因素是否可行。①人力因素是指研究者是否具备收集资料所需的知识和技巧，是否需要进行相关培训。②物力因素是指需要考虑收集资料的场所，所需的设备、材料等。③财力因素是指是否有足够的资金支付相关费用，如人工费、材料费、检测费等。

(5)是否存在霍桑效应。霍桑效应(Hawthorne effect)是指研究对象意识到自己正在参加研究,可能或多或少改变自己的行为和反应状态。这种现象会影响资料的真实性和有效性,尤其是评价措施实施效果的评价性研究。为了预防或减少霍桑效应的影响,可采取以下措施。①盲法。在研究设计时使用盲法,即研究对象并不知道自己身处试验组还是对照组,从而减少他们因知道自己正在被研究而可能产生的行为改变。②随机化。通过随机分配参与者到不同的研究组别,以减少选择偏差和提高研究结果的可靠性。③标准化程序。确保所有参与者都接受相同的指导或在同一条件下,以减少因不同处理而产生的不同反应。④减少关注。尽可能减少对研究对象的关注,以免他们因为感到特别而被激励去改变行为。⑤使用客观的测量工具。采用客观的评估工具和方法,以减少主观因素的影响。⑥数据收集的隐蔽性。在部分情况下,使用隐蔽的数据收集方法(如视频监控),以减少参与者因知道自己正在被观察而改变行为的可能性。⑦教育和培训。对研究人员进行培训,提高他们对霍桑效应的认识,促使他们在数据收集过程中减少此效应的发生。⑧使用对照组。采用所罗门四组设计比较试验组和对照组之间的差异,有助于识别和控制霍桑效应。⑨进行长期观察。在时间允许的情况下,进行长期观察,因为霍桑效应可能随时间的延长而减少。

未雨绸缪,事半功倍;研究有方,笑到最后。关注以上要点,助力各位研究者成为一名游刃有余的资料收集专家。

68. 洞若观火:观察法的分类有哪些?

观察法是护理研究中一种重要的数据收集方式,根据观察的情形、内容和观察者的参与程度可分为以下几个不同类型。

(1)观察情形的变幻:自然与实验之间。①自然观察法。在自然状态下进行观察,没有人为干预和控制,例如,观察某医院心外科的术后谵妄护理实践现状。②实验观察法。在人为干预和控制的环境中进行观察,通常观察在特定干预措施下研究对象的反应,例如,观察多感官干预后新生儿的静脉穿刺疼痛程度。

（2）观察内容的聚焦：结构式与非结构式之间。①结构式观察法。犹如临摹一幅名画，研究者按图索骥，包括记录观察计划和指标，通过规范的观察记录表格、内容和方式，系统地记录观察过程和结果，例如，采用结构式观察表记录精神障碍患者的身体约束实践情况。②非结构式观察法。犹如自由创作，研究者通常只有总的观察目的、范围或要求，观察者根据研究目的选择性进行观察记录，适合于探索性研究，例如，通过现场记录或日记记录法记录观察内容。

（3）观察者的参与程度：非参与式与参与式之间。①非参与式观察法。观察者在正式介绍后进入观察对象的领域，但不参与观察对象的活动，只是观察记录所需资料。②参与式观察法。观察者作为研究对象进入观察领域，与观察对象一同参与活动，使观察场景更接近日常场景。例如，某精神科医院的研究护士作为观察者，在日常护理工作中观察记录精神科医生和护士的身体约束护理实践。

观察法，犹如一面镜子，照映着护理实践的真实面貌。选择恰当的观察法，犹如选择合适的角度照镜子，洞若观火，才能更清晰地洞察护理实践的细节和本质，描绘护理研究中丰富多彩的图景。

69. 利弊权衡：观察法的优势与不足有哪些？

观察法就像是研究者手里的探照灯，能照亮研究领域中的每一个角落，优势包括以下几个方面：①获得深入、真实的一手资料。研究者亲临现场进行观察，直接获取大量具体的一手资料，甚至通过记录、录音或录像等方式得到详细可靠的信息。②适用于活动和行为相关研究。例如，对于护士标准预防行为的研究，问卷调查中护士可能会倾向于填写标准做法，但实际情况可能并非如此。采用观察法能捕捉更真实的资料。③适用于某些无法通过自我报告法收集资料的对象。如昏迷患者、精神障碍患者等。

然而，观察法也存在一些不足之处，需要进行充分的利弊权衡，包括：①容易受观察者主观因素影响。观察者的主观因素如同"有色眼镜"，可能影响观察结果，因为观察依赖于观察者的感官和思维能力,不同的观察者可能会得出不同的观察结果,甚至会忽略一些不利于研究的现象。②容易产生霍桑效应。观察对象知道自己被观察后可能改变行为,导致结果失真,出现偏差,即产生霍桑效应。③容易涉及伦理问题。观察过程中有时会涉及观察对象的隐私,有时也会涉及录音、录像等方式(包含观察对象的身份和语音信息等),涉及伦理考量。

因此,研究者在使用观察法时需要三思而后行,确保这把"双刃剑"锋利却不伤手。毕竟,成为一个"明察秋毫"的研究者也需要技巧!

70. 出世入世:如何获得高质量的观察性资料?

为获得高质量的观察性资料,就需要研究者如同一名训练有素的侦探,运用严谨的设计和工作态度来确保数据的准确性、可靠性和可用性。以下是一些关键步骤和策略,带你走进"出世入世"的观察性研究之旅。

(1)确定研究问题和目标。首先,明确研究问题和目标,这决定了观察的具体内容和范围。例如,研究者想了解护士与患者互动的具体方式及其对患者满意度的影响。因此,明确的问题可以是:护士在与患者沟通时采用的具体策略有哪些?这些策略如何影响患者的满意度?

(2)制订详细的观察计划。制订详细的观察计划就像是制订破案计划,需包括选择合适的观察方法(如参与式观察或非参与式观察)、确定观察的频率和持续时间、选择观察的环境(如医院病房、急诊室等)以及定义具体的观察指标。例如,研究者选择在医院病房中进行非参与式观察,持续一个月每天观察护士与患者的互动两个小时。观察指标包括护士的沟通方式(语言、非语言)、回应时间、情感表达等。

(3)培训观察员。确保观察员接受充分的培训,以提高数据收集的一致性和准确性。观察员需要理解研究目标、观察指标以及记录方法。培训过程中使用模拟场景,帮助观察员熟悉可能遇到的各种情况。例如,研究者设置一些模拟场景,让观察员练习记录护士与患者的互动,并对记录进行讨论和改进。就像侦探在案发现场反复演练,不漏掉任何蛛丝马迹。

(4)使用标准化的记录工具。使用标准化的记录工具(如观察表格或软件)提高数据的可靠性和可比性。记录工具应包括明确的指标和评分标准,确保观察员在不同情况下能按标准进行记录。例如,研究者设计一份详细的观察表格,包括护士的每次沟通行为、患者的反应以及环境因素等。这就像侦探的笔记本,详细记录每一个线索。

(5)保持中立和客观。在观察过程中,观察员应尽量保持中立和客观的态度,避免主观偏见。参与式观察时,观察员需注意不影响正常的护理流程;非参与式观察时,观察员应尽量减少对被观察者的干扰。例如,在非参与式观察中,观察员选择在病房的角落进行观察,避免引起护士和患者的注意。想象一下,侦探要隐匿在阴影中,既不干扰嫌疑人的行动,又能看清一切。

(6)数据验证和三角验证。为提高数据的可信度,可采用数据验证和三角验证的方法。数据验证包括重复观察和数据核对,确保记录的准确性。三角验证则通过多种数据来源(如访谈、问卷)进行对比分析,验证观察结果。例如,研究者在观察结束后对护士和患者进行访谈,了解他们对互动过程的看法,并将访谈结果与观察记录进行对比分析。就像侦探通过不同的证人、证词来验证某个线索的可靠性。

这场"出世入世"的观察之旅,如同破解一个复杂的谜题,既需要细致入微的观察技巧,又需科学严谨的方法论,最终揭示护理实践中的深层次问题。

71. 多管齐下:发放问卷的途径有哪些?

发放问卷如同邀请晚会嘉宾,无论是"线下发放"的手写邀请函,还是"线上发放"的电子邀请函,多管齐下,才能高朋满座。

(1)线下发放。

❶ 现场问卷法。在医院、活动现场等直接发放纸质问卷,面对面地邀请研究对象填写,可集体组织填写或一对一填写,这种方

式可保证问卷的真实性和高回收率。研究者在现场提供协助,回答受访者的疑问,确保问卷填写的完整性和准确性。例如,在医疗机构组织健康讲座或者义诊时发放问卷,能提高患者的认可度和参与度。

❷邮寄问卷法。将纸质问卷通过邮寄方式发送给研究对象,适用于特定人群或无法通过电子手段联系的人群。邮寄问卷时,通常会附上回邮信封和邮资,以便研究对象填写后能方便地寄回。这种方法虽然成本较高,但能覆盖到不使用电子设备的人群。

(2)线上发放。

❶电子健康记录系统或患者端移动应用等数字健康工具。通常用于患者预约、查看检查结果和与医疗团队沟通,通过这些平台发送电子问卷链接,确保问卷能够触达研究对象。

❷电话问卷法。通过电话联系,研究者逐一阅读条目,根据研究对象的答案仔细填写条目。电话问卷法需要研究者提前建立信任关系,注意通话语气和时长。

❸电子邮件和短信。在研究对象就诊后,通过电子邮件或短信向其发送问卷链接。这种方式简便快捷,在不打扰研究对象日常生活的情况下完成问卷收集。

❹线上问卷工具。使用问卷星、SurveyMonkey等线上问卷工具创建并分发问卷。确保问卷界面友好、易于理解和填写,适合各年龄段和技术水平的对象。

(3)混合模式。在这种模式下,结合线下和线上的方法,例如,在医院设置问卷填写点,同时通过电子邮件和短信的方式发送问卷链接,实现问卷的多渠道覆盖和高效收集。

无论是"面对面"的盛情邀请,还是"线上"的热情呼唤,只要方法得当,问卷收集定能高朋满座。

72. "互联网+问卷",线上调查的海洋里有哪些暗礁?

在互联网时代,线上调查为研究者提供了便捷高效的数据收集方式,但在这片看似平静的海洋中,也隐藏着诸多暗礁。以下是一些线上问卷调查中常见的问题和挑战,以及应对这些问题和挑战的策略。

(1) 低响应率。

问题：线上问卷通常面临较低的响应率，尤其是当研究对象对问卷主题不感兴趣或没有足够的激励时。

应对策略：提供激励措施，如抽奖、礼品卡等。确保问卷设计简洁明了，填写时间尽可能短。使用个性化的邀请函，详细说明问卷的重要性和填写时间。通过多渠道发布问卷，如社交媒体、电子邮件和网站公告，以扩大覆盖面。

(2) 数据质量。

问题：线上问卷容易出现数据质量问题，包括不认真填写、无效回答和重复提交等。

应对策略：设置逻辑检查和验证问题，以便筛选出不一致的回答。使用反向问题或注意力检查题，确保研究对象认真填写。设置每个 IP 地址的提交次数，防止重复填写。提供清晰的指导和示范问卷，帮助研究对象理解问卷内容。

(3) 样本代表性。

问题：线上问卷调查的样本可能不具有代表性，尤其是当某些群体的互联网可及性不足或不习惯使用线上工具时。

应对策略：通过线上和线下相结合的调研，确保样本多样化和代表性。利用社交媒体广告精准定位目标受众，增加特定群体的参与。在问卷设计中加入人口统计信息，分析样本的代表性，并在报告中注明样本的局限性。

(4) 隐私和数据安全。

问题：线上问卷涉及研究对象的个人信息，存在数据泄露和隐私侵犯的风险。

应对策略：采用加密技术保护数据的传输和存储。使用可信赖的线上问卷平台，确保平台具有良好的隐私保护措施。在问卷开头明确告知研究对象数据使用途径和隐私保护措施，并获得知情同意。

(5) 技术限制。

问题：研究对象可能遇到技术问题，如问卷加载缓慢、页面不兼容或提交失败。

应对策略:选择稳定可靠的线上问卷平台,确保平台能处理大量访问。在不同设备和浏览器上测试问卷,确保兼容性。提供技术支持人员的联系方式,帮助研究对象解决可能遇到的问题。

(6)调查疲劳。

问题:频繁收到线上问卷邀请可能导致研究对象的调查疲劳,降低其参与意愿。

应对策略:控制问卷发送频率,避免过度打扰研究对象。提供简短的问卷版本或分阶段进行调查,以减少单次填写负担。在邀请函中突出问卷的重要性和价值,激发研究对象的兴趣和动力。

在进行"互联网+问卷"的调查时,虽然面临着许多暗礁,掌握了以上指南,可以帮助研究者在数据的海洋里扬帆远航。

73. 病例报告表的设计,如何"步步为营"?

病例报告表(case report form,CRF)是指按试验方案的规定设计的一种文件,用以记录每一名研究对象在试验过程中的数据。设计 CRF 就像是精心铺设一条通往数据宝藏的道路,每一步都需要细致入微。要做到步步为营,确保数据的准确性和一致性。下面介绍一些 CRF 设计的关键原则和技巧。

(1)CRF 设计的基本原则。

❶ 遵循方案,内容完整。CRF 要与临床试验方案一致,收集方案中所需要的全部项目和内容,避免缺漏。在研究过程中方案若有所调整,那么 CRF 也应进行相应的修改和补充。

❷ 符合法规及相关标准。CRF 要符合相关的法规,尤其是在伦理方面,要充分考虑研究对象的权益和隐私。避免泄漏能确认研究对象身份的直接或间接信息,如姓名、地址、身份证号或遗传信息等。

❸ 易于理解,便于操作。语言表达清晰明确。格式和顺序安排要符合研究流程和研究者习惯。考虑 CRF 使用者的身份,如患者版 CRF 要尽量避免专业术语,必要时应附有使用说明,对容易产生误解的内容进行详细说明,对特殊名词进行明确界定。

❹简明扼要,避免重复。指标要简单明了、定义明确,尽量避免引起歧义,同时数据尽可能客观、量化。CRF 一般只收集与分析有关的数据,多余或重复的变量可能会分散研究对象对关键变量的注意力,耗费研究者的精力,影响数据质量。有些信息(如人口学资料)在治疗前记录一次即可,不必每次访视都记录。

(2)CRF 设计的注意事项。CRF 设计的常见注意事项包括:①页眉注明临床研究编号、研究单位代码、研究对象姓名缩写和编号;②页脚注明获得授权许可的填表人签名、日期、版本号和页码;③界面友好,方便研究者、数据录入人员、数据库管理者、统计分析人员的使用,在设计时各方应充分交流;④注意格式,页面清晰可辨,字体大小和样式统一,填写栏/框大小适宜,易于填写;⑤问题的设计、提示及说明清晰简洁,避免双重否定,尽可能采用简单肯定句提问;⑥相似类型的问题使用相同的编码,尽量使用国际标准编码;⑦编码应按照顺序排列,尽量避免使用单个选择框,以区分"不选"还是"漏选";⑧应尽量避免画圈勾选答案,推荐用复选框;⑨每个问题或栏目之间使用醒目的标识隔开;⑩尽量减少开放式问题和自由文本答案;⑪规定并明确测量单位;⑫尽可能使用预编码答案,比如有/无、是/否等;⑬将复杂问题分解;⑭尽量采集原始数据,而不是计算后的衍生数据,避免计算错误,也节省填写时间。

牢记以上小窍门,让 CRF 像导航仪一样精准可靠,临床试验数据宝藏就在前方。

74.顺藤摸瓜:如何进行文献研究?

文献研究就像一场探险,通过系统地搜集、整理和分析现有的文献,研究者可以顺着已有的"藤蔓",摸索到隐藏在知识迷雾中的"瓜果"。这不仅为研究提供理论支持,还能总结已有成果并发现研究落脚点。以下是常见的文献研究方法及其特点。

文献综述(literature review)是传统的研究综述,即针对某一专题,对大量原始研究中的数据、资料和主要观点进行归纳整理和分析提炼,即采用定性的方法,整理该问题的研究现状、最新进展、学术见解或建议,做出综合性阐述,其侧重点在于结合主题进行

"归纳、提炼、整理",综合分析并评价,有综有述,适用于需要对某一研究领域进行全面了解和总结的情况。

范围综述(scoping review)又称范围审查,是基于循证实践理念的知识综合和证据识别方法,通过系统地搜索、选择和整合现有知识,探讨一个探索性的研究问题,旨在绘制关键概念、证据类型和与特定领域相关研究中的差距,并为未来的研究方向提供指导。通常基于 Arksey and O'Malley 的范围综述方法框架(包括明确研究主题或领域的边界),制定合适的搜索策略,筛选出符合条件的文献,并对这些文献进行描述性分析和分类。适用于尚未被广泛研究或具有复杂异质性的主题。

系统评价(systematic review)也称系统综述,是指针对某一具体临床问题(如疾病的病因、诊断、治疗、预后),系统、全面地收集现有已发表或未发表的临床研究,采用临床流行病学严格评价文献的原则和方法,筛选出符合质量标准的文献,进行定性或定量合成(meta-analysis,荟萃分析),得出可靠的综合结论。适用于需要对某一具体问题进行深入且全面分析的研究,需要全面的文献检索、严格的方法学、系统的研究评价和结果综合。

系统评价再评价(overviews of reviews,也称为 overviews、umbrella reviews、overviews of systematic reviews)是全面收集同一疾病或同一临床问题的治疗或病因、诊断、预后等方面的相关系统评价,并进行综合研究的一种方法。系统评价的再评价包含以下几个主要方面:①同一干预措施应用于不同人群的多个系统评价;②同一临床问题的多个干预措施的相关系统评价;③涉及不同结局指标的多个相关系统评价;④从更广的范围汇总某一领域的相关系统评价。同样需要全面的文献检索、严格的方法学、系统的研究评价和结果综合。

不管是归纳整理现有知识,还是深入探讨具体问题,抑或是综合已有的研究成果,文献研究都是科研旅程中的得力助手。

75."前人栽树,后人乘凉"？数据二次分析的利弊知多少？

数据二次分析是指对由他人原先为别的目的收集和分析的数据所进行的新的分析研究,在护理研究中较常见。数据二次分析如同乘凉,既享受前人栽树之阴凉,又面临着一些难以避免的挑战。

(1)数据二次分析的优势。

❶ 节省时间和资源。收集数据通常是一项费时费力的任务,尤其是在涉及大量样本和复杂变量的情况下。利用现有数据进行二次分析,可以节省大量的时间和资源,研究者能够更快地进入数据分析阶段。

❷ 丰富的数据库。现有的数据库大多都经过精心设计和收集,涵盖了广泛的变量和大样本量。例如,中国健康与养老追踪调查（China Health and Retirement Longitudinal Survey, CHARLS）、中国健康与营养调查（China Health and Nutrition Survey, CHNS）数据库等,这些数据库可以提供丰富的信息,也可以支持多种研究问题的探讨。

❸ 重复验证研究结果。二次分析允许研究者对已有的研究结果进行验证和扩展。通过使用相同或相似的数据进行再分析,研究者可以确认原研究结果的可靠性,并探索新的研究问题,进一步深化对某一领域的理解。

❹ 跨学科合作。不同领域的研究者可以从现有数据中获得灵感,进行跨学科的合作。例如,社会科学家可以利用经济数据进行社会问题的研究,医学研究者可以结合健康数据进行疾病预测等。

❺ 历史数据的价值。许多数据库具有历史价值,通过二次分析,研究者可以了解特定现象的时间演变趋势。例如,气候变化数据、人口普查数据等,可以更好地了解社会和环境的变化。

(2)数据二次分析的劣势。

❶ 数据质量问题。二次分析依赖于现有数据库的质量。如果数据存在错误、不完整或偏差问题,分析结果可能会受到影响。研究者需要对数据进行严格的质量检查,以确保分析的可靠性。

❷ 数据不匹配。现有数据库可能并不是完全适合研究者的研究问题。变量定义、数据收集方法、样本特征等可能与研究者的需求不完全一致,导致分析结果的解释变得复杂。研究者需要谨慎选择数据库,并清晰地界定研究问题和数据之间的匹配度。

❸ 缺乏数据控制。在二次分析中,研究者无法控制数据的收集过程。这意味着研究者无法确保数据收集的环境、方法和样本选择的一致性,可能会影响结果的解释和推广。研究者需要充分了解数据的收集背景,并在分析中考虑相关局限性。

❹ 伦理和隐私问题。使用他人收集的数据时,研究者需要遵守相关的伦理和隐私规定。尤其是在涉及个人敏感信息的情况下,确保数据的合法使用和研究对象的隐私保护是至关重要的。

❺ 创新受限。研究者需要依赖现有的数据库,研究问题和方法可能会受到数据库的限制,难以进行完全新颖的研究设计,创新性会受到一定的限制。

数据二次分析的利弊如同在夏日乘凉,有舒适的阴凉,也有无法避免的蚊虫叮咬。研究者需要在享受其便利的同时,保持谨慎和严谨,才能真正从中受益,为科学研究贡献更多的价值。

76. 风雨兼程:研究方案实施与计划不一致时如何应对?

在护理研究过程中,常出现实施方案与最初研究计划不一致的情况。以下是应对这些问题的策略。

(1)灵活应对,随机应变。

问题:计划赶不上变化,研究环境和条件往往会发生不可预见的变化。例如,患者参与度不高,问卷回收率低,或者数据收集过程中出现技术问题。

应对策略:①制定备选方案。在设计研究方案时,提前考虑可能的变数和挑战,制定备选方案。例如,如果线上问卷回收率低,准备好线下问卷的分发和回收计划。②灵活调整。保持灵活性,根据实际情况及时调整研究方法和步骤。如果发现问卷设计有问题,可以迅速进行修改并重新分发。

(2)数据质量把控,稳扎稳打。

问题:实际收集的数据可能与预期有所不同,出现数据缺失、不完整或质量不高的情况。

应对策略:①加强数据收集管理。定期检查数据收集进度和质量,及时发现并解决问题。使用数据验证和逻辑检查工具,确保数据的准确性和完整性。②补充数据收集。如果发现数据不足或不完整,可以通过追加调查、二次访谈等方式补充数据。

(3)研究对象管理,提升合作。

问题:研究过程中,可能会遇到研究对象流失、响应率低或不合作的情况。

应对策略:①建立良好关系。与研究对象建立良好的沟通和信任关系,解释研究的重要性和他们的参与对研究的价值。提供适当的激励措施,如小礼品或感谢信。②灵活安排。考虑研究对象的时间和习惯,灵活安排数据收集的时间和方式。例如,可以选择研究对象方便的时间进行访谈或问卷填写。

(4)技术问题,未雨绸缪。

问题:在使用技术手段进行数据收集时,可能会遇到技术故障、设备损坏或软件问题。

应对策略:①技术支持。确保有技术支持团队或人员提供支持,能够迅速解决技术问题。②备份和测试。在数据收集前进行多次测试,确保系统和设备运行正常。定期备份数据,防止数据丢失。

(5)伦理与合规,严谨守法。

问题:在实际实施过程中,可能会遇到伦理审批、知情同意等问题,导致研究进度受阻。

应对策略:①提前准备。在研究开始前,确保所有伦理审批和法律合规问题都已解决,并获得相关机构的批准。②透明沟通。与伦理委员会和研究对象保持透明沟通,及时报告研究进展和问题,获得支持和理解。

虽然研究过程中可能会遇到"恶劣天气",但只要准备充分、灵活应对、稳扎稳打,也能风雨兼程,继续前行。

第六章 数据解码：量性研究资料的整理、分析与呈现

77. 千里之行,始于足下,如何录入原始数据？

在护理研究的进程中,原始数据的录入是数据分析迈出的第一步。数据录入的准确性和完整性直接关系到研究结果的可靠性和科学性,这第一步要走得稳更要走得准。

(1)数据录入的准备工作。在开始录入数据之前,首先要设计合理的调查问卷或数据收集表,表格设计要简洁明了,避免使用晦涩难懂的术语,避免在数据录入时犯错。

(2)数据录入平台的选择。选择一个靠谱的数据录入平台非常重要。常用的平台有 Excel、SPSS、EpiData 等。Excel 操作简单,适合小规模数据录入;而 SPSS 和 EpiData 功能全面,适合大规模数据录入。

(3)数据录入的具体步骤。

❶ 数据预处理。在开始录入数据前,先对原始数据进行初步整理。例如,将纸质问卷中的数据转录到电子表格中,确保每个变量都在对应的列中,每条记录都在对应的行中。

❷ 双人核对。为确保数据的准确性,常采用双人核对的方法。一人录入,另一人核对,找出并纠正不一致之处,避免出错。

❸ 数据验证。在数据录入过程中,设置数据验证规则。例如,年龄变量可以设置合理的范围(如 0~120 岁),超出此范围的数据将被标记为异常。性别变量只能录入"男"或"女",避免出错。

❹ 缺失值处理。在数据录入过程中，应记录缺失值的原因，并统一标记（如用 NA 表示缺失值），以便后续数据分析时进行处理。

（4）数据录入的注意事项。

❶ 保持数据的一致性。在数据录入过程中，尽量保持数据的一致性。例如，对于同一变量，不同记录中的数据格式应统一（如日期格式统一为 YYYY-MM-DD）。

❷ 及时保存。为了避免数据丢失，应定期保存录入的数据，尤其是在长时间录入过程中。建议每完成一定量的数据录入后进行一次保存，并备份数据。

❸ 记录数据来源。在录入数据时，应记录每条数据的来源。例如，对于来自不同中心的数据，可以在备注栏中标明数据的来源，以便后续分析时进行分层处理。

原始数据录入虽然看似平凡，却是整个研究过程中不可或缺的基础环节。

78. 去粗取精：如何核查原始数据？

数据核查就像科研侦探的必修课，是对研究过程中每一个潜在失误的全面清理，为盲态核查、统计分析和讨论做好充分准备，确保研究方向正确。常见的原始数据核查方法包括以下几个。

（1）专业检查。从专业的角度出发，利用专业知识或常识发现和纠正错误。例如，发现研究对象年龄为 345 岁，或者老年患者体重为 500 kg，这种反常的数据必须纠正。

（2）统计检查。通过数理统计规律发现和纠正错误。部分数据存在一定规律或取值范围。如体重测量值要求精确到小数点后一位，则 0~9 均有可能出现在小数点后一位。

（3）计算机检查。

将原始数据录入计算机后，利用计算机对全部数据进行检查。常见的方法包括以下几个。

❶ 单变量检查。根据变量的数值分布特点进行检查，找出超出规定变量界限的数据。例如，"有无谵妄培训经历"用 1（代表有）、0（代表无）、999（代表未填）三个数字来表示，如果出现数字 3，

就说明数据出错了。

❷ 多变量关系检查。通过变量间的关系进行检错。例如,患者性别为女,但手术史中有根治性前列腺切除术,或者患者为婴幼儿,但教育程度为高中,这些逻辑错误仍需排查。同时,为避免录入数据过程中的差错,常采用双人双机输入法,用计算机对两个相同数据库的每条记录或每个变量值逐条对比,以减少录入误差。

数据核查要像一位细心的侦探,通过专业眼光、统计规律和高科技手段,全面审查每一条线索,去粗取精,确保数据的准确性,为科研结果的可靠性保驾护航。

79. 数据缺失,随机还是另有玄机?

在护理研究中有时会碰到数据缺失的情况,这种现象会导致数据库信息不完整,影响研究结果的可靠性和有效性。数据缺失可由多种原因造成,如受访者拒绝回答、数据录入错误、问卷设计问题、技术故障、忘记回答等。数据缺失的应对策略取决于缺失数据的机制假设,了解这些机制的类型至关重要。根据缺失机制,缺失数据分为三类:完全随机缺失、随机缺失和非随机缺失。

(1)完全随机缺失(missing completely at random,MCAR)。某数据的缺失与任何其他数据无关,如因检测设备故障而无法收集某天的试验数据,这种由外界随机因素引起的缺失属于 MCAR。因为这种缺失是随机发生的,它不会影响整体数据的代表性,缺失数量较少时,无论采取何种处理方式,对统计分析结果影响都不大。

(2)随机缺失(missing at random,MAR)。某数据的缺失虽然与缺失数据本身无关,但可能与其他变量有关。如在远程心脏康复干预研究中,有一位老年研究对象认为干预措施影响生活质量而退出,导致数据缺失。在这种情况下,可以认为缺失数据与年龄(已观测变量)有关,控制这一变量后,与未观测变量无关。虽然缺失数据受其他变量的影响,但可以利用这些未缺失的变量信息来估计缺失值,如通过统计方法填补缺失数据。

(3)非随机缺失(missing not at random,MNAR)。缺失的发

生与变量本身和其他变量之间的取值有关。即缺失的发生不是随机的,不能用其他变量的取值来预测缺失值。如某些研究对象不愿意透露收入,那么收入高的人群中收入数据可能更易缺失,其缺失数据因此被归类为 MNAR。这种类型的缺失最难处理,因为缺失本身就携带了信息。需谨慎处理这类数据,简单的填补可能会引入偏见,影响分析结果的准确性。

数据缺失就像一场谜题,有时随机而来,有时暗藏玄机。面对这些数据谜题,研究者需睿智应对,才能拨开迷雾见真章,处理数据时要谨慎小心。

80. 亡羊补牢:缺失数据怎么补?

面对缺失数据,不能视而不见,否则会影响研究的准确性和可靠性。目前,统计学和数据科学提供了多种处理缺失值的方法,以下是常见的缺失数据处理方法。

(1)删除法:简单粗暴但不总是合适。删除法是处理缺失值最简单的方法。如果某个变量中缺失值的比例较小(通常占比小于5%),可以考虑直接删除存在缺失的样本。这样处理简单直接,不会引入额外的偏差。然而,当缺失值较多时,删除法可能会导致样本量显著减少,从而影响研究的统计效能和代表性。例如,在一项研究中,如果只有3%的患者体重数据缺失,删除这部分记录可能不会对整体分析产生显著影响。但如果缺失值达到20%,那么删除这部分数据可能会导致研究结果失真。

(2)均值、中位数或众数填补:易操作但有局限性。均值、中位数或众数填补在实际应用中也较为常见。对于数值型变量,可以用均值或中位数填补缺失值;对于分类变量,可以用众数填补缺失值。这种方法简单易行,但它忽略了数据的波动性和分布特征,可能会低估数据的变异性。例如,在调查住院患者的血压时,如果用均值填补缺失值,那么会掩盖某些极端高血压或低血压患者的真实情况,从而影响对血压变异性的了解。

(3)回归填补:利用其他变量信息。回归填补方法使用其他相关变量的信息来预测缺失值。例如,一项研究中缺失了部分患者的体重数据,但拥有这些患者的年龄、性别和身高信息。可以建立一个回归模型,用已知患者的体重和这些变量建立联系,从而预测缺失患者的体重。这种方法考虑了变量之间的关系,能提供更准确的估计。然而,需要注意的是,回归填补可能会引入模型假设的偏差,需谨慎使用。

(4)多重插补:模拟真实世界的不确定性。多重插补是在实际应用中使用最广的数据填补方法之一。它通过对缺失数据进行多次插补,生成多个完整的数据库,然后将数据库的分析结果进行综合。这种方法不仅考虑了缺失数据的多种可能性,还能提供估计结果的不确定性信息。如果对患者的各种健康指标进行分析,多重插补可以帮助研究者更全面地了解数据的波动范围和可能的影响,从而提高研究结果的可靠性。

无论是哪种方法,处理缺失值的关键均在于理解数据背后的故事。数据缺失不只是冰冷的数字,它们可反映出研究对象的真实生活和健康状况。通过科学合理的处理方法,能让数据变得更立体、更完整。

81. 火眼金睛:如何识别数据中的异常值?

异常值,也称离群值,其是指样本中的个别值,数据明显偏离所属样本的其余观测值,类似于数据中的"熊孩子",可能是数据录入、测量、试验或处理错误引起的,也可能是真实存在。异常值会影响数据统计的可信度,通过识别和处理异常值,可以提高数据质量。

(1)常见的异常值识别方法。

作出箱式图,一般超过上四分位+1.5倍IQR距离或者下四分位-1.5倍IQR距离的点为异常值。

超过(均值+3倍标准差,或者均值-3倍标准差)的点为异常值,即3σ原则。3σ原则常用于数据服从正态分布的情况,-3σ~$+3\sigma$范围内的概率是99.7%,因此,距离平均值3σ之外的值出现的概率$\leqslant 0.003$,属于极小概率事件。

通过计算数据点与中位数之间的绝对偏差,然后找出偏差的中位数,从而检测出异常值,可用绝对中位差(median absolute deviation,MAD)。

计算每个数据点与其最近的 K 个邻近的距离,显著大于其他点的距离则为异常值,可用 K-近邻算法(K-Nearest Neighbor, KNN)。

既不是核心样本又不是任何簇中成员的数据点,则为异常值,可用 DBSCAN 聚类(Density-Based Spatial Clustering of Applications with Noise)算法。

如果一个数据点的异常分数高于阈值,则它被认为是异常值,可用孤立森林异常检测算法。

(2)常见的异常值处理方法。常见方法包括:①视为缺失值,将异常值视为缺失值,利用缺失值处理的方法进行处理;②平均值修正,可用前后两个观测值的平均值修正该异常值;③缩尾处理,一般在1%与99%分位进行缩尾处理;④删除,直接将含有异常值的记录删除。

在数据核查中,要用火眼金睛,精准识别并科学处理数据中的"熊孩子",确保数据分析的准确性和可靠性。

82. 不偏不倚:数据的正态分布是什么?

正态分布是统计学中最重要的概率分布之一,许多现象(例如,人的身高、体重等)都可以用正态分布来描述。正态分布看起来像一座对称的钟形山峰,数据大多集中在山峰的中间区域(即均值附近),越远离均值,数据点出现的频率越低。其美妙之处在于其具有强大的描述性和广泛的适用性。

(1)正态分布的特点。正态分布主要包括以下几个特点:①对称性。正态分布的曲线关于均值对称。②均值和标准差。正态分布由两个参数进行描述:均值(μ)和标准差(σ)。均值决定了分布的位置,而标准差决定了分布的宽度。③渐近性。曲线在无限远处逐渐逼近横轴,但永远不会相交,即曲线两端向无穷延伸。

(2)检验数据是否符合正态分布的常见方法。

❶ 图形法。a.直方图。绘制数据的直方图并观察其形状,正

态分布的直方图应呈现钟形对称曲线。b. Q-Q 图。将数据的分位数与理论正态分布的分位数作图。如果数据来自正态分布，点大致落在一条直线上。

❷ 统计检验方法。a. Shapiro-Wilk 检验。适用于小样本数据，检验数据是否来自正态分布。该检验计算出一个统计量 W，如果统计量 W 数值接近 1，则数据可能来自正态分布。b. Kolmogorov-Smirnov 检验。用于比较样本分布与理论分布，检查两个分布之间的最大差异。它适用于大样本，但对参数估计有一定敏感性。c. Anderson-Darling 检验。它是一种改进的 K-S 检验，增加了对尾部数据的敏感性。统计量越小，数据越可能来自正态分布。d. Jarque-Bera 检验。基于数据的偏度和峰度检验正态性，不能用于小样本检验。

正态分布不仅是统计学中的经典曲线，更是解开数据谜团的重要钥匙，掌握了正态分布便可以更轻松地解锁数据背后的秘密。

83. 妙手回春：如何让非正态数据服服帖帖？

在统计分析中，经典方法常假设数据服从正态分布。面对非正态分布的数据，研究者可以用多种方法提高分析精度。下面介绍几种常见的方法。

（1）数据变换：魔法师的变形术。数据变换是处理非正态数据的常用方法，通过对数据进行某种数学变换，使其更接近正态分布。常见的变换方法包括：① 对数变换。对正偏态分布的数据特别有效，可以减小数据的偏度。如 $\log(x)$。② 平方根变换。适用于正偏态数据，尤其是当数据中存在较多小的数据值时。如 $\sqrt{x}$。③ 反变换。对高度正偏态的数据有效，但会反转数据的顺序。如 $\frac{1}{x}$。④ Box-Cox 变换。通过寻找最佳的 lambda 值对数据进行变换，适应性较强。

（2）统计检验：灵活应变的能手。

❶ 非参数检验。常见的非参数检验方法包括 Wilcoxon 秩和检验、Mann-Whitney U 检验、Kruskal-Wallis 检验和 Friedman 检

验等。

❷ 广义线性模型。可以使用广义线性模型(Generalized Linear Model，GLM)来分析非正态数据，并探索非线性关系。GLM 是一种灵活的统计模型，通过不同的链接函数扩展了线性模型，使其能够处理各种类型的因变量。GLM 适用于各种数据类型和分布，包括二项分布、泊松分布和负二项分布等非正态分布。通过适当选择链接函数和分布，GLM 能有效应对不同的数据特性和分析需求。

84. 见招拆招：组间差异比较的统计学分析招式有哪些？

面对庞大的数据，组间比较也有各自的独特之处。要想在统计分析使用中做到游刃有余，以下这些统计学分析方法可以为研究者提供帮助。

(1)计量资料的组间比较分析。需要考虑以下四点：①设计类型，是完全随机设计还是配对设计？②比较的组数，是两组还是两组以上？③数据分布情况，是正态分布还是偏态分布？④组间是否同质，即方差是否相等？明确以上要素后，可结合图 6-1 选择相应的统计分析方法。

(2)计数资料的组间比较分析。需要考虑以下两点：①设计类型，是完全随机设计还是配对设计？②结局的数据类型，是有序资料还是无序资料？明确以上要素后，可结合图 6-2 进行选择。

85. 稳扎稳打：常见组间差异检验方法的前提有哪些？

进行组间差异比较就像准备一场派对，所有的准备工作都必须到位，才能确保结果的精彩纷呈。以下是常见组间差异检验方法的使用前提，是确保统计分析结果的准确性。

(1)独立样本 t 检验的使用条件。两样本 t 检验尤其是两小样本均数的对比，包括连续变量、独立性、正态性以及方差齐性等内容。以数据为连续变量，所抽取的两个样本必须是相互独立的，彼

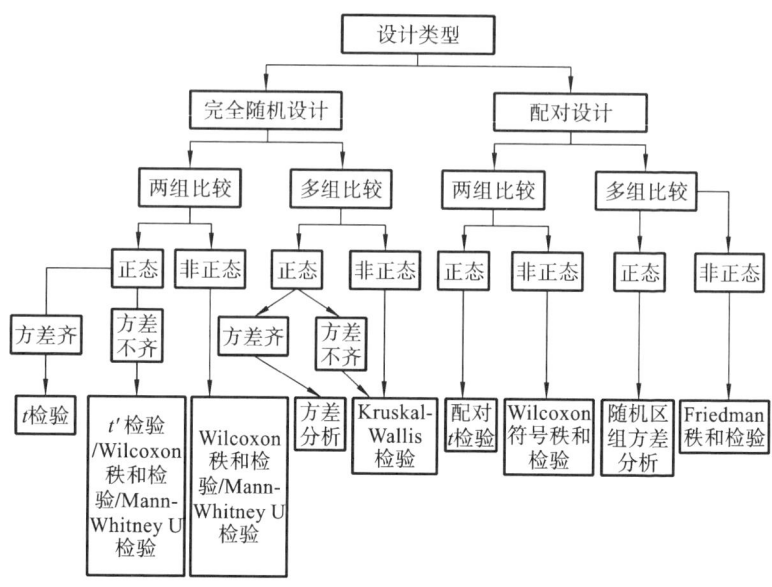

图 6-1 计量资料的组间比较分析思路图

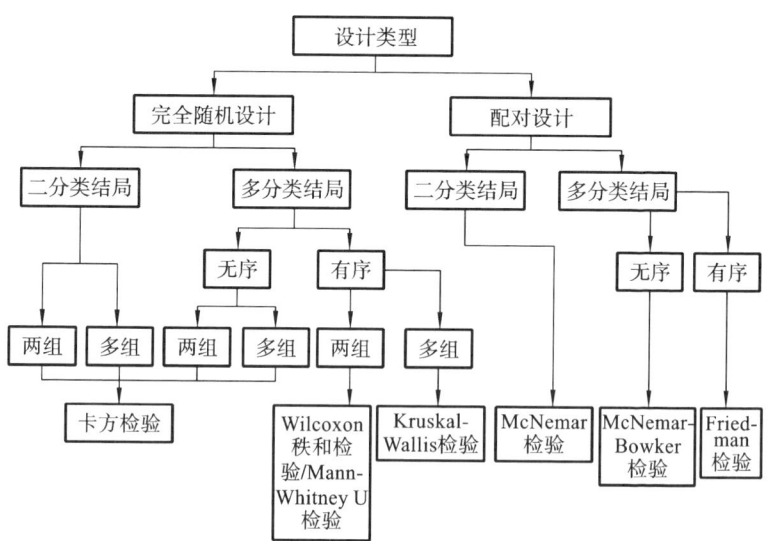

图 6-2 计数资料的组间比较分析思路图

此之间互不影响，两个样本的观察值没有重叠；两个样本中的数据必须是正态分布的。两样本方差必须相等，可采用 Levene 检验进行比较。

（2）方差分析的使用条件。与 t 检验类似，方差分析的使用条件包括：连续变量、正态性（即每个总体应该服从正态分布）、方差齐性（即各个总体的方差相同）、独立性（即观测值是独立的）。还需要注意的是，在进行方差分析时，如果拒绝了原假设，会得出各组均数不全相等的结论。如果要进一步知道各组的均数谁大谁小，那必须进行均数之间的两两比较。但在两两比较时不能使用 t 检验，必须要使用专用的统计方法。

（3）卡方检验的使用条件。当所有理论频数 $T \geqslant 5$ 且样本量 $n \geqslant 40$，可直接使用。当 $n \geqslant 40$，但出现任一格子理论频数 $1 \leqslant T < 5$ 时，用卡方检验校正公式。当 $n < 40$ 或任一格子理论频数 $T < 1$ 时，使用 Fisher 确切概率法。

无论是独立样本 t 检验、方差分析还是卡方检验，确保数据满足这些前提条件是进行统计检验前的重要步骤。通过这些充足的准备工作，组间差异检验才能得出更有意义和可信的研究结论。

86. 多组间比较时总体检验有差异、两两比较无差异，何解？

总体检验结果显著只说明多组间总体差异有统计学意义，还需要事后两两比较。总体检验与两两比较结果不一致，就像是在一个绚丽的花园里，人们能感受到花团锦簇的美，但仔细欣赏每朵花时，却发现它们各自的色彩差异并不明显。下面，大家一起来一探究竟。

（1）差异性检验方法的不同。整体比较和事后两两比较的差异性检验方法、计算原理和统计量不同，计算出的 P 值也会有所差异。例如，单因素方差分析用于整体比较，而 Tukey-Kramer 检验用于两两比较。单因素方差分析检测的是多个组的均值是否存在总体上的差异，而 Tukey-Kramer 检验则是在发现总体差异后，对每一个组之间进行比较，以找出哪些组存在差异。Tukey-Kramer

检验为了控制假阳性，损失了部分统计功效，这可能导致单因素方差分析提示总体差异显著，但 Tukey-Kramer 检验发现两两比较组间差异无统计学意义的情况。此外，事后两两比较的方法有很多，采用更保守的检验方法将更难得到差异具有统计学意义的结果。

（2）样本量的影响。当样本量较小时，即使实际存在差异，统计检验也可能难以检测到，即低统计功效，导致事后两两比较均出现阴性结果。

（3）组别数量的影响。组别数量越多，为控制假阳性率，对 P 值惩罚程度或对检验水准（α）的调整程度越大。例如，事后两两比较采用 Bonferroni 校正法对 α 进行校正时，校正后 $\alpha'=\alpha/k$，其中，k 为比较的次数，显然，$\alpha'<\alpha$，更不容易拒绝相应的 H0，因此，校正后结果更为保守。

（4）结果处于边界水平。如果整体检验结果处于边界水平，即介于显著和不显著之间，例如，α 取 0.05 时，$P=0.049$，这种情况下较容易出现总体结果与两两比较结果相互矛盾的情况。

在统计学的世界里，充满了看不见的差异。正是这些微妙之处，才让人们对数据的解读更加丰富和深刻。

87. 输在了起跑线？随机对照试验中基线资料组间存在差异时如何应对？

随机对照试验通过随机化方法将研究对象分为干预组和对照组，以确保两组在基线特征上的可比性。然而，即使进行了随机化，仍然存在一定概率（如 5%）出现基线特征不均衡。以下策略可以帮助解决这一问题。

（1）计算差值或比值。如果基线分组不均衡，而这个基线指标正好是结局指标，可以比较干预组和对照组在干预前后结局指标差值或比值是否存在组间差异，如比较干预组和对照组在治疗前后的血压差变化。这种方法可以直接反映治疗的相对变化，不受基线不均衡的干扰，同时也较为简单、直观。

（2）直接描述法。有些研究者认为，只要是随机对照研究，基线差异是随机分布的，基线不均衡不需要特别处理。这种观点基于随机化的理论,即通过随机分配,各种已知和未知的混杂因素在两组间应该是均衡的。因此,可以选择描述基线特征,不进行基线比较,而直接关注干预效果。

(3)回归控制法。利用多元回归方法可以控制基线不均衡的影响,从而更加准确地评估干预效果。具体方法包括:①协变量回归。在分析中将基线特征作为协变量纳入回归模型,通过调整这些协变量来控制其对结局指标的影响。例如,若基线血压在干预组和对照组间存在显著差异,则可以在回归模型中加入基线血压作为协变量。②倾向评分匹配。通过计算每个研究对象接受干预的倾向评分,根据倾向评分匹配干预组和对照组的研究对象,以平衡基线特征。这种方法适用于基线特征多且复杂的情况。

面对随机对照试验中的基线差异,就像在参加马拉松比赛时不小心踩到石子,调整心态和方法,依然有机会获胜。统计学的世界,充满了巧妙调整的智慧。

88. 镜花水月:P 值解读中的常见陷阱有哪些?

在统计学的迷雾中,P 值如同镜花水月,既美丽又虚幻,往往让研究者误入歧途。在统计分析中,研究通常会建立两个假设:H0(零假设),即没有差异的假设;以及 H1(备择假设),即 H0 不成立时的选择。当 $P>0.05$ 时,发生概率并非小概率事件,此时不拒绝 H0。当 $P<0.05$ 时,发生的概率较小,因而拒绝 H0。然而,在实际操作中,对于 P 值的解读容易陷入一些误区。

(1)误把 P 值大小等同于差异大小。P 值越小,意味着研究结果的差异就越大吗?这是许多人常犯的错误。实际上,P 值仅反映了观察到的差异在假设零假设成立下发生的概率,而并不直接代表差异的实际大小。简单地将 P 值大小与实际差异等同起来,可能导致研究结论的偏差。

(2)沉迷统计学结果,忽视专业判断。统计学为研究提供了强大的工具,但它并不能取代实际的专业判断。例如,某项干预研究实施后,试验组的收缩压为(128 ± 3.1)mmHg,对照组的收缩压为(131 ± 2.9)mmHg,$P<0.05$。虽然从统计学上看差异具有统计学

意义,但实际上两组的收缩压差异较小,且均在正常范围内。如果只关注 P 值而忽略临床背景,就像盲人摸象,研究结果可能与实际情况相差甚远。统计结果必须与专业知识相结合,才能为临床实践提供更有价值的参考。

(3)当 $P>0.05$ 时,误将结论绝对化。当 $P>0.05$ 时,差异无统计学意义,但这并不意味着可以得出结论,认为"没有差异"。根据统计学原理,$P>0.05$ 只是表明不能拒绝零假设,但这并不等于支持零假设。如接受认知行为疗法前后,研究对象抑郁情绪得分差异的检验结果显示 $P=0.12$,不代表认知行为疗法对患者抑郁情绪无影响,只是尚不能拒绝"认知行为疗法对患者抑郁情绪无影响"这个假设。需要考虑多种因素,如样本量、试验设计或者患者个体差异等,而不是仅仅依赖 P 值就下结论。

科学研究是一个不断探索的过程,而不是一锤定音的绝对论。在解读 P 值时,务必保持清醒的头脑,避免陷入误区。

89. 拨云见日:如何选择正确的相关分析方法?

就像在一片迷雾中寻找正确的方向,找到适合的工具才能看到真实世界。通过正确的相关分析,研究者便能拨云见日,清晰地看到数据背后的关联。选择合适的相关分析方法,关键在于理解数据性质和研究目标。

(1)Pearson 相关:线性关系的好帮手。适用于连续变量的线性关系,检验面对的是两个连续变量。例如,研究身高和体重的关系时,Pearson 相关系数能够精确地衡量它们之间的线性关系。优点是计算简单,结果清晰易懂,广泛适用于大多数连续变量。需要注意的是对异常值敏感,容易受到极端值的影响,只能检测线性关系,对于非线性关系无能为力。

(2)Spearman 秩相关:非线性单调关系的守护者。适用于非正态数据或非线性单调关系。例如,想研究睡眠时长与考试成绩的关系,即使两者之间的关系不是线性的,Spearman 秩相关系数也能揭示它们之间的关联。优点是不要求数据符合正态分布。对异常值不敏感,能够处理非线性单调关系。

(3) Kendall 秩相关：小样本数据的福音。适用于有序离散变量或样本量较小时的关联分析，能够在样本量小的情况下，准确揭示变量间的关系。例如，研究投票排名和选民喜好排名的关系，Kendall 秩相关系数可以提供可靠的结果。优点是对小样本数据表现良好和对异常值不敏感。

(4) 点二列相关：混合变量的桥梁。研究一个连续变量和一个二分类变量（如 0 和 1）之间的关系时，点二列相关系数是理想的工具。例如，想要研究性别（男/女）与护士共情疲劳的关系，点二列相关系数能够有效地分析这种混合变量类型的相关性。

(5) 偏相关：剔除干扰，直达核心。适用于研究两个变量之间的关系，同时排除其他变量的干扰时，偏相关系数是最佳选择。例如，研究吸烟与肺功能之间的关系时，控制年龄和体重的影响，偏相关系数能够提供更加准确的分析结果。

在统计学这个神奇的花园中，选择正确的分析方法，就像选对了钥匙，才能开启数据背后的真相。统计学的世界，既充满了挑战，又充满了发现的乐趣。

90. 家族探秘：线性回归和 logistic 回归有什么异同？

回归分析如同一个庞大的家族，而线性回归和 logistic 回归则是其中两位备受瞩目的成员。尽管它们在许多方面有相似之处，但也各自具备独特的特点和应用场景。

(1) 线性回归。

线性回归擅长处理连续变量结局。其主要任务是预测一个因变量与一个或多个自变量之间的线性关系。通过找到一条直线，使得数据点与这条直线的距离之和（误差）最小化，从而得出最佳拟合结果。假设探索个体血压与年龄的关系，线性回归可以根据已有的数据拟合一个最合适的直线方程，例如，$Y = 1.5X + 80$，其中 Y 代表血压，X 代表年龄。这条直线就是用来解释变量间关系的数学表达式，通过它可以预测不同年龄患者的血压水平。

线性回归的基本应用条件包括线性、独立性、正态性和方差齐性。即连续型自变量和因变量具有线性关系，各观测值相互独立，残差服从正态分布，且具有方差齐性。

(2) logistic 回归。

与线性回归不同，logistic 回归专注于解决分类问题，例如，"存活/死亡"或者"治愈/好转/死亡"。它是利用 logistic 函数（一条 S 形曲线）将输出值限制为介于 0 和 1 之间的概率值，适合处理概率和分类任务。如果预测患者是否会发展成糖尿病，logistic 回归会根据患者的血糖水平、身体质量指数（BMI）等指标，给出该患者患糖尿病的概率。如果这个概率大于 0.5，则预测结果为"是"，否则为"否"。

logistic 回归的基本应用条件包括独立性和线性。独立性要求观察值残差是独立的，线性则是要求自变量 X 与因变量 Y 在经过转换后形成线性关系。

连续型因变量是否可转换为分类型因变量后使用 logistic 回归分析呢？这如同用一把粗糙的锤子雕刻一块精美的大理石，简单粗暴但未必合适。除非有专业需求（如应用或解释更方便），而且有合理的分割点，否则不建议这么做。因为这样不仅会丢失信息，还可能引发"分割点是否合理"的问题。如果基于专业考量，确实需要将连续变量划分为分类变量，建议先按专业知识划分，如根据抑郁量表得分诊断是否出现抑郁状态。如果缺乏合理的专业指导，可考虑运用统计学方法。通常不建议直接采用四分位数或中位数等划分方式，而应根据数据分布情况综合判断。

线性回归和 logistic 回归像两个性格迥异的兄弟，在数据分析中各有千秋。只有选择合适的"同伴"，我们才能在数据的迷宫中找到出口。

91. 化繁为简：多因素分析中如何选择变量？

因果关联推断中常用到多因素分析，其主要目的之一是识别、调整和控制混杂因素。目前，常用的变量选择方法分为数据驱动和知识驱动。

(1) 数据驱动的变量选择方法。

第六章 数据解码:量性研究资料的整理、分析与呈现

❶ 单因素分析。在单因素分析中具有统计学意义的变量,如 $P<0.05$ 或 $P<0.1$,进而纳入多因素分析。就像为画作选择填充颜色,选择保留那些最突出的色彩。

❷ 逐步法。根据变量入选顺序的不同,可以分为前进法、后退法和逐步回归法。就像一步步添加不同的颜色和修改细节,直到找到最佳的画面效果。例如,探究影响患者满意度的多个因素,包括护士的沟通技巧、病房的清洁度、疼痛管理的质量、护士的响应速度等,采用逐步回归方法进行分析。在 SPSS 等统计软件中,逐步回归可以通过设置方法(Method)为"逐步"(Stepwise)来实现。软件会根据预先设定的标准(如 P 值)自动选择变量进入模型或退出模型:a. 前进法。开始时模型不包含任何自变量,逐步添加对因变量影响最显著的自变量。b. 后退法。开始时所有自变量都在模型中,逐步删除对因变量影响不显著的自变量。c. 逐步回归法。结合了前进法和后退法,既可以添加变量又可以删除变量。在每一步操作中,研究者会评估模型的拟合度,如 R 平方值、调整后的 R 平方值、AIC(赤池信息准则)或 BIC(贝叶斯信息准则)等,以确定最终模型,得到一个包含最显著变量的模型,并对这些变量如何影响患者满意度进行解释。

❸ 效应改变法。基于自变量对暴露因素与结局变量之间影响的大小来决定是否将其纳入模型,又称 CIE(change-in-estimate)原则。首先根据暴露和结局变量拟合模型,调整潜在的混杂因素,然后一次移除一个潜在的混杂因素,观察其剔除前后暴露因果效应估计值的变化量是否超过某个阈值(通常为 10%),若超过则保留该变量,否则剔除。例如,探讨术中放疗对胰腺癌患者生存时间的影响。研究中收集了多个可能影响生存时间的变量(如年龄、性别、肿瘤分期、是否有腹膜转移等),首先,将所有变量放入一个全模型中进行 COX 回归分析,发现术中放疗的效应指标(如风险比 HR)为 0.302。然后,逐一剔除每个变量,每次剔除后重新进行回归分析,并记录术中放疗的 HR 值。如果剔除某个变量后,术中放疗的 HR 值变化不超过 10%,那么这个变量就被认为是对术中放疗效应影响不大的变量,可以从模型中剔除。如果剔除年龄后,

HR 值变为 0.208，则效应改变量超过了 10% 的界限，那么年龄是一个重要的混杂因素，需要保留在模型中。通过这种方法，可以逐步剔除对目标变量效应影响不大的变量，最终形成一个包含所有重要混杂因素的模型。这个过程与向后逐步回归法类似，但效应改变法更侧重于保留对目标变量效应影响较大的变量，而不是单纯基于统计显著性来选择变量。

❹ 其他统计方法。如 Lasso 回归、贝叶斯模型、bootstrapping、bagging、boosting 以及随机森林等方法。

(2) 知识驱动的变量选择方法。

可以运用已有的先验知识进行变量筛选，包括前期研究、实践、观察，或者领域专家的专业知识、既往研究结果、规则或常识等获取途径。

因果图(causal graph)是知识驱动的变量选择方法中常用的工具，是基于先验知识来解释变量之间的关系，提供一个理论框架作为流行病学因果推断的基础，并以可视化的形式呈现，从而辅助变量的选择。有向无环图(directed acyclic graph, DAG)是常见的一种因果图。DAG 通过理论上的因果关系构建因果关系网络，帮助找到适合进入模型的自变量。

在选择变量时，切忌将所有变量不加区分地放入多因素分析模型中，应综合考虑研究目的、先验知识、样本量和变量之间的关系，化繁为简，提高多因素分析的科学性和因果推断的准确性。

92. 细致入微：回归分析中如何对变量进行赋值？

回归分析中的变量赋值就像给角色分配台词，正确的台词能让剧情顺利进行，而错误的台词可能让整个剧本乱套。掌握变量赋值的方法是保证结果准确的前提。

(1) 二分类因变量的赋值。

二分类因变量会用两个数字来代表正常组和疾病组，以 SPSS 为例，系统会对因变量进行重新编码，通常默认取值水平较高的为阳性结果。如果将较大值赋予疾病组，不论具体情况如何，系统都会默认疾病组为阳性结果。在解读结果时，OR(优势比)大于 1 表示危险因素,OR 小于 1 表示保护因素。反之,如果将较大值赋予正常组,在解读结果时就要特别注意,此时 OR 小于 1 反而提示为危险因素,OR 大于 1 提示为保护因素。

那么,这两个数字有什么特定要求吗? 必须是 0 和 1 吗? 还是 1 和 2? 6 和 7 可以吗? 1 和 100 可以吗? 其实,只要疾病组的取值水平较高,任何数字组合都是可以的。0 和 1、1 和 2、6 和 7、1 和 100 等都能使用。然而,最简便且推荐的方法是将正常组设为 0,疾病组设为 1。

(2)自变量的赋值。

对于连续变量,直接使用原始数据即可。

对于二分类变量,必须赋值为临近的两个数字,比如 0 和 1、1 和 2、6 和 7。需要特别注意的是,当二分类变量作为自变量时,这两个数字必须相差一个单位。建议采用 0 和 1。

对于有序多分类变量,必须使用连续的几个数字(如 1、2、3、4 或 5、6、7、8),建议使用 1、2、3、4。

对于无序多分类变量,需要进行哑变量处理。以 SPSS 为例,回归分析中选择因变量与自变量界面中,点击右上角的"分类",在弹出的"定义分类变量"对话框中,在左侧的协变量列表框中选中需要哑变量化的变量,点击移至右侧的分类协变量框即可。哑变量化时,系统默认以取值水平最大的作为参照。如果希望以最小的取值水平作为参照,则需在"参考类别"中选择"第一个",并且点击上方的"变化量"按钮。

掌握好变量赋值的方法,让回归分析中的每个变量都能精准地"说台词",这不仅是对分析结果负责,更是让数据活灵活现地讲述它们的故事。

93. 见微知著:线性回归分析中的偏回归系数与标准化回归系数怎么看?

见微知著,线性回归分析中的偏回归系数和标准化回归系数就像解谜游戏中的两把关键钥匙,各有妙用。

首先,偏回归系数就像是一个精准的指挥棒。当研究多个自变量（如工作年限、共情能力等）对一个因变量（如护士共情疲劳）的影响时，偏回归系数显示，在其他条件不变的情况下，每个自变量变化1个单位，因变量会发生多大的变化。例如，工作年限的偏回归系数是3，这意味着在保持其他因素不变的情况下，工作年限每增加1年，共情疲劳得分将增加3分。

但是，这个指挥棒有时候不够直观，尤其是当不同自变量的单位不同时，例如，工作年限的单位是年，共情能力的结果是得分，二者不是同一标准。这时候就需要用到标准化回归系数。它把所有自变量都转换成了同一个标准，这样就可以直接比较它们的影响力。假如在护士共情疲劳的影响因素分析中，工作年限的标准化回归系数是0.4，而共情能力的标准化回归系数是0.6，这就意味着共情能力对共情疲劳的影响比工作年限大。

偏回归系数和标准化回归系数就像是数据分析的"显微镜"和"放大镜"。偏回归系数呈现具体的变化量，而标准化回归系数则是比较不同变量的影响力大小。两者结合，能帮助研究者更清晰地理解自变量和因变量之间的关系。

94. 临床研究"3R"—RR/OR/HR，谁能在风险界C位出道？

在临床研究中，RR（relative risk，相对危险度）、OR（odds ratio，比值比）和HR（hazard ratio，风险比）这三个指标很容易混淆，它们有各自的特点，具体如下所述。

（1）概念。

❶RR。相对危险度，表示因果相关性的指标，指病因暴露组的发病率与未暴露组的发病率的比值。

❷OR。比值比，表示病例组中暴露于该因素者与未暴露于该因素者之间的比值为对照组中该项比值的倍数。

❸HR。风险比，由Cox风险比例模型衍生出来，用于估计因为某种因素的存在导致结局事件风险变化的倍数，是考虑了时间因素的RR值。

（2）应用方向。

❶RR。主要用于前瞻性研究,研究控制因素(暴露因素)对于事件结果发生情况的影响程度。

❷OR。主要用于病例对照和横断面研究,通过获取病例组和对照组的数据,探究事件结果与某一因素的联系,从而研究两者的相关性。

❸HR。主要用于生存分析。

(3)计算公式。

❶$RR = [A/(A+B)]/[C/C+D]$,其中,A 是暴露组的发病人数,B 是暴露组的未发病人数,C 是非暴露组的发病人数,D 是非暴露组的未发病人数。

❷$OR = (A/C)/(B/D) = AD/BC$,其中,A 是病例组的暴露人数,B 是对照组的暴露人数,C 是病例组的非暴露人数,D 是对照组的非暴露人数。

❸$HR = h_1(t)/h_2(t)$,其中,$h_1(t)$ 是暴露组的风险函数,$h_2(t)$ 是非暴露组的风险函数(在相同的时间点 t 上)。

(4)联系与区别。

❶RR 和 OR。二者均是衡量暴露因素与疾病的相关性。RR 值是需要知道发病率才能计算,可以针对前瞻性研究,是由因索果的研究,根据随访的结果可以知道在暴露因素和非暴露因素下某疾病的发病率。而 OR 不需要知道发病率,可以针对回顾性病例对照或者横断面研究,是由果索因的研究,根据研究对象当下的情况去向前追溯原因,无法按照是否暴露于某种因素的情况下进行分组,不能计算某暴露因素导致的发病率。

❷HR 与 RR。均用于前瞻性研究,HR 与 RR 类似,但 HR 考虑了时间因素,可以理解为 RR 考虑了终点事件的差异(死亡或生存,患病或不患病),而 HR 不仅考虑了是否有终点事件,还考虑了到达终点所用的时间。

95. 自变量多重共线性造成回归分析步履蹒跚,如何化解?

在回归分析中,自变量的多重共线性就像是在赛车比赛时遇到的路障,让分析变得困难重重。当多个自变量高度相关时,模型的估计结果可能变得不稳定,系数难以解释,需要一些策略来解决这些阻碍。

(1)多重共线性的定义。多重共线性是指自变量之间存在高度线性相关的情况。例如,研究个体健康状况时,纳入了饮食、运动、睡眠时间等因素。如果饮食和运动之间具有很强的相关性,例如,经常锻炼的人也更倾向于健康饮食,那么这两个自变量就紧密相连,使得每个自变量的独立影响难以分辨。

(2)多重共线性的后果。多重共线性包括:①系数估计不稳定。当自变量高度相关时,回归系数可能变得非常大或非常小,甚至方向都可能不一致。②解释困难。高度相关的自变量使得难以判断每个自变量对因变量的独立贡献。③模型预测能力下降。多重共线性会导致模型的预测能力下降,因为系数的不稳定性会让模型在新数据上表现欠佳。

(3)多重共线性的判断。

❶ 相关分析。计算相关系数矩阵,相关性高的变量定义为存在共线性。关于判定存在共线性的相关系数界值,文献中较多采用 0.7 或 0.8。

❷ 方差膨胀因子。一般来说,方差膨胀因子越高,说明存在共线性的可能性越大。通常将方差膨胀因子>10 的变量定义为存在共线性。

❸ 容忍度。容忍度越小,说明存在共线性的风险越大。一般将容忍度<0.2 的变量定义为存在共线性。

(4)多重共线性的常见处理策略。

❶ 删除变量法。删除高度相关的自变量是方法之一。比如,如果发现饮食和运动之间相关性很高,可以选择只保留一个自变量。虽然这会损失一些信息,但能显著提高模型的稳定性。

❷ 逐步回归法。通过逐一添加变量或移除变量来选择最佳模型,解决多重共线性问题。

❸ 主成分分析。通过将原始自变量转换成一组新的不相关变量(主成分),保留了原始变量的大部分信息,即将多个高度相关

的自变量转换成几个独立的主成分。

❹ 岭回归。岭回归是一种修改后的回归方法,通过在损失函数中加入惩罚项,使得回归系数不会过大,从而减少多重共线性的影响。岭回归通过控制回归系数的大小,使模型更加稳定和可靠。

❺ Lasso 回归。Lasso 回归(Least Absolute Shrinkage and Selection Operator)通过在模型估计中增加惩罚项,将一些不必要变量的回归系数压缩为零而在模型中予以删除,以达到变量选择和复杂度调整的目的,保证模型的简洁性及稳定性,在高维数据分析中能有效降低数据维度。

96. 关乎存亡:生存分析如何揭示生存法则?

生存分析就像临床研究者的解密利器,功能多样且不可或缺。让我们一起来剖析这把解密利器,看看它是如何揭示生存法则,以及在什么条件下才能最有效地使用。

(1)基本概念。生存分析,就是对生存时间进行分析。这里的"生存"并不局限于字面意思的生存,而是广义上的时间事件分析。例如,一个肿瘤患者从诊断到复发的时间、脑卒中患者从首发住院到再次住院的时间等,都可以采用生存分析。

(2)重要性。

❶ 考虑时间因素。在医学研究中,时间因素是关键,简单的二分类或多分类结果分析可能忽略了时间的影响。例如,A 方案和 B 方案都可能在短期内有类似的效果,从长期来看,可能有显著差异。生存分析不仅是看事件是否发生,还能分析事件发生的时间长短,从而更全面地评估干预效果。

❷ 处理删失数据。研究对象可能因失访、退出或未发生终点事件等原因导致研究者无法获得结局事件发生的确切时间,即为删失数据。例如,研究某癌症药物治疗效果时,研究结束时有些患者还活着、没有复发,或者有患者因车祸死亡,或者因搬家而失访,无法获得复发结局及时间,都属于删失数据。传统的统计方法可能会因为缺失这些数据使得结果产生偏差,而生存分析可以有效处理删失数据,使得结果更加可靠。

❸ 评估影响因素。生存分析不仅能揭示"谁活得更久",还可以深入分析"为什么活得更久"。通过模型(如 Cox 回归模型),可以评估不同因素(如年龄、性别、手术类型、护理方案等)对生存时间的影响,以制定个性化治疗方案。

(3)生存分析的适用条件。生存分析资料通常采用纵向随访获得,具有如下特点:①同时考虑生存时间和生存结局;②通常包含删失数据;③生存时间通常不服从正态分布。

(4)生存分析的常见工具。

❶ Kaplan-Meier 曲线。适用于描述分析,这是生存分析中的"网红"工具,根据样本生存资料估计总体生存率及其他指标,通过一条生存曲线直观展示生存概率随时间的变化。

❷ Log-rank 检验。适用于比较分析,如果 Kaplan-Meier 曲线是生存分析的颜面,Log-rank 检验就是内在力量。它通过统计检验比较不同组别的生存曲线,揭示这些组别的生存情况是否有显著差异。

❸ Cox 回归模型。适用于影响因素分析,如同生存分析中的"大脑",不仅能比较不同组别的生存情况,还能调整各种影响因素(如年龄、性别、病情严重程度等),评估这些因素对生存时间的影响。

生存分析就像揭示生存法则的密码本,让临床研究者在生命的赛道上争分夺秒,得心应手。

97. 疑窦丛生:单因素分析有(无)意义、多因素分析无(有)意义何解?

在护理研究中,单因素分析和多因素分析是两种常用的统计方式。二者结果有时会出现矛盾:单因素分析有意义,而多因素分析无意义,或者反之。

(1)单因素分析有意义,多因素分析无意义。

单因素分析(也称为单变量分析)是指在分析时仅考虑一个自变量与因变量之间的关系。这种方法简单、直接,但有时会产生误导性的结果,原因如下。

❶ 忽略混杂变量。单因素分析未考虑混杂变量的影响。如果某个自变量与因变量之间的实际关系是由其他混杂变量驱动的,单因素分析可能会错误地认为这个自变量是重要的。例如,在研究吸烟与肺癌的关系时,如果不考虑年龄等因素,可能会高估吸烟的影响。

❷ 假相关性。单因素分析可能会发现一些偶然的相关性,这些相关性在多因素分析中无法再现。因为多因素分析控制其他变量的影响,更能反映真实情况。

(2)单因素分析无意义,多因素分析有意义。

单因素分析无意义而多因素分析有意义的情况也相当常见,原因如下。

❶ 控制混杂变量。多因素分析(如多元回归分析)能够同时考虑多个自变量,从而控制混杂变量的影响。某个自变量在单因素分析中不显著,可能是由于混杂变量掩盖了其真实效应。一旦在多因素分析中控制相关混杂变量,该自变量的实际影响就突显出来了。

❷ 交互作用。多因素分析可以揭示不同变量之间的交互作用。例如,某个治疗方法可能在不同年龄段有不同的效果,这种交互作用在单因素分析中是无法检测到的。

单因素分析提供初步的洞察,而多因素分析提供更深入和更全面的理解。单因素分析和多因素分析就像在舞台上跳双人舞,时而步伐一致,时而各自独舞。掌握了它们的节奏,才能在研究中跳出精彩篇章。

98.逆水行舟:研究结果与假设不一致、出现阴性结果时如何应对?

在量性研究中不应过分强调统计显著水平($P<0.05$)或所有假设都被证实,当研究结果与假设不一致、出现阴性结果时,就像是在逆水行舟,应该以积极的探索姿态来面对挑战。

首先,应该认识到诸多因素可能导致研究结果的变异,这些因素可能来自环境、研究对象特征、测量工具等。因此,阴性结果并不意味着研究失败,而可能是对研究领域的一种贡献。

其次,应该审查研究过程的严谨性,确保资料的收集、分析和解释具有科学性,包括检查研究对象的选择、研究设计、统计分析等方面,以排除可能的偏差或错误。

同时,也应审视研究结果的内在效度和外在效度。内在效度是指研究结果是否真实反映了所研究现象的本质,而外在效度是指研究结果是否能够推广到更广泛的情境中。通过评估效度,研究者可以更好地了解阴性结果的意义和影响。

研究者可以将阴性结果视为一个启示,从而引发对该领域更深入探讨的思考和研究。可以尝试探索更多的变量、采用不同的研究方法,或者深入挖掘数据中的潜在信息,以寻找新的研究方向。

开展研究如逆水行舟,阴性结果如在激流中行驶,虽然看似阻力重重,但也是前行的动力源泉。

99. 量性资料的分析与呈现,如何既言之有物又言之有理?

在量性研究中,资料的分析与呈现既要言之有物——数据丰富、有意义,又要言之有理——分析严谨、逻辑清晰。如何做到这一点呢?

(1)言之有物:数据丰富、有意义。

❶数据收集要全面。数据收集的全面性决定了研究的广度。例如,在一项积木拼插游戏在学龄期 PICC 置管患儿上肢功能锻炼中的应用研究中,既收集了锻炼依从性指标(上肢功能锻炼依从率),又收集了锻炼效果指标(置管侧腋静脉时间平均峰值流速、导管相关并发症发生率(如导管相关性血栓、导管移位)等)。在老年人衰弱的影响因素分析中,影响因素涵盖了人口学变量(性别、年龄等)、社会学变量(文化程度、婚姻状况等)、疾病与治疗相关变量(慢性病、疼痛、多重用药等)、心理学变量(抑郁、孤独、社会隔离等)。

❷数据来源要多样。多样化的数据来源可以为研究增添更

多的维度。例如,在研究精神科护理实践中身体约束现状时,可以采用护理人员的自我报告、查阅护理记录以及参与式观察等方式。

❸ 数据处理要精细。数据处理的精细度决定了研究的"口感"。例如,采用人工结合计算机核查数据异常值、缺失值等;在处理缺失数据时,可以使用多重插补法,而不是简单地删除缺失值。

(2)言之有理:分析严谨、逻辑清晰。

有了丰富的数据,还需要通过严谨的分析和清晰的逻辑将这些数据"摆放"得当,让人一目了然。

❶ 统计方法要恰当。不同的数据类型和研究问题需要使用不同的统计方法。例如,配对设计或自身对照设计的正态资料比较,应该采用配对 t 检验;比较两组研究对象在多个不同的时间点上重复观察获得的指标观察值时,应该采用两因素重复测量方差分析。

❷ 数据分析要严谨。严谨的数据分析可以提高研究结论的准确性。例如,进行组间差异的多重比较时,需要进行 Bonferroni 校正,而不是分别采用 t 检验,以避免因多次比较导致的假阳性结果;在四格表分析中,当 $n \geqslant 40$,但出现任一格子理论频数 $1 \leqslant T < 5$ 时,需要用卡方检验校正公式。

❸ 结果呈现要清晰。清晰的结果呈现可以让读者一目了然,迅速了解研究的核心发现。例如,使用折线图来展示数据趋势,比单纯的文字描述更直观。同时,图表的设计要简洁美观,避免使用过多的装饰元素。

通过全面的数据收集、多样的数据来源、精细的数据处理、合适的统计方法、严谨的数据分析和清晰的结果呈现,可以确保研究结果不仅有料,而且有理。在提升研究的科学性和说服力的同时,也让读者在享受科学盛宴的过程中大饱眼福和口福。

100. 娓娓道来:如何从"我有数据"提升为"我有故事"?

在护理量性研究中,常常面临以下问题:如何让枯燥的数据变得更生动?如何从"我有数据"提升为"我有故事"?这就像园艺大师不仅要培育出美丽的花朵,还要讲述培育花朵背后的动人故事。

首先,我们要明确"我有数据"和"我有故事"的区别。"我有数据"就像拿着一朵玫瑰花,告诉大家这朵玫瑰花有多少片花瓣、颜色是什么、香味如何。而"我有故事"则是讲述这朵玫瑰花是如何从一颗小小的种子成长为美丽的花朵,如何在暴风雨中坚强地存活下来,并在一个特别的日子里具有象征意义(如表达爱情)。在护理量性研究中,"我有数据"意味着收集了大量的数据,而"我有故事"则意味着要通过数据讲述一个有意义、有情感的故事,让读者不仅理解数据,还能感受到其中的深意。

以下是从"我有数据"到"我有故事"的一些要点,以吴焕、王桂霞、聂丽的《线上社会参与对老年人健康的双刃剑效应分析》研究为例进行介绍。

(1)别出心裁的故事选题。在广泛阅读文献的基础上,研究者可以借鉴护理学、心理学、社会学或其他相关学科的标题撰写巧思,拟定一个别出心裁的故事主题。"线上社会参与对老年人健康的双刃剑效应"这一选题不仅吸引人们的眼球,还带有神秘感和深刻的内涵,让读者不仅看到主题的冰山一角,还想窥探背后复杂而又富有张力的故事。

(2)引人入胜的故事背景。一个好的研究故事需要一篇诱人的序章,引人入胜,勾起读者对未来情节的强烈好奇心。通过设定清晰的研究背景,引出核心研究问题,强调其重要性和紧迫性,能有效激发读者的兴趣。利用简洁而有力的语言,描绘出研究的意义和潜在影响,同时引发读者的共鸣,使读者愿意深入了解研究的细节和结论。在该研究中给出了一个剥洋葱式的故事背景。"随着数字化时代的发展和互联网应用适老化改造的推进,老年网民数量持续增加。2022年我国≥60岁的网民数量为1.53亿,占老年人口的54.64%……以往研究中有学者发现老年人线上参与对认知功能、心理健康和自评健康有改善作用;也有学者发现线上社会参与会增加老年人的孤独感,过度的线上社会参与对老年人生理和心理健康均有负面影响……线上社会参与对老年人健康的影响具有复杂性。进一步文献梳理发现,关于线上社会参与对健康作用机制的探索主要聚焦于积极视角,从消极视角或双视角对影响机制的研究较为少见。因此,有必要整合积极和消极双视角,探讨线上社会参与对老年人健康的双刃剑效应"(部分内容)。

(3)引经据典的故事拓展。研究者可以借鉴前人的理论模型,搭建研究的理论框架以及提出假设。在这个过程中,既可以聚焦一个理论,又可以综合不同理论,构建起坚实的理论基础,界定研究变量和变量关系,并提出具体假设。确保理论框架逻辑严密、内在一致,同时与研究故事高度相关,增强故事的科学性和可信性。通过引经据典,不仅能丰富研究的理论背景,也能为后续的分析提供清晰的路径和有力的支持。该研究基于资源保存理论和技术价值负荷理论进行了论述与假设。"资源保存理论认为个体倾向于保存、维持他们认为有价值的资源。依据该理论,老年人会主动采取资源管理策略来获取能够维护自己身心健康的资源增量。线上社会参与能够帮助老年人通过互联网获得来自家人、朋友或其他组织及个人的支持资源……因此,本研究提出假设 H1:老年人线上社会参与通过线上社会支持正向影响其健康。技术价值负荷理论认为所有的技术进步都有相应代价,每项技术都隐含无法预料的后果。线上社会参与是一种以数字信息技术为支撑的'超真实'体验,其虚拟化、符号化等特点使老年人在参与过程中可能会经历网络欺诈、信息泄露等诸多风险。这些风险会导致老年人产生负性情绪和错误认知,进而对身心健康产生消极作用……因此,本研究提出假设 H2:老年人线上社会参与通过线上风险暴露负向影响其健康"(部分内容)。

(4)扣人心弦的故事情节。

数据分析要条理清晰、逻辑缜密,通常包括对研究对象特征的详细描述,运用单因素分析和多因素分析等方法。通过紧扣研究主线,深入挖掘数据中的关键点,可以展现扣人心弦的故事情节。在撰写研究结果与讨论时,强调研究发现的意义,解释其背后的原因,并讨论其可能的影响。利用清晰的图表和直观的数据展示,加强说服力。通过将数据转化为有趣的故事,使读者不仅能理解研究结论,还能感受到其重要性和现实应用价值,从而提升整体研究故事的吸引力和影响力。

该研究采用了问卷收集方法,先进行共同方法偏差检验,再详细描述样本信息以及研究变量(线上社会参与、生理健康、心理健康、线上社会支持和线上风险暴露得分)的一般情况。在完成相关分析后,聚焦并重点呈现中介效应分析和调节效应分析,紧密围绕线上社会参与对老年人健康的双刃剑效应。该研究以两个主表展示了线上社会参与→中介变量(线上社会支持、线上风险暴露)→结局变量(生理健康、心理健康)的路径分析结果,以及是否代际同住的调节效应结果。表 6-1 是示例的部分结果。

表 6-1 全模型路径分析结果(示例)

变量	模型 1 线上社会支持	模型 2 线上风险暴露	模型 3 生理健康	模型 4 心理健康
控制变量				
年龄	＊＊＊	＊＊＊	＊＊＊	＊＊＊
文化程度	＊＊＊	＊＊＊	＊＊＊	＊＊＊
……				
自变量				
线上社会参与	＊＊＊	＊＊＊	＊＊＊	＊＊＊
中介变量				
线上社会支持	—	—	＊＊＊	＊＊＊
线上风险暴露	—	—	＊＊＊	＊＊＊

针对中介效应和调节效应的关键结果,研究者给出了丰富的故事描述,包含预期和非预期的故事情节。"社会支持是个体健康的重要保护要素,以数字媒体发展为基础的线上社会参与,能够避免时间、地点、身体活动功能等因素的限制,增加老年人社交、信息获取、休闲娱乐诸多活动参与的机会,为其提供必要的交流陪伴、情感慰藉、健康信息等支持,进而有利于身心健康水平的提高……当前我国网络安全环境问题较多,而老年人数字技能水平有限,随着老年人线上社会参与度提高,必然会面临更多的线上风险暴露。

网络风险暴露增加不仅会使老年人产生心理压力,那些与健康相关的虚假、错误信息还会误导他们产生不利于健康的行为,进而对身心健康产生负面影响……综上,线上社会参与对老年人身心健康有双刃剑效应。

　　研究发现代际同住会弱化线上社会参与和线上风险暴露之间的正向关系,以及线上风险暴露在线上社会参与和生理、心理健康间的中介效应。这可能是因为当老年人在线上社会参与受阻时,其首选咨询或求助的对象即为自己的子女,代际同住更利于提高老年人数字素养,以及子女对老年人网络风险进行监督与制止,这些优势可以降低老年人线上风险暴露程度,进而弱化线上社会参与对身心健康的消极影响。

　　与研究预期不同,代际同住对线上社会参与和线上社会支持关系的负向调节作用,以及线上社会支持中介效应的负向调节作用均未得到验证。这或许是因为随着互联网技术的发展,线上社会参与的便捷性、沉浸感等优势不断突显,无论是否与子女同住,老年人通过网络与社会联系并获得支持,都有传统线下社会支持无法替代的意义。因此,不同居住安排组在线上社会参与和线上社会支持关系上无差异"(部分内容)。

　　(5)色彩斑斓的故事羽翼。在讲述研究故事时,视觉化工具也是非常重要的。视觉化工具可以将复杂枯燥的数据变得直观易懂。例如,这篇研究运用了概念图,将原本枯燥的变量关系进行了直观、清晰地阐述。复杂的中介效应和调节效应也采用了表格呈现,使读者能够更轻松地理解和掌握研究的核心内容。

　　(6)画龙点睛的故事结尾。一个画龙点睛的故事结尾,不仅总结了研究发现,还能够激发读者的进一步思考。通过回顾研究问题,突出主要发现,并展望未来的研究方向,使结尾部分既有回顾性,又具启发性。也可以巧妙地提出未解之谜或潜在的应用场景,引导读者思考研究的实际意义和未来发展方向,增强研究的整体感染力和影响力。该研究的总结部分很好地呼应了研究主题,"线上社会参与对老年人身心健康有双刃剑效应,具体地,线上社会参与通过促进线上社会支持对身心健康产生积极作用,通过增加线上风险暴露对身心健康的消极作用。代际同住能够弱化线上社会参与对线上风险暴露的正向影响,以及线上风险暴露的中介效应。因此,在干预实践中,应辩证地看待线上社会参与,在鼓励老年人利用数字媒体参加社会活动以获取和累积线上社会支持,促进健康水平提升的同时,还应关注线上社会参与所产生的风险暴露对老年人健康的危害。在对老年人线上风险暴露进行干预时,要充分考虑居住安排特征,更加关注那些没有与子女同住的老年人,为其制定个性化干预方案"。

从"我有数据"到"我有故事"的转变,就像从一朵玫瑰花到一段浪漫爱情故事的转变。研究者需要理解数据的背景,定位数据中的关键点,用数据讲述一个完整的故事,娓娓道来,栩栩如生。通过这些要点,可以让护理量性研究不仅有数据支持,更有生动的故事,让读者在享受科学的同时,也能感受到其中的情感和现实意义。

临床护理科技创新实践
百问百答

总主编 曾铁英 刘于

100 QUESTIONS & ANSWERS: QUALITATIVE NURSING RESEARCH
护理质性研究百问百答

主 编／吴梅利洋
　　　　蒋灵俊

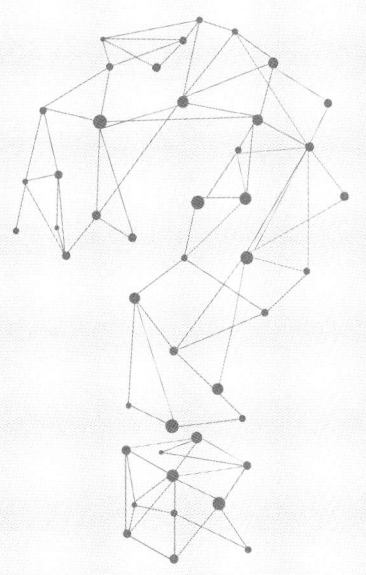

华中科技大学出版社
http://press.hust.edu.cn
中国·武汉

图书在版编目(CIP)数据

护理质性研究百问百答 / 吴梅利洋,蒋灵俊主编. -- 武汉：华中科技大学出版社,2025.4. -- (临床护理科技创新实践百问百答 / 曾铁英,刘于主编). -- ISBN 978-7-5772-1778-9

Ⅰ.R47-44

中国国家版本馆 CIP 数据核字第 2025ZQ4401 号

临床护理科技创新实践百问百答
护理质性研究百问百答

吴梅利洋　蒋灵俊　主　编

Huli Zhixing Yanjiu Bai Wen Bai Da

策划编辑：汪飒婷
责任编辑：谢　源
封面设计：廖亚萍
责任校对：张会军
责任监印：曾　婷

出版发行：华中科技大学出版社(中国·武汉)　　电话：(027)81321913
　　　　　武汉市东湖新技术开发区华工科技园　　邮编：430223
录　　排：华中科技大学惠友文印中心
印　　刷：武汉科源印刷设计有限公司
开　　本：880mm×1230mm　1/32
印　　张：25.375
字　　数：721千字
版　　次：2025年4月第1版第1次印刷
定　　价：128.00元(全6册)

本书若有印装质量问题，请向出版社营销中心调换
全国免费服务热线：400-6679-118　竭诚为您服务
版权所有　侵权必究

总　序

　　随着医疗改革的深入和护理学科的发展,科技创新在提升护理实践质量和推动护理学科发展等方面发挥着越来越重要的作用。然而,由于我国高等护理教育进入高质量发展阶段,护理研究者在护理科技创新实践中面临诸多困惑与挑战,为了满足广大护理工作者对相关知识的需求,以及提升临床护理研究与创新实践的水平,我们精心编纂了"临床护理科技创新实践百问百答丛书"。本丛书旨在通过问答形式,深入浅出地解答临床护理研究中的常见问题,为广大护理同仁提供一套集知识性、实用性、指导性于一体的临床护理研究参考书籍。

　　本丛书由华中科技大学同济医学院附属同济医院护理专家及博士团队编写,不仅汇聚了编者的实践经验,还参考和总结了同济医院护理部自开设护理科研门诊、循证护理门诊和创新门诊以来咨询的常见问题,用生动活泼的语言解答理论复杂的临床护理科技创新问题。本丛书包括6个分册,分别是《护理科研项目申报百问百答》《护理量性研究百问百答》《护理质性研究百问百答》《护理科技论文百问百答》《循证护理实践百问百答》和《护理专利创新实践百问百答》。

　　本丛书体现如下特点。①问题导向,针对性强。本丛书从护理科研项目申报、护理量性研究、护理质性研究、护理科技论文、循证护理实践和护理专利创新实践6个方面,分别精选了最为常见和关键的100个问题,旨在帮助读者快速找到解决问题的方案。②解答详尽,易于理解。每个问题采用通俗易懂的语言,配以详尽

的解答,结合具体案例和实际操作步骤,使读者能够轻松掌握相关知识。③理论与实践相结合。本丛书不仅注重理论知识的阐述,还强调实践技能的培养,通过案例分析、方法介绍等方式,帮助读者将理论知识应用于实际研究中。④前沿性与实用性并重。本丛书紧跟临床护理研究的最新进展,介绍了最新的研究方法和技术手段,同时注重实用性,确保读者能够在实际工作中灵活运用所学知识。

本丛书得以顺利完成并呈现在读者面前,要感谢华中科技大学同济医学院护理学院学科建设经费的资助,感谢编者的精心撰写,感谢所有为本丛书提供支持和帮助的人。由于水平和能力有限,加之时间仓促,本丛书中难免有不成熟和不妥当之处,恳请广大读者不吝批评和指正。

最后,衷心希望"临床护理科技创新实践百问百答丛书"能够成为广大护理工作者和研究者手中的"宝典",在护理研究和创新实践中发挥积极作用。我们期待读者在阅读本丛书的过程中,不仅能激发对临床护理研究和创新实践的热情与兴趣,更能丰富护理研究知识、提升创新实践能力。

曾铁英　刘于
2024 年 11 月

前　言

在护理领域中,质性研究犹如一股春风,为护理实践注入了更多的人文底蕴与深刻洞见。它鼓励研究者深入田野,与研究对象建立密切联系,通过细致的观察、深入的访谈、深刻的分析,关注患者心理社会层面的需求与体验,揭示隐藏于现象背后的复杂性和多样性,为护理学科的发展提供了丰富的理论支撑和实践指导。

笔者精心编撰了《护理质性研究百问百答》一书,旨在为广大护理工作者及研究者提供一部易读且实用的护理质性研究科普作品。本书共六章,第一章"初窥门径:开启质性研究之门",回顾了质性研究的定义、起源、范式以及分类等问题。第二章"乾坤入袖:质性研究者的修炼",探讨了研究者应该具备的素养,以及研究者个人因素对研究的影响。第三章"追踪觅影:质性研究对象的选择",呈现了质性研究的抽样方法、研究者与研究对象的关系,以及如何接触研究对象。第四章"曲径通幽:质性研究资料的收集",聚焦访谈、观察和实物分析三种常用方法,介绍了质性研究资料收集过程中可能遇到的问题及解决策略。第五章"抽丝剥茧:质性研究资料的整理与分析",探究了转录、编码、总结分析资料过程中的常见困惑。第六章"运筹帷幄:质性研究的结果呈现与质量控制",关注了研究结果呈现、质量控制、伦理等问题。

为了确保本书通俗易懂,期间笔者反复修改,几易其稿,用词也斟酌再三。例如,为了体现研究者本身作为研究工具,本册以第一人称写就;为了和量性研究进行区分,采用"资料分析"而不是

"数据分析"。然而,质性研究这棵大树枝繁叶茂,学术观点百家争鸣,本书的一些观点和说法可能不够成熟。因此,真诚希望读者在阅读本书时,提出宝贵的意见和建议。

吴梅利洋　蒋灵俊

2024 年 11 月

目 录

第一章 初窥门径:开启质性研究之门 …………………… 1
1. 正本清源:质性研究为何物? ………………………… 1
2. 质性研究缘何在科学界流行? ………………………… 2
3. 行之有效:质性研究有什么用? ………………………… 3
4. 相辅相成:质性研究与量性研究有何异同? ………… 3
5. 金科玉律:什么是研究范式? ………………………… 5
6. 循途守辙:为什么科学研究需要遵循特定的范式? …… 6
7. 变幻无穷:范式为什么是多样的? …………………… 6
8. 环肥燕瘦:科学研究可以遵循哪些范式? …………… 7
9. 千丝万缕:质性研究与范式有什么关系? …………… 8
10. 分门别类:质性研究如何分类? ……………………… 9
11. 一应俱全:常见的质性研究设计方法有哪些? ……… 10
12. 现象学研究有什么特点及适用情景? ……………… 12
13. 描述性质性研究有什么特点及适用情景? ………… 14
14. 扎根理论研究有什么特点及适用情景? …………… 14
15. 民族志研究有什么特点及适用情景? ……………… 15
16. 行动研究有什么特点及适用情景? ………………… 16
17. 叙事研究有什么特点及适用情景? ………………… 17
18. 各有千秋:常见的几种质性研究设计方法有何
    区别? ……………………………………………… 18
19. 切中要害:哪些问题适合用质性研究回答? ……… 19
20. 对症下药:如何选择合适的质性研究方法? ……… 20

21. 步步为营:质性研究如何开展? ……………………… 21
第二章 乾坤入袖:质性研究者的修炼 ……………… 23
22. 被甲执兵:我们需要具备哪些素养? ………………… 23
23. "我"即工具:个人因素如何影响质性研究质量? …… 24
24. 一隅之见:价值取向如何影响质性研究质量? ……… 25
25. 不偏不倚:如何避免个人因素影响研究质量? ……… 26
26. 从容不迫:我们的最佳角色是什么? ………………… 27
27. 虚怀若谷:我们应该秉持怎样的研究态度? ………… 28
28. 修身养性:提升质性研究素养有什么策略? ………… 29
29. 无用之用:研究素养储备的题外话? ………………… 31

第三章 追踪觅影:质性研究对象的选择 ……………… 33
30. 锚定目标:选谁开展研究? …………………………… 33
31. 大相径庭:科学研究抽样有什么原则? ……………… 34
32. 丁一确二:目的抽样及其策略分类是什么? ………… 34
33. 目的抽样:样本特性指向的抽样策略是什么? ……… 35
34. 目的抽样:抽样方式的特性决定抽样策略是什么? … 36
35. 按图索骥:什么是理论抽样? ………………………… 37
36. 顺时达变:理论抽样如何开展? ……………………… 38
37. 深谋远虑:如何选择抽样方法? ……………………… 39
38. 规行矩步:制约质性研究抽样的因素有哪些? ……… 40
39. 随机应变:我们与研究对象是什么关系? …………… 41
40. 融洽无间:为什么要与研究对象建立关系? ………… 42
41. 一夫当关:"守门员"如何影响关系的建立? ………… 43
42. 冰消瓦解:如何进入现场接触研究对象? …………… 44
43. 锦囊妙计:有哪些更好的接触研究对象的策略? …… 45

第四章 曲径通幽:质性研究资料的收集 ……………… 47
44. 门类众多:质性研究资料包括哪些类型? …………… 47
45. 灵活变通:质性研究资料收集方法有哪些? ………… 49
46. 举纲张目:制定访谈提纲有什么"套路"? …………… 49
47. 心中有数 or 即兴发挥:访谈提纲需要提前告知受访者吗? …………………………………………… 51

48. 最熟悉的过客:如何联系受访者? …… 51
49. 整装待发:访谈前需要做什么准备? …… 53
50. 快速"破冰":如何开启话题? …… 54
51. 无惧"冷场":访谈中如何提问? …… 55
52. 让访谈有深度:何时需要追问? …… 56
53. 子弹飞一会后如何打断? …… 57
54. 会听才会问:访谈中如何"听"? …… 57
55. 对症下药:如何面对沉默? …… 58
56. 天涯若比邻:线上访谈需要注意什么? …… 60
57. 察言观色:需要注意哪些非语言信息? …… 60
58. 善始善终:结束访谈时需要注意什么? …… 61
59. 好记性不如烂笔头:访谈中要记录什么? …… 61
60. 从NPC到觉醒玩家:访谈中"我"的定位是什么? …… 62
61. 因地制宜:深入访谈和焦点小组访谈如何选用? …… 63
62. 焦点小组访谈中主持人有什么作用? …… 65
63. 选贤举能:谁当主持人? …… 65
64. 第一颗扣子:焦点小组访谈需要注意哪些规则? …… 66
65. 如何应对焦点小组访谈中的意见领袖? …… 66
66. 如何应对焦点小组访谈中的隐藏想法者? …… 67
67. 参与式观察中我们扮演什么角色? …… 67
68. 参与式观察中我们该"看"什么? …… 69
69. 有图为证:影像资料一定真实吗? …… 70
70. 何时收手:如何确定质性研究样本量? …… 71
71. 见好就收:到底多少为"饱和"呢? …… 72

第五章　抽丝剥茧:质性研究资料的整理与分析 …… 74

72. 逐字逐句:转录时口语化资料需要保留吗? …… 74
73. 善用其器:如何利用语音识别助力转录? …… 75
74. 去伪存真:转录资料需要返给受访者核查吗? …… 75
75. 字斟句酌:什么是编码? …… 76
76. 现象学研究如何进行分析? …… 77
77. 通观全局:分析资料时如何悬置? …… 79

78. 经典扎根理论如何编码? ……………………………… 80
79. 程序化扎根理论如何编码? ……………………………… 81
80. 建构主义扎根理论如何编码? ……………………………… 83
81. 如何进行主题分析? ……………………………… 84
82. 如何进行定性内容分析? ……………………………… 85
83. 咬文嚼字:如何进行话语分析? ……………………………… 86
84. 一路拾花:什么时候开始资料分析? ……………………………… 87
85. 相由心生:什么是影像发声法? ……………………………… 87
86. 月亮与六便士:什么是 Q 方法? ……………………………… 89
87. "神器"在手:有哪些质性研究分析工具? ……………………………… 90
88. 拨云见日:图表如何助力资料分析? ……………………………… 91
89. 数字之争:质性研究结果中应该使用量性数据吗? … 96

第六章 运筹帷幄:质性研究的结果呈现与质量控制 …… 98

90. 如何呈现质性研究结果? ……………………………… 98
91. 质性之质:什么是"好"的质性研究? ……………………………… 103
92. 如何理解质性研究的效度? ……………………………… 106
93. 如何利用三角测量提升质性研究质量? ……………………………… 107
94. 如何利用分析归纳法提升质性研究质量? ……………………………… 108
95. 如何厚描? ……………………………… 109
96. 如何自我反思? ……………………………… 109
97. 思想火花:为什么要撰写备忘录? ……………………………… 110
98. 质性研究为什么要遵循伦理原则? ……………………………… 111
99. 质性研究需要注意哪些伦理问题? ……………………………… 113
100. 如何评价质性研究论文的质量? ……………………………… 114

第一章 初窥门径：开启质性研究之门

1. 正本清源：质性研究为何物？

当谈到科学研究时，我们脑海中可能会闪现出基因测序、人体指标测量、焦虑/抑郁测评等场景。或许，在许多人眼中，科学研究就是将世间万物进行客观量化，并通过各种定律、公式探索其中奥秘。当然，不少人听说过质性研究，它似乎并不像量性研究那样关注数字，而且没有固定的"套路"可循。质性研究是为了深入探索和理解人类的行为、经历和想法。它就像是科学版的侦探工作，以研究者本人作为研究工具，在自然情境下采用多种资料收集方法（如访谈、观察、实物分析等），对研究现象进行深入的整体性探究，常使用归纳法分析资料（如文字、图像、录音等）和形成理论，通过与研究对象互动，对其行为和意义建构获得解释性理解的一种活动。

例如，我们想知道为什么有些人在面对慢性疾病时能从容应对，而有些人会感到恐惧、焦虑和无措。此时，质性研究就派上了用场。它注重对个体和群体内部的详细描述和解释。质性研究可以帮助我们了解到人们如何理解并适应慢性疾病，以及这些经历如何深刻地影响人们的生活。质性研究也可以探究人们会产生某些态度、信念和行为的原因。例如，我们想知道为什么不同文化背景的人在面对医疗决策时会有不同的反应。我们还可以通过质性研究，深入探索文化如何影响人们的选择，以及个体在不同情境下的情感和反应。

总之，质性研究通过其独特的"工具箱"，为我们提供了理解和解释人类行为背后机制的工具，帮助我们捕捉资料背后的深刻意义和人类行为的多样性，为科学研究带来了深入的见解。

2. 质性研究缘何在科学界流行？

探讨质性研究的起源，就像了解电影的前传一样——它从哪里来，又是如何成为现在的模样？故事得从科学研究的一些"旧桥段"说起。

在科学研究的大舞台上，人们更多地使用量性研究，追求大量的数据和普遍的规律。我们不妨将量性研究看作科学界的动作大片（如《速度与激情》），喜欢大场景、大数据、大统计，就像在医院门诊大楼统计人流量一样。但有时我们需要的不仅仅是人数信息，还想知道每个人的故事：为什么会选择来这家医院？为什么会选择这个时间段就诊？这时，质性研究就该登场了。

质性研究就像是科学界的"心理剧"或者"文艺片"。它并不追求大制作，而是强调源于生活，高于生活；在平常中升华，于无声处听惊雷。例如，想了解为什么一些病情并不危急的人总是在门诊医生下班后来到急诊科就医？可能是因为他们白天没有时间，或者因为喜欢急诊科的就医效率，又或者难以对自己的病情做出有效评估，质性研究可以将这些细致的内心活动一一展现。

从唯爱大场面、大制作的"动作片"，到接纳笔触细腻、刻画入骨的"文艺片"，科学界研究范式经历了巨大转变。这种转变也与社会科学研究方法论的演变密不可分。例如，符号互动主义的兴起，强调了个体和社会互动中意义的构建过程，认为社会现实是通过符号交流和互动建构的，为质性研究提供了一定的理论基础和方法支持。就像是在电影拍摄现场，数十个或者成百上千个演员按照流程过完剧本并不能构成一部电影。每个演员独特的台词和表演风格交织在一起，才融合成了一部完整的、精彩的电影。在拍摄电影时，演员的数量、场景的数量、拍摄镜头的数量固然重要，但演员思维的流转、情感的交织、细节的刻画，同样不可或缺。只有这样才能完整呈现故事的全貌，造就场面宏大、细节可考的传世佳作。

回到科学研究本身,即使我们习惯了追求量化数据和一般规律,也不得不承认人类活动远非数据这一单一维度可以解释的,人们的生活经历和情感体验需要更丰富的容器去承载。质性研究就是承载人们经历和体验的绝佳容器。质性研究和量性研究相互补充、相得益彰,不仅丰富了我们对世界的理解,还推动了研究方法的创新。因此,如果我们对研究方法的选择感到困惑,不妨考虑一下这部"文艺片",说不定能为研究主题提供全新的视角。

3. 行之有效:质性研究有什么用?

正如我们前文提到的一样,数据无法完全解释人类行为和社会现象,需要使用质性研究挖掘现象背后的故事和动机。具体而言,质性研究可以用于探索社会现象(描述),对意义进行阐释(解释),以及发掘整体和深层社会文化结构(分析)。

质性研究是一个跨学科、超学科的科研利器。在心理学领域,它就像是一位读心师,帮助我们了解个体情感、态度和行为背后的真实想法。例如,可以用质性研究挖掘一群学生为什么会在考试前焦虑不安,或者为什么有些人喜欢做冒险的事情。在社会学领域,它像是社会变迁的侦察员,帮助我们分析不同群体如何看待和应对社会的变化。例如,可以使用质性研究探讨一个社群为什么会有共同的价值观,以及这些价值观如何随着时间变化而发生变化。在教育学领域,质性研究可以帮助我们了解不同教育政策如何影响学生的学习效果和态度,也可以探索新的教学方式为什么能激发学生的兴趣,或者某些教育政策为什么会引发学生的不满或反对。在卫生健康领域,也少不了质性研究的身影,它可以帮助我们理解患者选择某种治疗方式背后的心理,或者某些文化习俗为什么会影响健康管理的效果。由此可见,如果想要探索人类行为、社会变迁和文化多样性的奥秘,质性研究绝对是个好伙伴。

4. 相辅相成:质性研究与量性研究有何异同?

让我们先来看看质性研究。它就像一个旅行家,专注于记录和理解现象背后的复杂性。它不追求大量数据,而是通过访谈、观察、查阅文献等方式探究研究对象的感受、观点及其背后的意义,探索未知的新理论,挖掘社会文化背景对人们决策和行为的影响。

让我们再来看看量性研究。它则像一个统计学家,热衷于收集和分析数据,关心的是总体趋势、数值关系和因果推断。通过问卷调查、实验设计等方法收集大量数据,进行统计分析来验证假设。量性研究可以帮助我们在样本中找到普遍规律,预测未来趋势,或者评估不同政策或干预措施的效果。

两者在方法学上的差异也令人兴趣盎然。质性研究像一把瑞士军刀,具有高度的灵活性,允许我们根据实际情况调整研究设计。可以访谈,也可以观察,还可以实物分析,一切资料收集方法的选择都是围绕着获得更深入的资料而展开的。而量性研究则更像一条生产线,它的研究设计、数据收集、数据分析都具有结构化和标准化的特点,确保数据的一致性和可比性。

尽管它们在理念和方法上大有不同,但两者并非水火不容,而是相辅相成地探究同一现象的不同方面。很多时候我们会看到它们合体,这就形成了混合研究。通过质性研究和量性研究的互补,混合研究能够帮助我们获得更全面、深入和多维度的理解。因此,无论是更喜欢质性研究还是量性研究,或者想要在两者之间找到平衡,都可以根据我们的研究问题和目标来选择适合的方法。质性研究和量性研究的比较详见表1-1。

表1-1 质性研究和量性研究的比较

项目	量性研究	质性研究
研究问题	事先确定	可在过程中产生
研究设计	结构性的,比较具体,基于理论,从假设出发	非结构性的,灵活的,比较宽泛,不一定有研究假设
研究工具	问卷、量表、统计软件、计算机等	研究者本人、田野笔记、录音、录像等
抽样方法	随机抽样,样本量较大	目的抽样,样本量较小

续表

项 目	量性研究	质性研究
资料收集方法	调查法、测量法、实验法等	访谈法、观察法、查阅文献等
资料特点	可操作的变量,量化的数据	语言、图像、文字等描述性资料
分析方法	多为演绎法,统计分析,收集资料后进行	多为归纳法,寻找概念和主题,贯穿全过程
结果呈现特点	概括性、客观性,常用表格	叙述性、多样性,研究者个人反思

5. 金科玉律:什么是研究范式?

踏入科学研究的大门时,常会听到一个叫做"范式"的神秘词汇。它可能会让我们觉得高深莫测,敬而远之。现在,让我们一起来看看它到底是何方神圣。

范式(paradigm)本身是一个哲学概念。通俗来讲,它是类似于"模型"或"形式"的一个词。我们通常将其定义为一个共同体成员所共享的信仰、价值、技术等的集合,是常规科学所依赖运作的理论基础和实践规范,是某一类科学研究者集体共同遵守的世界观和行为方式。它包含科学家共同体的信念、哲学观点、公认的科学成就、方法论准则、规定、习惯,乃至教科书或经典著作、实验仪器等,拥有极其复杂的内涵。

以上定义略显晦涩难懂,但稍加思索我们就能发现,范式其实就是一种理论体系。在一定范围内,它为人们提供被普遍接受的理论、法则、定律,指导人们理解、看待和改造世界。用更通俗的话来说,它就像一把尺子,这把尺子可以帮助我们更好地丈量世界,并为我们提供一种交流丈量结果的共通语言。因此,我们大可不必被这个看似深奥的词汇所吓倒,只需把它当做指导我们开展科学研究的"向导",带领我们以更加科学的视角开展研究。

6. 循途守辙：为什么科学研究需要遵循特定的范式？

在上一个问题中，我们已经谈到范式并不是什么复杂的东西，它是带领我们开展科学研究的"向导"。循着"向导"的指引开展科学研究，会给我们带来好处。

（1）指导研究方法。范式是一种理论导航系统，它影响研究方法和技术的选择，告诉我们应该关注什么、如何进行研究、如何收集数据。例如，想了解不孕不育心理痛苦水平相关问题，如果选择实证主义范式，那么我们可能会关注心理痛苦水平的测量，重视心理痛苦与辅助生殖治疗效果的关系，探究心理痛苦随着辅助生殖治疗的变化趋势，并以此为出发点选择横断面研究或纵向研究；如果选择诠释主义范式或建构主义范式，那么我们可能会对不孕不育心理痛苦的个体体验和形成发展过程感兴趣，自然而然地选择现象学研究或扎根理论研究来深入探究。这就像我们捕鱼会用渔网，猎兔子会用捕猎夹是同样的道理。

（2）解释研究结果。遵循不同的范式时，我们通常会对研究结果有不同的解释。例如，实证主义范式要求我们解释变量间的关系，推断事物的因果；解释主义范式强调意义的解析；建构主义则关注过程的重构。由此可见，不同范式指导下的科学研究在结果的解读上是有差异的。

（3）促进同行交流。明确的范式还有助于同行间的交流。试想在一个游戏中，如果每个玩家都遵循不同的游戏规则，那么比较成绩和分享经验会变得异常困难。但如果所有玩家都遵循同一规则，玩家间的交流和切磋则少了许多障碍。科学研究成果的推广和经验交流也是如此，只有明确我们开展科学研究的"规则"，才能更好地与同行进行沟通、交流与合作，进而共同进步。

7. 变幻无穷：范式为什么是多样的？

我们可能会产生这样的疑问，既然范式是人们普遍接受的理论、法则、定律，那为什么它不是唯一的？这岂不是自相矛盾？

要回答这个疑问,有必要先了解哲学本身。哲学本质上是一系列探索基本问题和概念的学科的集合,它的研究领域非常广泛,且在不断扩展和演变。它不限于特定的研究对象或方法,而是不断地提出问题,反思现有知识,并寻求更深层次的理解。可见,与世间万物一样,哲学本身就是不断发展变化的、开放的、多元的,自然也就谈不上统一的范式了。可以理解为试图以一种范式解读大千世界的做法,即追求归一和问题的简单化。这种做法是否真正有利于问题的解决?答案未必肯定。在多数情况下,简化处理不仅难以触及问题本质,反而可能导致认知偏差的产生。

我们再来谈一谈绝对和相对。在前面的定义中,我们可以看到诸如"一个共同体成员所共享""某一类科学研究者集体共同遵守"的字样。也就是说,范式不是绝对的,它是相对的。同一类学科、同一研究共同体的研究视角、研究方法往往相似,久而久之,自然以相似的范式开展科学研究。不同学科、不同研究者则认同并遵循各自特定的定理和方法。就像站在山顶的人和站在山腰的人看山的方式、看到的景致必然有所不同,山顶的人高唱"横看成岭侧成峰,远近高低各不同",山腰的人则低吟"远处青山卧逸云,小桥水面起氤氲",他们看到的都是真的,他们描述的也都是对的,但呈现的景象却不同,那是因为他们看待问题的视角和方式不同而已。在各自的逻辑框架内,他们充分自洽。即使无法说服别人接受,但自身说法的正确性也无法被推翻。因此,范式的多样性是必然的。

最后需要说明的是,在范式选择的过程中,并不存在哪个好,哪个不好。如何选择在于我们的研究问题或研究假设从属于哪个范式。正如护理理论家 Meleis 所说,一门与人相关的学科,仅用一种理论来解释、描述、预测和改变所有的学科现象是不可取的。

8. 环肥燕瘦:科学研究可以遵循哪些范式?

我们选择研究范式时,就像《哈利·波特》中魔法学校的学员选择魔杖一样,是根据魔杖的魔力和特点来做决策。现在让我们一起来探索各具魔力和特点的科学研究范式。

(1) 实证主义范式（positivist paradigm）。它就像一个"数据控"，强调客观性、可重复性和可检验性，主张通过观察和实验来收集和分析数据，并发现客观规律。这一范式历史悠久，且仍是当前科学研究最主流、最重要的范式之一。如果我们想研究不孕不育群体治疗决策与信息素养之间的关系，就需要遵循这种"数据控"范式，它非常适合用数据验证我们的研究假设。

(2) 解释主义范式（interpretive paradigm）。又称诠释主义、阐释主义。它就像是"文化探险家"，关心的是社会现象的内涵和意义，如同破解一部神秘古籍，需要深入理解背后的文化和历史背景。如果我们想研究不孕不育群体治疗决策行为背后的动机和意义，这一范式将为我们提供更多洞见。

(3) 批判主义范式（critical paradigm）。它就像是一位"社会变革家"，关注的是社会结构中的权力和不平等问题，并试图通过分析和批判来推动社会的公正变革。如果我们想研究不孕不育女性在家庭内部或社会层面遭遇不平等和歧视的原因，并希望为改善她们的处境提供一些改革建议，那么就可以尝试遵循批判主义范式。

(4) 建构主义范式（constructivist paradigm）。它就像是"创造者"的乐园，认为现实是通过人类或群体的建构形成的，强调人们如何通过语言和社会互动创造出各种现实。如果我们想探讨社会文化或其他因素如何对不孕不育女性心理痛苦的发生发展过程产生影响，那么建构主义范式无疑是一个很好的选择。

当然，这些范式在许多研究中并非孤立存在的。我们可以根据研究目的灵活组合这些范式，这样就能更全面地理解和解释复杂的现实问题。

9. 千丝万缕：质性研究与范式有什么关系？

前面我们谈到了4种常见的研究范式及其特点。那么，它们与质性研究存在什么样的关系呢？实际上，质性研究并不源于某一种哲学或者某一类研究传统。我们可以把质性研究看作是一种关注体验、探究现象、建构和解释意义的研究主张，这种研究主张与任何一种范式都能擦出火花。

（1）实证主义范式。它常常与量性研究比肩同行，被视为与质性研究相对立的范式。但质性研究并非完全排斥实证主义，实证主义常常融于质性研究的许多细微之处。实证主义主张应依据事物自身"固有的"特征（尤其是外部特征），而非人们对事物所赋予的意义去对事物加以界定，这一原则在质性研究中也有运用。例如，当我们想研究养老机构老年人的入住体验时，对于"老年人"的界定，不能依据自己的主观认定，而应依据年龄这一客观测量指标。

（2）解释主义范式。它强调理解和解释社会现象的内涵和意义，就像阅读小说时我们想了解主人公的内心世界一样。这一范式与质性研究就像是一对默契的舞伴，通过深入探索文化、历史和社会语境，帮助我们捕捉和理解复杂现象背后的深层含义。

（3）批判主义范式。它关注权力、不平等和社会变革。质性研究也致力于关注社会现象背后的深层逻辑。毫无疑问，批判主义范式也能与质性研究达成默契合作，帮助我们揭示社会结构中的权力关系和不公正，通过研究社会运动或边缘群体的生活经验，深入分析社会变革的力量和影响。

（4）构建主义范式。它认为现实是通过个体或群体的社会建构而成，就像艺术家用画笔创造艺术品一样。这一范式与质性研究不谋而合，帮助我们理解和描述这些建构过程，揭示背后的社会机制和文化动态。

总之，质性研究并不局限于某一范式，而是像多面手，根据研究者的需要和研究问题的特性，灵活选用不同的范式，以更好地回应和理解复杂的社会现象和人文现象。

10. 分门别类：质性研究如何分类？

我们可能听说，或者在文献中看到很多质性研究方法，也常常被这些研究方法的名称弄得晕头转向。这时，我们往往想知道这些方法各自归属于什么类别。一些学者认为对质性研究进行分类没有意义，也指出过度强调分类会使质性研究陷入僵局。但分类可以让初学者系统地了解质性研究发展的状况，也方便其参照分类判断自己的研究在体系中处于什么位置。基于这个目的,我们一起来看看质性研究常用的分类方式。

质性研究通常有以下几种分类方法:①按研究问题分类,将不同类型的研究问题对应不同的质性研究方法,如意义类问题对应现象学研究,描述类问题对应民族志研究,过程类问题对应扎根理论研究,口语互动和对话类问题对应常人方法学或话语分析,行为类问题对应参与式观察等。②按所使用资料的特征分类,可分为以口述资料为中心的深度访谈、焦点小组访谈等;以观察资料和媒介资料为中心的观察法和民族志研究等;以文本资料为中心的话语分析、内容分析等。③按研究目的分类,该分类方法将研究目的分为探究语言的特点、发现规律、理解文本和行为的意义、反思四个方面,再将各自适用的方法进行分类,具体见图1-1。

我们可以发现,无论采用哪种分类方式,都难以囊括所有的质性研究方法。加之,质性研究更看重灵活性和适应性,而不是死板的分类体系。因此,我们在谈论质性研究的分类方法时,应该视其为研究设计的实用工具,而非禁锢我们思维的"镣铐"。

11. 一应俱全:常见的质性研究设计方法有哪些?

在上一个问题中,我们介绍了几种常见的质性研究分类方法,阐明了分类的目的不是分类本身,而是在分类的过程中认识到质性研究的灵活性和多样性。接下来,我们以一种"三句话"的方式介绍护理领域几种常见的质性研究设计方法。

(1)现象学研究(phenomenological research)。现象学研究就像一名侦探,专注于揭示人们的主观体验和背后的意义构建。它不只是问"你经历了什么",还会问"你有什么感觉?这对你意味着什么?"它适合研究意义类问题,因为它探索个体的感受和经验背后的深层意义。例如,《PICC专科护士对癌症患者开展叙事护理体验的现象学研究》。

(2)描述性质性研究(descriptive qualitative research)。描述性质性研究就像是调查报告大师,善于捕捉现象的各个角度和细节。它不只是告诉你"是什么",还会告诉你"有多少""为什么""这

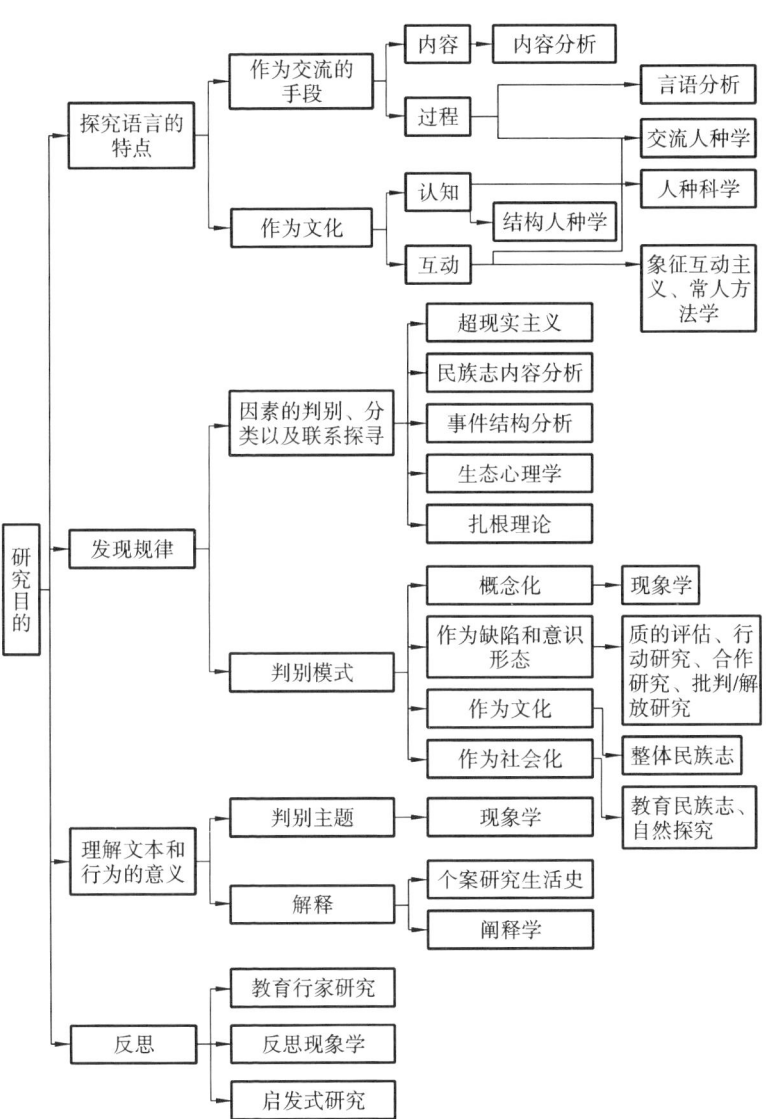

图 1-1 质性研究按照研究目的分类

有什么影响"等。它适合研究描述类问题,因为它关注详细的现象描绘和全面的资料收集。例如,《鼻咽癌放疗患者社交回避因素的描述性质性研究》。

（3）扎根理论研究（grounded theory research）。扎根理论研究就像是哲学家,喜欢通过观察和分析发展新的理论。它不只研究现象本身,还试图理解现象背后的基本结构和关系。它适合研究过程类问题,因为它探索发展和变化背后的模式和原则。例如,《低年资护士护理专业韧性发展模型：一项扎根理论研究》。

（4）民族志研究（ethnographic research）。民族志研究就像是社交调查员,善于沉浸在文化中,理解社群的行为和信念。它不只是观察表面现象,还深入探索文化的根源和文化的传承。它适合研究对话类问题和行为类问题,因为它涉及与参与者的深入交流和理解社群内部的动态。例如,《农村留守老人健康照护民族志研究——以鄂西南民族地区的个案为例》。

（5）行动研究（action research）。行动研究就像是变革的领航者,旨在通过实践解决现实问题。它不只是观察和分析,还会积极介入并测试解决方案的有效性。它适合研究行为类问题,因为它关注行动和解决问题的实际效果。例如,《基于行动研究法的急性心肌梗死病人临床护理路径构建及应用效果评价》。

（6）叙事研究（narrative research）：叙事研究就像是故事大师,通过个人故事和经历来理解人类的经验和想法。它不只是收集资料,还能通过叙述揭示出社会和文化背景中的模式和变化。它适合研究描述类问题和意义类问题,因为它重视个人或集体的叙述及其背后的含义。例如,《终末期肾病患者对护理专业性社会支持体验及期望的叙事研究》。

综上所述,每种质性研究方法都有自己独特的特点和适用场景,我们可以根据研究问题的性质和研究的目的选择合适的方法进行深入探索和分析。

12. 现象学研究有什么特点及适用情景？

当谈到现象学研究时,我们进入了一种深入挖掘个体和群体经验的境界。这种研究不仅关注事物的外在表象,而且还专注其背后的深层次结构和内在意义的揭示。它在提炼现象的重要要素的同时,探讨各要素之间及各要素与周围情景的关系,从而理解和解释现象。就像把一块奥利奥夹心饼干拆开,不仅看外面的巧克力饼干,还要深入探索里面的奶油夹心,并探讨巧克力饼干如何与奶油夹心巧妙融合。

现象学着眼于个体或群体在特定情境下的体验和意义构建过程。它不是单纯告诉我们发生了什么,而是解释其为什么会发生,以及这对人们意味着什么。例如,想要研究肿瘤患者的心理,我们不仅要了解患病对个体的外在影响,还要深入理解患者内心的挣扎和情绪变化。

现象学强调主观体验和观点的重要性。它不会一味地用冷冰冰的统计数据来分析,而是尊重个体在独特背景下的感受和想法。例如,研究新护士的角色适应时,我们需要理解他/她们如何在新的环境中重新建构自己的身份和工作方式。

现象学要求研究者具备描述和反思的能力。这意味着我们要以开放的心态,通过详细的描述和分析来呈现研究成果。就像作家一样,把观察到的每一个细节都生动地呈现给读者,让他/她们能够身临其境地理解研究对象的经历。

由于现象学研究的目的是澄清生活世界的本质,在资料分析过程中倾向于明确主体和主题间的关系,常采用 Colaizzi 七步分析法、Giorgi 分析法等。

现象学不仅强调具体经验的揭示,还注重传递和描述现象的意义,发现现象的本质。因此,它具有一定的理论取向。我们不仅要关注实际资料,还要在现有理论框架中找到新的视角和深化现有理论的可能性。就像玩拼图游戏,不仅要把碎片放在一起,还要思考如何拼出整幅图景。

总之,现象学研究不仅仅是对现象的描述和解释,更是一种深入探索个体和群体内心世界的方式。它适用于各种情境,从个体经历到社会文化现象,都可以尝试使用该方法进行研究。

13. 描述性质性研究有什么特点及适用情景？

与现象学研究的探究意义不同，描述性质性研究常常通过低推断性、低诠释性语言来呈现现实。与其他质性研究方法相似，描述性质性研究也旨在理解人类情境中复杂的体验、事件或过程，它有以下显著特点。

描述性质性研究不像执着于诠释意义的现象学研究，不像扎根理论研究志在发展理论，也不像民族志研究花大力气去描述深厚的文化。它的研究重点在于直截了当地记录和描述研究对象的经历或事件。

在研究过程中，描述性质性研究常常遵循自然探究（naturalistic inquiry）原则，不强求提前选定研究变量或理论框架，不对研究现象或事件予以干预或操纵。与其他方法相比，它是一种理论色彩最少的质性研究方法。

在资料分析时，描述性质性研究主张通过寻找相似和差异来进行编码、归类，常使用内容分析法来进行资料分析，然后通过低推断、低诠释的语言直接呈现或描述体验和事件。

描述性质性研究因其易于上手和直接性的特点被广泛应用。如果期望直接描述体验、事件或过程，而非发展理论，则可考虑选用该方法，如《乳腺癌患者参与共享决策阻碍及促进因素的描述性质性研究》。但由于这种方法依赖于低推断、低诠释的语言来直接呈现现实，不涉及深入的理论探讨或解释，因此，旨在探究意义、发展理论的研究不适合采用这种研究方法。

14. 扎根理论研究有什么特点及适用情景？

当我们谈论扎根理论研究时，就像是一位探险家进入一片未知的丛林，只是这片丛林是由研究资料填满，等待我们一步步发掘的概念、理论之林。这种方法与其他质性研究有所不同，其独特之处在于它更注重从资料中生成理论，而不是验证已有的理论或假设。

扎根理论研究在资料收集时采用多种方法，如深度访谈、观察和文本分析等。通过使用不同的工具和技术，从各个角度来研究同一个问题,确保获取尽可能全面和深入的资料。如一名警察,会采用不同的调查技巧来收集线索,进而拼凑出一个完整的、高度还原现场的案件故事。

扎根理论研究重视事物的动态发展过程,在资料分析过程中强调持续比较的方法。这意味着我们会反复分析资料,通过编码、分类和模式识别来提取关键概念和理论结构。就像玩拼图游戏,我们需要把各种形状的拼图组合起来,才能看清全貌。

扎根理论研究强调从实际资料中自动生成理论。这意味着我们不会提前设定好理论框架,而是通过分析所收集的资料来逐步构建理论。就像考古学家无法预先知道会挖掘出什么物品,而是通过多次挖掘和研究已出土文物,逐渐推导出合乎事实的历史一样。

扎根理论研究追求理论饱和,确保生成的理论具有广泛适用性和可靠性。我们可以用煲汤来类比,为确保能够煲一锅好汤,我们需要调整食材的种类和分量,直到汤变得鲜美。不允许少一味食材(概念),也不容多一丝咸或辣(概念间关系)。

扎根理论研究适用于一些特定的情境。首先,它非常适合探索新兴领域和未知领域。例如,当新的社会现象出现时,我们可以利用这种方法来构建理论框架,帮助理解这些现象背后的奥秘。其次,它也适合深度理解复杂现象,如社会行为或组织行为。通过系统的资料收集和分析,可以揭示出复杂现象的核心要素和互动模式。最后,它适用于理论的生成和发展,为人们带来新的视角和洞见。

总而言之,扎根理论研究不仅是一种方法,它更像是一种思维方式和探索未知的冒险旅程。通过扎根理论研究,我们可以从资料中挖掘出隐藏的宝藏,推开新知识的大门。

15. 民族志研究有什么特点及适用情景?

民族志研究是一种令人着迷的研究方法,这种研究主要是帮助我们理解各种各样的文化和社会现象。我们一起来看看它有哪些独特的特点。

民族志研究强调全景视角,即整体性。这意味着它不仅要看表面现象,而且还要深入理解某个社会群体的信念、态度、价值观等。这就引导我们从冰山一角进一步探索冰山下的复杂世界。

民族志研究非常注重亲自参与和长期观察。我们需要长时间生活在要研究的社区里，和当地人打成一片，深入交流，才能真正了解社区的运作方式和人们的生活习惯。

民族志研究以描述为主要手段，但它的描述是一种厚描。它不是给我们一堆干巴巴的数据，而是提供一部详细的史诗。我们会将自己所看到的、听到的、感受到的一切都写下来，用丰富的细节和详细的叙述把研究对象的真实面貌呈现出来。读者可以像看电影一样，感受人物的情感和行为背后的故事。

民族志研究不仅要描述，还要解释。它通过深入的访谈、详细的观察记录等方式，揭示社会现象背后的文化逻辑。例如，为什么这个社区的人们会这样做，他们的行为背后有什么深层次的原因。

虽然民族志研究也会基于现有理论框架，但它更倾向于通过实地观察和资料收集来生成新的理论或深化现有理论，具有一定的理论取向。

这种研究方法适用于很多场景。例如，想要深入了解某种文化的习俗、信仰体系或者社会结构，民族志研究就特别合适。又如，想要分析一个社会群体在文化变迁中的表现，或者探索一个小群体内部的互动模式，它也能派上用场。

16. 行动研究有什么特点及适用情景？

行动研究就像是科研版的"改良计划"。它不是坐在实验室里摆弄显微镜，而是直接进入实际场景里，和现实问题较劲。这种研究方法有几个显著特点。

行动研究侧重于解决实际问题。我们可以想象自己是超级英雄，穿梭在人群中，为他/她解决问题、谋取福利，帮助其更幸福地生活。例如，为提高盆底康复护理服务水平，就可以采用行动研究，促进盆底康复专科护士理论与实践的高度融合，使盆底康复护理门诊持续良性发展。

行动研究的"大招"是和研究对象紧密合作。就像是搭档一样，我们和研究对象（可能是医疗机构、学校、社区等）一起分析问题，设计解决方案，并亲自动手实施。这不仅让研究更接地气，也能确保研究方案的实用性。

反思是行动研究的秘诀。这就像下棋需要经常复盘一样，我们不仅要做，还要思考为什么要这样做，或者有没有更好的办法去解决问题。通过这种方式，可以不断调整策略，确保每一步都能做得更好。

行动研究像一个无限循环。在研究过程中，可能会出现新的亟待解决的问题，这个时候我们就需要根据实际情况调整方案，收集资料，分析结果，再根据分析结果调整方案。这种不断优化的过程，让每一次实践活动都更接近完美。

行动研究的目的就是要通过实践让世界变得更好。不管是教育、社会工作，还是健康服务，只要目标是实践改进，行动研究都可以派上用场。通过这种方法，我们不仅可以解决现实问题，还能推动社会的进步。总而言之，行动研究是不折不扣的"行动派"，相较于坐而论道，它更喜欢亲力亲为，通过不断改进来让世界变得更好。

17. 叙事研究有什么特点及适用情景？

叙事研究就像是科学版的讲故事比赛，只不过参赛者变成了研究者，内容则是每个研究对象生活中的独特经历和感受。我们一起来看看叙事研究的特点。

叙事研究强调经历和个人真实事件的讲述。就像听朋友讲故事一样，通过听取个人叙述，了解他/她的背景、情感和生活中的重要事件。例如，我们可以采用叙事研究了解乳腺癌患者心理痛苦的真实体验，并以此为依据制定合适的干预方案。

叙事研究强调通过讲述故事给人的经历赋予意义和价值。就像是分析电影情节一样，我们要深入探索每个研究对象故事中的意义是如何被建构和表达的。这不仅仅是故事的内容，还包括其背后的情感、文化和社会背景。

叙事研究体现个人生活的特殊性和复杂性。我们要理解和尊重这种多样性，尝试去了解和认识个体错综复杂的生活，这样才能真正洞察表象背后的深层信息。

叙事研究通常不把结果的可复制性当作评价指标,读者依赖研究者的智慧和叙事技巧理解故事。因此,我们需要通过自己的直觉和对资料的反复考察,去准确诠释资料。同时,我们也需要不断反思自己在研究中的角色和影响,以及研究过程,以确保推测不具备任意性,而是理由正当的。这一过程充斥着自我约束和自我检验,是非常耗时的。

总而言之,叙事研究帮助我们更深入地理解个体生活的复杂性和独特性,在心理学、教育学、社会学、医学、护理学、组织行为学和历史研究等领域有广泛应用。它让我们能从各种角度看世界,真正听见每个人的声音和故事。

18. 各有千秋:常见的几种质性研究设计方法有何区别?

通过介绍护理领域几种常见的质性研究设计方法,我们可能会觉得自己身处一家豪华自助餐厅,眼前摆满了各式风味的菜肴,让人目不暇接、跃跃欲试。现在,我们来总结一下这些"菜肴"的区别,让内心多一些笃定。

现象学研究就像是仔细品尝一道菜的每一种味道,专注于探索个体的内心体验和背后的意义;描述性质性研究就像是用相机拍下菜肴的照片,以作简单记录,不做过多的解释和推断;扎根理论研究就像是烹饪大师,通过精心研究每个调料的配比,最终创造出一道风味独特的菜式,该方法适合那些想要从具体实践中提炼出理论的研究者;民族志研究则像是一场探索异国他乡的美食之旅,我们会长时间地融入并观察当地的文化和生活方式,通过深入的田野工作和参与观察来理解社会群体的独特之处;行动研究就像与研究对象共同烹饪菜肴,通过合作和反思,创造出一道能够解决实际问题的美味佳肴;叙事研究则更像是一场故事会,聆听研究对象分享他们的经历和故事,通过他们的叙述理解他们的生活和社会角色。

可见,质性研究方法琳琅满目。如果我们致力于探索社会现象、对意义进行阐释、发掘整体和深层社会文化结构,质性研究将是得力的帮手。

19. 切中要害:哪些问题适合用质性研究回答?

在探讨这个问题之前,我们不妨先了解科学研究问题的类型。科学研究问题种类繁多,并非所有问题都适合用质性研究来回答。从科学问题关注的范围来看,可以分为概括性问题和特殊性问题;从科学问题的着眼点来看,包括差异性问题和过程性问题,后者又分为意义类问题和情景类问题;从科学问题最终目的来看,可以分为描述性问题、解释性问题、理论性问题、比较性问题、因果性问题、推论性问题和评价性问题。

在上述研究问题类型中,概括性问题(具有普遍意义的问题)、差异性问题(探讨事物的异同及相互关系)更适宜用量性研究来回答,因果性问题(探索事情的前因后果)、推论性问题(判断研究结果是否适合其他情形)和评价性问题(对研究现象进行价值上的判断)用量性研究来回答也更适合。其他类型的问题均可以用质性研究来回答,接下来我们逐一举例说明。

(1) 特殊性问题:指一个特殊的个案、特殊群体或特定情形下所呈现的独特现象,研究通常对这个特殊的个案/群体进行深入探讨,以揭示其背后的原因、机制或意义。例如,角色转型失败的新护士有何典型特征?

(2) 过程性问题:指关注事物发生发展的过程及其机制的问题。例如,高级实践护士如何看待自己的职业价值(意义类问题)?高级实践护士如何进行团队的协调合作(情景类问题)?

(3) 描述性问题:指描述现象本身的问题。例如,地市级医院科研护士开展科研活动有何困境?

(4) 解释性问题:指解释现象背后的原因、意义或机制的问题。例如,新护士转型失败的原因是什么?

(5) 理论性问题:指对特定现象进行理论探讨的问题。例如,新护士如何应对角色转型冲击?

(6) 比较性问题:指一个或一类以上的人、事、物进行比较的问题。例如,新护士和高年资护士对护理科研的认知有何差异?

20. 对症下药：如何选择合适的质性研究方法？

通过对前述问题的讨论,我们已经对质性研究的定义、用途、分类、需遵循的研究范式、适合解决什么类型的问题有了一定了解。摆在我们面前的另一个问题是如何选择合适的质性研究方法开展具体研究。我们以烹饪为例进行介绍,当准备进行质性研究时,就像是在准备一场精彩的烹饪秀,选择合适的研究方法就像挑选厨房工具一样重要。接下来我们一起探索如何在研究设计的道路上找到合适的"厨房工具"。

(1) 确定研究问题的类型。研究问题就像我们要做的菜肴,不同的菜肴需要不同的烹饪技巧和材料。如果想了解某个群体的生活经历和感受,就像做一道口感细腻的美食,选择用个案研究或者描述性质性研究就很合适。如果研究目标是揭示社会现象背后的复杂关系,则像是做一道配料平衡且需要火候的菜肴,此时可能就要使用扎根理论或者现象学方法。

(2) 考虑研究设计与团队资源的匹配程度。有些研究方法需要更多的时间和资料收集,例如田野观察。这就像是需要长时间炖煮的菜肴,我们需要评估是否有时间去"炖煮"这些菜肴。而像文本分析这样的方法可能更需要技术支持,如果自己或团队成员没有深厚的"刀工(文字解析能力)"和"摆盘能力(结果呈现能力)",研究也将无法进行。因此,评估团队资源能够支撑自己做什么样的研究也十分重要。

(3) 考虑研究方法的适应性和灵活性。有些方法可以根据研究过程中的发现来进行调整,就像在烹饪中调味一样;而其他方法可能在设计初期就需要更多的确定性,就像严格按照食谱进行烹饪一样。选择那些能够把控的研究方法开展研究,对于保证研究质量而言十分重要。

(4) 考虑学科对不同研究方法的偏好和认可程度。我们可以通过文献,总结本领域中不同类型的研究问题最常用的质性研究方法是什么。多读、多看、多思考,会对各种方法在领域内的偏好有较深的认识。

（5）如果仍然感到思绪混乱，就要善于求助。就像在烹饪中可以向大厨请教一样，我们可以寻求专业人士或导师的建议。他们就像经验丰富的大厨，能给我们提供宝贵的意见和建议，帮助我们找到最合适的研究方法。

21. 步步为营：质性研究如何开展？

虽然在前面的问题中，我们指出质性研究不存在一套普适的、固定的、所有研究者都应该遵守的规范，但这并不意味着"怎么做都行"。开展质性研究也要遵循一定的程序。

（1）研究现象和问题确定。在确定研究问题之前，首先要界定研究现象，即我们希望了解的人、事件、行为、过程、意义的总和。一般来说，在设计阶段，研究现象的范围会比较宽泛，以免排除掉其他重要的可能性。随着研究的不断深入，可以逐步缩小研究范围，明确研究问题。此外，与量性研究一样，提出一个有价值的研究问题非常重要。质性研究问题应该源于现实的真实困惑，融合个人关怀和公共关怀，也应该是具体的、聚焦的、开放的，是有张力、有原创性、有意义的。质性研究问题最好是能"以小见大"，"小"在着眼矛盾丛生、盘根错节之处，"大"在解决理论实践的基本问题。

（2）文献回顾。质性研究者对文献回顾的观点不一。有学者认为在研究开始前应进行文献回顾，因为前人的成果可为研究设计提供一定的指导；有学者则认为过早的文献回顾会导致一些"预设"，阻碍理论的构建和结果的解析。实际上，文献回顾应该在研究开始之前，帮助我们取得对所研究的领域相对全面的了解。此外，文献回顾还需贯穿于研究的整个过程，帮助我们持续与前人对话，更好地解析研究资料、呈现研究结果。

（3）研究设计。在这个过程中，我们要选择合适的质性研究方法，如扎根理论研究、现象学研究或者叙事研究，这取决于研究问题需要深入挖掘还是广泛探索。我们还需要考虑选择研究对象的标准和方法，如目的抽样、理论抽样等。

（4）资料收集。在这个过程中，我们要考虑如何进入情景并接触研究对象。可以采用深度访谈、焦点小组访谈、参与式观察等方法收集资料。确保能收集到足够的资料,同时要顾及手头资源如何支撑我们收集资料。

(5) 资料分析。这个阶段是对收集到的资料进行分析,提取主题、识别模式,但要保持开放和灵活,不要提前下结论。

(6) 解释和结果呈现。解释和结果呈现即解释研究发现,并以论文、报告或演示的形式将结果清晰地展示出来,确保其他人能够理解。

(7) 质性研究的评价。质性研究的评价即评估研究质量和可信度,确保它具有科学价值和实际意义。

总之,质性研究开展过程并不复杂,就像烹饪一样,关键是步骤要清晰,方法选择要得当,结果呈现要有说服力。正如"治大国如烹小鲜",熟悉流程之后,开展质性研究就如厨师烹饪菜肴一样不在话下。

第二章　乾坤入袖:质性研究者的修炼

22. 被甲执兵:我们需要具备哪些素养?

当我们决定踏入质性研究的领域时,就像是准备追寻宇宙的奥秘一样需要先备足装备。这里有一份"质性研究入门指南",可以帮助我们了解开展质性研究需要具备哪些技能和素养。

(1) 理论素养是"百宝箱"。我们需要了解不同的理论框架,就像上学时准备好作文素材以备不时之需一样。例如,如果要研究人们为什么会喜欢看猫咪视频,我们可能会用到心理学的奖惩理论或者社会学的互动理论。拥有了过硬的理论素养,当我们想解释某个现象时,就能从自己的百宝箱中取出适合的理论进行解释。

(2) 方法论素养是"探险技能"。我们可以通过深入访谈和焦点小组访谈这样的工具,深入挖掘研究对象的想法,也可以通过实地观察记录研究对象的行为模式。因此,了解每种方法的独特优势和限制,会让我们在质性研究的丛林探险中更加得心应手。

(3) 倾听与沟通技能是"外交艺术"。良好的倾听与沟通技能能够帮助我们与研究对象建立信任,收集到真实的资料以及清晰地表述我们的研究发现。

(4) 分析与解释能力是"破译技能"。当我们拿到大量资料时,要能够从中找出模式和主题,就像是解开一个谜题一样。资料背后总有一个耐人寻味的故事,我们必须具备足够的破译能力,才能揭开它神秘的面纱。

(5) 反思与批判思维是"内省能力"。不断质疑自己的假设和方法选择,以及注意到自己的"偏见",是非常重要的。这样我们的研究才能更具客观性和可信度。

(6)文献综述与背景知识是研究的"前哨站"。必要的文献综述和背景知识可以帮助我们了解自身要研究的领域已经开展了哪些研究,以及目前的研究进展。这样我们才能站在巨人的肩膀上,更好地理解和解释研究现象。

(7)团队合作与伦理素养是"团队精神"。科学研究往往需要与他人合作,共同推动项目的进展。同时,也要遵守伦理原则,保护研究对象的权利和隐私,这是我们作为研究者的基本责任。

(8)耐心与恒心是"精神支柱"。质性研究不是一蹴而就的,资料的收集和分析需要时间和耐心。只有持之以恒,才能获得既有深度又有意义的研究成果。

总而言之,要成为一名优秀的质性研究者,我们需要综合运用这些技能和素养。它们相辅相成,确保我们的研究既严谨又有影响力。

23. "我"即工具:个人因素如何影响质性研究质量?

质性研究容易引起争议的一个特点是:研究者自身作为工具,势必会对研究质量产生影响。我们不禁要问一问,研究者的自身因素究竟有多重要?让我们用一个小故事来解释吧!假设我们需要做一项有关女性产后心理社会适应的研究。在这个过程中,我们的个人因素会如何影响研究的质量?

(1)我们的研究态度和主观意识或者价值取向会对研究质量产生影响。如果我们认为职场妈妈才会面临心理社会适应的难题,那么我们的研究方向和研究结果就会失之偏颇。

(2)我们自身的经验和背景相当关键。假设我们是已经当了妈妈的女性,在访谈时可能跟研究对象聊得更深入,在资料分析时也更能产生真知灼见,但同时也可能产生一些先入为主的观点。相反,假设我们是尚未经历怀孕生子的女性或男性,做这项研究就会面临很多共情挑战,自然而然也就多出了许多影响研究质量的因素。

（3）沟通能力是个大问题。如果不擅长与人沟通交流，可能就难以得到产妇的真实想法。例如，当我们提出"孩子出生后夫妻关系的现状"这一问题，产妇回答得轻描淡写、闪烁其词时，不同沟通能力的人可能会有不同的处理方式，得到的答案也会有所不同。不善于沟通的研究者倾向于认为产妇在这一方面并无谈话的必要，并就此放弃询问；善于沟通的研究者则会从产妇的面部表情和肢体语言上捕捉到不寻常的信息，并尝试询问"孩子爸爸在孩子的养育上给了您什么支持和帮助"，或者"您的丈夫在帮助您适应做妈妈这件事上发挥怎样的作用"，这样就可以从侧面得到我们原本想询问问题的答案。

（4）情感态度不能忽视。如果认为产妇的心理社会适应难度不值一提，我们可能不会特别投入研究；如果我们深刻共情产妇为完成心理社会适应所作出的诸多努力，又可能会过于情感化，难以客观看待研究结果。

（5）自我反思和批判性思维也很关键。如果我们能够意识到自己的"偏见"，虚心接受别人的意见，并且不断反思自己的研究方法和结果，那么研究质量就会更高。

可见，研究者的个人因素不仅会影响研究的设计和执行，更会深刻影响研究结果的真实性和全面性。研究并不是方法的堆砌，它需要我们有开放的心态、适当的背景知识、良好的沟通能力，以及批判性的思维方式。只有这样，研究才能更有说服力。

24. 一隅之见：价值取向如何影响质性研究质量？

在前一个问题中，我们谈到了研究者的个人因素可能对质性研究质量产生巨大影响，这些因素中非常值得一提的是研究者个人的价值取向。价值取向往往是我们难以意识到的，但容易使质性研究产生偏差的"内心装备"，它在研究的各个环节对研究质量产生影响。

（1）研究兴趣和研究问题的选择。例如，如果我们觉得社会不平等是个大事，很可能对职场霸凌、母职惩罚这些话题感兴趣；如果我们认为个人遭遇更多受自身性格影响,很可能对个人特质影响职业发展的机制这个话题感兴趣。就像选朋友一样,选择怎么样的研究问题很大程度上来源于我们感兴趣的事物。

(2) 资料的收集和解释。例如,我们正在研究一个现象:"为什么有些人会过度诊疗(如备孕3个月未能成功妊娠就着急寻求辅助生殖治疗),有些人却延迟就医(如正常性生活且未避孕3年未能成功怀孕才考虑寻求生殖治疗)",而且当我们相信生育意愿对人们的选择有很大影响时,就会在收集资料时特别关注人们的生育意愿。此外,还可能更倾向于从不同生育意愿如何影响就医行为的角度来解读资料。

(3) 理论框架和研究方法的选择。我们更容易用自己的认知去理解世界。例如,如果我们觉得社会资源在产妇心理的社会适应中发挥重大作用,就可能选择资源保存理论作为研究或分析框架;如果我们觉得家庭韧性对产妇心理的社会适应大有裨益,则可能从家庭韧性相关理论的角度来进行研究设计。

(4) 研究结果的解释和推论。在解读同一组访谈资料时,秉持结构功能主义立场的学者可能聚焦制度变革的迫切性,而持人本主义取向的研究者则可能倾向于强调个体叙事中的主体性觉醒。

(5) 研究的伦理和影响力。我们的价值观和伦理观念会影响我们如何选择研究对象,如何处理资料,以及如何传播研究结果。一个有社会责任感的研究者,会兼顾研究的正当性、影响力和可持续性。

因此,质性科研不仅是硬科学,更是一门艺术。要想做出优质的质性研究,得先了解自己的内心世界,保持开放和批判性思维,这样才能确保我们的研究既客观又全面。

25. 不偏不倚:如何避免个人因素影响研究质量?

前面,我们谈到了研究者的诸多因素对研究质量的影响。那么,我们是否有办法去避免这些因素的影响呢?答案是有。接下来我们以做披萨为例进行介绍,看看我们可以从哪些方面努力,做出一份尽量少受个人口味影响的"好"披萨。

(1) 保持"反思和意识形态透明度"。这意味着要意识到自己可能存在的偏见,并在研究中坦率地揭示它们。就像告诉食客我们的披萨是辣的一样,这样他们就知道我们的研究结果可能会受到我们个人观点的影响。

(2)使用"多重视角和多样方法"。就像在披萨上添加不同的配料一样,我们可以用定性方法和定量方法一起研究,或者从不同的理论角度来分析资料。这样可以确保我们不会只品尝到披萨上的一种味道,而是全面理解研究现象。

(3)展开"团队合作和对话"。就像一群厨师一起讨论如何做披萨一样,与他人讨论和分享我们的研究设计和资料分析方法,可以帮助我们发现并纠正个人偏见。

(4)坚持"深入理解研究背景"。就像了解不同类型披萨的历史一样,在开始研究之前要对研究主题有充分的了解,这样可以避免我们只关注自己感兴趣的部分,而忽略了整体的图景。

(5)运用"系统化方法和记录"。就像按照食谱步骤做披萨,采用系统化的方法来收集和分析资料,并记录决策过程和资料解释的细节,可以帮助我们保持中立,减少主观偏见对研究的影响。

(6)始终"接受批评和反馈"。就像做披萨的厨师需要听取食客的反馈意见一样,研究者也应该接受同行的审查和建议。这能够帮助我们识别和改进研究中可能存在的个人偏见,从而提高研究的科学性和客观性。

26. 从容不迫:我们的最佳角色是什么?

在进行质性研究时,我们就像一个精彩的侦探故事里的主角,只不过我们手上的工具不是放大镜和便利店摄像头,而是细致的观察力和深厚的资料解析能力。我们在质性研究中也时常需要保持多重身份。

(1)中立的观察者。永远保持中立和客观。这样做的目的是避免让自己的观点像雪球一样越滚越大,使研究资料变得不可信。例如,如果在观察过程中发现某种趋势或现象,我们应当专注于记录事实,而不是根据个人偏见进行解释或下结论。

(2)倾听者和理解者。耐心倾听研究对象的心声。这意味着我们要尊重他们的经验和看法,而不是用自己的观点来扭曲他们的话。例如,如果研究对象分享了他们对生育意愿的看法,我们应当认真聆听,理解他们的背景和感受,而不是急于表达自己的意见或判断。

(3)诚实的记录者。将一切资料落到白纸黑字,使得研究结果更靠谱。然后,作为"分析者和解释者",我们需要把资料进行整理并仔细分析,找出资料中蕴含的秘密。例如,如果我们在研究为什么大多数人早上不吃洋葱,就需要记录研究对象告诉我们的原因,而不是为了我们的"健康饮食"观念而强行改写文本资料。

(4)合作者和参与者。特别是在那些行动研究中,我们就像是一个"神奇的交流使者",要与研究对象合作共事,督促大家一起找出问题的答案。例如,在进行社区调查时,我们可以与居民一起讨论他们面临的挑战,鼓励他们提出解决方案。

总的来说,质性研究里研究者要能像"变色龙"一样变换角色,保持客观中立、倾听理解、诚实记录、深入分析和谨慎解释。这样不仅能确保研究的严谨性和可靠性,同时也尊重了研究对象。根据情况变换角色,我们的研究就会像一个精彩的侦探故事,每一个线索都可能为科学世界带来新的启发。

27. 虚怀若谷:我们应该秉持怎样的研究态度?

在本书中,我们多次将研究者比作侦探,现在我们继续以此类比,看看科研侦探们在研究中应该秉持什么样的态度。

(1)开放和灵活。这意味着不要在开始前就想当然地下结论。想象一下,如果福尔摩斯在案件刚开始时就下定论,那他就永远不会解开任何悬案了。因此,保持开放才能真正理解研究对象的想法。

(2)尊重和理解。如果我们在他乡侦察办案,需要理解和尊重每个地方的文化和习俗,否则我们会给自己惹上不必要的麻烦。在研究中也一样,尊重研究对象的经验和观点,才能收集到真正有价值的信息。

(3)深入和透彻。侦探们总是喜欢深入案件的细节,他们不仅仅是追求表面现象,而是想要了解事件的真相。研究中也不能只看表面,要挖掘感受、态度背后的真正原因和含义。

(4) 倾听和沟通。这就像是与目击证人交谈时需要技巧一样。如果我们不听他们说什么,就永远不会发现重要的线索。研究中也是如此,倾听并尊重研究对象的声音,通过有效的沟通建立信任,这样我们才能得到更多有用的信息。

(5) 反思和透明。超级侦探们常常回顾案件的每个细节,以确保他们没有错过重要的线索。研究者也需要经常反思自己的立场和背景可能对研究造成的影响,保持透明度,这样其他人才能理解和重复我们的研究结果。

(6) 理论指导和严谨性。虽然我们可以像侦探一样灵活,但是要确保我们的推理是有理论支持的,而不是凭空臆想。理论指导可以帮助我们解释和分析资料,确保我们的结论是可靠而准确的。

(7) 细心和耐心。侦探们往往需要花费大量的时间来破案,他们需要对细节保持高度的敏感性和专注度。在研究中,也同样需要投入时间和精力,去真正理解研究对象的复杂性。

综上所述,做质性研究就像成为一名好侦探一样,需要开放、尊重、深入、倾听、反思、理论指导和耐心,上述技巧将帮助我们收集到丰富而有意义的资料,从而真正揭示研究现象的本质。

28. 修身养性:提升质性研究素养有什么策略?

无论是科研新手,还是习惯量性研究的科研"老手",初涉质性研究领域时,都会认为是开启了神秘的探险。繁多的研究方法和灵活多变的研究技巧,常让人摸不着头脑。虽说冰冻三尺非一日之寒,没有人能快速精通质性研究,但这并不意味着我们没有办法逐渐提升自己的质性研究素养。接下来我们将谈一谈如何提升质性研究素养。

要想成为一名质性研究大师,我们得精通各种研究方法。这要求我们了解不同类型研究的方法和适用情景。例如,个案研究就像是把我们的研究对象置于放大镜下仔细观察;现象学则是告诉我们如何从现象的本质出发去理解事物。所以，不要吝啬时间的投入，我们可以大胆地从书本和文献中去学习各种研究方法，将它们的特点和适用场景铭记于心，并在需要开展研究时选择最为合适的研究方法。

建立坚实的理论背景就像给我们的研究铺设一条高速公路，让我们的思路清晰明了。例如，我们想要研究基于社交媒体的健康教育，就需要了解传播学的相关理论，这有助于我们理解社交信息互动共享的传播路径。在平常的工作与生活中，我们不妨撒下一张捕捉各种理论的"大网"——公众号上读到的、文献中学到的、学术讲座中听到的、短视频中看到的，只要这些理论能给我们一瞬间的灵感或想法，就将它们捕到我们的"大网"中，方便自己随时取用。

不要遗忘灵活运用资料收集方法。这就像我们在探险时，随时准备使用不同的工具，有时是放大镜，有时是望远镜。我们可以使用深度访谈，如同聊天一样深入了解研究对象，使用焦点小组访谈，像开派对一样聚集大家的意见，还能使用文本分析，像分析诗歌一样揭示文本的深意。灵活运用这些方法的前提是我们充分了解它们的优缺点，并能够结合自己及团队的资源选择最有助于收集丰富资料的方式开展研究。

精准的资料分析和解释就像把宝石打磨成精美的首饰一样，靠的是技术和艺术的结合。我们需要学会如何编码主题、分析内容，查看是否有隐藏的"宝藏"。值得一提的是，前面谈到的几项技能的养成尚可通过读和看来实现，质性研究素养的养成则更多依靠"做"来实现。即使我们并不精通质性研究的资料分析方法，也要勇敢开始解读我们手上的每一份研究资料。不要惧怕自己的分析不够深入！在质性研究中，随着资料收集和分析的深入，推翻自己已有结论也时有发生。

批判性思维和反思能力就像是用魔镜审视我们的研究，查看是否有不合时宜的地方。拥有批判性思维并不是一件容易的事情，我们可以有意识地通过提问、讨论、反思、总结来逐渐提升自己的批判性思维能力。也可以通过阅读著作（如《批判性思维工具》

《思考，快与慢》《批判性思维的艺术》等），系统学习批判性思维的知识和技巧。

总之，这些策略就像我们探索质性研究宝藏的藏宝图，掌握这些方法和技巧，我们将能更加游刃有余地设计、实施和解释我们的研究。

29. 无用之用：研究素养储备的题外话？

"无用之用，方为大用"，这句话放在质性研究素养的修炼中同样适用。在前文中，我们谈到了提升研究素养的一些策略。现在再来谈谈看起来与质性研究并不直接相关的题外话，即研究者人文素养的提升。人文素养能够让我们在研究社会现象时更有深度。就像考古学家在挖掘过程中，不仅要找到古代遗物，还需要理解这些古物背后的文化背景，开展质性研究也需要我们具备理解这些文化背景的深厚功底。因此，人文素养对于质性研究而言，看似无用实则大有用处。人文素养的提升很难一蹴而就，它需要潜移默化、日渐累积。那么，该如何累积自己的人文素养呢？

（1）多阅读"闲书"。人文素养必然需要大量阅读的积累。这里的闲书指的是专业课教材、科学研究方法书籍、课题相关文献之外的其他书籍。我们需要适当学习一些跨学科知识，如历史、哲学，甚至是艺术，来拓宽自己的视野；还可以多了解其他文化的传统、宗教信仰和历史事件，来丰盈自己的思想。这些"闲书"会成为不断滋养我们的养料，当我们在未来的研究中遇到一些资料时，我们会回想起阅读过的片段和细节，它们会帮助我们更加深刻地理解当前的资料，促使我们从多个角度解决一些看似费解的话语或行为。这便是读万卷书的作用，它让我们通过别人的经验更好地理解世界。

（2）认真体验生活。深厚的人文素养也源于对生活的经历和体悟。当我们不局限于度日时，便会主动去感悟、挖掘和俯视生活，从自己的观察和经历中反思，撷取有用的东西来提升自己的认知，验证自己的观点、看法和研究结论。这正是行万里路的魅力所在，它让我们逐渐加深自己对世界的理解。

(3) 与人交流讨论。不要小看与他人分享观点的威力。通过提出自己的疑惑、解答他人的疑问,可以督促自己勤于思考,激发自己的潜力。这种潜力能够让我们在资料分析中体会灵光乍现、豁然贯通的快感,比他人更容易捕捉到文字背后的意义。与此同时,这种潜力可以让我们免于循规蹈矩的陈词滥调,去挖掘那些有趣的、有意义的、深刻的、生动的社会现象,并将它们呈现在读者面前。

　　要想成为一名优秀的质性研究者,我们需要具备广阔的人文视野和丰富的文化积淀。所以,从积跬步、聚小流开始,希望每一位对质性研究感兴趣的研究者都能从中体会到快乐、感受到成长。

第三章　追踪觅影：质性研究对象的选择

30. 锚定目标：选谁开展研究？

我们不妨把质性研究想象成一场足球比赛，研究对象就像球场上与我们通力合作的队友，我们必须确保他能帮我们进球，而不是只在场上晃悠。那么我们该如何找到那些有助于进球的好队友呢？我们可以从以下方面着手。

（1）选取与研究问题有强关联性的研究对象。只有研究对象具备现象的相关经验，才能给我们提供想要的信息。例如，研究慢性病患者的网络健康信息获取行为时，我们就需要去寻找使用社交媒体的慢性病患者，而不是那些不太接触社交媒体的老年人。

（2）挑选那些信息丰富度较高的研究对象。谁能为研究问题提供大量信息，谁就是最佳研究对象。例如，研究医务人员对临终患者死亡准备的认识时，将研究对象锁定为服务过多名临终患者的医务人员更为明智。

（3）考虑研究对象的可及性。即评估我们是否能接触到研究对象，是否能跟他们愉快畅聊。有的研究对象与研究问题高度相关，也能够为我们提供丰富的信息，但如果接触不到研究对象，或者对方不愿意配合研究，那么研究也将无法推进。例如，将艾滋病患者作为研究对象时，尽管他们的经历可以为传染病研究提供重要视角，但由于隐私顾虑，他们可能不愿意参与研究。因此，在研究设计阶段，必须考虑如何建立信任关系、确保参与者的隐私安全,从而提高研究的可及性和有效性。

31. 大相径庭:科学研究抽样有什么原则?

质性研究不追求大样本、大数据、代表性,而是追求研究深度和样本个性。这意味着,质性研究的样本量不会像量性研究那样数量众多。但为了保证研究对象能够为研究提供必要信息,我们仍需进行抽样。

谈到抽样,我们必须先了解概率抽样和非概率抽样这两大抽样原则。

概率抽样就像一场公平抽奖,每个人都有相同的概率被选中。在进行概率抽样时,常用的方法包括简单随机抽样、分层抽样和整群抽样等。如果我们需要研究新护士的角色转型冲击,需要获得医院的新护士名册,随机从中选取所需的样本即可。一般来讲,质性研究不可能,也不需要进行随机抽样。

在非概率抽样中,不是每个人都有平等的机会被选中,而是会挑选能给研究提供最有价值信息的人或事,即研究对象是根据我们的主观标准选择的。非概率抽样包括目的抽样、方便抽样、滚雪球抽样、定额抽样等方法。在质性研究中,最常用的方法便是目的抽样。依旧以研究新护士的角色转型冲击为例,如果采用非概率抽样,我们可能会选取那些经评估存在角色转型冲击的护士进行研究,或选择那些面临较高角色转型冲击风险(工作满意度低、职业承诺不足、离职意愿强烈等特征)的护士进行研究,这便是依据研究者的主观标准进行目的抽样。

32. 丁一确二:目的抽样及其策略分类是什么?

前面我们已经了解过,目的抽样是一种非概率抽样方法。如果我们把研究对象比作大海里的针,那么进行目的抽样,就是找到具备完成研究任务的特性与功能且最适合解答研究问题的那几根针,这样才能确保我们能用最全面、最有用的信息来回答研究问题。目的抽样该怎么做呢?这时,就必须说一说目的抽样策略的分类了。我们可以按样本特征进行分类(如年龄、性别、社会背景等),也可以按抽样方式进行分类(如随机抽样、分层抽样、整群抽样等)。每种分类方式的标准和包含的具体操作策略我们将在下文一一讲述,现在,我们先要明确分类的目的不是让人感到慌乱,而是为了帮助我们更好地理解和应用这些抽样策略。

33. 目的抽样:样本特性指向的抽样策略是什么?

进行目的抽样时,我们可以按照样本特性对抽样策略进行分类。

(1)极端型或偏差型个案抽样。这种策略倾向于选取研究现象中较极端、被认为不常规的个体进行研究。例如,研究医患冲突时,我们应该选择那些造成巨大影响的特别案例的经历者,会比选择那些经历一般医患冲突案例的经历者,更能获得丰富信息。

(2)强度抽样。选取信息量最大、影响力最强的个案进行研究。依旧是以医患冲突研究为例,选取医患冲突的当事人可能会比选取目击者会获得更为丰富的信息。

(3)最大差异抽样。使所选样本最大限度覆盖研究现象的不同情况,以获得丰富而全面的信息。例如,研究产妇分娩准备体验时,我们既要选取初产妇,也要选取经产妇;既要选择经济条件良好者,也要选择经济条件一般者,这样才能确保研究阐明了不同情况下产妇的分娩准备体验。

(4)同质性抽样。是为了寻找一组在某方面比较相似的样本进行研究。例如,在研究护士长的管理风格时,选取相似属性的科室护士长(如内科系统、外科系统、重症系统等)能够确保研究结果的同一性。

(5)典型个案抽样。选取能代表整体一般特征的样本进行研究,目的是了解研究现象的一般情况。例如,研究产妇的产后症状体验,不能仅关注那些产后恢复特别不好或特别好的产妇,而是要尽量选取那些代表大部分产妇情况的样本来开展研究。

(6)分层目的抽样。是先将研究现象按照一定的标准分层,再从各个层面上进行目的抽样。例如,研究护士开展科研活动的障碍因素,可以先将护士进行学历分层,再从各个层面中选取样本开展研究。

（7）关键个案抽样。是为了选取对研究现象产生决定性影响的个案开展研究。例如，研究临终患者制定预立医疗照护计划的体验，我们可以在安宁疗护示范机构选取研究对象，以获得"理想"状态下影响临终患者预立医疗照护计划制定体验的关键信息。

（8）校标抽样。是事先设定标准或条件，然后选择符合条件的样本进行研究。例如，研究科研护士岗位工作内容时，我们可以先设定标准，选取从事护理科研工作3年以上，已公开发表1篇以上SCI的护理人员。

（9）证实和证伪个案抽样。寻找能够支持或挑战研究主题的样本进行研究。这种策略常常在研究中后期使用，用于证实或推翻基于前期研究结果得出的结论。例如，研究产妇分娩准备体验时，我们通过前期结果得出了"分娩信心"这一主题，在后续的抽样中，就可以去寻找那些支持或挑战这一主题的样本，去证实或修正这一主题。

34. 目的抽样：抽样方式的特性决定抽样策略是什么？

我们还可以按照研究者本人的行动方案，即抽样方式的特性进行目的抽样的分类。

（1）滚雪球抽样。这种抽样方法有点像滚雪球，我们先找到一些潜在的研究对象，然后通过他们的推荐再找到更多的研究对象。例如，研究产妇的分娩创伤体验时，我们可以找到一位存在分娩创伤的产妇，访谈完毕之后请她推荐其他具有相似经历的产妇，如此循环，便可获得足够多的研究样本。这种方法可能会导致所找的样本都是同一类型。

（2）机遇式抽样。这种抽样方法很灵活，我们往往根据研究的具体情况来决定选取何种研究对象。如果我们想了解医院门诊某项流程改造政策对门诊患者就医体验的影响，可以去门诊现场，根据具体情况选择潜在研究对象并开始访谈或观察，当其他患者对谈话产生兴趣想要加入时，我们就可以顺势而为将这些感兴趣的患者也纳入进来。因为我们并没有预先设定一个固定的抽样模式,所以这种方法可能会带来一些意想不到的结果。

(3) 目的性随机抽样。在目的性随机抽样策略中,我们的研究目的和范围是固定的,研究对象的选取也是在固定目的的基础上进行的。该策略常常适用于在界定研究范围后样本规模仍然保持在高位的情况。当我们带着目的再去随机选择合适的研究对象时,就可以缩小样本的数量。例如,在进行护士家庭-工作平衡体验的研究时,我们可以将研究范围限定在存在明显家庭-工作平衡障碍的护士群体中,如处于哺乳期的护士或承担更多老人赡养任务的护士,然后在符合条件的护士中随机选取若干名作为研究对象。

(4) 方便抽样。这种抽样方法是指因实际情况或资源的限制,我们只能根据便利性原则,选择最容易接触到的样本作为研究对象。虽然此方法省时省力,但因研究对象的选择范围有限,其结果可信度相对较低。例如,研究护工虐待老人行为的形成原因,我们能获得的样本仅来自本市的几家养老机构,此时可采用方便抽样,从这几家养老机构中选取护理员开展研究。

(5) 综合式抽样。这种抽样方法可以说是灵活多变的"混合搭配"。在研究过程中,我们可以根据具体情况和需要,选用多种抽样策略。例如,一开始用滚雪球抽样的方法找到一些核心信息,然后再用方便抽样的方法扩展研究范围,这样就能充分利用各种抽样方法的优势,让研究更全面。

35. 按图索骥:什么是理论抽样?

理论抽样是质性研究中一种特殊的抽样方法,其核心是基于特定概念或主题来收集资料,这些概念或主题通常来自已有的研究资料。理论抽样仍然归属于目的抽样,因为理论抽样的目的是寻找可以对理论进行说明和展示的实例,进而进行理论发展和修订。

(1) 理论抽样受"概念驱动"。概念驱动是指抽样的目的是为了更好地发展概念。在研究之初,根据初步的资料分析我们会涌现一些概念,这些初始概念就是引导后续抽样的目标。我们需要寻找能为这些概念提供更多信息的个体,进而去修正或发展这些概念。

（2）理论抽样是"累积性"的。这意味着研究不是一蹴而就的过程,而是随着时间推移逐步深入的过程。就像是在广阔的海洋中钓鱼,一开始我们可能不确定会捕获什么,但随着分析和理解的加深,我们能更精确地定位和抓取感兴趣的"鱼"。与传统抽样方法不同的是,在研究过程中,理论抽样的目标会逐渐明确和具体化。一开始,我们可能只有模糊的概念,随着资料的积累和分析的增加,我们能够更好地理解研究的方向和目标,从而选择更具体的样本,进而得到确切的概念。

（3）理论抽样的目标通常是实现"理论饱和"。这意味着我们不仅仅寻求资料饱和（即收集到足够的信息）,而是希望在理论上充分探索每个概念或主题,以达到对其各种属性和维度的深入理解。

因此,理论抽样不仅仅是一种资料收集方法,它更像是一场有趣的探险,让研究者在理论丛林中发现并理解隐藏的珍宝,为解决复杂问题提供独特见解。

36. 顺时达变:理论抽样如何开展?

在正式谈论问题前,我们先来回顾一下质性研究对理论抽样的描述。扎根理论的创始人斯特劳斯和格拉斯提出了理论抽样的三个关键阶段:①开放抽样,主要用于选择信息丰富的个体和情境;②关系与变异抽样,用于收集与研究理论相关的多样资料;③区别抽样,用于验证不同类别之间的关联性和未成熟类别的发展。扎根理论的发展者卡麦滋则强调了理论抽样的逻辑,即通过初步资料的归纳形成假设,再通过大量的案例资料进行演绎验证并发展理论。从他们的观点中我们不难发现,理论抽样的过程并非预设的程序,而是根据我们对问题的认识和经验逐步展开的。因此,学会容忍不确定性和模棱两可是理论抽样中必须经历的挑战,也是获得深刻研究成果的关键。接下来,我们聊一聊理论抽样到底应该如何实操。

就像建房子一样,我们需要一个坚实的地基。这个地基就是我们的初始研究问题。例如,我们正在研究不孕不育女性心理痛苦的形成和发展过程,我们可以先选取一些长期不孕不育的女性进行访谈,问问她们:"无法生育孩子给您带来了哪些痛苦体验?""您可以谈谈是什么导致了这些痛苦体验吗?"。

获得初始研究资料后,我们就可以着手分析这些资料。在对资料进行初步分析后,我们得到了"传统文化压迫"这个概念,但我们并不确定这样的界定和描述是否恰当。在此阶段,请不要被研究中出现的模糊和不确定性影响。这些现象其实是接近真相的信号!就像在探险时看到了远处的迷雾,只要继续前行,就会逐渐看清目标。

所以,我们不妨问自己以下问题:这个概念清楚吗?它是否有足够的资料作为支撑?为了证实和发展这个概念,后续的抽样就可以有意识地选择可能对这一概念能进一步深化阐述的个体,如来自偏远地区的女性和表达了"不生孩子就会被认为不正常"这一观点的个体。新的研究对象会为我们提供解释和发展初始概念的资料,或为我们提供新的线索。例如,我们在访谈了 10 名研究对象后,发现她们的痛苦并不来源于宽泛的"传统文化",而是"传统生育文化";这种文化对她们也并非完全是"压迫",而是被她们内化并遵循,因此,"传统文化压迫"这一概念被修正为"传统生育文化规训"。

可见,理论抽样是一个过程,不是一蹴而就的事情。就像建造一座房子,我们需要一块块垒石头,一层层砌墙。每一步都是为了让研究更加扎实,让理论更加丰满。

37. 深谋远虑:如何选择抽样方法?

介绍完质性研究的抽样方法,我们需要考虑的另一问题便是如何为自己的研究选择合适的抽样方法。在选择抽样方法时,我们可以从以下几个方面进行思考。

(1)明确研究目标。不同的研究目标可能需要不同类型的抽样方法。例如,想深入了解某个现象的核心特征,那么选择典型个案抽样或关键个案抽样更为恰当。

(2)考虑研究对象的特点。例如,研究对象的多样性、可访问性等。再例如,有些群体不容易获得,这时候方便抽样或者滚雪球抽样便可派上用场。

(3)考虑成本和时间的限制。科研路上的经费和时间都是有限的,均会影响抽样方法的选择。方便抽样和滚雪球抽样虽然可以节省部分时间,但可能会让样本的代表性打折扣;目的分层抽样虽然精确度较高,但通常会花费更多的时间和精力。

(4)考虑资料分析计划。如果研究有明确的理论框架或者想要发展一个新的理论,理论抽样可能是个不错的选择。如此一来,我们可以根据研究的实际情况不断调整和深化我们的理论。

在科研的大海里航行,选择合适的抽样方法并不容易。我们需要综合考虑研究目标、研究对象、资源限制以及资料分析等多个因素。这一过程需要精心权衡和决策,以确保研究能够获得一个科学可靠的结果。

38. 规行矩步:制约质性研究抽样的因素有哪些?

前面我们谈到了质性研究抽样的方法与策略。为了更好地选择研究对象,我们还需要了解哪些因素会制约抽样的进行。

(1)研究对象与研究问题的相关程度。我们通常希望通过一些因素(地点、事件、人物、年龄、职业、背景)来判断哪种研究对象与我们的研究问题和目的密切相关。依据这些特征,我们可以建立一个抽样框架,来确保抽样计划能够落地。就像玩扑克牌时需要不同的牌来组成不同的牌型一样,研究中的抽样也需要根据研究目标来选择合适的"牌"。例如,我们研究的是某个社区的文化变迁,那么可能会选择已经在此地生活了很久、了解内情并且善于表达的人来作为主要的信息提供者,这样的人通常能为我们提供深入且有洞察力的见解。

(2)研究对象的个人条件。当我们来到一个新的环境时,会倾向于跟开朗、外向、乐于表达的人打成一片,并跟他们成为朋友。同理,选择研究对象时,我们也更愿意挑选那些在所要研究的环境中生活时间长、了解该区域实情、具备观察和反思能力、愿意且善于表达的人。但也需要考虑,他们的观点和经历不一定能够代表那些不具备这些个人条件的人,仅收集他们的信息也可能给研究带来一些误导。因此,在抽样中,我们需要平衡好这些因素。尽量做一个"雨露均沾"的人,跟人群中的"万人迷"做朋友,也不要冷落躲在角落里的"害羞者"。

(3) 研究对象与我们的关系。在研究中,合适的关系类型也很重要。就像进行野外徒步时,我们会选择与自己关系良好的伙伴一起同行,因为与伙伴的默契和信任会让旅途更愉快。例如,如果我们是某医院科室的一员,可能不适合选择朋友或同事作为研究对象,因为他们对我们的了解可能会影响他们的回答和研究结果,这时候选择"局外人"可能更有利于获取相对客观的资料。

总之,抽样在质性研究中就像是在建一座石桥,每一块石头都是关键。通过综合考虑抽样目的、个人条件以及我们与研究对象的关系,可以确保抽样的准确性和全面性,找到那些能够帮助我们揭示社会现象内在真相的"有缘人"。

39. 随机应变:我们与研究对象是什么关系?

量性研究强调客观中立地实施科学研究步骤,研究者与研究对象之间的关系可以用"君子之交淡如水"来形容。但在质性研究中,我们往往需要深入了解人们的想法、经历和社会背景,所以与人们交流和互动至关重要,因此与研究对象之间的关系也无法保持"淡如水"。

(1) 互动关系。通过访谈、观察等方式,和研究对象进行互动。想象一下,我们畅快地与朋友聊天,听他们分享的故事。通过这些互动,我们能更深入地了解研究对象的世界,就像了解朋友的生活一样。

(2) 合作关系。有时候,我们和研究对象之间的关系不仅仅是资料的收集者和提供者,也可以像搭档一样合作。例如,在社区研究中,我们可能与当地社区一起合作设计项目,共同解决问题。这种合作关系强调的是团队精神和共同努力,就像一起划船,大家一起努力,达成目标。

（3）倾听与理解关系。这种关系强调的是尊重和理解。我们需要耐心地倾听研究对象的故事和想法，尊重他们的经历和感受。就像聆听朋友的心声，理解朋友的想法一样，这种关系建立在相互尊重和开放交流的基础上。

（4）权力动态关系。虽然我们希望研究是平等和公正的，但现实中权力关系依然存在。我们有时会掌握资料收集和分析的主导权，而研究对象可能会觉得自己处于被观察的位置。因此，我们需要谨慎处理权力的使用，确保不会对研究结果造成影响，保持客观、中立和真实。

总之，在质性研究中，我们与研究对象之间的关系需要在尊重、理解和合作的基础上进行。这种关系是复杂而多维的，取决于研究的性质和目的。只有通过交流和互动，我们才能更好地理解社会现象的复杂性和多样性。

40. 融洽无间：为什么要与研究对象建立关系？

在进行质性研究之前，要想快速和被研究的人群建立关系比较困难！但是这个过程非常重要，原因如下。

（1）有助于建立信任。就像和新朋友相处一样，需要先让他们觉得我们"靠谱"，他们才会大方地和我们说话。在质性研究中也是一样，必须让研究对象相信我们不会泄露他们的隐私，不会曲解他们的经历，不会批判他们的观点。

（2）有助于了解背景信息。例如，要研究一个社区的问题，如果不了解这个社区的居民的文化、价值观，就可能会不理解研究结果。因此，跟这个社区的居民打成一片，才能更好地理解研究的背景和环境。

（3）有助于获取高质量资料。只有取得研究对象的信任，他们才会坦诚地分享更多细节和感受。这些高质量的资料，可以帮助我们能更准确地理解研究现象，让研究更有深度。

（4）有助于减少研究偏差。想象一下，如果研究对象不信任我们，便有可能扭曲事实，导致我们分析资料时无从下手。因此，建立良好的关系能帮助我们获得更加可靠的资料。

（5）有助于遵守伦理准则。研究对象不只是资料源,更是活生生的个体。建立良好的关系,能让我们在研究过程中更好地考虑伦理问题,保证研究对象的权利和尊严得到尊重。

总之,与研究对象建立关系不仅有助于研究的顺利进行,还能让研究更有深度和质量。因此,与研究对象建立好关系,会使质性研究之路更加平顺。

41. 一夫当关:"守门员"如何影响关系的建立?

在质性研究中,我们可能很难进入研究现场收集资料,这时候就需要赢得"守门员"的支持和帮助,为我们开启研究之门。

假设我们要去一家养老机构做调研,进入之前必须得到养老机构管理者的许可。这个管理者就是"守门员"。如果管理者对我们的研究感兴趣,或者我们能说服他/她,研究对养老机构的发展有帮助,那么进入养老机构的大门可能就会敞开。但如果管理者对研究持怀疑态度,或者觉得没有必要,我们就得另想办法了。

这些"守门员"的态度和决定不仅影响我们能否进入研究场所,还会对我们与研究对象的关系产生影响。如果能通过"守门员"引荐研究对象,我们的研究将会变得更加顺利。

"守门员"还扮演着信任建立的关键角色。如果他/她在某一群体中信誉很高,那么研究对象对我们的信任也会随之增加,如果他/她站出来支持,研究对象可能更愿意与我们合作。

"守门员"还掌握着信息的钥匙。他/她能决定我们能接触到哪些研究对象,以及能获取多少资料。有他/她的支持,我们可能会接触到更多不同背景的人,从而丰富研究内容。

"守门员"的角色也涉及伦理和尊重的问题。他/她的决定应当尊重研究对象的权利,这对我们与研究对象建立关系至关重要。如果"守门员"在处理问题时显得非常敏锐和理解,那么我们的研究很可能会从中获益。

总而言之,作为一名新手研究者,了解并与"守门员"建立良好的关系是至关重要的。他/她可能成为研究成功的关键因素,帮助我们顺利度过难关,与研究对象建立起真诚和信任的关系。

42. 冰消瓦解:如何进入现场接触研究对象?

在质性研究中,想要深入了解研究对象,得先进入他们的"地盘"。这个过程可能需要花费一些功夫,但若没有这些功夫,研究也难以顺利完成。

(1) 找到关键人物。也就是上一问题中提到的"守门员"。这些人可以是社区的风云人物、组织的领袖,或者是机构中的管理者,他/她们是开启研究对象世界的"钥匙"。

(2) 解释来意。就像敲门拜访需要有理由一样,我们要清楚地告诉研究对象,为什么来这里,想做什么研究,以及研究对他/她们有什么好处。这时候别含糊,要透明坦率,赢得其信任。

(3) 获得研究许可。我们需要研究对象以口头甚至书面的形式表示同意参加研究项目,这是研究开展的前提。知情同意书需要解释清楚研究目的和内容、风险和好处,同时要强调自愿原则和保密原则,保障研究对象的权利和隐私。

(4) 尊重研究对象。这一点绝对不能忽视。和研究对象交流时要尊重其隐私和权利。好的研究者不会只顾获取资料,真诚、适当共情、充分尊重不仅是研究素养的基本要求,也是研究质量的重要保障。

(5) 建立良好关系。我们需要与研究对象多沟通,了解其看法和经验。条件允许的情况下,还可以不时地向他们汇报研究进展,让他们觉得自己也是研究中的一份子。

(6) 保持灵活性。研究现场往往比预想中复杂得多,可能出现各种状况。出现问题时,千万不要生硬地推进,要适应当地的文化习俗,随时调整研究计划。

总之,现场接触可不是简单的事情,需要透明、尊重和建立良好关系。只有这样,才能够获取真实有效的资料。

43. 锦囊妙计：有哪些更好的接触研究对象的策略？

上一问题我们探讨了如何进入现场接触研究对象。有人可能会觉得那只是一个框架性的指引。在跟研究对象接触的过程中，有没有什么锦囊妙计可以帮助我们避免可能的尴尬，顺利推进研究过程呢？以下这些小贴士可以帮助我们更好地与研究对象打成一片。

(1) 建立信任关系。在任何人际关系中，建立联系的第一步都是取得信任，在科研中也是一样。我们可以通过真诚的交流，告诉研究对象研究目的和重要性，让他们感受到我们的诚意和专业。不妨尝试着把研究对象当做朋友，我们先跟新朋友敞开心扉，这对推进研究大有裨益。

(2) 寻找共同点。人与人之间，总有一些共同话题能拉近彼此的距离。在科研中，也可以找到和研究对象共鸣的点，如共同的兴趣、目标或者对某个问题的看法。就像初次见面的朋友找到了相同的爱好，交流起来就会更加顺畅。

(3) 尊重和倾听。每个人都希望自己的想法被认真对待，研究对象也不例外。尊重他们的文化、观点和个人隐私，而且要时刻倾听其想法和反馈。这样做不仅可以增进理解，还能营造良好的合作氛围。

(4) 灵活和包容。有时候，研究对象可能有繁忙的日程安排，所以在时间安排上要灵活。理解并尊重他们的生活习惯，必要时调整一下计划，这样才能顺畅地进行合作。

(5) 使用合适的沟通方式。不同的人有不同的沟通偏好，有些人喜欢面对面交流，而有些人则更喜欢用电话、电子邮件或者社交软件交流。了解研究对象的背景，选择合适的沟通方式，能让我们的交流更加高效。

(6) 提供回报和反馈。研究对象肯定也很关心他们参与的研究的进展和结果。及时给他们反馈，不仅可以增强其满意度，还能让他们知道自己的贡献是有价值的。

（7）注意隐私和保密。最后一点，要牢记保护研究对象的隐私和个人信息，这是我们的责任和义务。在处理资料的过程中，采取必要措施，保障他们的隐私安全。例如，使用编码（N1、N2、N3……)的方法代替姓名，确保没有任何可以识别个体身份的信息被公开。

通过这些小技巧，相信我们能更轻松地与研究对象建立联系，获取到高质量且有意义的研究资料。

第四章 曲径通幽：质性研究资料的收集

44. 门类众多：质性研究资料包括哪些类型？

在量性研究中，通常采用生物医学测量法、结构式问卷或量表等方法，是以收集数字形式的"硬"资料为主。反观质性研究，则更加"柔软"且"包罗万象"，其资料类型也是琳琅满目。我们需要根据研究问题和目的，选择合适的资料类型并展开分析。

（1）文本资料。可根据研究者能否影响文本的建构分为两类。①新产生的文本资料，如我们通过访谈、观察等方法获得的转录文本、田野笔记、反思日记、备忘录等。这是目前护理领域质性研究最主要的资料类型。②已有的文本资料，如政府工作报告、档案资料、历史文献、文学作品、网络讨论等。当下网络资源丰富，越来越多的质性研究通过社交媒体言论、论坛讨论、博客专栏等获取文字资料，以提供更广泛多元的视角和思路，帮助我们更加全面地了解和分析研究对象的行为和思想。这些资源具有一定的优势，如在开展不孕不育经历研究的访谈时，一些受访者可能会隐藏自己的真实想法，以迎合某些社会准则，努力塑造"完美"的形象。而网络的匿名性和虚拟性，使人们更易释放情绪，暴露内心最真实的想法。Esmée Hanna 等就通过对 20 个论坛中 415 个帖子的回顾和分析，探索不育男性在亲密关系中的体验和经历。

（2）音像资料。如录音、录像、照片、图像等，可以直观地展现研究对象的行为、情感和言语表达，以便深入分析其内心世界、经历和经验等。越来越多的质性研究者尝试使用音像资料作为"文化探针(cultural probes)"来启发研究对象。如陈洁等使用了家庭情感地图,先请研究对象绘制家庭布局图,结合家庭布局图标注情绪经历,再进一步访谈其对地图标记位置的感受与经历,以探索辅助生殖助孕夫妻在家庭空间中情感和环境的调节过程。Zeng 等结合绘画方式,深入探索中国女性的生育恐惧经历和分娩方式的偏好。相较于"一目十行"也很难迅速理解全文大意的文本资料,图片可以提升我们对研究内容的整体性理解,直观地展现出孕妇对分娩的期待(见图 4-1)。

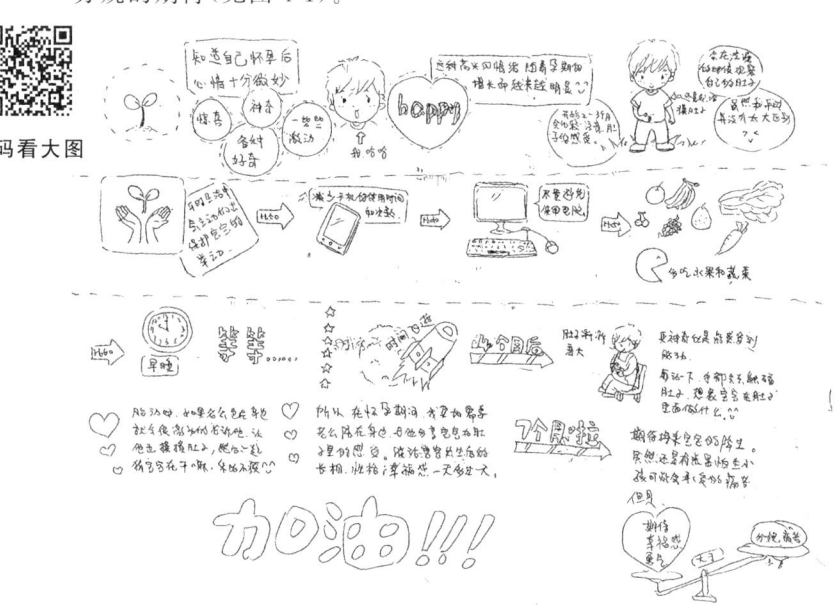

扫码看大图

图 4-1　展示妊娠经历和情感旅程的画作

(3) 实物资料。如艺术品、工艺品、生活用品等,可以提供丰富的信息和背景,帮助我们更好地理解研究对象的文化、历史和社会背景。在民族志研究中,常通过一些实物资料展示历史的变迁和群众生活的缩影。例如,谭继平等结合留守老人相关照片、健康体检报告等,深入探索鄂西南少数民族地区农村留守老人的健康照护情况。

45. 灵活变通：质性研究资料收集方法有哪些？

由于任何可以为质性研究目的服务的东西都能成为"资料"，因此，几乎任何方法都可以成为质性研究资料的收集方法。其中最常使用的方法是访谈、观察和实物分析。

（1）访谈。访谈是一种研究性交流，是研究者通过口头谈话的方式从研究对象那里收集资料的一种研究方法。根据对访谈结构的控制程度，可分为结构式访谈、半结构式访谈和无结构式（开放式）访谈。根据受访者人数，又可分为个别访谈和集体访谈。其中，焦点小组访谈是最常见的集体访谈形式。

（2）观察。观察是研究者根据一定的研究目的、研究提纲或观察表，用自己的感官或借助工具对自然或社会现象进行感知和描述，从而获得资料的一种方法。根据观察情境的不同，可分为实验室观察和实地观察。实地观察又可以进一步分为参与式观察和非参与式观察。

（3）实物分析。由于任何实物都是一定文化的产物，都是在一定情境下某些人对一定事物看法的体现，因此，实物可以被收集起来，作为特定文化中特定人群所持观念的物化形式进行分析。实物包括所有与研究有关的文字、图片、音像、物品等。以图片为例，在收集时我们可以思考"这张照片是谁拍摄的？是用什么拍摄的？是在什么情境下拍摄的？拍摄的目的是什么？拍摄了什么？有什么被忽略了？它是如何被使用的？谁在使用？为什么使用？使用后会产生什么结果？"等诸多问题。

46. 举纲张目：制定访谈提纲有什么"套路"？

半结构式访谈是质性研究中最常使用的资料收集方法之一。而访谈提纲则是进行高效访谈的必备指南。访谈提纲不仅是一个预先设计的问题列表，而且能够帮助我们明确访谈目的和方向，充分准备访谈内容，梳理访谈思路，确保访谈的连贯性和完整性。只有手握提纲，才能在访谈中有的放矢，做到心中不愁。

在设计访谈提纲时，我们可以反复追问自己4个问题：①"为什么要问这个问题?",有助于思考特定问题与研究问题和研究目的之间的联系,以及与理论的相关性。②"这个问题询问的是什么?",有助于思考这个问题是否重要、直接、有针对性。③"为什么要用这种表达方式?",有助于思考这个问题是否表达清晰、简明,易于理解,无诱导性或倾向性。④"为什么要放在这个位置?",有助于思考某一问题和整个访谈结构是否匹配,不同类型问题的分布是否合理,问题之间是否有逻辑性和连贯性,是否环环相扣,呈并列或递进关系。一般来说,问题设计遵循由浅入深、由易到难的逻辑或者时间顺序。访谈提纲多采用开放性问题,数量以6~8个为宜,最多不超过10个,以确保访谈的深度和广度。在正式访谈前,建议进行预访谈,以优化和完善访谈提纲。

需注意的是,访谈提纲并不是一张"网",用来束缚和限制我们的访谈内容。而应该是一根"引导绳",帮助我们寻找与研究问题相关的线索。因此,访谈提纲并非一成不变,可根据访谈的推进和深入,对其进行必要的调整和补充,使其更符合研究需要。此外,由于访谈提纲中的问题往往没有口语的亲切感,实际访谈时我们不能直接"念稿子",而要转变话术,根据与受访者的沟通过程,将问题转化为其比较熟悉和容易理解的口语化表达。

例如,在探索不孕不育心理痛苦研究时,访谈目标是了解不孕人群对于心理痛苦的感知、心理痛苦的形成机制,以及其应对方式。因此,相应的访谈提纲可设置如表4-1。

表4-1 访谈提纲

目 的	访 谈 提 纲
启发导入	1. 您可以和我说说在诊断怀孕存在困难及接受辅助生殖治疗的经历吗?
深度关注	2. 在此过程中,您有过心理痛苦/不好的体验吗?您可以详细跟我说说这些体验吗? 3. 您觉得自己为什么会有这样一些痛苦体验呢? 4. 您觉得有哪些因素会加重或改善您的这种痛苦体验? 5. 您会采取措施去应对这种痛苦体验吗?您一般是怎么做的呢?
补充回顾	6. 您还有什么需要补充说明的吗?

47. 心中有数 or 即兴发挥：访谈提纲需要提前告知受访者吗？

当我们精心准备了一份访谈提纲后，可能又会产生新的困惑：受访者能回答这些问题吗？为了防止受访者因答不上来而尴尬，我是否要提前给他/她看看？这个答案不是绝对的，可以根据研究问题、研究目的、研究者与受访者间的信任度、思考习惯、文化背景等，决定是否提前发放访谈提纲。

如果研究的是一个较新颖的主题，可以提前将访谈提纲发放给受访者，让其做好相应的准备，正式访谈时也会比较顺畅和有条理，不至于无话可说。例如，在进行癌症患者尊严的研究时，笔者一开始并未提前提供访谈提纲，很多受访者第一反应都是"我从来没有考虑过这个问题"，导致需要较长时间的介绍和铺垫才能进行深入访谈。因此，在后续研究中，笔者让受访者提前了解问题并思考，访谈进展得就更加顺利了。但这种方式可能会导致无法捕捉到受访者最直观的情绪、感受、状态等，有时候只能获得经过"包装"的信息。

如果是一些较为熟悉、轻松的话题，则不一定需要提前提供访谈提纲。可以仅告知受访者访谈的方向或主题，给予对方一定的准备时间，便于更直观地观察受访者作答时的状态、情绪等。但这种方式对我们的提问、控场能力，以及受访者的快速思考、表达能力有更高的要求，因此，在实施访谈前，我们需要尽可能地周全考虑和准备。

48. 最熟悉的过客：如何联系受访者？

接下来，我们可能又要头疼，如何与这些只有"一面之缘"的人"亲密接触"呢？常用的方式有借助自己的"朋友圈"、熟人介绍、平台招募等。如果研究对象属于普通大众，相对而言就比较容易获取，可以通过自己的朋友圈以"滚雪球"的方式联系更多的人，或者通过互联网等平台招募对研究感兴趣的人。如果研究对象是专家、学者或高层管理人员,则可以请自己的导师、领导来联系推荐。

在护理领域,研究对象更多的是患者、护士。此时,我们取得上级部门或机构管理者的同意后,再进入现场亲自寻找、选择并联系目标对象更为合适。例如,笔者开展的第一个质性研究是关于癌症患者尊严的理解和感悟,最初我很焦虑如何联系和接触晚期癌症患者和护士,害怕被拒绝。于是选择通过"中间人"引荐介绍。由护士长先帮忙联系较为和善、心态平和又擅长交谈的患者以及适合访谈的护士,经其介绍后,我再"名正言顺"地进行访谈。然而,我发现这种方式看似简单便捷,但存在两个问题。一是通过"护士长—护士"这样存在上下级关系的渠道来接触受访者时,他们常常存在顾虑,即使我多次强调答案没有对错,访谈内容也不会随意泄露,但仍有受访者谨慎地反复询问这样回答是否合适。二是"中间人"并未完全理解我想要开展的研究,几位受访者在访谈接近尾声时感慨道"原来你是想问这些,搞得我一开始还压力很大"。由此可见,尽管自己联系受访者可能更加困难和耗时,但从确保研究质量和资料可靠性的角度来看,自己直接联系受访者是更加可取的做法。

还要注意的是,不要把精力耗费在担忧上,勇敢开口,直面拒绝。在最初接触受访者时,最好采用正向表述,减少被拒绝的机会。例如,如果询问"不知道您这会儿是否有时间,我想向您了解……",受访者可能会顺口回答"没有时间";如果采用"我想向您了解一下……谢谢您的帮助和支持"的方式,受访者可能回应"你先问吧",能在一定程度上提高受访者的配合意向。

此外,为访谈对象准备礼物可能会提高参与度。但这要注意把握分寸,太过贵重的礼物可能会影响受访者的参与决策。可以在访谈结束后,赠送一些有纪念意义的小礼物。例如,本课题组为参与访谈的孕产妇准备了具有纪念意义的感谢贺卡(见图4-2)。

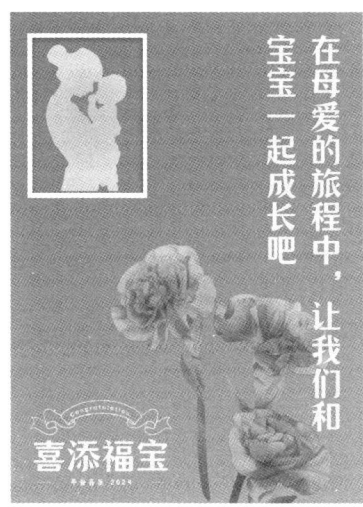
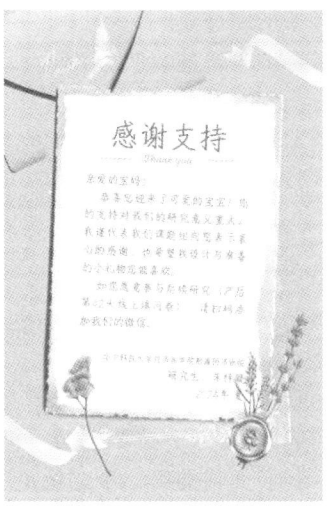

扫码看大图

图 4-2　课题组为研究设计的感谢贺卡

49. 整装待发：访谈前需要做什么准备？

当制定好访谈提纲，联系好受访者后，我们已经迫不及待地想要开启一次"对话"了。但在此之前，还需要做好万全准备。首先，我们需要对访谈主题有较为深入、全面的了解，掌握一些必备的沟通技巧。可以先与身边的同事/同学进行一次模拟访谈找找感觉。其次，尝试了解熟悉受访者，并与其协商相关事宜，介绍自己及研究目的，就自愿原则、访谈内容、访谈时间和地点、是否录音等问题进行商讨。一般来说，应选择受访者较为方便的时间和地点。请受访者为访谈预留出较为充足的时间，一般 30 分钟以上为宜，但最好不要超过两个小时。访谈环境应舒适、私密、安静。需注意的是，如果访谈地点选在受访者家里等非公共场所时，我们一定要注意自身安全问题，建议提前告知亲友自己的行程和联系方式等，防止发生意外事故。如果可以，在访谈前尽可能多地了解受访者相关情况，如年龄、性别、性格、学历、职业、兴趣、疾病情况、家庭背景、个人经历等,这有助于建立信任,在访谈中拉近距离。再次,备好必要的物品,如摄像机、照相机、手机、录音笔、电脑、笔记本、水、纸巾等。录音建议使用两台设备,避免出现设备故障的情况。最后,注意仪表礼仪,应避免化浓妆、穿短裤或短裙。至于研究者是否需要穿护士服,笔者认为不是必要的。这是因为访谈关系的原则之一是平等,应避免让受访者在访谈过程中处于过度弱势的地位。当研究者穿护士服时,患者可能顾虑某些回答会影响其照护质量,从而造成偏倚。

50. 快速"破冰":如何开启话题?

在准备工作完成之后,就将进入最关键的访谈环节。访谈是一门艺术,有很多技巧可循。接下来我们将逐一破解。

我们面临的第一个问题就是如何快速获得信任,让对方开口。首先,一个真诚的微笑必不可少,笑容可以打破僵局,缩短距离。接着进行自我介绍,再次简要说明访谈目的及内容,告知我们希望从受访者那里获取哪些信息,向其说明是否进行录音/录像,承诺只用于研究用途并且会保密,并取得受访者同意。我们可以尝试提前写好开场语,例如,"您好,感谢您参与访谈。我是……的研究人员/护士。这次主要是想了解……您不用紧张,我们会像聊天一样来聊到这些问题。您只需要说出真实的想法、经历。您提供的信息,将帮助我们更好地……因为聊的内容会比较多,为了避免遗漏,我们希望能够录音,也请您放心,所有内容只会用于研究记录,您的个人信息绝不会被泄露。您不要有任何顾虑,畅所欲言。再次感谢您!您还有什么问题吗?如果没有的话我们就开始吧!"

然后,从一个比较简单、易于回答的"热身"问题开始,让受访者感觉到这些问题没有标准答案,只需分享自己的经验、感受和认识就好,并与他们建立融洽的关系,让接下来的访谈更加轻松、顺利。这个问题最好是与研究问题相关的、一般性的问题,可以为下一步铺路,顺着受访者的回答往下追问具体细节。例如,在探索产妇分娩创伤的体验时,如果一开始就问"您如何看待分娩创伤"，受访者可能会感到茫然甚至抗拒，不知从何答起。如果先问"可以向我介绍一下您在分娩过程中都经历了什么吗？"然后顺着往下追问她的感受、对环境和医护人员的看法、觉得有什么不好的体验等，会更加合适。先用一般性问题开场，对方提到一些相关的内容之后，再由此追问与研究主题相关的问题和细节，渐进式聚焦。

51. 无惧"冷场"：访谈中如何提问？

访谈的成功与否很大程度上取决于提问的技巧和方法，让我们一起看看该如何提问吧。

（1）尽量使用开放性问题。可使用"什么""如何""怎么样"之类的词语。例如，"在怀孕分娩过程中您面临的挑战是什么？""您是如何应对这些挑战的？""在应对这些挑战的过程中您有怎样的感受？"减少封闭性问题，如"您是否经历过分娩创伤？"，但记住，这不是绝对的，有时候开放性问题可能会让受访者感觉迷惑不解或难以回答，因而产生焦虑不安的情绪，此时也可以考虑适当问一些封闭性问题作为导入，引导受访者有效作答。此外，有些学者提出不建议使用"为什么"的问题，即使我们非常想知道行为背后的原因是什么。这是因为受访者更易于描述自己的经历，但难以回答"为什么"。当我们想知道原因时，可以让受访者描述真实的事件、内在的感受、具体的行为，进而从回答中寻找根本原因。

（2）避免诱导性问题。在进行访谈时，我们常常是带有目的性的，会有自己的观点，往往会预设一些回答，但这可能会影响访谈结果。例如，相对于"分娩过程中您有什么感受？"这一问题，"分娩过程让您很痛苦吧？"就会带有一定的诱导性。我们要时刻提醒自己保持中立，不要让受访者认为有正确的或者特定的答案。

（3）避免复杂语句或学术行话。提问应尽量具体、简洁，要将问题转化为受访者易于回答的形式。由于质性研究常用于探究知之甚少或一无所知的现象，因而有时涉及的概念并不易于理解。这时可以先对这一概念进行简单的阐述，而后提问。例如，在探索老年人自我忽视时,很多护士表示之前没有听说过"自我忽视"这一概念。可以提问"有些学者认为老年人自我忽视是……,有些学者认为是……,您是如何看待这个问题的?"

(4)避免同时提出多个问题。提问不是向受访者抛出问题,而是运用少而精的问题引导话题,调动情绪,带动思考。不要着急推进问题,我们需要学会随机应变,根据实际情况选择最佳的方式提问。

52. 让访谈有深度:何时需要追问?

由于实际访谈具有很高的灵活性,需要我们临场发挥,根据受访者刚刚提及的内容,思考是否值得跟进、如何追问细节。因此,时常"手握提纲",但仍"心里打鼓"。而好的追问就像是一把锋利的"手术刀",能够精准地切入核心。

把握以下时机,能够帮助我们更好地"刨根问底":①受访者的回答过于简单、模糊,可以追问具体细节,如"关于您说的……,可以再和我多说一点吗?""您可以举个例子吗?""您可以详细讲讲具体发生了什么吗?"②当有出乎预料的新观点时,可以进一步深挖。例如,在探索癌症患者尊严感时,既往研究显示癌症患者尊严会受到损伤,但有一例患者表示感觉自己更有尊严了,这时立即追问"您可以和我讲讲发生了什么事情,让您有这样的感觉吗?"患者进而讲述生病后单位领导同事都来探望他,让他觉得自己被尊重。③感觉到有明显的信息遗漏、偏差、矛盾时,进一步追问以补充、核实、澄清,如"您刚才的意思是……吗?"④当受访者讲述的故事与研究问题有一定距离时,通过追问找到故事与研究问题的关联,让访谈回到正轨,如"您刚才提到……我们可以围绕这个谈谈吗?"⑤当受访者反复提到某一概念,可对概念进行追问,如"您刚才使用了备孕'上岸'这个词,请问这个词是什么意思? ……您觉得'岸'的尽头是什么?"⑥当受访者进行总结或概括时,可以对例外情况进行追问。如"您觉得是否有例外的情况呢?"⑦当受访者回答中有言外之意时,需要及时察觉并追问。例如,询问产妇分娩体验时,有产妇回答"整体还行吧",可以追问"听您的语气,您觉得有什么细节可以进一步改善吗?"

53. 子弹飞一会后如何打断?

在访谈过程中,我们需要沉得住气,有"让子弹再飞一会"的耐心,不要一听到受访者谈论的内容不是自己想要的就打断。但当受访者确实跑题或切不中要点时,为避免耽误时间,就要把握好时机,及时打断。

以下技巧可能帮助我们"聪明"地打断:①在受访者陈述停顿的间隙,对其谈话内容进行概括和肯定,或点出受访者谈话过程中提及的和研究问题相关的某个内容点,再提出自己的问题,自然地将话题拉回我们关注的主题。②利用一些身体动作打断谈话,如提醒喝水、递纸巾等,顺便提出下一个问题。例如,在研究养老机构老年人入住体验时,有受访者谈及孩子不来探望自己,因为孩子也有诸多不易,恨不得将其读书、结婚生子、工作经历都讲一遍,一开始笔者希望从故事中寻找家庭情况与入住体验的线索,但随着讲述的深入,发觉已经离题万里,于是趁着受访者停顿的瞬间,递了杯水,同时说道"听了您的讲述,孩子确实很辛苦。您之前提到在这里还算适应,但我也能感受到您希望孩子多来探望,如果机构能提供一些与家人联系的途径,比如指导您使用视频电话等,您觉得如何?"重新掌握访谈的主动权。③直接打断。一般情况下,应当尽量避免在受访者陈述时直接打断。但遇到思维发散、跳跃、又"聊嗨了"的受访者时,或在前面方法都尝试了但没有效果时,也可以直接打断,如"请允许我打断一下,刚才您讲的内容可以回头再聊,我想了解……,能不能请您在这方面详细谈谈""由于时间有限,您能否谈谈……"。

54. 会听才会问:访谈中如何"听"?

倾听往往衔接在提问之后,同时又是下一轮提问的前提和基础。"问"与"听"无法割裂,两者相辅、相成、相长。在倾听中提问,在提问中倾听,是每一位质性研究者的必修课。在前面的问题中,我们解答了怎么"问",现在我们来学习如何"听"。

(1) 有意识的关注。我们需要全神贯注,有意识地将注意力集中在受访者身上,给予对方最大的、无条件的、真诚的关注,适时表露情感和回应,接纳对方的情绪反应,表现出理解。在我们的尊重和关注下,受访者会觉得自己十分重要,说的话非常有意义。例如,可以采用一些非语言式的关注,包括眼神接触、身体前倾、适时点头或微笑;语言式的关注,包括必要时简短、肯定的回应,如"嗯""是的""明白";重复对方的话语;简单表达自己的感受,如"我感受到了……"等。

(2) 无评判的接纳。我们可能会有自己的观点和预设,如果带着太多的信念和价值观进入访谈中,受访者会有一种被评价的感觉,他们可能会开启自我防御机制,不利于沟通交流。因此,要将自己的判断"悬置"起来,保持开放,主动接受和捕捉受访者发出的信息。例如,可使用"我听到……""我注意到……",然后进行核实和追问。避免使用"你这样不对""我觉得您不能这样""如果是我,我会……"。

(3) 建构性的思考。我们在倾听的同时,还要围绕研究问题进行思考,在反省自己预设的同时,与对方进行平等的交流,共同建构对"现实"的定义。例如,在进行不孕不育心理痛苦研究时,有受访者说"其实我自己并没有那么想要孩子,但是我老公表现出很想要个孩子"。如果顺着谈话,可能会下意识的问及"您老公有什么表现?"如果进行建构性的思考,可能会追问"所以您觉得家人的生育期盼会影响您的感受吗?"。

55. 对症下药:如何面对沉默?

都说沉默是金,但在访谈过程中,长时间的沉默往往会让我们陷入不安。面对沉默,我们不妨采用以下策略。

(1) 理解沉默的意义。我们需要认识到沉默在访谈中具有多种意义,如受访者是在深度思考,或是有情感波动,或是在回避问题,或是不信任研究者等。因此,当受访者沉默时,不需要马上打破沉默,而应该保持开放的态度和敏锐的观察,尝试理解沉默背后的原因。

(2)保持耐心和等待。要知道,长时间的沉默偶尔会带来深刻、有价值的见解。当受访者出现沉默时,我们需要保持耐心,给予受访者足够的时间来思考和表达。避免急于打断或催促受访者,以免破坏访谈氛围和受访者的信任。同时,研究者可以通过非语言沟通方式,如点头、微笑或保持眼神接触,来传达自己的耐心和关注。

(3)根据具体情况作出相应的回应。如果受访者确实无话可说,我们可以通过开放式问题鼓励受访者继续表达,避免使用封闭式问题限制回答。如果受访者不好意思或拒绝回答,可以转换不同的表述方式或提出相关的问题来引导思考,或者适当的自我暴露,以鼓励受访者分享感受,打破沉默。如果受访者在思考问题或回忆,应耐心等待,不要为了打破沉默而立即发话。如果不能确定受访者长时间保持沉默的原因,可以试探性地询问:"请问您在想什么?"如果受访者始终保持沉默或不愿意继续回答某个问题,我们也应当尊重其意愿,避免强迫表达,这有助于维护受访者的尊严和访谈伦理。在访谈结束后,可以对访谈中的沉默进行深入分析。沉默可能隐藏了重要的信息或揭示了受访者内心的真实想法,结合访谈的其他内容和受访者的背景信息,尝试解读沉默背后的潜在意义,并将其纳入研究分析中。

值得注意的是,如果在访谈中多次频繁出现沉默,且难以通过上述方法缓解,我们就需要反思自己的访谈策略和沟通技巧是否得当,需要进一步调整,如改变提问方式、调整访谈氛围、增加对受访者的了解等。在最开始进行访谈时,笔者很难忍受沉默,几秒钟的停顿似乎都格外漫长,手脚都不知往哪儿放,于是自顾自的想说点什么以缓解尴尬和焦虑,但这样也常常会打断受访者的思路。因此,我们还需保持平和的心态,增加自己容忍沉默的能力。可以尝试在沉默的时候,环视四周环境、回顾思考前期对话,或者在脑海里数数等方法来缓解内心焦虑。

56. 天涯若比邻：线上访谈需要注意什么？

随着信息技术的发展，我们可以跨越空间距离，接触世界各地的受访者，在任何方便的时间完成线上访谈。然而，相较于线下面对面访谈，线上访谈可能存在一些不足：①容易被其他因素打断或分散注意力，受访者难以保持专注。②我们难以及时感知和关注受访者的表情、动作、情绪，无法提供最直接的反馈，不利于营造轻松融洽的氛围。③不易接触到某些特定的群体，如不使用手机的老年人。

因此，线上访谈还需要注意以下问题：①访谈前与受访者进行更加充分的沟通。只有建立一定的信任基础后，线上访谈才能进展得更加顺利。②提前与受访者约定好访谈时间，尽量避免访谈期间被打扰。③除涉及较为私密的问题，受访者要求通过电话或语音通话访谈之外，尽可能选择视频通话、线上视频会议等，打开摄像头以"看见"彼此，更能确认受访者的状态和情绪。④挑选光线明亮、整洁的地方作为自己的视频背景。⑤选择网络信号好的地方，保证网络连接稳定。提前下载安装并打开视频工具进行调试。若出现掉线的情况，保持镇定，调整好后重新连接，并向受访者致以歉意。

57. 察言观色：需要注意哪些非语言信息？

"察言观色"是研究者需要具备的"高阶"技能。在不同情绪的影响下，受访者会不自觉地呈现出微妙的表情和肢体动作变化，我们可以结合这些非语言表达，审视受访者的心理状态，判断其内心活动，从而有针对性地调整访谈策略和访谈问题，以建立信任感，营造良好的访谈氛围。

我们需要特别注意以下几种非语言信息：①面部表情。面部的一些细微变化能够传递某种信息。如皱眉头可能暗示有不愉快的经历；拉紧下巴的肌肉可能暗示抗拒；眉毛同时上扬可能提示疑惑或疑问等。②目光接触。在谈论感兴趣的话题或沟通顺畅和投入时，目光接触会较多。在谈到令人不安的话题或交流感到压力时,则会回避目光接触。在交流中应保持一定的目光接触以示关注,但要避免长时间盯着对方看,以免让对方感到不适。在交流过程中,如果受访者目光回避或突然转移等,可能是某些话语触及关键点,可以继续深入追问以获得重要信息。③身体姿势。如身体前倾表示接纳,身体后仰表示排斥,双手抱肘表示防卫,低头表示思考或者回避等等。如果受访者忽然从前倾的姿态变为身体后移,双臂交叉抱在胸前,提示有强烈的内心冲突,开始有所防御,其表达的观点和他真实的想法可能不一致。④声音特征。要注意受访者的音量、语调、节奏、语速等变化。

58. 善始善终:结束访谈时需要注意什么?

当我们对访谈获得的信息已经满意,或者访谈超过了事先约定的时间、受访者已经面露倦容、访谈节奏变得拖沓时,可以尝试以一种轻松、自然的方式结束。但结束访谈不是简单的说"再见",还要注意以下事项:①查漏补缺。可以问受访者"您还有什么需要补充的?""您还愿意告诉我什么?""我们还有什么地方没有谈到?""您对今天的访谈有什么看法?"之类的问题以结束访谈。②致谢与承诺。在结束访谈时,应该充分感谢对方,如"再次感谢您接受访谈,您的观点对于我们非常重要"。并承诺履行保密和匿名,再次解释具体方法,如"您放心,录音资料我们会妥善保存,访谈的内容不会随意泄露,如果需要引用您说的话,我们也会匿名处理,不会透露您的个人身份信息"。③关注情绪。在护理质性研究中,有时会涉及压力、疾病乃至死亡等沉重主题,这可能引起受访者的负面情绪。不要忽视受访者的情绪波动,确保访谈结束时,受访者情绪已经趋于平和。必要时请专业心理人员介入或随访。

59. 好记性不如烂笔头:访谈中要记录什么?

如果受访者同意,我们可以使用录音或录像设备,将受访者的原话一字不漏地记录下来。但当受访者拒绝录音或录像时,我们应该记录什么呢?

一般来说,我们需要做好4种现场笔记。①内容型笔记:记录受访者所说的话,在无法录音的情形下尤为重要。②观察型笔记:记录我们所见的事物,如访谈的场所和环境、受访者的衣着和神情等。③方法型笔记:记录我们使用的一些方法技巧,以及其对受访者、访谈过程、访谈结果的影响。④反思型笔记:记录我们对访谈影响的反思。

访谈记录对于捕捉受访者自己的语言,了解他们建构世界的方式非常重要。但是如果我们忙于低头做笔记,与受访者的互动则会受到影响,无法迅速捕捉到受访者重要的表情信息,不能及时回应受访者谈话的内容,进而影响访谈质量。因此,我们可以采用一些速记的方式记下谈话的重要内容,并在结束访谈的第一时间补充细节。如果条件允许的话,还可以请一位团队成员专门负责记录工作。

60. 从 NPC 到觉醒玩家:访谈中"我"的定位是什么?

在访谈过程中,我们不是只为了推动受访者回答问题的 NPC,也不是仅从自己的角度来完成访谈的第一视角玩家,而应该是跳出自我认知局限,保持全局、客观、中立的觉醒玩家。在访谈过程中,我们要调动自己所有的感官和情感去理解受访者,持续观察交谈的节奏和方向,记录受访者回答的内容与行为,进行深入的、有建设性的探讨。

"我"要当一个"隐身的引导者"。在这个过程中努力与受访者建立信任关系,引导、调动、调整谈话的进展,但要避免过多、过早的自我暴露。笔者在初次访谈中谈论到相似经历时,为了拉近关系,我们总是忍不住兴致勃勃地讲述自己的经历。但这样会喧宾夺主,让受访者不自觉地减少交流。在后续访谈中,应尽量控制自己的倾诉欲望,减少自我暴露,用微笑、点头等非语言方式肯定对方。如果遇到受访者追问"我这样回答对吗?",这时不建议为了获得信任而回答"我觉得是对的,因为有其他人也这么说的。"可以告诉他"这种主观问题,答案是没有对错的,您的真实想法对于我们才是最重要的"。让受访者确信答案无关对错,所有与他们感受有关的信息都是有价值的。

"我"要当一个"智慧的无知者",在这个过程中要保持客观好奇、开放、中立,适时追问细节和意义,但要避免论说和评价,无论是通过语言还是非语言表达。例如,在某次访谈中,笔者听到受访者将不孕不育归因于配偶未婚时的经历,内心是不赞同和难以接受的,情不自禁地皱眉、摇头,受访者也很敏锐地察觉到我的表情变化,尖锐地指出"怎么,你觉得我说的有问题?"因此,我们也尽量不要表现出震惊、惊讶或轻视的表情,要用接纳、理解、客观的态度来看待受访者的答案,让受访者感觉到,重要的是给出真实的答案,而不是"对"的答案。如果受访者询问我们的观点,我们可以礼貌地转移话题,并暗示这类问题是不合适的。如受访者问"你是怎么看的?"可以回答"是这样的,我们对您的想法感兴趣,我怎么看并不重要"。

61. 因地制宜:深入访谈和焦点小组访谈如何选用?

如果说深入访谈就像是"剥洋葱",随着我们的追问层层深入,直至触及内核,那么焦点小组访谈就是一场脑力激荡,揭示更多的看法和反应。在护理领域,深入访谈与焦点小组访谈是质性研究资料收集最常使用的两种方法。在某些情况下,两者可以通用,但在大部分情况下,两者可以提供不同的价值,可以根据研究目的选择合适的方法。两者区别详见表 4-2。

表 4-2 深入访谈和焦点小组访谈的比较

	深入访谈	焦点小组访谈
研究目的	用以揭示对某一问题的潜在动机、态度和情感;特别适用于针对某些敏感、私人或带负面倾向的话题	用于揭示对某一问题、现象的群体反应、观点和看法;评估用户对某一事物的接受程度、面临的挑战和问题;解释并阐述其他一些定量研究方法的结果

续表

	深入访谈	焦点小组访谈
组织形式	多为一对一形式;围绕研究问题进行深入交谈	通常6~12人一组;由经过训练的主持人引导参与者针对某一主题展开自由讨论
访谈对象	适用范围广;每个访谈对象背景是独立的	每组内访谈对象尽可能背景相似,如学历、收入、经历等相似
访谈提纲	可以制定访谈提纲;允许根据受访者的反应,改变提问的措辞和顺序	一般有讨论提纲;访谈提纲问题及顺序相同,便于对比分析
访谈过程	问题在访谈者与受访者的互动中推进;关注受访者的非语言行为	访谈对象彼此之间可以进行互动;受他人影响较大;通过互动获得大量关于某一特定主题的相关资料
实施者要求	有较高的沟通能力、访谈技术和追问技术	有较强的组织控场能力
时长	一般60~90分钟,也可能持续较长时间	一般90~120分钟
优势	访谈深入、细致、灵活性强,可以获取详细信息,真实性高;有利于发挥双方主动性和创造性;研究内容和主题的局限性较小	实施时间短,成本低,效率高;能够形成在共享性经验下的互相刺激与意见交流
局限	访谈耗时长、规模受到限制;可能损失某些只在现场互动刺激之下才能反映出来的信息	容易产生群体压力和趋同心理;有时讨论局面难以控制

62. 焦点小组访谈中主持人有什么作用？

焦点小组访谈主持人是指每个小组进行访谈时的话题引导者，有时也被称为协调者。主持人对于小组访谈的成败和质量有决定性作用。焦点小组在讨论时必须聚焦于研究问题，因此需要主持人提出需讨论的问题，并负责调动参与者的讨论兴趣。

主持人的具体作用如下：①与参与者建立友好的关系。主持人可以通过自我介绍、游戏互动等方式，与参与者相互熟悉。如果可以的话，提前记住参与者的名字，会更容易与他们建立友好关系。在整个过程中，主持人要尽量面带笑容、音量适中、语言通俗易懂。②告知焦点小组访谈的目的。主持人要告知讨论的问题和目标，促进参与者围绕研究问题进行讨论，避免脱离要讨论的问题。③说明小组规则。在开始讨论之前，要向参与者介绍沟通规则，促使焦点小组访谈进展更加顺利。④营造自由表达氛围。主持人要营造一种自由表达的氛围，鼓励自由和积极的讨论，尽可能多地挖掘出参与者对问题的看法。⑤引导参与者深入探讨。主持人负责提出要讨论的问题，引导参与者对访谈提纲上的问题逐一进行深入讨论。这一过程要让参与者互相讨论，不要轻易干预或打断发言。⑥结束时，对参与者的意见进行总结。

63. 选贤举能：谁当主持人？

由于主持人的用词和回应风格、与参与者的匹配程度等，可能会影响产生的资料内容。因此，在选择主持人时需要考量以下问题：①"生人"还是"熟人"？一般不建议将主持人的生人和熟人混在一个焦点小组，因为主持人可能会无意识地表现出亲疏之分，如对熟人称呼名字/昵称，对生人称呼"这位男士/女士"，从而使参与者产生不平等感。②"局内人"还是"局外人"？这个没有绝对的好坏。但有学者认为，身为"局内人"的主持人可能对于参与者存在过多理所当然的假设，因此无法将这些假设置于批判性的审视下，而"局外人"的主持人则有助于引出解释并对资料进行情景化。

一般来说,由研究者亲自担任主持人是合适的。但在焦点小组较多的情况下,我们很难亲自担任每个焦点小组的主持人,可以在专门培训和充分沟通后,让研究团队成员担任部分小组的主持人。

64. 第一颗扣子:焦点小组访谈需要注意哪些规则?

开展焦点小组访谈之前,需要稍微布置和装饰一下场地,一般来说有以下讲究:①所有参与者有平等的座位待遇,避免出现明显的差别。最好采用围坐形式,更有利于交流讨论。针对不同性别的参与者,可交叉安排座位,避免讨论中出现"小团体"。②适当准备好水、食物、名牌等,营造轻松的氛围。③将记录人员安排在可以较好看清每一位参与者,并与之保持一定距离的位置,避免干扰。

相对于深入访谈的一问一答、你来我往,焦点小组访谈稍有不慎就可能出现众口嚣嚣或默不作声的情况。因此,我们在开始讨论前,还要先讲明基本规则。例如:①所有问题没有正确答案,没有"好坏"之分,所有观点都会被尊重。②所有人的观点都很重要。如果不了解某些话题也没关系,重要的是告诉我们观点;当彼此观点不同时也没关系,我们并不是要求所有人都持有共同的观点。③一次只允许一个人发言,一人发言完毕后其他人再发言,这样才能更清楚地听到每个人的观点。④要聆听他人发言,他人发言过程中尽可能不打断,也不要与身旁的人小声讨论。⑤讨论的问题要集中,围绕大家共同关心的问题进行讨论,后面的发言尽量和前面发言的内容挂上钩。⑥争论要针对问题,而非针对个人。⑦为了能在预定时间内完成所有问题,主持人可能会打断发言。⑧请所有人对讨论内容保密,并尊重他人的隐私权,等等。

65. 如何应对焦点小组访谈中的意见领袖?

在焦点小组访谈中,往往因为某个人的经验相对丰富或是其表达能力相对较强,自然而然地成为小组中话最多的那一个。当访谈刚刚开始的时候,主持人可以有意识地让意见领袖多发言,借以带动气氛或者启发其他人发言。特别是在分享偏事实性(facts)的内容时,意见领袖的发言无伤大雅。但当表达观点性(attitude)的内容时,意见领袖的发言内容可能具有诱导性甚至个人偏见。此时,可以采用以下方法应对:①目光脱离。当他/她在滔滔不绝地发表意见时,可以将目光自然地移向别人。缺乏目光注视,发言人会下意识地停下来,这时候可以再向另外的人提问"您怎么看……?"②每次提问从其他人开始。为了避免意见领袖发言的诱导性,主持人可以从其他人开始发问,让意见领袖最后一个说话。可以先邀请坐在他旁边的参与者开始说话,然后反方向依次轮流发言,这样意见领袖刚好被"自然地"轮到最后一个说话。③有技巧地介入和打断。如果意见领袖的发言过长,或者明显压制其他参与者意见时,主持人可以礼貌地打断,以确保每位参与者都有机会发言。如"A 刚说的很有趣,我们听听 B 的看法。""这是 A 的观点,其他人怎么看呢?"。

66. 如何应对焦点小组访谈中的隐藏想法者?

由于个人性格、现场氛围等因素,可能有些参与者会隐藏自己的真实想法。主持人需要留意是否出现了隐藏想法或不够积极的参与者,并鼓励他们多表达,让每个人都参与讨论。首先,主持人需要营造轻松、安全的交流氛围,确保参与者知道他们的意见会被尊重,且不会被公开传播。其次,主持人可以在回答的次序上稍做调整,邀请有隐藏想法者先回答,以减少他们在群体中的压力。最后,主持人还可以使用肢体语言(如点头、微笑)和目光接触来鼓励其表达。此外,在分析资料时,如果某个参与者在多个问题上都不愿回答问题或回答含糊,可能要剔除这部分资料,或者尝试通过深入访谈的方式来补充这部分信息。

67. 参与式观察中我们扮演什么角色?

参与式观察是指研究者深入被观察者的生活中,在实际参与其日常社会生活的过程中所进行的直接的观察。要回答在参与式观察中我们扮演了何种角色,必须先了解我们在参与观察中可以采取的角色有哪些。

按参与的程度和方式的不同,参与式观察的角色可分为4类。①完全参与者:我们成为环境的一部分,并扮演内部角色,就像在自己的工作环境中所做的那样。如站在护士的角度来研究护理工作。②积极参与者:我们已经获得了对某个环境的访问权限,可以自由活动,详细和深入地在不同情况下进行观察。③适度参与者:我们并不在研究的环境中工作,而是作为研究人员站在那里。当我们的研究与护理环境没有关联时,可能会采取这种角色。④完全观察者:在这种角色中,我们只是观察(旁观者角色),根本不参与环境。一般来说,参与程度越高,观察时间越长,观察结果的主观成分越大,情感色彩越浓,这是由于与被观察者建立了较深的关系,我们可能会拒绝相信或不愿报道某些不利的事情,从而破坏了观察的客观性。然而,如果我们不积极地参与被观察者的活动,则又可能永远无法融入,不能了解到最隐秘的情况。

根据观察者身份是否公开,可以分为公开性参与式观察和隐蔽性参与式观察。①公开性参与式观察,即公开我们作为研究者的身份后进行观察,被观察者知晓我们的身份。这适用于一些不涉及特殊内容、特殊群体、特殊情境的研究。②隐蔽性参与式观察,即不暴露我们作为研究者的真实身份,在实际参与研究对象日常社会生活的过程中进行隐蔽性的观察。如督查可采用此类方式进行明察暗访,以了解最真实的情况。

在实际研究过程中,我们需要根据研究的目标和特定的观察场景,来决定和采用合适的观察方式和观察者角色。例如,若希望观察门诊护士的工作情况,以了解护士的情绪劳动,可以采取以下几种角色。一是隐匿性的完全观察者。每天到门诊去溜达,观察护士的日常工作状况、突发事件的应对情况等。这种观察角色的特点是:公共场景,没有参与,没有互动,不存在身份问题。由于不打扰、不影响被观察者,也不会被其发现,因此,只能从所看到的表面现象中去猜测，得到的信息也非常有限。二是公开性的适度参与者。通过事先联系，进入某一个科室中，作为研究者身份（真实身份）参与护士的日常工作。这种观察角色的特点是：公开的观察，有身份问题，有互动，可参与各种场景，但无场景中特定角色的行为要求和限制。由于在所研究群体的眼里，我们是局外人，观察到的往往是"霍桑效应"影响下的结果，护士可能有被观察的感觉和刻意表现的行为。三是隐匿性的完全参与者。通过事先的安排，作为进修护士（虚假身份）参与门诊护士的全部工作。这种观察角色的特点是：隐蔽的观察，有身份问题，有互动，可参与各种场景，但在场景中有特定角色的行为要求（表现出护士职业素养），同时行为也受到角色规范的制约（要回答患者疑问，进行护理操作等），在所研究群体的眼里和场景中被看作局内人。这种角色所看到的现象和表现相对真实。由此可见，不同的观察场景决定着我们会采取不同的观察方式和观察者的角色。而不同的观察方式和观察者角色对我们的要求不同，所受到的观察限制也不同，得到的观察结果也会不一样。

68. 参与式观察中我们该"看"什么？

我们不可能洞察一切，因此，在每次观察中，决定观察的焦点十分重要。我们的观察焦点可能在不同的观察中有所不同，但每次观察都应该提供关于"我观察谁？""我观察什么？""在哪里进行观察？""何时进行？""如何发生？"以及"为什么会像它发生的那样发生？"的答案。

观察不是静态的，可以分为三个阶段：描述性观察、聚焦性观察和选择性观察。①描述性观察一般发生在初期，意味着我们基于一般性问题观察情境中发生的一切。我们会采用比较开放的心态，对研究场景进行全面的、整体的、感受性的观察。在这个过程中逐渐发现自己感兴趣的点。②聚焦性观察一般发生在对研究场景有了一定的感性认知，明确观察问题后，开始逐渐聚焦性地观察。意味着我们观察某些情况一段时间，其中某些区域变得更加突出。③选择性观察意味着我们只观察相对具体的问题。在观察过程中,需要经常问自己"我到底打算观察什么""什么内容对我比较重要""我应该具体观察到什么程度"。

例如,想观察日间手术患者从入院到出院程序,我们可能会从广泛的观察开始,以了解一般程序。这可能涉及观察几种不同类型患者的情况。而后,我们可能发现护士在患者入院前的参与情况值得特别关注,所以会接着关注入院前护士和患者之间的互动。最后,我们可能只想关注护士参与患者入院准备的具体情况。

在观察的同时,也不要忘记做好记录。观察记录的方式有很多,例如,采用场景图的方式记录物品设备的摆放、人员活动的空间位置等;采用照相机、录像机等设备进行辅助记录;利用事先制定的观察记录表来记录观察事实、个人感受和思考等。

69. 有图为证:影像资料一定真实吗?

随着"读图时代"的到来,越来越多的研究者将视线转移到影像资料。排除修图、AI换脸等技术,通常来说,相机捕捉到的内容是真实的,不会受到如记忆衰退、分心或歪曲事件性质等主观解释的影响。但在实际收集资料的过程中,我们要认识到影像资料也可能会"说谎"。

我们要知道镜头只能对研究中的某个场景,提供一个相对微观、片面的视角,可能会造成资料的遗漏。虽然广角镜头可以将整个场景拍摄下来,但它无法提供一些细节。另外,还存在画面透视形变问题。因此,一般在质性研究中,除了使用图片、视频外,还需要结合访谈法、观察法等,从更多层面收集资料。

我们还要思考如何减少影像设备对研究对象行为的影响。例如,相对于大块头的摄像机,一个微型摄像机可能带来的干扰和压力更小。需要特别注意,照片和视频涉及更复杂的伦理问题,我们必须事先征得伦理委员会和相关部门及研究对象的知情同意。

70. 何时收手：如何确定质性研究样本量？

在量性研究中，我们会通过各种公式计算出研究所需的样本量。但在质性研究中，常常会看到"样本量饱和"这样的描述。那么，什么叫作"饱和"呢？一般来说，饱和可以分为理论饱和、数据饱和、编码或主题饱和、意义饱和。

（1）理论饱和。这一概念源于扎根理论。不断比较是扎根理论研究的主要特征，理论饱和就依赖于不断进行的比较过程。经过不断比较后，我们建构出新的理论，并与早期收集的资料、新收集的资料进行持续比较，从而完善理论。当发现理论可以解释大部分（或所有）原始资料和新资料时，即可判断研究达到了理论饱和。

（2）数据饱和。我们根据资料收集阶段研究对象提供的内容以及对资料分析阶段可能出现的主题预设进行数据饱和度预判。当反复听到同样的内容，便可以开始考虑做出研究达到了数据饱和的判断。

（3）编码或主题饱和。指编码或主题的出现和变化趋于稳定，不再出现新的编码或主题，是质性研究使用较多的资料饱和形式。以访谈法为例，一般首次访谈即可获取大量编码，随后的访谈明显呈现收益递减的特征。当访谈连续出现不能提供任何新信息的情况，表示编码或主题的范围已经基本确定，可以做出研究达到编码或主题饱和的判断。如果继续进行访谈，虽然并不能完全排除会有新信息出现的可能性，但质性研究并不追求对研究资料穷尽式的获取，只需获取相对足够的资料，达到对概念与理论的发展和验证即可。

（4）意义饱和。我们对于所研究的现象或主题已经达到了深入且全面的理解。在资料收集和分析的过程中，当我们对于所发展出的一系列编码或主题有了充分的理解，且关于这些编码或主题的含义及其之间的关系不再出现新的信息时，就可以认为达到了意义饱和。要达到意义饱和需要一个循环迭代的抽样、收集资料、分析资料的过程，持续监测资料的多样性、清晰度和深度，强调针对目前尚缺乏理解的信息、编码或主题进行资料收集。

总之,实现资料饱和不是资料的堆砌,而是一种深思熟虑的判断过程。它需要结合资料分析、研究目的、专业判断,以及实际情况来综合考虑。

71. 见好就收:到底多少为"饱和"呢?

量性研究往往依赖于统计推断,因此,需要较大的样本以确保结果的代表性和可推广性。而质性研究更注重深度和细致的理解,通常通过小规模的样本来获取丰富的信息。那么,"小规模"的样本到底有多小呢?

通常情况下,质性研究的样本量没有一个确切的标准,数量多少取决于研究的目的和方法。例如,个案研究一般只需要几个案例配合深入的资料分析即可,而民族志研究则可能需要30～50个研究对象。质性研究的样本量还与以下因素有关:①研究领域习惯。某些领域(如教育领域)习惯用更多的样本量确保不同群体的观点被涵盖。②研究范围。研究范围越广越复杂,达到资料饱和的时间越长,对样本量的要求越高。③研究主题。当对一个主题知之甚少时,就需要更多的研究对象来收集足够数量的资料。反之,研究主题越清晰,信息越易于获取,那么需要的研究量就会较少。④资料质量。资料质量越好,所需的样本量则越少。资料质量取决于是否给了研究对象足够的时间来理解研究目标、研究对象对研究主题的理解和反应是否充分、研究对象与研究现象的经验联系是否密切等。⑤影子资料。有时我们会带着自己的经验来讨论他人的经验,并探讨自己的经验与他人的经验有何不同、为何不同,这之中关于他人经验的信息被称为影子资料。影子资料越多,需要的研究对象越少。⑥研究者的经验和数据分析能力。我们的经验越丰富,就越能从较少的样本中提取有价值的信息,越易识别资料饱和。

总体来说,饱和的判定是一个相对主观的过程,我们需要根据具体的研究情境和资料特点进行灵活应用和调整。同时,适度追加抽样,即在资料饱和或基本饱和后,根据需要再追加2～3次深入访谈或1～2次焦点小组访谈,有助于进一步确认资料是否达到饱和(见图4-3)。

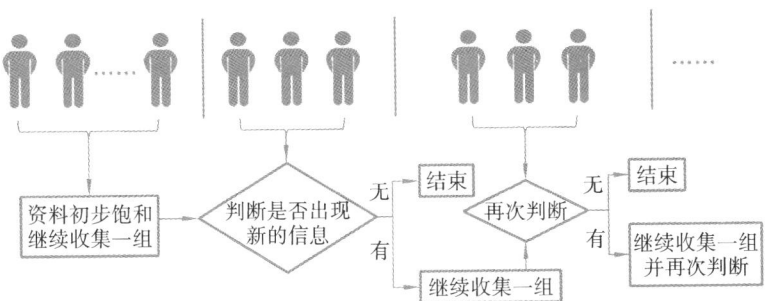

图 4-3 适度追加抽样的方法

第五章 抽丝剥茧：质性研究资料的整理与分析

72. 逐字逐句：转录时口语化资料需要保留吗？

很多质性研究宝典都在强调，转录过程中，在准确转录原始访谈的言语和非言语信息（包括一些不自然的停顿、长时间的沉默、音调变化、面部表情、肢体动作等）时，可能会遇到一些口语化、重复的表述或者与主题无关的内容，为了保持对话的原始风貌和完整性，初始转录时应尽量对其进行保留。

在实际转录的过程中，不知道大家是否有这样的感受：看到大量的"嗯""呃"还是会矛盾和犹豫，"手痒"地想要去掉。这也促使我们去思考，口语化的资料真的必须全部保留吗？Collins等人指出，在对话交流过程中，听者会自然而然地修复他们听到的东西，剪辑掉不流畅的内容，以专注于所传达的中心信息。但当阅读文本时，"嗯"和"呃"给人的不确定性印象比语言交流时更大。同样的一串声音，在以口头和书面形式呈现时，可能具有非常不同的含义。因此，在转录过程中进行编辑，有时是可取和必要的。可以结合转录的目的及对话的预期含义，考虑是否保留口语化资料。如果研究问题与研究对象的信念有关，而不是将情境研究本身作为分析的主题，那么我们应该优先考虑这些含义的传递，而不是试图复制或记录所发出声音的确切内容。例如，如果访谈的重点是探讨某个观点或经历，保留"嗯"和"呃"可能会干扰读者对核心内容的理解，因此可以选择去掉这些词汇，以便更清晰地传达受访者的主要观点。反之,如果研究的目的是深入分析口语表达的特点,那么保留这些口语化的元素是有意义的。

73. 善用其器:如何利用语音识别助力转录?

转录看起来简单,但其实是一个耗时耗力的过程。1小时的录音稿可能需要花上3～4小时,甚至更久才能完成转录。

随着科技发展,越来越多的免费或付费工具能够帮助我们快速完成转录工作。例如,讯飞听见(https://www.iflyrec.com/)、通义听悟(https://tingwu.aliyun.com/)、飞书妙计(https://www.feishu.cn/product/minutes)、印象笔记(https://yinxiang.com/)、百度AI开放平台(https://ai.baidu.com/)、录咖(https://reccloud.cn)、微政网(http://WWW.5xing.com.cn/)等。

在使用工具助力转录时,部分转录工具的准确性有待提高,特别是当受访者普通话水平不高、环境嘈杂时,可能存在语音识别错误。在转录的过程中需要不断地检查,以确保转录结果的准确性。同时,转录的过程也是资料分析与对话的过程。因此,这一过程最好由我们自己完成,这样做不仅能修改错误之处,也有助于对原录音的再次咀嚼与回味,便于后续的编码过程。

74. 去伪存真:转录资料需要返给受访者核查吗?

当转录完成,拿到一份沉甸甸的文本资料后,我们已经兴致勃勃地想要开始"编码"这些资料了。但在此之前,还应该思考一个问题:到底要不要将转录稿给受访者看看?是否允许他们进行修改呢?

有些人可能对这个问题不屑一顾,想着我的稿子凭什么还需要给别人看?但实际上,访谈中双方是起互动作用的,我们提问题,受访者回答问题,任何一方的作用都不可忽视。受个人经历、立场、假设和预设等因素的影响,转录资料可能会失掉部分真实性。而且即使我们尽可能忠实于原录音转录,但只要有调整就可能改变原意。再者,有些受访者在访谈结束后可能又有新的或不同的认识。因此,为确保访谈资料的可信度,最好将转录、整理、润色后的文本返给受访者,并对具体问题进行核对。在这个过程中,受访者可以决定转录文本中的哪些内容予以保留、删除、修改和补充。即使受访者出现先后矛盾的观点,也没有任何不妥,我们可以进一步挖掘认识改变的原因,以获取新线索。这一过程被称为"受试者验证""成员核查""共识验证""交流验证"等,是提升质性研究质量的策略之一。

同时,这也体现出对受访者隐私和权利的尊重。通过让其查看和确认转录资料,可以减少因误解或沟通不畅而产生的潜在问题,还可以让其了解访谈内容是如何被记录和处理的,有助于建立和维护我们与受访者之间的信任关系。

在实际操作过程中,将转录文本返给受访者可能会受到一定的限制。我们可以预留受访者的联系方式(如微信、QQ、电话等),根据受访者偏好,选择返给其电子版或纸质版文本资料。

75. 字斟句酌:什么是编码?

在上一个问题中,我们提到了"编码(coding)"。《辞海》将"编码"解释为按某规则将信息用规定的一组代码来表示的过程。"编码"听起来像是冷冰冰的代码或者虚无缥缈的信号,怎么会出现在文艺范十足的质性研究中呢?实际上,编码是质性研究资料分析的一种方式,通过编码来识别主题、模式和过程,进行对比和建构理论解释。

怎么开始编码呢?一般可以采用三种方式:①逐词编码。适用于整理档案文献或转瞬即逝的信息。逐词编码要求我们不仅关注词的具体内容,还关注词的结构和行文、意象和意义。②逐行编码。这一方式应用最为广泛,适用于细节丰富、与基本经验问题或过程有关的资料。逐行编码意味着对所记录的每行资料进行命名。③逐个事件编码。对事件进行比较研究来进行编码。不论是逐词编码、逐行编码还是逐个事件编码,当我们对资料保持一种开放的态度时,都能从中发现一些微妙的不同,产生新的观点。

编什么样的码呢?质性研究的代码(code)命名一般较为简短,通常是一个词或者一个短句,它可以象征性地为一部分语言或可视化资料赋予总结性、显著性、本质捕捉性和/或唤起性的属性。可采用三种方式：①自行创建。我们借由事物所唤起的意义或意象，赋予能反映该意义或意象的名字。例如，费孝通先生创建了"差序格局"的概念，用来反映发生在亲属关系、地缘关系等社会关系中的，以自己为中心像水波纹一样推及开来的，愈推愈远、愈推愈薄，且能放能收、能伸能缩的社会格局。②沿用已存在的概念。这种方式由于概念本身已包含了极为丰富的含义，且发展得近乎完整，故而非常严谨，但缺乏弹性，可能与自己想表达的意思存在出入。例如，笔者使用了"囤积行为"这一已有的概念，编码"很多老人喜欢囤东西，会买很多米、油，还喜欢收一些破烂，比如纸壳子、塑料瓶什么的"。③见实编码（code in vivo）。从受访者使用的话语中提取字词作为编码。例如，在进行患者尊严研究时，从受访者原话"刚确诊的时候就像是个晴天霹雳，我一晚上都没睡着，一分钟都没睡，也不让我老公睡，就怕第二天死了，把银行密码、女儿怎么安排、我妈怎么安排，交代了一晚上，我非常害怕死亡"中选取"晴天霹雳""害怕死亡"进行命名。

编码不是精确的科学，而是解释的艺术，因而它是灵活的、可变的，而非唯一的、固定的，这也是质性研究的魅力所在。例如，在进行化疗后居家跌倒预防的研究时，转录文本："说实话，如果说当时我晓得会摔倒的话，我头晕了，可以找个最近的椅子坐一下啊，但我想着自己可以坚持，没想到身体就倒在地上了，倒的时候自己一点知觉都没有"。如果从患者感受的角度分析，可以编码"出乎意料""头晕""想要坚持""没有知觉"；如果从跌倒原因的角度分析，可以编码"评估不足""头晕""高估能力"。只要我们愿意，随时可以返回资料，重新进行编码。在进行质性研究分析时，我们需要反复比较衡量，直至寻找到最为贴切的编码。

76. 现象学研究如何进行分析？

在量性研究中，根据研究设计和数据性质的不同，会选用描述性统计分析、相关性分析、回归分析、方差分析、t 检验等不同的统计方法。同样的，根据质性研究方法的不同，如现象学研究、扎根理论等,也要采用不同的资料分析方法,不能混为一谈。

在护理领域的现象学研究中,最常采用的是 Colaizzi 七步分析法。①充分熟悉资料。在这一过程中,我们要仔细、反复阅读文本,并结合田野笔记、备忘录等,充分熟悉和了解研究对象所提供的所有资料。这个阶段应该将自己的预设"悬置",只要求我们对所研究的现象有一个整体印象或感觉,尽量避免做出任何抽取主题的行动或标记有意义的单元。②识别有意义的陈述。逐字逐句阅读文本,将反复出现的、与研究问题相关的重要词、句、段画线。③构建意义单元。我们对反复出现的观点进行编码,但尽可能"悬置"自己已有的与现象相关的预设。④聚类主题。对所有意义单元进行推敲、反思与想象,并类聚为主题雏形。我们的直觉在这一步发挥重要作用。需要注意的是,在这个过程中并非只关注所罗列的意义单元,在推敲、反思与想象中还应该参考每一个重要的原始陈述。这一过程可以由两位及以上研究者同时进行,以保证研究结果的顺利形成。⑤详细描述。对第四步中所产生的每个雏形主题进行定义和描述,并可在每个主题描述中摘取和插入一些典型的原始陈述。一般情况下,每一个主题中最多可以有 3~4 个原始陈述。⑥产生基本结构。将类似的主题雏形及其描述放在一起进行反复比较,辨别和抽取出相似的观点,然后构建一个简短而精练的短语,即主题。⑦验证基本结构。将所产生的主题结构返回给研究对象进行求证,询问是否捕获了他们的真实经验,以确保结果的准确性。如果有偏悖,则需要从第一步开始重新逐步分析。

在心理学领域的现象学研究中,常采用 Giorgi 分析法。①阅读以获得一种整体的感受。这一过程强调没有判断,没有选择,对所有细节保持开放,是下一步的基础。②将描述拆解成意义单元。这一过程我们需要挑选出与研究兴趣有关的描述片段,其长度和内容适合做出富有成效的分析性反思,以回答研究问题。意义单元的长度没有标准,可以是一句话,也可以是一段叙述。③对每一个意义单元思考其心理学上的含义。这一过程非常艰难,因为从每一个意义单元中揭示出来的内容都需要加以心理学的研究。④清晰勾勒现象的心理学结构。我们需要将上一步骤中所获得的结论加以整合和陈述。

现象学研究还有其他方法,如 Van Manen 分析法、Nancy 分析法等。虽然这些方法在实施过程上有所差别,但基本分析思路是相似的,都是基于对资料的整体理解,通过反复比较提炼主题,以揭示现象背后的本质。

77. 通观全局:分析资料时如何悬置？

在上一个问题中,我们反复提到了"悬置"这个现象学方法的独特环节。悬置(epoché)由古希腊斯多葛学派和怀疑论者提出,意思是暂停判断,即把一个概念或者事物不与任何其他概念或事物相联系,让它真正地独立存在,然后再来分析研究。德国哲学家、现象学派创始人胡塞尔借助描述现象学的悬置原则提出,认知主体必须把各种主观成分以及一切不是发自纯意识的知识悬置起来"存而不论"。悬置反映了现象学对事物"本质直观"描述的追求。

由此可见,悬置的重中之重就是"无我"。我们要把自己的前见、偏见、看法等放置一边,以事物呈现的那样看待事物,回到事物的本身,免受偏见和前见的影响。例如,在熟悉文本时,我们要从整体出发,具体地感受文本全部的内容信息和形式结构,以得到一个对文本初步的、笼统的印象。这种印象是不带有任何成见的"觉知";是亲近文本语言并"回到事物本身"的一种态度;是"目有全牛",而不是"盲人摸象"。在深入分析资料时,我们不要先入为主地认定它是什么,而是要用最直接的描述呈现,如谁、什么时候、发生了什么事,做了什么、说了什么,只是就事论事,周边的东西都存而不论。同时,我们也可以通过想象来减少外部干扰,澄清其本质。如可以想象"如果没有……,还是/会这样吗？"

但真正要实施悬置并不容易,因为我们每个人已有的记忆、认知往往会不自觉地形成干扰,影响悬置。因此,在悬置实践中,我们首先要认识到这些预设的存在,以及其对整个过程的潜在或实际影响。然后,要反复地"看",使事物以它本身的样子从各个角度、各个层面、各个符号中显现出来,从而在每一次的"看"中获得新的认识和体验。如此反复多次,直到清晰明了为止。

78. 经典扎根理论如何编码?

我们再来看看扎根理论研究中的资料分析思路。扎根理论是一种自下而上建立实质理论的方法,在系统性收集资料的基础上,寻找反映事物现象本质的核心概念,通过这些概念之间的联系建构理论。迄今为止,扎根理论已经形成了三个既有联系又不尽相同的流派:Glaser 的经典扎根理论、Strauss 和 Corbin 的程序化扎根理论,以及 Charmaz 的建构主义扎根理论。三种扎根理论在分析方法上也有所区别。其中,经典扎根理论采用实质性编码(substantive coding)(包括开放性编码和选择性编码)和理论性编码的程序。

(1) 开放性编码(open coding)。是经典扎根理论编码的第一步,是从原始材料中提取概念的过程。我们需要对文本材料进行逐字逐句的反复阅读、思考和分析,用关键词将每一个事态(incident)标记出来,将关键词聚类,尽可能多地建立起一些概念范畴(conceptual category)。简单来说,就是给原始资料"贴标签"。开放编码中的"开放",顾名思义是指我们不能有先入为主的个人成见,也不能受理论的影响,应该保持开放的态度从资料中提取概念。

(2) 选择性编码(selective coding)。我们需要进行持续的整理、比较、分析,概念范畴会变得厚重,不同范畴之间的关系会逐渐清晰,最后核心范畴(core category)会自然涌现(emerge)出来。我们需要关注核心范畴和其他有关的范畴,在这一过程中可通过理论抽样进一步补充资料,当核心范畴变得充实,与其他范畴之间的关系变得足够清晰时,研究就达到了饱和状态(saturation)。此时可以进一步抽象化,将不同范畴进行整合,得到一些实质性概念(substantive concept)。

(3) 理论性编码(theoretical coding)。确定多个实质概念间的关系,这种关系表明了研究探索的现象背后的潜在模式(latent pattern),即所要发现的理论。整个分析过程,我们需要对时间、地点、人物等保持敏感性,通过概念抓取、普遍化和抽象化的方式,提炼、实现理论性编码。

经典扎根理论方法最"原汁原味",强调不先入为主地构想问题、范畴和假设,不将那些既有的理论和文献套用在自己的资料中。要让资料中蕴含的理论"自然涌现"。因此,在实际研究中,对我们的学术素养提出了较高的要求。

79. 程序化扎根理论如何编码?

程序化扎根理论分析过程包括:开放性编码、主轴编码和选择性编码。在分析过程中,侧重于借助固定的因果模式来探寻资料中的规律,进而提炼出理论。因此,更适合质性研究"小白"掌握和运用。但也正因如此,一些经典扎根理论的拥护者认为其背离了扎根理论的基本原则。

(1) 开放性编码。这一过程与经典扎根理论类似,需要我们对文本资料进行仔细分析、检视,并对其进行概念化的归纳、比较。开放性编码的结果是产生大量的概念,有的研究甚至会产生上百个概念。显然,进一步分析如此庞大数量的概念是十分困难的,这时可以采用两种方法解决:①对偶然性的概念进行剔除,如去掉出现频率在两次以下的概念。但在剔除这些概念时,要特别注意矛盾的证据或反向案例等。②对概念进行类属化,即将同类概念进行感受合并,抽象出一些范畴(categories)。例如,在分析不孕不育患者心理感受的资料时,有人提到"女人就应该要生孩子(女性职责)",有人提到"有孩子的家庭才算是个真正的、完整的家庭(圆满家庭)",有人提到"都说'不孝有三,无后为大',生了孩子才算是对父母有个交代(孝悌之心)",还有人提到"没有孩子,我这一脉不就断了(血脉传承)",那么"女性职责""圆满家庭""孝悌之心""血脉传承"这几个概念合并起来,就可以形成"传统生育观念规训"这个范畴。由此可见,程序化扎根理论的开放性编码过程类似于一个漏斗,由一个较为宽广的范围逐渐缩小和集中,直到编码呈现饱和。

(2) 主轴编码(axial coding)。也被称为轴心编码、关联式编码等。我们需要将初始编码、范畴进行分类,将同类和相关的范畴划分在一起。如果说开放性编码需要避免主观性,以将连续性的、叙事性的资料打碎,获得"客观"的代码。那么在主轴编码过程中,我们则需要充分发挥主观性,确立主范畴(overarching category)和次范畴(subcategory),思考并验证它们之间可能存在的假设性关系,构建新故事的"骨架",将支离破碎的代码恢复为整体连贯的故事。

相对于经典扎根理论要求核心范畴自然涌现,程序化扎根理论提供了一些可操作性的策略:①按照范式模型(paradigm model)(见图 5-1)将次范畴围绕主范畴组织起来。帮助我们从"谁""在什么时间""在哪儿""为什么""如何""结果"等维度来阐述主范畴,从而形成完整的故事线。②借助条件/后果矩阵(见图 5-2)将范畴从微观到宏观联系在一起,划分为"行动""互动""小组、个体、集体""次级组织和次级制度""组织和制度""社区""国家""国际"8 个层次。

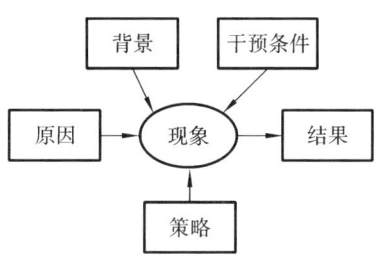

图 5-1 范式模型

(3) 选择性编码。这一阶段的主要工作是通过整合与凝练,确定一个核心范畴并围绕其组织理论。可按以下 5 个步骤展开:①对现象进行总体描述,创建一条清楚明确的故事线(story line);②找到核心范畴的辅助范畴(subsidiary category),确定它们之间的关系;③确定核心范畴的属性和维度,在维度层面对辅助范畴进行分类和定位;④结合经验证据,验证理论是否可靠;⑤通过理论抽样填补遗漏的细节,确保足够的范畴密度(category density)。

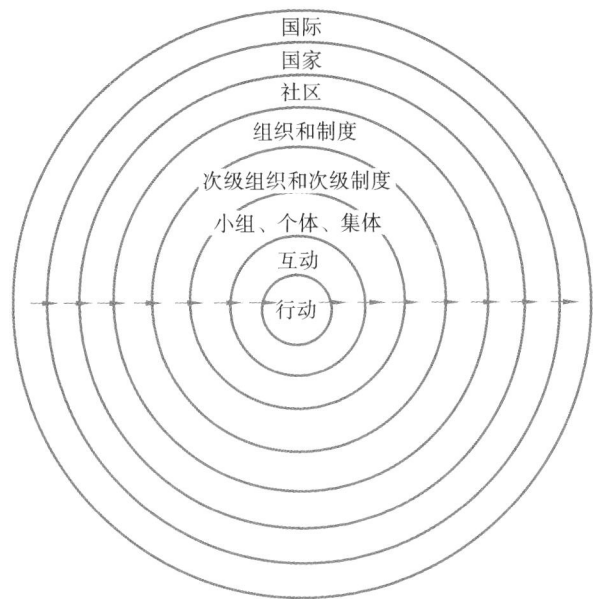

图 5-2 条件/后果矩阵

80. 建构主义扎根理论如何编码？

建构主义扎根理论包括初始编码、聚焦编码和轴心编码 3 个步骤。建构主义扎根理论既继承了经典扎根理论和程序化扎根理论，又存在不同，它认为资料中的规律虽然客观存在，但可被人重新建构。

（1）初始编码。与开放性编码的步骤类似。在面对文本材料时，我们要关心两个问题："研究对象核心关注（concern）的是什么""他们是如何应对这种关注的"。在编码时，我们不应以事态为主题，而应该以行动为中心。因此，编码尽量采用动名词，以促使思考和行动。例如，相比于使用描述性名词（如孤独、自理能力差），动名词（如寻求关注、高估能力）更有利于进行有用的和有趣的分析。此外，初始编码阶段不需要非常快地抽象并脱离原始资料，而是要贴近资料本身。

(2）聚焦编码。是从描述性经验到分析性概念之间的过渡阶段。将初始编码阶段反复出现的、对研究现象有重要启示的编码挑出，进行持续不断地比较，进一步加以凝聚、聚焦、精练和区分，形成范畴、亚范畴。通过聚焦编码，我们能够在经验现象描述、概念统括、范畴分析界定之间建立关联，并努力探索和发现它们之间的关系结构和秩序。

（3）轴心编码。是对前两个阶段的编码所发现的范畴、亚范畴以及相互之间的关系等，加以选择和整合，以形成理论化取向的分析模式。这一阶段的编码工作明确地指向理论维度，以形成分析性和解释性路径，而非停留在描述性阶段。

81. 如何进行主题分析？

主题分析（thematic analysis）是一个组织、描述和解释定性数据的方法，旨在通过识别和解释资料中的主题、模式和意义，帮助我们深入理解和概括大量的文本资料，从而发现其中潜在的结构和模式。主题分析是质性研究常见的分析方法之一，其本质上独立于理论和认识论，可以应用于多种质性研究方法。Braun 主题分析法主要包括 6 个步骤。

（1）熟悉资料。要反复阅读资料，记录最初的想法，这时候我们的脑海中可能形成了一些初步的"代码"。

（2）初步编码。如何编码取决于我们是采用"演绎法"还是"归纳法"进行分析。采用演绎法时，可能依据现有的理论。例如，在探索晚期癌症患者对尊严的理解和认识时，有尊严模型作为理论依据，因此在进行编码时，可采用原模型的保持自我连续性、角色维护、繁衍传承、保持自豪感、怀抱希望、学会接受等进行编码。而采用归纳法时，则取决于原始资料，我们将聚焦最初的研究目标和研究问题，思考研究对象说了哪些与研究问题相关的看法，并进行凝练。

（3）寻找主题。所有文本完成编码后，将有相同编码的资料放在一起，聚集成相关的想法。查看所有编码，并探索可能的因果关系、相似点、不同点或矛盾点来挖掘潜在的主题。在这个阶段有些编码会形成主题,有些会形成副主题,还有一些可能会被闲置,而新的解释型编码会被创建。

(4)检查主题。在这个阶段可以反复问自己以下问题:①这个主题是否有一个中心概念?②是否有足够的、有意义的资料去支持这个主题?③它与我的研究问题有何联系?

(5)定义与命名。一旦确定了主题,就需要对其进行定义和命名。主题要根据所捕获的总体意义进行细化,并且需要生成每个主题的定义。合适的名字可以让读者直观地了解这个主题是什么。

(6)撰写报告。写作需要做的不仅仅是给读者提供资料,更要将这些资料嵌入一个分析性的叙述中。在这一过程中,可以思考:①这些发现意味着什么(与研究问题相关)?②哪些背景因素(如健康状况、社会、文化、历史等)影响了研究结果及其意义?

在整个分析过程中,笔者有两点感悟。一是不要急于完成这项工作,当每次分析结束后,可以暂停休息一下,再回来用一个新视角看看之前的结果,有时会更清晰地发现资料中的重要模式,产生突破性洞见。二是不要等到所有分析结束后再与团队分享,可以在分析过程中与团队成员一起回顾编码和发现主题,他人的视角和思路可能会与自己的既定主题不同,能够减少个人偏见,激发新的思考。

82. 如何进行定性内容分析?

早期内容分析源于社会科学,是借助自然科学研究方法,进行历史文献内容的量化分析。定性内容分析法(qualitative content analysis)是对文本、图片、视频等内容进行分析,并从中提炼出类属或主题,进而对研究现象进行描述或解释的一系列不同策略的总称。它是一种灵活且实用的资料分析方法,可用于探索、描述和解释研究现象,验证和构建理论,确定所使用的词语的趋势和模式、频率、关系,以及交流的结构和话语等。

基于不同的立场和学科,内容分析方法会在分析过程中有不一样的侧重。例如,有学者认为内容分析法是话语分析方法之一,包含趋势分析、现状分析、比较分析、意向分析等类型。陆华贞等认为,在护理领域常用传统内容分析、定向内容分析和总结性内容分析等分析方法。因此,当看到不一样的说法时,不要困惑,也不要着急于判断孰对孰错,可以尝试进行比较、思索,找到我们认为合适的那条路。

一般来说,开展定性内容分析,可按以下三步走:①准备工作。我们需要沉浸在资料中,获得整体感,选择分析单元,决定分析显性内容还是隐性内容。②组织。开放编码和创建类别,将编码在更高阶标题下分组,通过生成抽象的类别和子类别,形成对研究主题的总体描述。③报告。通过模型、概念系统、概念图或类别、故事线等方式报告分析过程和结果。

83. 咬文嚼字:如何进行话语分析?

话语分析是一个极为丰富,但也十分复杂的方法类型。因为它本身和哲学、语言学、符号学、文学有深厚的渊源,又与人类学、社会学、心理学、新闻与传播学、女性主义有密切的联系。话语分析既是一种质性研究方法,同样也可以采用量化的研究方法,如运用语料库的方法进行话语分析研究。

话语分析是以文本内容作为分析对象,捕捉文本语言形式上的特点,挖掘词汇、语句背后的意味,从而探索意义的多元解读方式和文本中所隐藏的意识形态。这可能有点类似于"阅读理解",但在这个过程中,我们需要注意讲话者和文本产生的背景,不能脱离情景的"过度解读"。还需注意,分析不是一次结束,而需要反复循环地分析比较,直到呈现一个相对满意的结果。

话语分析可参考以下步骤:①注意资料类型及其产生的背景。因为对任何文本的理解都不能脱离上下文以及所置身的社会语境。②无动机阅读。一般来说,如果需要分析的资料先由他人获取,最后再呈现在我们面前,就可以做到无动机的阅读。但实际开展研究时,资料收集常常由自己完成,如制定访谈提纲、访谈中的追问、自我反思等,都打破了"无动机"要求。因此,可以先开放地阅读资料,不做任何笔记,放置一段时间之后(如一周),再阅读资料并做简要笔记。③针对性阅读,提取话语分析使用的一系列概念、模式和可变性。④重新思考研究一开始对部分关键概念的架构和定义。思考如何界定概念?这种界定可能带来什么后果?研究对象如何理解这些关键概念?这种理解可能会对研究对象产生何种影响?⑤对比思考。可以采用替换术语以确定功能、从话语分析角度来重新定义研究对象的话语、提醒自己注意(话语)多种功能的可能性、注意论述的相似性和差异性、关注研究对象的意义建构等分析策略。⑥结果呈现。提出自己的主要概念(理论观点),并做简要的规定性定义。

84. 一路拾花:什么时候开始资料分析?

在量性研究中,我们可能会等到所有数据都收集完毕后,再着手分析。但在质性研究中,我们必须"一路拾花"。这是因为质性研究分析过程是非线性的,我们会在抽样、资料收集和资料分析之间循环往复,以积累丰富的信息和有趣的发现。因此,在进行了第一次方法或观察后,我们就必须开始分析资料并撰写备忘录。尽早开始分析,可以让我们更清楚地意识到正在涌现的类别和主题,以及资料何时趋于饱和。例如,研究产后返岗护士的社会需求时,在进行第一次访谈后,发现"工作与家庭平衡的挑战""返岗工作适应的焦虑"这些主题频繁出现。基于这个初步发现,开始分析访谈资料,撰写备忘录,并记"工作与家庭平衡"和"心理支持"这两个主要主题。随着后续访谈的进行,不断调整问题,以更深入地探讨这些主题,并发现其他相关因素(如同事支持和灵活工作安排的影响)。这种非线性的分析过程不仅使我们能够及时捕捉到新兴主题,还确保了资料收集的针对性,最终形成了一个关于产后返岗护士需求的综合框架。

85. 相由心生:什么是影像发声法?

在前面的问题中,我们介绍了质性研究者利用音像资料来补充研究资料。有时候一张好的照片,胜过千言万语。随着手机的普及和电子设备功能的日益强大,随时随地记录生活的每一个瞬间变得更加容易。有什么方法可以更好地利用这些"无声的话语"呢?

20世纪90年代,Wang和Burris最早在一项由福特基金会支持的,针对中国云南贫困农村妇女健康的研究中,提出了"影像发声法"。影像发声法(photovoice)又称摄影心声法,它将影像转为一种"公共表达",以参与式行动研究的方式,通过组织参与者拍摄特定主题的照片(或短片),并对照片进行小组讨论,思考问题成因和对策,以促进个体和社会的改变。现已应用于社区需求的评估、公共卫生和全球健康等领域。使用影像发声法的步骤如下。

(1) 确定目标与主题。明确研究的目标和关注的主题,如社会问题、个人体验等。虽然该方法提倡让参与者自己发现问题,但这并不意味着任何问题都可以纳入研究的范围,仍需要我们确定研究的主题,让参与者在该主题的指导下发现有关问题以及可能的解决方法。

(2) 招募参与者。根据研究的目标和主题进行招募,选择适合的参与者。要确保他们具备拍摄照片和参与讨论的能力。根据目标与主题的不同,需要选择不同的参与者。然后,向参与者提供有关影像发声法研究的目的和过程的信息,并告知其潜在风险,以及获取知情同意和照片使用授权。由于需要参与者积极参与且过程相对耗时,因而其退出率可能较高。

(3) 拍摄前准备。选择相机类型(如手机相机、数码相机、拍立得等),并提供培训和指导,指导参与者如何使用相机进行拍摄。此外,需要告知拍摄照片的主题,并强调拍摄过程中保护他人的隐私,也需要确定开展讨论活动的时间与地点,以方便其参加讨论活动。

(4) 拍摄和讨论。给参与者一定的时间拍摄与研究主题相关的照片以供讨论。随后,组织小组讨论活动,请参与者分享他们拍摄的照片中想要传达的观点、经验和感受。具体谈论内容可根据主题与目标而定,每一轮拍摄与讨论活动结束后,需要提醒其继续拍摄相关主题的照片以及按时参加下一次的讨论活动。

(5) 资料分析。收集和整理参与者拍摄的照片,对这些资料进行分析和解读,从中提取关键信息和观点。可以通过展示典型照片以及文本资料的方式来表明影像发声法解决了某一问题或改变了某种现象。使用影像发声法的难点在于如何对照片进行讨论。对此,可以使用 Wang 提出的 SHOWED 提问法,即"你在照片中看到了什么(What do you see here)?""照片中实际发生了什么(What's really happening here)?""它与我们的生活有什么样的联系(How does this relate to our lives)?""为什么存在这个问题、关注或优势(Why does this problem, concern, or strength exist)?""对此我们能做些什么(What can we do about it)?"。

86. 月亮与六便士:什么是 Q 方法?

质性研究常被诟病:研究对象提供的是主观性资料,研究者是根据对资料的主观性理解,进行主观性阐释,缺少客观的分析。有什么方法能够满足"既要又要",使"主观看法客观量化"呢?

Q 方法(Q Method)主要用于研究人们的经历、态度、感受和价值观等,通过研究对象对一系列陈述的排序来揭示主观观点的结构。其独特之处在于有能力去探索和量化个体的主观经验。Q 方法主要包括 4 个步骤,即建立 Q 样本、选择 P 样本、进行 Q 排序以及开展 Q 分析。

(1) 建立 Q 样本(Q-Sample or Q-set)。Q 样本是一组与研究主题紧密相关的陈述或条目,是对研究主题 360°的全景描述,是不同意见、观点、想法的集合。Q 样本的陈述应尽可能易于理解。获得 Q 样本的途径有文献、杂志查阅,相关研究人群访谈,小组讨论等。我们需要先从收集到的文献资料和(或)陈述中,筛选出最具代表性和相关性的部分,形成初步的 Q 样本;然后由专家评估,使 Q 样本更具科学性和代表性,从而确定最终的 Q 样本。最后,还需将 Q 样本打乱顺序后随机编号,便于后续记录排序结果。一般来说,Q 样本数量为 20~100。

(2) 选择 P 样本(P-Sample or P-Set)。P 样本指的是参与研究的受访者或研究对象的集合。Q 方法主要是发现不同人群针对研究主题是否持有不同的观点,因此,研究对象的多样性对于捕捉广泛的观点至关重要。P 样本的质量比数量更重要,P 样本数量一般为Q样本的1/3~1/2。

（3）进行Q排序（Q-sort）。Q排序是P样本对Q样本中的陈述或条目根据某一尺度，如同意程度、喜好程度等，进行排序的过程。这一过程揭示他们对特定主题的个人看法。我们先向P样本逐一解释Q样本的意思，P样本在仔细阅读并理解后，根据自己对Q样本的理解，利用正态分布表格进行排序。排序时间通常为1个小时。然后，请P样本对所选择的极端陈述（如最同意和最不同意）进行阐述说明，以便了解其内心的真实想法，从而更好地分析资料与撰写报告。根据Q样本数量可设计不同的正态分布网格（见图5-3）。

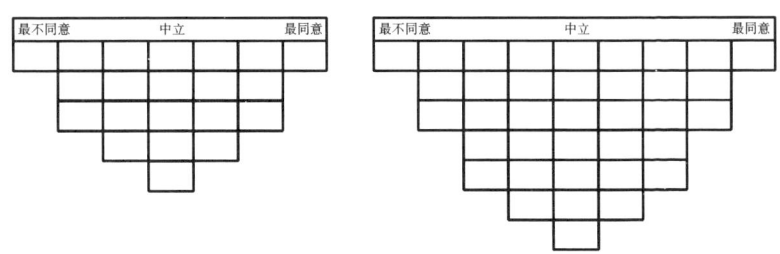

图5-3 不同数量Q样本的正态分布排序网格样式举例

（4）开展Q分析（Data analysis）。Q分析主要是以P样本的主观观点为研究对象，通过分析人与人之间主观观点的关联性，将其归纳为几个主要的组别，进而提炼出群组背后的人群特征。最后对Q分析得出的因子做总结性陈述，并对每个因子加以详细的解释说明。可采用PQ Method、SPSS、SAS、PCQ for Windows等统计软件处理分析。

87."神器"在手：有哪些质性研究分析工具？

质性研究常常涉及大量的文本、图像、音频或视频资料，当下丰富的计算机辅助质性数据分析软件（computer-assisted qualitative data analysis software，CAQDAS），如NVivo、MAXQDA、ATLAS.ti，以及各种词频分析等软件，可以帮助我们更加便捷地管理、编码、分析和呈现数据，提高效率。①NVivo是质性研究最主流的分析软件之一,是质性研究和混合研究都可以使用的软件。支持多种类型数据,提供导入、管理、分类、排序、整理、编码、注释、查询、可视化、报告、输出、分享等功能;支持多人协作和跨平台使用;可以自动化完成一些分析过程,如文本分析、情感分析、主题分析等。但其价格较高,界面较复杂,操作需要花费一定时间学习。②MAXQDA是一款轻量级的质性研究软件,也支持多种类型的数据,支持多人协作和跨平台使用。其中,MAXQDA 24集成了转录等更多功能。其优点是界面友好,操作流畅,适合大样本的分析。③ATLAS.ti是一款经典的质性研究软件,是实现扎根理论的最佳工具。也支持多种类型的数据,支持多人协作和跨平台使用。新推出的版本支持人工智能编码、人工智能代码建议等。其优点是编码和可视化功能强大,可深入挖掘数据的内涵和联系。但其操作复杂,需要一定的学习成本。

值得注意的是,随着人工智能时代的到来,这些分析软件不仅可以帮助我们管理数据,如存储、注释和检索文本,定位字词、短语和数据段落等,更是打出"不再浪费时间,只需花费几分钟即可发现有价值的见解;借助人工智能编码,告别无休止的手动编码;在自动驾驶仪上迎接人工智能驱动的结果"的标语。虽然有软件"打辅助",但我们还是分析的"主导者"。软件并不能代替我们的思考与分析,识别类属、提炼模式、归纳主题、梳理关系都需要我们主动建构。

88. 拨云见日:图表如何助力资料分析?

在质性研究分析的过程中,每个类属就像是一条线,类属多了,线就多了,绞在一起如同打结的线团,杂乱无章,没有头绪。借助一些图表工具,如用户旅程地图、层级金字塔、亲和图、用户情感地图等,可以帮助我们找到线头,梳理清晰思路。

(1) 用户旅程地图(user journey map)。可用于描绘用户与产品或服务的互动过程。借助用户旅程地图,可以将用户的整个体验分解为多个阶段,并在每个阶段记录用户的行为、情绪、想法和需求。在医疗卫生领域,我们称之为患者旅程地图,可以在个人、家属或照护者进入、导航、体验和退出某项医疗卫生服务时,通过记录患者治疗过程中的要素来产生可视化或描述性的地图,帮助我们更好地了解患者就诊过程中的障碍,促进体验、服务和(或)结果的互动。可用的一些思维方式如下。

❶ 按时间顺序绘制旅程地图(见图5-4)。

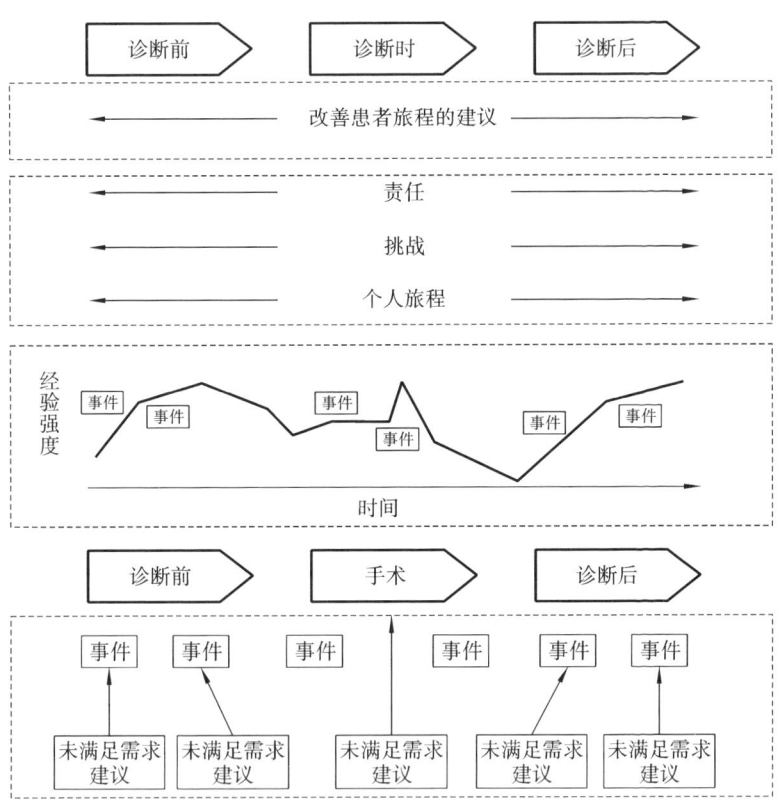

图5-4 按时间顺序绘制的旅程地图

❷ 按位置变化绘制旅程地图(见图5-5)。
❸ 按关键利益相关者绘制旅程地图(见图5-6)。
❹ 按关键要素绘制旅程地图(见图5-7)。

第五章 抽丝剥茧：质性研究资料的整理与分析 | 93

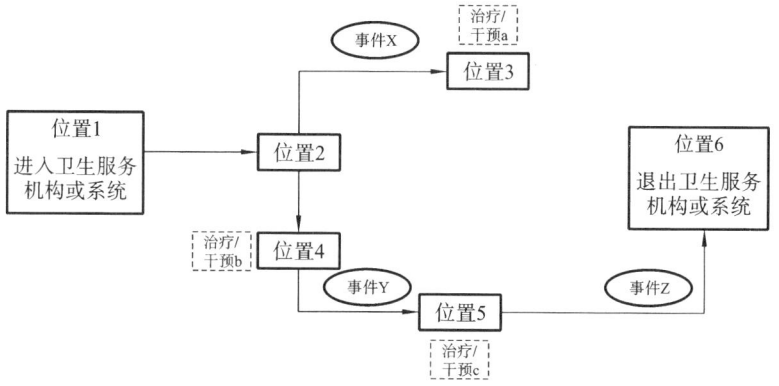

图 5-5 按位置变化绘制的旅程地图

	阶段1	阶段2	阶段3	阶段4
患者				
利益相关者A（如亲属）				
利益相关者B（如护士）				
利益相关者C（如医生）				
利益相关者D（如管理者）				

时间 →

图 5-6 按关键利益相关者绘制的旅程地图

	阶段1	阶段2	阶段3	阶段4
患者行动/位置/目标				
其他参与者的角色/经历				
程序/医疗记录				
信息创建/技术使用				
患者需求/临床指南/立法/政策				
措施/任务				

时间 →

图 5-7 按关键要素绘制的旅程地图

❺ 按关键事件绘制旅程地图(见图5-8)。

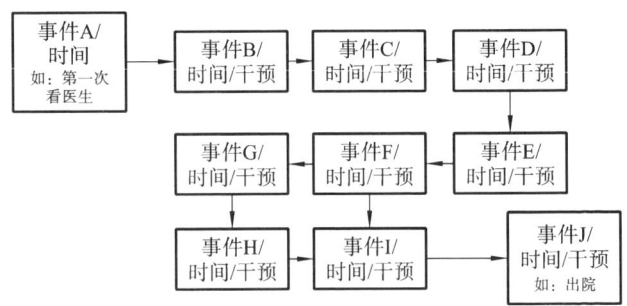

图 5-8 按关键事件绘制的旅程地图

（2）层级金字塔。提供了一种层级结构,使得信息被系统清晰地呈现(见图5-9)。一般来说,可将信息分为3个主要层次：①总结层,位于金字塔的顶端,是整个金字塔的灵魂,是扼要概括的关键要点。②支持层,位于总结层之下,提供了详细信息和理由,为总结层的观点提供逻辑支持。③细节层,位于金字塔的底端,包含了具体的事实、数据和例子,为支持层提供实质性的信息支持。

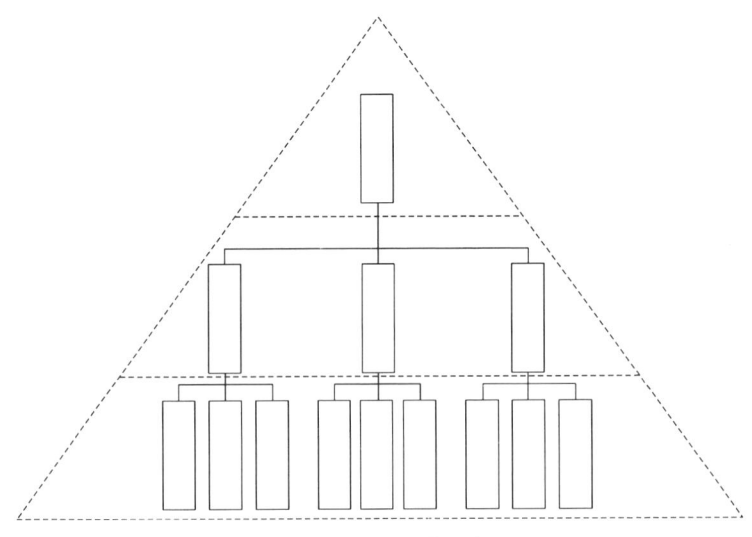

图 5-9 层级金字塔示意图

(3) 亲和图。亲和图又称 KJ 分析法,是指把收集到的大量事实、意见或构思等资料,按其相互亲和性(相近性)归纳整理,帮助我们在混乱的信息中整理出层级(见图 5-10)。首先,我们需要将信息内容以文字或图画的方式记录在便签上,当转录完成后,我们就会得到许多承载不同信息的、无序排列的便签。然后,就可以开始对信息进行"亲和"整理,也就是分组。先选择任意一张便签作为第一组的第一个信息内容,并移至对应的区域。接着选择第二张便签,并思考便签上的内容是否与第一张里的信息相近,如果相近,则与第一个放入一组,不相近则另成一组。对每张便签重复以上工作,将信息相近的放在一起,无法一致的则另成新组。最后,将所有信息整理分组后,提取同组的共同信息并概括为一个短句或短语,以此得到每个分组的主题。

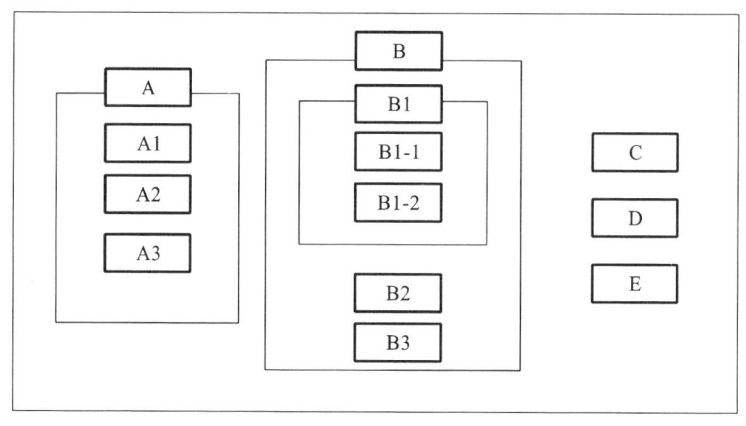

图 5-10 亲和图示意图

(4) 用户情感地图。一般通过 4~5 个象限,如说、看、做、听、想、感等,帮助我们更好地理解目标用户(见图 5-11)。言行举止能够通过观察或访谈很直接地提取信息,而想法和感觉可能需要基于行为、对话等活动,经过分析后放入对应的象限内。

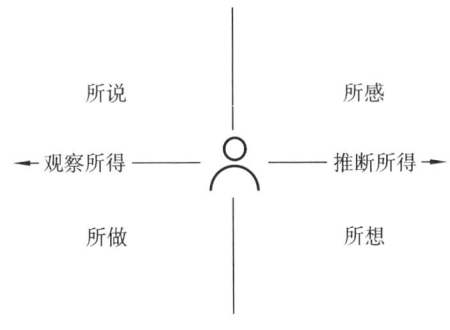

图 5-11　用户情感地图示意图

89. 数字之争：质性研究结果中应该使用量性数据吗？

在阅读质性研究论文时，会看到有些文献使用"一些""部分""大多数"的陈述，有的则使用几分之几或百分之几等更加精确的表述。我们可能会产生这样的困惑：质性研究应该使用数据吗？

我们可以先吃颗"定心丸"。虽然由于"范式之争"，有些质性研究者拒绝使用数字，但更多的质性研究者支持在质性研究的实践和报告中使用量性数据。在质性研究中使用量性数据有以下作用：①提供有关观察分布的量性数据，或者特定类型事件或陈述的实例数量，能够反映在所研究的环境或群体中，所识别的主题的普遍性。②有助于识别和正确描述所研究环境或群体中行为、感知或信念的多样性。③有助于充分呈现证据，并反驳"仅选择性挑选数据来支持解释"的说法。

我们也需要意识到使用数字存在潜在问题：①由于质性研究的特定的环境或样本可能并不具有代表性，因此质性研究中的量性数据是分析性的概括而非统计性概括。若忽视了这点，则可能会导致研究者或读者对结论的普遍性做出不合理的推断。②数字的出现可能会导致思维方式回归到量性分析的线性假设，并开始机械地制定脱离背景的相关孤立变量。③数字可以被修饰性地使用，使报告看起来更精确、严谨和科学，但实际上它并未在研究的

第五章 抽丝剥茧：质性研究资料的整理与分析

逻辑中发挥任何真正的作用，从而误导结论的实际依据。因为精确性并不等同于有效性。一项测量可能非常精确且可靠，但也可能不准确。

我们还需认识到，包含量性数据并不意味着研究本身就是混合方法研究。Maxwell认为，定量研究与质性研究的重要区别在于，定量方法是将世界视为变量和相关性的方式，而质性方法将世界视为事件和过程。Mohr则将两种方法分别称为"方差理论"（variance theory）和"过程理论"（process theory）。方差理论处理变量及其相互间的相关性，它基于分析特定变量值的差异对其他变量的差异的贡献。过程理论涉及事件和连接它们的过程，它的理解方法依赖于分析某些事件如何影响其他事件的过程，其更多地依赖于对特定个体、事件或环境的局部分析。真正的混合方法研究是联合使用定量研究和质性研究方法。

第六章 运筹帷幄:质性研究的结果呈现与质量控制

90. 如何呈现质性研究结果?

科学、完整地呈现质性研究结果,有助于读者更好地了解研究设计、实施、分析和结果,间接提高研究质量。目前最常用的是质性研究报告综合标准(consolidated criteria for reporting qualitative research,COREQ)和质性研究报告标准(standards for reporting qualitative research,SRQR)。

COREQ 适用于深入访谈和焦点小组访谈的报告框架,旨在促进研究人员进行完整和透明的报告,并间接提高访谈和焦点小组研究的严谨性、全面性和可信度。报告框架分为三个部分,共 32 项,详见表 6-1。

表 6-1 质性研究报告综合标准(COREQ):32 项

序号	项目	提示性问题/描述
		第一部分:研究团队和反身性
		个人特征
1	访谈者/组织者	哪位(些)文章作者实施访谈或焦点小组访谈?
2	资质	研究者的资质如何?(如理学博士(PhD)或医学博士(MD))

续表

序号	项目	提示性问题/描述
3	职业	在进行研究时,研究者的职业是什么?
4	性别	研究者是男性还是女性?
5	经验和培训	研究者有什么经验和接受过什么培训?
与参与者的关系		
6	关系的建立	是否在研究开始前就建立了关系?
7	参与者对访谈者的了解	参与者对访谈者了解多少?(如个人目标、研究缘由)
8	访谈者的特征	访谈者/组织者有哪些特点?(如对研究课题的偏见、假设、原因和兴趣)
第二部分:研究设计		
理论框架		
9	方法学和理论	支持这项研究的方法学是什么?(如扎根理论、话语分析、民族志、现象学、内容分析)
参与者的选择		
10	抽样	如何选择参与者?(如目的抽样、便利抽样、连续抽样、滚雪球抽样)
11	接触方法	如何接触参与者?(如面对面、电话、信件、电子邮件)
12	样本量	研究中有多少参与者?
13	拒绝参与	有多少人拒绝参加或中途退出?什么原因?
场所		
14	资料收集场所	在哪儿收集资料?(如家里、诊所、办公室)
15	在场的非参与者	除了参与者和研究者,还有其他人在场吗?

续表

序号	项　目	提示性问题/描述
16	样本描述	样本的主要特征是什么？（如人口学信息、日期）
资料收集		
17	访谈提纲	访谈中的问题、提示和提纲是由作者提供的吗？是否经过预访谈？
18	重复访谈	是否进行了重复访谈？如果有，有多少？
19	音频/视频记录	研究是否使用录音或录像收集数据？
20	田野笔记	在访谈或焦点小组访谈过程中和（或）结束后是否做了现场笔记？
21	时长	访谈或焦点小组访谈持续了多长时间？
22	信息饱和	是否讨论了信息饱和问题？
23	转录资料返还	是否将转录资料返还给参与者征询意见和（或）纠正错误？
第三部分：分析与结果		
数据分析		
24	编码数量	数据一共使用了多少编码？
25	描述编码树	作者是否描述了编码树？
26	主题推衍	主题是预设的还是从数据中得出的？
27	软件	是否使用了软件管理数据？使用了什么软件？
28	参与者检查	参与者是否对结果提供了反馈？
报告		
29	呈现语录	是否提供了参与者的语录来说明主题或发现？每条语录都有身份标识吗？（如参与者编号）
30	数据与结果的一致性	所提供的数据和研究结果是否一致？

续表

序号	项目	提示性问题/描述
31	重要主题的清晰报告	研究结果中是否清晰呈现了重要主题？
32	次要主题的清晰报告	是否有对特殊案例的描述或对次要主题的讨论？

SRQR普适性更强，旨在通过为报告质性研究提供明确的标准来提高研究各个方面的透明度。SRQR共包含21项（见表6-2），帮助作者准备稿件，帮助编辑和审稿人评估稿件能否发表，并帮助读者批判性地评估、应用和综合研究结果。

表6-2 质性研究报告标准（SRQR）：21项

序号	主题	项目
		标题和摘要
1	标题	建议对研究性质和主题的简明描述，确定该研究为定性研究，或表明研究方法（如民族志、扎根理论），或数据收集方法（如深入访谈、焦点小组访谈）
2	摘要	使用预期出版物的摘要格式对研究的关键要素进行总结；通常包括背景、目的、方法、结果和结论
		前言
3	问题界定	所研究现象或问题的描述和意义，相关理论和实证工作的回顾，以及问题陈述
4	目的或研究问题	研究目的和具体目标或问题
		方法
5	质性研究方法和研究范式	质性研究方法（如民族志、扎根理论、案例研究、现象学、叙事研究）和指导理论（如适用）；还建议明确研究范式（如后实证主义、建构主义/解释主义）和理由

续表

序号	主　题	项　目
6	研究者特征和反身性	可能影响研究的个人特征,包括个人属性、资质/经验、与参与者的关系、假设和预设;研究者特征与研究问题、方法、结果和可推广性之间的潜在或实际的相互作用
7	情境	环境/地点和突出的背景因素;理由
8	抽样方法	选择参与者、文件或事件的方式和原因,确定何时不需要进一步抽样的标准(如资料饱和度);理由
9	与人类受试者有关的伦理问题	适当的伦理审查委员会批准和参与者知情同意书,或对缺少这些文件的解释;其他保密和数据安全问题
10	资料收集方法	收集的资料类型;资料收集过程的详细信息,包括(视情况)数据收集和分析的开始和停止日期,迭代过程,资料来源/方法的三角测量,以及根据不断发展的研究结果对过程的修改;理由
11	数据收集工具和技术	描述研究工具(如访谈提纲、问卷)和用于数据收集的设备(如录音机),在研究过程中工具是否/如何变化
12	研究单元	纳入研究的参与者、文件、事件的数量及相关特征,参与水平(可在结果中报告)
13	数据处理	在分析前和分析期间处理数据的方法,包括转录、数据输入、数据管理和安全、数据完整性验证、数据编码和引用语录的匿名化和去识别化
14	数据分析	识别和发展推论、主题等的过程,包括参与数据分析的研究人员;通常引用特定的范例或方法;理由

续表

序号	主题	项目
15	提高可信度的技术	提高数据分析的可信度和可信性的技术(如成员检查、审查跟踪、三角测量);理由
结果/发现		
16	合成和解释	主要发现(如解释、推论和主题);可能包括理论或模型的发展,或与先前研究或理论的整合
17	与资料的连接	证据(如引文、现场笔记、文本摘录、照片)以证实分析结果
讨论		
18	与先前工作的整合、影响、可推广性和对该领域的贡献	对主要发现的简要介绍,解释调查结果和结论是如何联系起来的,有哪些可以支持论点,并进行详细说明,或对早期学术结论的挑战;讨论应用范围/普遍性;识别对学科或领域学术的独特贡献
19	局限性	结果的可信度和局限性
20	利益冲突	对研究实施和结论的潜在影响或感知影响;如何管理
21	资金	资金来源和其他支持;资助者在数据收集、解释和报告中的作用

91. 质性之质:什么是"好"的质性研究?

质性研究往往受到量性研究学派的挑战,它被批评为"缺乏严谨的研究设计,资料收集和分析具有主观性,因而缺乏可信度""结果的普遍性不够,只适于研究情境而不能推广"。论及质性研究质量层面,仍有很大的进步空间,不同学者对于其质量标准有不同的认识。

Lincoln 和 Guba 于 1985 年提出可信度(trustworthiness)来描述质性研究结果的严谨性(rigor),并引入 4 项衡量指标:可信性

(credibility)、可靠性(dependability)、可确认性(confirmability)、以及可转移性(transferability)。后有学者在此基础上增加了反身性(reflexivity)。可信性是研究结果真实性的可靠程度。可靠性包括参与者对研究结果的评价、解释和建议,所有这些都得到了参与者提供的资料支持。可确认性是研究结果被其他研究者证实的程度。可转移性是结果可以转移到其他环境或其他人群的程度。反身性是对作为研究者的自己(偏见、偏好、先入之见)和研究关系(与被调查者的关系,以及这种关系如何影响被调查者对问题的回答)进行批判性自我反思的过程。具体质量提升策略见表6-3。

表6-3 质性研究确保可信度的策略及其定义

质量标准	策略	定义
可信性	长期投入	长时间投入访谈或参与式观察中。投入足够的时间来熟悉环境和背景、检查错误信息、建立信任关系、深入挖掘资料以获得更丰富的资料
	持续观察	识别那些与研究问题最相关的特征和元素,并聚焦细节
	三角测量	使用不同的资料来源、调查人员和资料收集方法
	成员核查	由于研究者和参与者的视角不同,将资料、分析类别、解释和结论等返还给研究参与者,并征询意见
可转移性	厚描	不仅描述行为和经历,还描述背景,这样,行为和经历对局外人来说就变得有意义了
可靠性和可确认性	审查追踪	透明地描述从研究设计到最终结果的每一个步骤,保存整个研究过程中的记录
反身性	反思日记	检查自己的概念透镜、明确和隐含的假设、先入为主的观念和价值观,以及这些如何影响研究中所有阶段的决策

Sarah J. Tracy 则提出了优秀质性研究质量的 8 个标准:①有价值的研究话题(worthy topic);②丰富且严谨(rich rigor);③真诚(sincerity);④可信(credibility);⑤共鸣(resonance);⑥重要贡献(significant contribution);⑦合乎伦理(ethical);⑧有意义的一致性(meaningful coherence),详见表 6-4。

表 6-4 优秀质性研究的 8 个标准

质量标准	方式、实践和方法
有价值的研究话题	研究的主题是有意义的、及时的、重要的、有趣的
丰富且严谨	研究使用了丰富的、充分的、恰当的,以及复杂的理论架构、实地资料和时间、样本、情境、资料收集和分析过程
真诚	研究的特点包括:对研究者自身价值观、偏见和倾向的自我反思,对研究方法和挑战/意外的透明化
可信	研究的特征是厚描、具体细节、阐释隐性(非文本)知识,以及展示而非讲述、三角测量(triangulation)或结晶化分析(crystallization)、多声部(multivocality)、参与者的回应与反思
共鸣	研究可以感染、影响、打动读者,通过审美价值,唤醒回忆;进行自然主义概括;得到可转移性的结果
重要贡献	研究能够提供概念/理论贡献、实践性贡献、道义性贡献、方法学贡献、启发性贡献
合乎伦理	研究考虑了程序性伦理、情境性伦理、关系性伦理、退出性伦理
有意义的一致性	研究实现了研究所陈述的目的,使用符合其既定目标的方法和程序,有意义地将文献、研究问题/焦点、发现和解释联系起来

质性研究的多样性使得质性研究无法采用"一刀切"的通用质量标准。研究者可以利用这些标准去识别和阅读"好"的质性研

究,并关注这些标准和策略,在实践中不断提升质性研究质量。

92. 如何理解质性研究的效度?

在量性研究中,效度是指研究工具反映其所期望测量内容的准确性程度。量性研究效度检验一般包括内容效度、效标效度和结构效度三类。然而,对质性研究而言,"效度"的定义和检验并不清晰、确切。有学者认为"效度"这一概念不适合质性研究,主张使用"真实性""可靠性""可信性"等。也有学者认为"效度"可用于质性研究,但不能基于现有量性研究对这一词进行理解。质性研究的效度可以理解为研究结果和研究其他部分(包括研究者、研究问题、目的、对象、情景、方法等)之间的一致性程度,即研究结果是否真实反映了特定情境下研究人员为实现某一特定目的而确定某一研究问题,并使用与其相适应的研究方法,对某一事物进行研究的活动。Maxwell 将质性研究效度分为描述性效度、解释性效度、理论性效度、推论性效度和评价性效度 5 类。

(1) 描述性效度。描述性效度是指对外在可观察到的现象或事物进行的描述的准确程度。如《小王子》中一号作品"正在消化大象的巨蟒"就比"帽子"的描述性效度好。研究结果的描述性效度受诸多因素影响,如研究者的社会地位、价值观念、知识范围、心理特征,研究者与研究对象的关系,研究环境等。我们可以在研究过程中辅以录音、录像等设备,采用逐字转录录音资料等方法,在一定程度上保障描述性效度。

(2) 解释性效度。解释性效度是指研究者了解、理解和表达研究对象对事物所赋予的意义的"确切"程度。如《许三观卖血记》一书的封面中,暖水瓶倒着放是"为了腰封不遮挡图案"就比"表达生活的沉重与困境"的解释性效度好。我们必须尽可能站在研究对象的角度,从他们的言行中推演出其看待世界以及建构意义的方法。因此,我们在收集原始资料的时候,要尽可能理解研究对象所使用的语言含义,使用"见实编码"进行编码;在试图理解研究对象的真实想法时,尽可能使用多种不同的方法,分清他们言行的差异;使用"成员检查"等方法提高解释性效度。

（3）理论性效度。理论性效度又称"诠释效度"，是指研究所依据的理论以及从研究结果中建立起来的理论是否真实地反映所研究的现象。如"地心说"看起来是合理的，但其理论性效度一般。我们在收集与分析资料时，需要有扎实的理论作为基础，也要熟悉所研究的领域。Maxwell 认为对理论效度最普遍、最严重的威胁就是研究者不重视那些矛盾的资料。个人倾向、对某种理论的偏好和先验的观点都会影响我们的分析，导致忽视潜在的与结论相抵触的证据。因此，我们在选择研究对象的过程中，需要以典型性、差异性、同质性等为目的选取研究对象，提高资料的真实性；积极寻找不一致的证据或反面案例，重视相互矛盾的资料，分析所有可能的解释，以保障理论性效度。

（4）推论性效度。推论性效度有点类似于量性研究的外部效度。推论性效度包括内部推论和外部推论。内部推论是指研究结果代表样本的情况，可以在样本所包含的时空范围内进行推论。质性研究的外部推论可通过两种方式来实现：①通过认同实现推论，即研究结果揭示了类似现象中一些共同的问题，读者在阅读报告时产生了共鸣；②建立理论实现推论，即对样本进行深入分析后再建构理论，这一理论会对类似的现象进行阐释。

（5）评价性效度。评价性效度是指研究者对研究结果所做的价值判断是否确切。通常根据自己的生活经验和价值观，我们在研究设计时会对要探讨的现象有一些"预设"。这会导致我们在研究的过程中，常常会注意那些对自己来说"重要""有意义"的内容，而忽略那些"不重要"的内容。特别是在行动研究中，我们通常会有一个理论框架，认为研究对象存在着"问题"，需要去发现并提供改进意见。在这种情况下，我们往往容易以先入为主的姿态进行各项研究活动，其结果就很难反映真实的情况，导致研究的评价性效度较差。因此，我们可以在得出初步结论后，广泛听取局外人的意见，从更多角度进一步分析和理解研究结果。

93. 如何利用三角测量提升质性研究质量？

三角测量（triangulation）又称三角互证、三角检验、合众法等。

这一术语最初源于海上军事导航，水手利用不同信息来源或信息点来确定船只的位置。后来逐渐演变为在同一项研究中使用多元的研究资料、研究者、研究理论和研究方法来分析同一个问题，以取得对所研究问题的全面深入的了解。其目的是通过尽可能多的渠道对目前已经建立的假设进行检验，以求获得结论的最大真实度。

在质性研究中，三角测量是提高质性研究质量的策略之一。①资料的三角测量，即使用多个资料源来收集资料，包括不同时间（一天的不同时段或一年的不同时间）、空间（多个地点收集同一现象的数据或跨地点一致性测试）和人员（从不同类型或水平者，如个人、家庭成员和临床医生）。②研究者的三角测量，即2名及以上研究者独立对同一资料进行编码、分析和解释。③方法的三角测量，例如，资料收集方法的三角测量，当我们用访谈法对某一研究现象有所发现后，可以再使用观察法对同一现象进行进一步研究、检验。

94. 如何利用分析归纳法提升质性研究质量？

质性研究需要确定普遍性的模型、类型、结构、体系等，这意味着可能需要"放弃"一部分多样性案例。这时就可以采用分析归纳法以维护和考虑多样性，以保障质性研究质量。

分析归纳法是对事件进行系统解释的一种方法，包括建立假设与验证假设的过程，其关键工具是分析异常情况，即那些偏离假设的案例。当初步的研究假设、模式、模型等构建出来后，就是反复寻找和分析异常情况的过程。具体步骤如下：①初步界定要解释的现象，并对该现象的假设性解释进行描述。这是一个初步的假设。②研究一个具体案例，确定其是否符合假设，如果假设不符合案例事实，需要重新描述假设，或者重新界定要解释的现象以排除该案例。这也是"反例分析"的过程。③进行反复的比较，一旦发现偏离假设的案例，就需要重复上一步骤，一直持续到建立普遍联系为止。这一方法可以迫使我们在某些情况下在普遍倾向或结构化原则之间作出区分，防止过分随意地使用类别与分类体系，或忽略原始资料的多样性。

95. 如何厚描？

厚描（thick description），又称深描，即内容的丰厚描述，强调研究者要深入地观察和体验，对研究对象进行详尽地描述，不只是单纯对表面现象进行描述和解释，要揭开其行为背后的想法、感受和含义，从而使读者更主动地去思考。如果研究者在资料呈现时，详细描写研究发生的场所背景，展示研究过程的丰富信息，为读者情境再现或让读者身临其境，读者就可以更好地判断能否将研究结果转移至其他与研究场所特征相似的场所。因此，厚描是质性研究中实现可信度的最重要手段之一。

我们应该以研究对象的视角进行观察和访谈。这就要求我们深入某个群体后，要在其中生活一段时间，在对这个群体的情况有足够了解后，尝试学习这个群体的语言和思考方式。只有当我们和研究对象能够在同一频率上进行沟通交流时，所获得的材料才最接近研究对象的真实情况。在做到以当事人视角为主的基础上，厚描中的观察和访谈还应该尽可能地细致、具体、全面，展示环境、语言、行为等。

96. 如何自我反思？

在质性研究中，研究者是研究工具，其个人特征（如性别、年龄、种族、国籍、受教育程度、职业、性格特点等），以及个人倾向（如从事研究的目的、角色意识、看问题的视角、生活经历等）均会对研究产生潜在影响。自我反思是对我们的立场进行持续的内部对话和批判性自我评价，以及积极承认和明确认识到这一立场可能影响研究过程和结果的活动。自我反思意味着将"镜头"转回自己身上，以认识到自己在研究中的处境，以及其对所研究的环境和对象、所问的问题、所收集的资料及其解释可能产生的影响。简单来说，就是用看待别人观点的方式来看待自己的观点。自我反思可以让我们对自己、对研究、对读者都保持真诚，从而更加"客观"地审视自己的"主观性"，了解"主体"和"客体"之间的主体间性（主体之间的关系和互动特性),为研究结果的可靠性提供一定的评价标准和"事实"依据。

在开始研究之前,就可以进行自我反思,评估自己的偏见和动机,以及询问自己是否适合在这个时候研究所选择的主题。我们可以问自己"我为什么要做这项质性研究?""我对计划的质性研究有什么期望?""我做好准备了吗?"如果不能回答这些问题,那么也许还不是开始进行质性研究的合适时机。在资料收集时,可以反思自己与研究对象的关系性质,是否影响了研究对象分享信息的意愿。例如,在探索不孕不育心理痛苦时,发现与女性患者讨论时,可能更加轻松,但也更容易共情,而与男性讨论时,对方可能会回避某些私密的问题和内容,进而反思"这样收集数据对结果有什么影响?""是否有可替代的资料收集方法?""还有哪些可用的资源?"等。在资料分析过程中,反思自己的行为、观点、信仰和价值观等,是否进行了"无意识的编辑",选择性地过滤掉某些信息,从而能够更充分、更深入、更全面地分析资料。在得出结论时,也需要反思写作的方式会对研究结果的呈现和解读产生什么影响等。

97. 思想火花:为什么要撰写备忘录?

备忘录是资料分析的书面记录。在整个研究过程中,我们需要通过撰写备忘录来随时记录自己的想法、观点、困惑、分析思路等,抓住一些稍纵即逝的"灵感降临"和"思想火花"。

在收集资料时,可以将自己的想法和反思记录下来,便于在后续资料收集的过程中进行核实。例如,在研究老年人自我忽视时的备忘录如下:"今天在访谈的过程中问护士怎么看待老年人自我忽视,她很震惊地反问我'为什么会自我忽视?我怎么感觉老年人更关注自己的健康,他们对自己的身体很紧张,经常吃很多保健品,有一点小病痛就会去诊所,反而是我们年轻人太忙了,有问题都忍着'。可能因为我自己研究这个问题,所以潜意识中默认老年人都会忽视自己的健康,听她这么说,似乎确实会有忽视和过度关注两个极端,这两者有什么关联呢?好像过度关注也是个不错的话题。用保健品就真的好吗?感觉新闻中保健品常与老年人受骗挂钩,下次可以针对保健品的问题再深入地问一下。使用一些没有质量保障的保健品就不是自我忽视了吗？可能因为老年人不知道怎么做才是真正的健康。"回看这些内容可以发现,备忘录是想到什么就尽快、尽可能全面地记录什么,不需要使用正式的语言,无需顾虑语法、逻辑、证据等。在这个备忘录中,研究者反思了自己的"预设",记录了"过度关注"的想法,提出了自己对"保健品"的思考。

当陷入资料的汪洋大海,或对某个问题百思不得其解时,我们可以写备忘录以帮助厘清思路,让分析框架自己浮现出来。分析过程中的备忘录见图6-1。

虽然备忘录没有任何记录规则,但在最初实践时,可以参考如下问题以帮助我们思考:①这是一个什么概念？②我是如何发现它的？③这个概念对当事人有什么意义？④它揭示了什么问题？⑤它可以与什么理论问题相关联？⑥下一步可以如何深入探讨这个问题？

98. 质性研究为什么要遵循伦理原则？

虽然质性研究和量性研究在方法上有所不同,但它们都涉及与人类打交道,所以保护研究对象的权益是必不可少的。这样才能确保研究的每一个步骤都合法合规。

首先,就像不能在没问清楚朋友是否喜欢恐怖片的情况下,硬拉着他去看《咒怨》一样,我们在研究前必须征得研究对象的知情同意,也就是说,他们需要明白自己参与研究的全部细节,并且知晓资料不会被胡乱使用或者泄露。

其次,就像旅行时导游提前说明行程安排和目的地,让游客安心跟随,不会担心被带入未知的险境一样,我们需要让研究对象清楚地看到研究的全部流程和预期结果。透明度是建立信任的基础。

然后,我们需要确保研究对象的个人信息和研究数据保持机密。这不仅仅是为了避免数据外泄,也是为了保护研究对象的隐私权。

再者,我们要像裁判一样公正公平地对待所有研究对象,不能让任何一个人因为身份或者信息的不对称而受到不公正的对待。

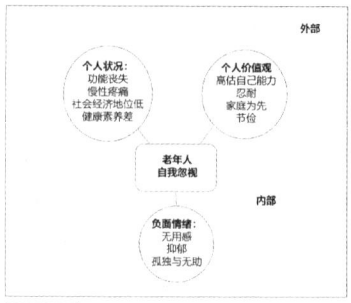

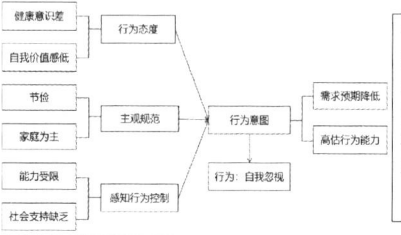
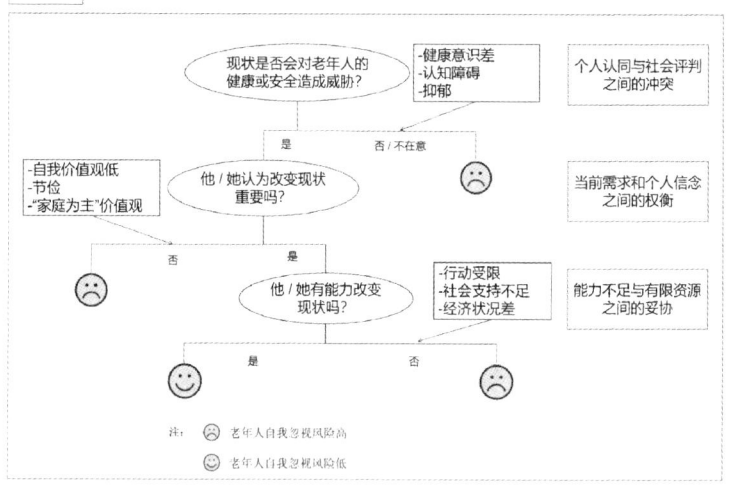

图6-1 分析过程中的备忘录与最后报告的结果

此外,还需要考虑不同人的文化背景。就像是在吃饭时需要尊重朋友的饮食习惯一样,我们需要尊重研究对象的文化观念和习惯,确保研究设计和执行能够尽量适应不同的文化特征。

最后,如果在研究过程中遇到任何伦理困境,我们需要像解决一道道难题一样,灵活采取各种措施来处理。这样不仅符合伦理标准,也能确保研究的结果是可靠且有效的。

99. 质性研究需要注意哪些伦理问题?

伦理问题不仅仅是在完成伦理委员会申请时需要考虑,对伦理问题的考量也应该体现在我们研究的每个阶段。

在研究开始前,需要选择合适的研究问题,进行科学的研究设计,通过伦理委员会审核。在获取研究对象时,需要如实告知研究目的、内容等信息,明确可能存在的风险或收益,可随时终止或退出研究等,获取其知情同意(最好是书面同意,在一些特定情况下,可征得其口头同意)。向研究对象提供信息时,也需考量提供信息和潜在影响间的平衡。如进行参与式观察时,暴露过多信息可能会导致霍桑效应(即由于实施对象对其身份的认知及态度而产生的实验偏差),对研究结果造成潜在影响。

在收集资料时,常常会使用录音录像设备,此时也必须征得研究对象的同意。如果他们明确拒绝,可采用现场笔录的形式。还要注意访谈环境的私密性。如果在开放空间开展访谈,旁观者可能会听到谈话内容,或者在一旁讨论、插话,难以确保讨论的私密性。由于质性研究常用于探索敏感问题,在询问相关经历时,研究对象可能会触及一些痛苦的回忆或事件,如果其情绪波动较大,我们应当酌情终止访谈,进行安抚,并提供一些管理情绪和应对压力的方法。必要时,请专业人员介入或转介。

在整理分析资料时,应该对研究对象的身份信息进行匿名保护,如用编号或代码代替名字。只有被授权者才能接触到原始资料(如录音、转录稿、笔记等),且须按规定安全保存一段时间后销毁,以免资料外泄或滥用。还需注意的是,在保存资料时,不要将研究对象的姓名或其他可能识别身份的线索信息作为文件名。

在分享研究成果报告时,要特别注意保密性和匿名性。由于在质性研究报告中,常会引用研究对象的原话,虽然我们会有意识地隐去姓名、地址等明显可识别个人身份的信息,但有时在一些小团体中,部分访谈信息也能暴露参与者的身份,如介绍某位男护士的观点时,我们可能不清楚在某一科室是否仅此一位男护士。因此,我们必须审慎地对所有可能暴露身份的信息进行匿名处理。

100. 如何评价质性研究论文的质量?

目前,常用的质性研究文献质量评价工具有JBI质性研究论文的质量评价工具、CASP质性研究论文的质量评价工具等。

2016年,澳大利亚JBI循证卫生保健中心对质性研究论文的质量评价工具中包含10个评价项目(见表6-5)。评价者需对每个评价项目做出"是""否""不清楚""不适用"的判断,并最终经过小组讨论,决定该研究是纳入、排除,还是需获取进一步的信息。

表6-5 JBI质性研究论文的质量评价工具(2016)

评 价 项 目	评 价 结 果
1. 哲学基础与方法学是否一致?	□是 □否 □不清楚 □不适用
2. 方法学与研究问题或研究目标是否一致?	□是 □否 □不清楚 □不适用
3. 方法学与资料收集方法是否一致?	□是 □否 □不清楚 □不适用
4. 方法学与资料的代表性和典型性及资料分析方法是否一致?	□是 □否 □不清楚 □不适用
5. 方法学与结果阐释是否一致?	□是 □否 □不清楚 □不适用
6. 是否从文化背景、价值观的角度说明研究者自身的状况?	□是 □否 □不清楚 □不适用
7. 是否阐述了研究者对研究的影响,或研究对研究者的影响?	□是 □否 □不清楚 □不适用
8. 研究对象及其观点是否具有典型性?	□是 □否 □不清楚 □不适用

续表

评价项目	评价结果
9. 研究是否通过伦理委员会的批准?	□是 □否 □不清楚 □不适用
10. 结论的得出是否源于对资料的分析和阐释?	□是 □否 □不清楚 □不适用

2018年,英国牛津大学循证医学中心制定的论文质量严格评价项目CASP(the critical appraisal skills program)共有10项评价内容(见表6-6),涵盖研究目的、设计、数据收集、医学伦理、数据分析、研究结果和研究价值等方面。前两个问题是"筛选问题",用于快速判断是否有必要开展后续的质量条目评价,所有的条目需做出"是""否"或"不确定"的判断。

表6-6 CASP质性研究论文的质量评价工具(2018)

评价项目	评价结果	提示
A部分:结果有效吗?		
1. 研究目的是否明确阐述	□是 □不确定 □否	• 研究目的是什么 • 为什么研究目的很重要 • 相关性
2. 质性研究方法是否合适	□是 □不确定 □否	• 是否解释或阐明受试者的行为和主观体验 • 质性研究是实现研究目的的正确方法吗
B部分:值得继续吗?		
3. 研究设计是否适合研究目的	□是 □不确定 □否	• 研究人员是否证明了研究设计的合理性(如,是否讨论过如何决定使用哪种方法)

续表

评价项目	评价结果	提示
4. 招募方式是否适合研究目标	□是 □不确定 □否	• 研究人员是否阐述了参与者的筛选过程 • 研究人员是否解释所筛选参与者的合理性 • 是否有任何关于招募的讨论（如，为什么有些参与者被剔除）
5. 数据收集方法是否能解决研究问题	□是 □不确定 □否	• 数据收集的场所是否合理 • 是否阐明数据是如何收集的（如焦点小组访谈、半结构式访谈等） • 研究人员是否证明所选方法的合理性 • 研究人员是否明确方法细节（如，对于访谈法，是否说明访谈是如何进行的，或者他们是否有提纲引导） • 是否在研究期间修改方法。如果是，是否解释如何修改以及为什么 • 数据形式是否清晰（如磁带录音、视频材料、笔记等） • 研究人员是否讨论了数据的饱和度
6. 是否充分考虑了研究人员和参与者之间的关系	□是 □不确定 □否	• 研究人员是否在(a)制定研究问题和(b)数据收集(包括样本招募和地点选择)期间，批判性地审视了自己的定位、潜在偏倚和影响 • 研究人员如何应对研究期间的事件，以及是否考虑了研究设计中任何变化的影响

续表

评价项目	评价结果	提示
7. 是否考虑了伦理问题	□是 □不确定 □否	• 是否详细说明了如何向受试者解释研究内容,以便读者判断是否符合伦理要求 • 研究人员是否讨论了研究引起的问题(如,围绕知情同意或保密性的问题,或如何处理研究在期间和之后对受试者的影响) • 是否获得伦理委员会的批准
8. 数据分析是否足够严谨	□是 □不确定 □否	• 是否有分析过程的深入描述 • 是否使用主题分析。如果是,是否清楚阐述类别/主题是如何从数据中提取 • 研究人员是否解释如何从原始样本中选择所提供的数据来演示分析过程 • 是否提供足够的数据来支持调查结果 • 在多大程度上考虑了相互矛盾的数据 • 研究人员在分析和选择呈现数据时是否批判性地检查了自己的定位、潜在偏倚和影响
9. 是否明确地阐述调查结果	□是 □不确定 □否	• 研究结果是否明确 • 是否充分讨论了支持和反对研究人员观点的证据 • 研究人员是否讨论了研究结果的可靠性(如三角测量、受访者验证、多名分析人员) • 是否针对研究结果与原始研究问题进行相关探讨

续表

评价项目	评价结果	提　　示
10. 研究有多大价值	□是 □不确定 □否	• 研究人员是否讨论了研究对现有知识或理解的贡献 • 是否确定了需要研究的新领域 • 研究人员是否已经讨论过可以或如何将研究结果转移到其他人群，或者考虑使用其他方式进行研究

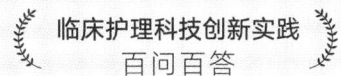

临床护理科技创新实践
百问百答

总主编 曾铁英 刘于

100 QUESTIONS & ANSWERS: NURSING RESEARCH PAPER

护理科技论文百问百答

主编 / 黄海珊
／ 陈 也

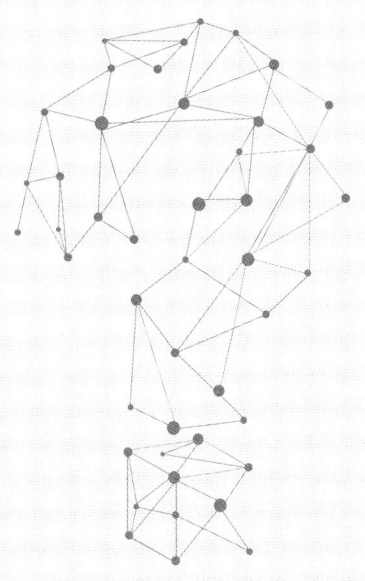

华中科技大学出版社
http://press.hust.edu.cn
中国·武汉

图书在版编目(CIP)数据

护理科技论文百问百答 / 黄海珊,陈也主编. -- 武汉 : 华中科技大学出版社, 2025. 4. -- (临床护理科技创新实践百问百答 / 曾铁英,刘于主编).
ISBN 978-7-5772-1778-9

Ⅰ. R47-44

中国国家版本馆CIP数据核字第2025KD6992号

临床护理科技创新实践百问百答
护理科技论文百问百答 黄海珊 陈 也 主 编
Huli Keji Lunwen Baiwen Baida

策划编辑：汪飒婷
责任编辑：谢 源
封面设计：廖亚萍
责任校对：李 弋
责任监印：曾 婷

出版发行：华中科技大学出版社(中国·武汉)　　电话：(027)81321913
　　　　　武汉市东湖新技术开发区华工科技园　　邮编：430223
录　　排：华中科技大学惠友文印中心
印　　刷：武汉科源印刷设计有限公司
开　　本：880mm×1230mm　1/32
印　　张：25.375
字　　数：721千字
版　　次：2025年4月第1版第1次印刷
定　　价：128.00元(全6册)

本书若有印装质量问题,请向出版社营销中心调换
全国免费服务热线：400-6679-118　竭诚为您服务
版权所有　侵权必究

总　序

随着医疗改革的深入和护理学科的发展,科技创新在提升护理实践质量和推动护理学科发展等方面发挥着越来越重要的作用。然而,由于我国高等护理教育进入高质量发展阶段,护理研究者在护理科技创新实践中面临诸多困惑与挑战,为了满足广大护理工作者对相关知识的需求,以及提升临床护理研究与创新实践的水平,我们精心编纂了"临床护理科技创新实践百问百答丛书"。本丛书旨在通过问答形式,深入浅出地解答临床护理研究中的常见问题,为广大护理同仁提供一套集知识性、实用性、指导性于一体的临床护理研究参考书籍。

本丛书由华中科技大学同济医学院附属同济医院护理专家及博士团队编写,不仅汇聚了编者的实践经验,还参考和总结了同济医院护理部自开设护理科研门诊、循证护理门诊和创新门诊以来咨询的常见问题,用生动活泼的语言解答理论复杂的临床护理科技创新问题。本丛书包括6个分册,分别是《护理科研项目申报百问百答》《护理量性研究百问百答》《护理质性研究百问百答》《护理科技论文百问百答》《循证护理实践百问百答》和《护理专利创新实践百问百答》。

本丛书体现如下特点。①问题导向,针对性强。本丛书从护理科研项目申报、护理量性研究、护理质性研究、护理科技论文、循证护理实践和护理专利创新实践6个方面,分别精选了最为常见和关键的100个问题,旨在帮助读者快速找到解决问题的方案。②解答详尽,易于理解。每个问题采用通俗易懂的语言,配以详尽

的解答,结合具体案例和实际操作步骤,使读者能够轻松掌握相关知识。③理论与实践相结合。本丛书不仅注重理论知识的阐述,还强调实践技能的培养,通过案例分析、方法介绍等方式,帮助读者将理论知识应用于实际研究中。④前沿性与实用性并重。本丛书紧跟临床护理研究的最新进展,介绍了最新的研究方法和技术手段,同时注重实用性,确保读者能够在实际工作中灵活运用所学知识。

本丛书得以顺利完成并呈现在读者面前,要感谢华中科技大学同济医学院护理学院学科建设经费的资助,感谢编者的精心撰写,感谢所有为本丛书提供支持和帮助的人。由于水平和能力有限,加之时间仓促,本丛书中难免有不成熟和不妥当之处,恳请广大读者不吝批评和指正。

最后,衷心希望"临床护理科技创新实践百问百答丛书"能够成为广大护理工作者和研究者手中的"宝典",在护理研究和创新实践中发挥积极作用。我们期待读者在阅读本丛书的过程中,不仅能激发对临床护理研究和创新实践的热情与兴趣,更能丰富护理研究知识、提升创新实践能力。

曾铁英　刘于
2024 年 11 月

前　言

护理科技论文不仅是学术交流的桥梁,更是推动护理学科发展的重要力量。然而,面对复杂的科研过程和严格的论文撰写要求,许多临床护理人员常常感到力不从心,无从下手。为了帮助广大护理人员更好地掌握护理科技论文的写作技巧,编者结合自己的科技论文写作经验和学生指导经历,精心挑选了100个问题,编写了《护理科技论文百问百答》一书。

全书共分为六章:第一章简而论之:护理科技论文概述,从护理科技论文的概述入手,帮助读者全面而清晰地认识护理科技论文。第二章未雨绸缪:护理科技论文伦理规范与写作准备,阐述了护理科技论文的伦理要求,并提供了写作前的准备工作建议。第三章庖丁解牛:护理科技论文的基本格式,介绍护理科技论文的基本结构,并通过具体的案例分析和格式指导,帮助读者掌握论文格式的写作规范和写作技巧。第四章对症下药:不同类型论文的写作要点,介绍常见论文类型的写作要点和要求,帮助读者更加精准地把握写作方向。第五章求同存异:英文护理科技论文的写作要点,重点讲解了英文护理科技论文的写作规范和要求,并提供了一些实用的英文写作技巧和建议。第六章知己知彼:护理科技论文的选刊与投稿,系统地解答了护理人员在护理科技论文的选刊及投稿后的相关问题,帮助读者顺利地完成论文的投稿与发表工作。

本书的特点在于针对性和实用性较强。本书挑选的每个问题都紧密围绕护理科技论文撰写的实际需求,并为这些问题提供简洁明了、易于操作的答案。此外,本书还特别注重语言的通俗易懂，力求让每一位读者都能够轻松上手，快速提高护理科技论文写作水平。

最后，衷心感谢所有为本书编写和出版付出辛勤努力的同仁和朋友们！希望本书能够成为广大护理人员撰写护理科技论文的得力助手，陪伴您一同成长和进步，也希望本书能为提升护理科研水平，推动护理学科的发展贡献一份力量。

黄海珊　陈　也

2024 年 11 月

目 录

第一章 简而论之：护理科技论文概述 ······ 1
1. 探本溯源：什么是护理科技论文？ ······ 1
2. 琳琅满目：护理科技论文有哪些类别？ ······ 2
3. 小白必看：护理科技论文写作有哪些基本要求？ ······ 3
4. 异曲同工：护理科技论文与护理科研项目选题方法有差异吗？ ······ 4
5. 精准定位：如何选择护理科技论文研究主题？ ······ 5
6. 缘木求鱼：选题不当有哪些表现？ ······ 6

第二章 未雨绸缪：护理科技论文伦理规范与写作准备 ······ 8
7. 不可或缺：如何进行伦理申报？ ······ 8
8. 尊重人权：如何撰写知情同意书？ ······ 9
9. 光明磊落：如何披露利益冲突？ ······ 10
10. 技巧分享：如何进行临床试验的注册？ ······ 11
11. 不越雷池：学术不端行为有哪些？ ······ 12
12. 遵规守矩："一稿多投"是不是绝对禁止的？ ······ 13
13. 仔细甄别："重复发表"or"二次发表"？ ······ 14
14. 机遇和挑战：如何利用 AI 赋能论文写作？ ······ 15
15. 提高警惕：如何面对论文中的敏感问题？ ······ 16
16. 拟写提纲：如何绘制论文的"设计图"？ ······ 17
17. 起草初稿："急火快炖"or"文火慢熬"？ ······ 18
18. 精雕细琢：如何修改定稿？ ······ 19

第三章　庖丁解牛:护理科技论文的基本格式 …… 22

19. 一语中的:如何撰写论文的题名? …… 22
20. 名正言顺:论文的作者署名有哪些要求? …… 23
21. 简而言之:指示性摘要如何撰写? …… 24
22. 提纲挈领:结构式摘要如何撰写? …… 24
23. 沙里淘金:撰写摘要有哪些注意事项? …… 26
24. 分门别类:关键词有哪些类别? …… 27
25. 一字千金:如何撰写论文的关键词? …… 28
26. "漏斗式"写法:如何撰写论文的前言? …… 29
27. 揭开序幕:撰写前言有哪些注意事项? …… 31
28. 各有千秋:研究目的=研究目标吗? …… 31
29. 抽丝剥茧:如何撰写研究对象与研究方法? …… 32
30. 科学精准:如何撰写论文的结果? …… 36
31. 井井有条:如何绘制论文中的表格? …… 37
32. 图文并茂:如何绘制论文中的图形? …… 38
33. "金字塔"结构:如何撰写论文的讨论? …… 39
34. 鞭辟入里:撰写讨论有哪些注意事项? …… 41
35. 言之有据:如何阐述论点? …… 42
36. 覆车之戒:讨论写作中有哪些常见问题? …… 43
37. 提要钩玄:如何撰写论文的小结? …… 44
38. 饮水思源:如何撰写致谢? …… 46
39. 引经据典:参考文献的著录格式知多少? …… 46
40. 锦上添花:如何撰写论文附录? …… 49
41. 如何正确表达论文中的数字? …… 50

第四章　对症下药:不同类型论文的写作要点 …… 51

42. 传统文献综述的前言该如何撰写? …… 51
43. 纵式与横式:传统文献综述的主体该如何撰写? …… 52
44. 传统文献综述的小结该如何撰写? …… 55
45. 撰写综述类论文有哪些常见问题? …… 56
46. 实验研究类论文该如何撰写? …… 58

47. 调查研究类论文该如何撰写？ ……………………… 62
48. "自调查数据"和"公开的调查数据"该如何介绍？ …… 63
49. 不同类型质性研究论文的前言该如何撰写？ ………… 64
50. 质性研究论文的方法学部分该如何撰写？ …………… 67
51. 撰写质性研究论文方法学部分有哪些常见问题？ …… 69
52. 质性研究论文的结果该如何撰写？ …………………… 70
53. 撰写质性研究论文结果部分有哪些常见问题？ ……… 71
54. 案例报告中如何选择亮点案例？ ……………………… 72
55. 案例报告该如何撰写？ ………………………………… 73
56. 撰写案例报告有哪些常见问题？ ……………………… 75
57. 量表研制类论文该如何撰写？ ………………………… 75
58. 撰写量表研制类论文有哪些常见问题？ ……………… 77
59. 证据总结类论文该如何撰写？ ………………………… 78
60. 循证实践论文该如何撰写？ …………………………… 80
61. 如何提高专家共识类论文的写作质量？ ……………… 82
62. CONSORT：随机对照试验的报告规范知多少？ …… 83
63. STROBE：观察性研究的报告规范知多少？ ………… 86
64. TREND：非随机对照试验研究的报告规范知多少？ … 89
65. SQUIRE：质量改进研究的报告规范知多少？ ……… 92
66. SPIRIT：临床试验方案的报告规范知多少？ ………… 96

第五章　求同存异：护理英文科技论文的写作要点 … 104
67. Title：护理英文科技论文的题名形式有哪些？ ……… 104
68. Author：护理英文科技论文的作者署名要点有哪些？ … 105
69. Abstract：护理英文科技论文的摘要常用句型有
　　哪些？ ………………………………………………… 106
70. Hypothesis：护理英文科技论文研究假设知多少？ … 108
71. 差之千里："不足"(limitation) or "缺陷"(flaw)？ … 109
72. 护理英文科技论文的时态如何选择？ ………………… 110
73. 护理英文科技论文的论述该如何客观准确？ ………… 112
74. 护理英文科技论文的语言该如何简明扼要？ ………… 113

75. 护理英文科技论文的语法该如何严谨规范？ …… 114
76. 百家争鸣：如何撰写 Comment 类论文？ …… 114
77. 投稿指南（author guidelines）：论文投稿"说明书"知多少？ …… 118
78. 开放获取（OA）：金色 OA 和绿色 OA 知多少？ …… 118
79. 封面信该如何撰写？ …… 119
80. 如何检查英文论文的拼写错误和语法错误？ …… 121

第六章 知己知彼：护理科技论文的选刊与投稿 …… 122

81. 研究者的"身份证"：什么是 ORCID？ …… 122
82. 原创性体检：如何检测论文的重复率？ …… 123
83. 慧眼识珠：如何识别正规期刊？ …… 124
84. 文献的年号、卷号、期号分别代表什么？ …… 124
85. 期刊"魅力值"：什么是影响因子？ …… 125
86. 如何查询领域内中文期刊排名？ …… 126
87. 如何查询领域内英文期刊排名？ …… 128
88. 什么是南核、北核、科核、CSCD？ …… 130
89. 什么是 SCI、SCIE、SSCI、ESI、ESCI？ …… 131
90. SCI 期刊 JCR 分区与中科院分区有什么区别？ …… 132
91. 三思而行：选择目标刊物时应考虑哪些因素？ …… 133
92. 伯乐相马：SCI 期刊投稿时如何推荐审稿人？ …… 134
93. 论文投稿到 SCI 期刊后如何追踪论文状态？ …… 135
94. 武林秘籍：审稿意见回复模板有哪些？ …… 137
95. 进退有度：审稿人要求补充实验时如何应对？ …… 138
96. 审稿人给了修改意见，无法修改的时候怎么办？ …… 141
97. 审稿人之间意见冲突，如何妥当处理？ …… 142
98. 拨云见日：常见拒稿原因有哪些？ …… 143
99. 拒稿后被建议转投：迷雾还是机遇？ …… 145
100. 论文接收不是终点：发表之路的"最后一公里"怎么走？ …… 146

第一章 简而论之:护理科技论文概述

1. 探本溯源:什么是护理科技论文?

护理科技论文是护理人员对从护理理论分析和实践中获得的相关信息进行收集、整理、分析、加工和处理,形成新的知识、新的经验,并以书面形式发表的成果。斯坦福大学前任校长 Donald Kennedy 曾说过:"我们所有的思考、分析、实验和数据收集工作,在撰写论文之前,就什么也不算。在学术领域,我们的成果是以写出来的东西来体现的,出版物就像硬通货,是学术成果的基本表现形式……"这表明一项研究的价值和影响力并不仅仅在于研究本身的质量和深度,还在于研究成果是否被正式记录和公开发表。

护理科技论文的撰写和发表是将个人或团队的研究成果与全球学术共同体分享的重要途径,便于其他研究者在此基础上进一步深化和扩展。当然,论文撰写和发表的过程是充满挑战的。很多作者有这样深刻的体会:对研究成果进行分析、论述乃至书写成文,所费精力不亚于实验、观察等研究过程,有时甚至更费心血。这是因为论文作为研究成果的书面表达形式,不仅仅是单纯的记录和写作技巧的展示,更重要的是通过理性思考揭示研究的深层规律和实质内容。

护理科技论文对护理学科的发展具有重要意义。它不仅能够促进护理人员之间的学术交流和合作,还能够为护理学科的发展贡献新的知识和理论,推动护理学科不断进步和发展。在知识爆炸的时代,论文的数量和质量成为衡量研究者、研究团队乃至国家学术水平的重要标志之一。因此,将研究成果转化为论文并发表,是每位护理领域专业人员应具备的技能。

2. 琳琅满目:护理科技论文有哪些类别?

由于护理研究领域、研究对象、研究方法等的不同,护理科技论文也有不同的分类方法,目前尚无统一的、公认的分类方法。通常按照论文体裁可分为科研论文(论著)、文献综述、案例报告,以及新技术新方法论文等。

(1)科研论文(论著)。科研论文(论著)是研究者在科学研究和前人积累的基础上,对研究进行整理、分析、综合、归纳而撰写的文章。论著可以分为临床研究和基础研究两大类。临床研究多通过临床观察或干预,对护理知识进行描述、比较或验证,如《糖尿病周围神经病理性疼痛患者运动恐惧现状及影响因素分析》《肿瘤化疗患儿急性恶心呕吐非药物干预方案的构建及应用研究》。基础研究则更多地在实验室进行,通过实验来发现新数据或新结果,如《白杨素对大鼠胺碘酮外渗性皮肤损伤影响的实验研究》。

(2)文献综述。文献综述是指作者以某一护理专题为中心,从一个学术侧面出发,查阅、收集大量文献资料,并对资料进行整理、分析、归纳、总结,进而提出自己的观点,最后形成具有概述性、评述性的论文,如《慢性病共病患者安宁疗护的研究进展》。

(3)案例报告。案例报告包括临床病例分析、个案报告以及案例系列报告等类型。案例报告能够为特定问题的探讨提供宝贵的第一手资料,如疾病的首次发现、症状和患者反应的首次报道,即使只有少数案例,但只要记录详尽,就值得分享和讨论。无论是成功的经验还是失败的教训,都可以通过案例报告进行交流和学习,如《1例成人先天性左侧巨大膈疝继发腹腔内高压患者的护理》。

(4)新技术新方法论文。新技术新方法论文是指在护理技术、护理方法方面有创造性或重大改进的论文,或关于新技术的应用及操作步骤的论文。这类论文具有先进性、实用性和科学性,如《一体式吸痰储物架的设计与应用》。

3. 小白必看:护理科技论文写作有哪些基本要求?

护理科技论文写作是一项富有挑战且充满意义的任务,作者需要遵循一些基本要求,以确保论文既具有科学性,又富有吸引力。

(1)创新性。创新是吸引读者的关键因素之一,几乎没有人愿意读一篇陈词滥调的论文。护理科技论文的创新是指发表前人未发表过的或研究尚未研究的新内容,还指论文在理论、实践和学术观点上达到了国内外先进水平。护理科技论文要有自己的独到之处,不能步人后尘,低水平地重复。研究者应为热门研究领域提供新的视角或方法。

(2)科学性。科学性是护理科技论文的核心,它要求科研成果客观、真实、严谨。论文的科学性主要体现在四个方面:①真实:研究必须基于客观事实,采用可信的实验材料,合理的实验设计,先进的方法,确保结果真实可靠,论点有据可依;②准确:选题、内容、数据、引文、用词都要准确无误,对实验观察和数据统计要细致认真;③有逻辑:用科学的逻辑思维方式,对研究中或临床上收集到的材料进行分析、综合、概括和推理,论证现象产生的本质;④可重复:他人采用同样的实验方法和实验材料能够重复得出所报道的研究结果。

(3)实用性。实用性是指护理科技论文具有实际指导意义和参考价值,能够解决临床护理实践中的具体问题,提升患者的护理质量。

(4)规范性。规范性体现在护理科技论文的表达形式上。论文写作应符合学术规范以及各期刊的具体要求,使用的医学名词、计量单位等均应符合规范。不具有规范性的护理科技论文,往往会严重影响论文的可信度。

(5)伦理性。护理研究经常涉及患者或健康个体,必须遵循伦理规范,确保研究对象的隐私和权益得到充分保护。研究者需要获得伦理委员会的批准,并确保在整个研究过程中遵循知情同意原则,尊重研究对象的隐私和自主权。研究者应将研究对象可能受到的伤害风险降至最低,不能为了获取研究成果而让研究对象面临过高的生理、心理等方面的风险。此外,还必须谨慎处理敏感数据,防止信息泄露。

4. 异曲同工:护理科技论文与护理科研项目选题方法有差异吗?

护理科技论文选题与护理科研项目选题虽然在追求知识创新和学术进步的目标上是一致的,但在选题的范围、评价标准、灵活性、团队要求等方面存在差异。理解这些差异有助于研究者更好地选择和规划自己的研究方向。

(1)选题范围不一。护理科研项目选题通常涉及范围较广,一项护理科研项目可能包含多个子课题或多个方面的研究。而护理科技论文选题则较为具体,多针对护理科研项目中的某个子课题或某方面的研究确定选题。例如在"造口患者生活质量的研究课题"这项护理科研项目中,可以从"造口患者生活质量的调查"和"提高造口患者生活质量的社区护理干预"两个方面进行护理科技论文选题。

(2)评价标准不同。护理科技论文选题通常更注重理论的探讨和学术价值的挖掘,侧重于论文的创新性、学术贡献和研究方法的严谨性。护理科研项目选题则更注重项目的实际应用价值、技术的先进性和对社会经济发展的推动作用。护理科技论文选题往往需要作者具备深厚的理论基础和对研究领域的深刻理解。护理科研项目选题除了要满足护理科技论文选题的要求,还需要考虑项目的可行性、资源的可用性以及预期的社会效益。

(3)灵活性有差异。护理科技论文选题相对灵活,可以是某个具体问题的深入研究,也可以是对现有理论的批判性分析,或者是对新兴研究领域的探索。护理科研项目选题通常需要明确研究目标、预期成果以及实施计划。

(4)团队要求不同。护理科技论文选题一般由个人或某一团队独立完成,而护理科研项目选题则可能涉及跨学科、跨领域的合作,需要团队成员之间有良好的沟通和协作。护理科研项目选题往往需要考虑团队成员的专业背景和研究兴趣,以确保项目的顺利进行。

5. 精准定位:如何选择护理科技论文研究主题?

选择护理科技论文研究主题的过程,如同在菜市场中找到既新鲜又适合自身烹饪技能的食材。有一些方法可帮助研究者选择合适的研究主题。

(1)文献综述,从前人的经验中汲取灵感。进行全面的文献综述是找到研究主题的第一步。通过查阅某领域最新的期刊论文、书籍和会议论文,研究者可以了解该领域的研究现状和发展趋势。文献综述有助于发现研究空白、热点问题和有争议的主题,从而激发新的研究思路。例如,通过分析近年来的文献引用频次和研究趋势,研究者发现"低价值护理行为"是一个热门话题,且在特定领域(如慢性病护理)中尚未得到充分研究。

(2)临床实践观察,让问题成为研究者的指南针。直接观察临床护理实践,能够识别常见的护理问题和挑战。这种方法不仅能帮助研究者发现新的研究机会,还能确保研究主题具有实际意义。与临床护理人员交流,倾听他们在日常工作中的困惑和需求,是发现研究主题的有效途径,并有助于将研究成果转化为改善患者的护理质量的实际行动。

(3)跨学科交流,激发头脑风暴。护理学不是一个独立的学科,它与医学、心理学、信息技术等学科有着密切的联系。通过参加跨学科的研讨会、论坛或交流会,研究者可以获取不同学科的最新进展和研究方法,找到融合多学科知识的创新性研究主题。例如,参加与信息技术学科相关的研讨会,研究者可能会接触到最新的远程监测技术或人工智能等。这些技术的进步为护理实践带来了变革,同时也为延续性护理提供了新的发展方向。通过开放合作,打破学科壁垒,不仅能让研究者的选题更有深度,还能碰撞出更多创新的火花。

(4)数据二次分析,整合被遗忘的宝藏。利用已有的数据集进行二次分析,如同在数据的"旧衣柜"里翻出"时尚新装"。医院和护理机构通常拥有丰富的患者数据,通过数据挖掘和统计分析,可以发现新的护理问题或验证现有护理方法的有效性。这些数据的存在不仅节省了时间和研发成本,还有可能帮助研究者发现此前未被关注的趋势。例如,研究者可以应用新的统计方法(如机器学习算法)对不断更新的病例对照研究数据进行二次分析,来识别疾病的潜在风险因素,这可能会揭示之前未被注意到的变量与特定健康结果之间的关联。

(5)政策和指南,窥探未来趋势的"透视眼镜"。关注最新的护理政策、标准和临床指南,有助于识别具有现实意义的研究主题。首先,研究者需要翻阅最新的医疗政策和护理指南,认真分析其中的内容,比如强调了什么新规范、引入了哪些新标准,这些文件通常预示着行业关注点和未来动向。其次,找到指南和政策的关键词,如"患者安全"或是"慢性病管理",它们不仅标记了领域的热点,也暗示了学术研究的刚需领域。

(6)患者反馈和需求,倾耳细听这些"乐章"。倾听患者反馈和需求,如同聆听一场关乎护理质量的音乐会,患者是演奏者,他们的反馈和需求是旋律。这些反馈和需求提供了极具价值的线索,指出了亟须改进的领域。研究者可根据这些反馈和需求来选择护理科技论文研究主题。例如,研究如何通过护理方案提高患者的情感支持水平,或者探索更透明的沟通机制以改善患者体验。这不仅增强了主题的实际意义,也能大大提高研究的应用价值。通过患者需求挖掘出的研究方向,能确保研究不是学术上的纸上谈兵,而是真正回应着患者的心声。

6. 缘木求鱼:选题不当有哪些表现?

选题作为科学研究的起始步骤,其科学性、创新性直接关系到后续工作的顺利进行和最终成果的质量。选题不当一般有以下几个表现。

(1)选题空泛、过大。这在护理科技论文选题中较为常见,如"溃疡病患的护理""心脏病患的护理",写作前常感觉可写的内容很多,但当开始写作时,却又无从下手;或者只能泛泛而谈,缺乏深度,毫无特色。确定选题时,应结合研究的实际情况,将选题限定在某一侧面,针对性较强,确保能把问题论深谈透,让读者阅后有受益匪浅之感。如"心脏患者的护理"这一选题,可细化为"基于循证的心梗病患支架术后早期活动管理方案构建"。

(2)选题陈旧、重复。选题陈旧、重复是指该选题已经被广泛研究过,再研究也只是简单重复前人的研究,没有提出新的视角或方法。就像探索未知的宇宙,如果总是盯着已经被详细绘制星图的区域,很难发现新的星系或行星。确定选题时,研究者应寻找那些尚未被充分探索的"暗区",以期获得突破性的发现。

(3)选题模糊。选题笼统、概念模糊也是护理科技论文选题中常见的问题,多表现为没有明确的研究问题和目标,导致研究过程缺乏方向性。或者用词草率、不准确,造成概念模糊,经不起推敲。如"分娩前后二维护理方案构建""150例普通外科住院病患的营养状况调查"两个选题,读者既难理解"二维"采用什么样的护理方式,又难以界定"普通外科"代表的真正含义。

第二章 未雨绸缪：护理科技论文伦理规范与写作准备

7. 不可或缺：如何进行伦理申报？

伦理申报是指在开展研究项目之前，向专门的伦理审查机构（如医院、研究机构或学术机构的伦理委员会）提交一份详细的计划书。这份计划书的目的是让专业的伦理审查人员对研究项目进行细致的审查，并给予正式的批准。这个流程至关重要，它就像是为研究项目购买了一份"道德保险"，确保研究项目遵循伦理规范，保护研究参与者的权益，同时也保障研究的科学性和合法性。伦理申报一般包含以下几个步骤。

（1）确定研究对象。在进行伦理申报前，首先需要明确研究对象。研究对象可以是人类、动物、植物或其他生物体。根据研究对象的不同，伦理申报的内容和流程也会有所差异。

（2）了解伦理委员会的要求。不同的研究机构或学术期刊可能对伦理申报有不同的要求。在进行伦理申报前，研究者应该详细了解所在机构或期刊伦理委员会的规定和要求，以确保申报的内容符合规定。

（3）填写提交伦理申报表格。伦理申报通常需要填写相应的表格，表格中包含了研究的基本信息、研究目的、研究方法、风险评估以及研究对象知情同意书等内容。填写表格时，要准确、详细地描述研究计划，确保伦理委员会能够全面了解研究的内容和可能面临的风险。通常，伦理申报表格需要以纸质形式提交，并附上相关的研究材料和文件。

（4）伦理委员会审查决策。伦理委员会会对提交的伦理申报表格进行审查。审查的内容包括研究的合法性、合规性、伦理可行性以及风险评估等。伦理委员会有权要求研究者提供进一步的信息或修改研究计划。根据对伦理申报表格的审查，伦理委员会会做出决策。决策的结果包括通过、拒绝或要求修改研究计划等。研究者需要及时了解并遵守伦理委员会的决策，确保研究符合伦理要求。

（5）过程监督和报告。伦理申报通过后，研究者需要按照伦理委员会的要求接受伦理委员会对研究过程的监督。接受监督的方式可能包括定期提交研究报告、接受现场检查或回答委员会的问题等。

8. 尊重人权：如何撰写知情同意书？

对任何以人为研究对象的研究而言，让受试者了解研究并征求其同意，是最基本、最重要的原则。撰写知情同意书，就像是给受试者写一封公开透明的信，告诉他们即将踏上的旅程会经历什么。这封信的基本内容一般包括以下几点。

（1）研究目的。研究者应该向受试者介绍研究的主要目的，如果受试者不认同这种目的，可以拒绝参与。

（2）研究过程。研究的时间、场所、各个阶段、测量方法，以及需要受试者参与的范围和程度都需要详细介绍，以便让受试者知道参与研究需要做哪些方面的配合。

（3）研究风险。研究者应告知受试者研究可能带来的任何风险和不适，并说明准备采取哪些措施来降低这些风险和不适。

（4）研究益处。研究者要客观地介绍研究可能给受试者本人或其他人群或人类（即公共利益）带来的益处。

（5）匿名和保密措施。研究者要说明自己对研究资料采取的匿名或保密措施，以及在研究报告和出版物中受试者的信息会公开到何种程度，哪些信息会得到保密。

（6）参与的自愿性。研究者必须告知受试者，参与研究是基于自愿原则的,受试者有权不参与,并且不会因此在医疗护理过程中受到歧视。

(7)退出研究的权利。受试者有在任何阶段退出研究的权利,并且不需要提供任何理由。

(8)研究者及相关的联系方式。研究者要提供研究相关负责人的联系方式,以便受试者有疑问时联系。另外,必须提供投诉的途径,以便受试者对研究产生怀疑时告知相关的管理人员。

9. 光明磊落:如何披露利益冲突?

根据国际医学期刊编辑委员会(International Committee of Medical Journal Editors,ICMJE)的定义,利益冲突(Conflict of Interest,COI)是指在科学研究、审稿或出版过程中,作者、审稿人或期刊主编的个人利益可能影响其专业决策的情况。简而言之,当作者、审稿人或期刊主编有个人利益冲突的时候,可能会做出不够专业或者偏心的决定。

期刊论文发表过程中常见的利益冲突类型有5种:①经济利益冲突,贯穿科研从计划到发表的各环节,涉及多种形式的利益,如企业资助的经费、企业顾问、股权所有权、雇佣合同、各种形式的津贴、咨询费、投资、储蓄、非货币形式的有价物品(馈赠或礼品)等。②关系利益冲突,指论文发表时,团队成员与审稿人、编委会成员间存在亲友、同事等私人关系,或学术合作等职业关系等。③竞争利益冲突,指在科研活动中,研究团队与审稿人存在经费申请、课题研究、工作晋升或待遇等方面的竞争等。④私隙利益冲突,指论文发表过程中,团队成员与审稿人、编委会成员存在个人恩怨、学术观点迥异或有其他私人感情问题等。⑤良心利益冲突,指审稿人或编委会因政治、伦理、宗教偏见等,影响对研究或论文的公正判断。在以上5种利益冲突中,经济利益冲突最易确认和判断,其他的利益冲突需要论文作者或相关利益方主动披露。

为了避免学术不端的情况发生,期刊编辑会要求作者在投稿时准备好利益冲突披露声明,期刊编辑可能会基于声明的内容而决定是否发表你的文章。很多期刊都有利益冲突披露样表,投稿时按要求填写即可。如果没有样表,则根据期刊的要求写在相应的地方。

示例:

> The authors declare that there is no conflict of interest(所有作者声明不存在利益冲突关系)。
> This study was sponsored by ×× company(本研究由××公司资助)。
> ××(Author)served on the scientific advisory board for ×× company(××作者是××公司的科学顾问委员会成员)。

10. 技巧分享:如何进行临床试验的注册?

临床试验注册是指在临床试验开始前,就在公共数据库公开试验设计信息,并持续跟踪和报告试验结果。目前很多高质量的SCI期刊把临床试验注册看作是发表临床试验研究论文的"入场券"。如果没有这张"入场券",即使研究结果再精彩,通常也难以被认可。那么,如何拿到这张"入场券"呢?

(1)确定临床试验计划。在开始注册之前,研究者需要确定试验的设计、目的、研究对象、纳入和排除标准等相关信息。临床试验计划必须符合科学伦理和法律法规的要求。

(2)选择注册平台。根据试验的特点和要求选择合适的临床试验注册平台进行注册。世界卫生组织(WHO)的国际临床试验注册平台(ICTRP)是一个出色的选择,也可以选择一些国家或地区的注册平台,如中国临床试验注册中心(ChiCTR),它提供中文和英文服务,多用于在中国境内进行的临床试验。

(3)收集必要材料。注册平台要求提供一系列与试验相关的必要信息,如研究题目、试验设计、研究对象、研究目的与背景、主要结局指标和次要结局指标、纳入和排除标准、样本容量计算、伦理审查批件等。收集到这些信息之后,研究者有必要将其整理成注册所需的文档。

（4）在注册平台上填写信息。创建新用户账号，将收集到的信息填写到注册平台上的相应栏目中。不同的注册平台可能会有不同的信息格式要求，要根据实际情况填写。

（5）提交注册信息。将填写好的注册信息提交到注册平台进行审核。注册平台会对提交的信息进行审查，确保其合规性与完整性。如果信息填写不完整或者不符合要求，注册平台会提出相应修改建议。提交内容包括研究单位、人员信息和研究方案等，完成所有信息的填写后，提交审核。

（6）取得注册号。在通过审核后，注册平台会为试验项目发放一个全球唯一的注册号。这个注册号是试验项目在平台上的唯一标识，以后可以通过该号码查询和查看相关信息。

（7）及时更新注册信息。试验项目在研究过程中可能会发生变化，如修改研究方案、变更入选标准等。研究者需要及时将这些变动的信息更新到注册平台上，以保证试验信息的准确性与完整性。

11. 不越雷池：学术不端行为有哪些？

学术不端行为犹如学术界中的"病毒"，会破坏科学研究的可靠性，损害公众对科学研究的信任，影响科学研究的进展和质量。2019年5月，国家新闻出版署发布了我国首个针对学术不端行为的行业标准——《学术出版规范　期刊学术不端行为界定》（CY/T 174—2019）（以下简称"标准"）。该标准界定了学术期刊论文作者、审稿专家、编辑者可能涉及的学术不端行为，适用于学术期刊论文出版过程中各类学术不端行为的判断和处理。

该标准罗列了8种论文作者学术不端行为：剽窃（包括观点剽窃、数据剽窃、图片和音视频剽窃、研究（实验）方法剽窃、文字表述剽窃、整体剽窃以及他人未发表成果剽窃）、伪造、篡改、不当署名、一稿多投、重复发表、违背研究伦理及其他学术不端行为。

其他学术不端行为包括：①在参考文献中加入实际未参考过的文献；②将转引自其他文献的引文标注为直引，包括将引自译著的引文标注为引自原著;③未以恰当的方式,对他人提供的研究经费、实验设备、材料、数据、思路、未公开的资料等,给予说明和承认(有特殊要求的除外);④不按约定向他人或社会泄露论文关键信息,侵犯投稿期刊的首发权;⑤未经许可,使用需要获得许可的版权文献;⑥使用多人共有版权文献时,未经所有版权者同意;⑦经许可使用他人版权文献,却不加引注,或引用文献信息不完整;⑧经许可使用他人版权文献,却超过了允许使用的范围或目的;⑨在非匿名评审程序中干扰期刊编辑、审稿专家;⑩向期刊编辑推荐与自己有利益关系的审稿专家;⑪委托第三方机构或者与论文内容无关的他人代写、代投、代修;⑫违反保密规定发表论文。

12. 遵规守矩:"一稿多投"是不是绝对禁止的?

　　一稿多投指作者在未告知编辑的情况下,将同样的信息、论文或论文的主要内容于多种媒体(印刷或电子媒体)上同时或相继投稿,导致该文被发表多次。但下列情况不属于一稿多投:①在专业学术会议上做过口头报告或者以摘要、会议墙报的形式发表过初步研究结果;②对首次发表的内容充实了50%及以上数据的学术论文;③有关学术会议或科学发现的新闻报道(此类报道不应通过附加更多的资料或图表而使内容描述过于详尽);④在不同文种的期刊上相继发表,或以同一种语言或另一种语言在一种期刊的国际版本上再次发表。

　　许多期刊在发现一稿多投后便会对论文采取退稿处理,假如论文已被其他期刊采用,期刊社可在不经作者解释或同意的情况下点名通报。过去,SCI期刊是禁止一稿多投的。然而传统的投稿、审稿和发表流程往往会耗费大量的时间和精力,一篇文章一审就是好几个月,甚至一两年的情况也时有发生。因此,禁止一稿多投可能会导致部分高水平的论文错过最佳发表时机而成为废稿,这是一个令人遗憾的情况。

　　基于以上考虑,细胞出版社(Cell Press)率先允许"一稿多投"。2021年,细胞出版社推出了"集体审稿"模式,允许作者选择多个旗下期刊同时提交稿件。随后该出版社推出"一稿多投"审稿系

(Cell Press Multi-Journal Submission):作者可以选择该出版社旗下的多个期刊进行同一篇论文的投稿,然后再由被选中的几个期刊进行"集体审稿"。这种模式最直接的好处就是提高了论文送审率,并且论文最终被接收的概率也更高、出版周期更短。现在细胞出版社旗下已有 27 个期刊加入该审稿系统,其中有 21 个为 SCI 期刊。

2024 年 5 月 6 日,由中国高校科技期刊研究会发起的学术诚信预审稿平台(www.24hreview.cn)正式上线,作者可在该平台一次选择多个期刊进行预审,预期 24~48 小时就会收到是否同意送审的反馈意见。作者可在收到"稿件可送审"的回复后,再至期刊官网正式投稿。威立(Wiley)是该平台的学术出版战略合作伙伴之一。威立目前在该平台共上线 8 个 SCI 期刊和 2 个 ESCI 期刊,学科覆盖肿瘤、呼吸、护理、遗传、病毒、微生物、免疫、炎症等研究领域,其中护理方面的期刊是 *Journal of Clinical Nursing* 和 *International Journal of Nursing Practice*,预计将有更多期刊陆续上线。

"一稿多投"模式可以提高论文的发表机会,缩短出版周期,减少审稿人资源的浪费,但也增加了期刊质量的控制难度,目前只有以上两个出版平台使用"一稿多投"模式审稿,其他期刊暂无明确回应。

13. 仔细甄别:"重复发表"or"二次发表"?

重复发表指与已发表过的论文有相当一部分内容重合,但未注明已发表论文的出处。这种未经充分声明和允许就再次发表相似论文的行为,属于学术不端行为。

不过,在特定情况下,可以使用同一种语言或另一种语言再次发表论文,尤其是在另一个国家再次发表,这就是"二次发表"。国际医学期刊编辑委员会(International Committee of Medical Journal Editors,ICMJE)认为,在特定前提下,以同种或另一种语言,或在其他国家再次发表是正当的,对于不同的读者群可能是有益的。

要注意的是,可接受的二次发表需满足以下所有条件:①已经征得首次和二次发表期刊编辑的同意,并向二次发表期刊的编辑提供首次发表的文章;②二次发表与首次发表至少有一周以上的时间间隔;③二次发表的目的是使论文面向不同的读者群;④二次发表的论文应在论文首页采用脚注形式说明首次发表的信息;⑤二次发表的论文真实反映了原版论文的作者信息、数据和解释。

为了在学术生涯中保持诚信并避免不必要的过失,研究者在投稿前应谨慎且透彻地了解期刊的投稿规定,明确自己文章的版本状态,避免误触规则带来不良后果。与此同时,在任何情况下,研究者都应确保每次提交的版本有实质性的更新和创新性贡献,以此来支持科学界的知识进步。这种谨慎不仅是对个人学术声誉的保护,也是对整个科学共同体诚信的维护。

14. 机遇和挑战:如何利用 AI 赋能论文写作?

AI 创作自从问世便在网络世界掀起了一股热潮。因为它不仅能够创作诗歌、小说、报告和日常商务邮件,甚至能够编写和调试代码。那么利用 AI 进行论文写作是否可行呢?

合理利用人工智能生成内容(Artificial Intelligence Generated Content,AIGC)、预训练语言模型(Chat Generative Pre-trained Transformer,ChatGPT)等生成式 AI 工具来辅助写作是可行且高效的,但如果使用不当,可能会导致论文被撤回。2024 年,一篇名为"Assessment of the efficacy of alkaline water in conjunction with conventional medication for the treatment of chronic gouty arthritis: A randomized controlled study"的论文在 *Medicine* 期刊上被撤回,主要原因是对数据完整性和插图准确性的担忧。这篇论文一经发表就迅速遭到了科学性的质疑。有研究者指出论文中的一张插图疑似为 AI 生成的劣质图像,存在多处解剖学错误,如小臂和小腿竟然由三根骨头组成,前言部分也疑似完全由 AI 生成。

那么研究者应该如何合理使用 AI 辅助论文写作呢?2023 年12 月,我国科技部发布《负责任研究行为规范指引(2023)》,对如何依规合理使用生成式人工智能作出具体指引:①不得使用生成式人工智能直接生成申报材料;②使用生成式人工智能生成的内容,特别是涉及事实和观点等关键内容的,应明确标注并说明其生成过程,确保真实准确和尊重他人知识产权。对其他作者已标注为人工智能生成内容的,一般不应作为原始文献引用,确需引用的应加以说明;③不得直接使用未经核实的由生成式人工智能生成的参考文献;④生成式人工智能不得列为成果共同完成人。应在研究方法或附录等相关位置披露使用生成式人工智能的主要方式和细节;⑤应要求作者披露是否使用生成式人工智能,说明具体的软件名称、版本和使用时间,并对涉及事实和观点引证的辅助生成内容作出具体标注。我国中华医学杂志社提出,AI不能用于整篇论文或论文重要部分的撰写(如研究方法、结果和对结果的解释分析等)。所有属于科学贡献或智力劳动范畴的内容均应由作者完成。如论文主要内容使用 AI 完成,编辑部将按照学术不端行为进行处理。

未来,随着 AI 技术的不断发展,其在科研领域的应用将更加广泛。然而,如何建立和完善相应的审核机制,以确保 AI 创作内容的科学性和准确性,将是科研界和出版界共同面临的重大挑战。值得注意的是,一些期刊已经开始对 AI 在论文写作中的应用持开放态度,例如 Frontiers 系列期刊,但要求作者明确披露 AI 的使用情况,并对内容的准确性承担责任。

15. 提高警惕:如何面对论文中的敏感问题?

护理科技论文中一般较少出现大段的敏感内容,但字里行间涉及敏感问题的地方亦不少见。为了避免论文中出现原则性错误,论文作者和编辑应具有正确的价值观,行文中应注意敏感内容的表达,并对敏感内容进行检查和处理。

(1)党和国家的方针政策问题。对党和国家方针政策的表述和阐明,须符合党中央、国务院文件的精神和党报党刊的统一提法,符合"四项基本原则"和"两个文明建设"的要求,要正确理解、宣传并贯彻执行党和国家的科技方针政策,以及各种专业性法律法规。

(2)党和国家领导人的著作与言论问题。引用必须准确无误,应以限定的出版社出版的或党报党刊上发表的最新文本为准。

(3)我国的国家主权与领土完整问题。对我国领土的表述和地图的画法必须符合国家规定,应以地图出版社出版的最新版本为准,涉及国界时尤其应慎重。台湾、香港、澳门是我国领土不可分割的部分,在行文和图表中不应与独立国家并列。

(4)涉外关系问题。凡涉及对外关系问题的阐述,须符合党和政府处理国际关系问题的基本原则及我国的外交政策,应当维护我们国家和民族的尊严,同时不应贬低其他国家或种族。

(5)民族和宗教问题。正确理解并宣传党和政府的民族政策及宗教政策。凡涉及民族问题的阐述,须符合党和国家的民族政策,应体现尊重少数民族和维护各民族共同利益及民族团结的精神。凡涉及宗教问题的阐述,须符合党和国家的宗教政策,应体现尊重信仰自由的原则。

16. 拟写提纲:如何绘制论文的"设计图"?

拟写提纲是写作思路的具体体现,是谋篇布局的书面形式,是论文撰写的"设计图",也是写好一篇论文不可缺少的步骤。高质量的提纲能帮助作者提纲挈领、纲举目张,掌握全篇论文的基本框架,使论文的结构完整统一,层次分明。这样在行文时才能够按照各部分的要求安排、组织、利用材料,最大限度地发挥材料的作用。

拟写提纲一般包括:构拟题名、确定写作目的、写出论文的主体结构、安排主体结构中的段落、全面检查写作提纲5步。写提纲时要注意以下要点:①紧扣主题。根据主题要求设计论文结构,包括实验和护理观察对象、材料、结果的表达方式、讨论的要点和深度、论证的逻辑程序和方法等。②内容齐全。围绕主题,初步勾勒出论文的轮廓,按论文格式要求布局内容,包括题目、各级标题、论文的宗旨目的、中心论点、分论点、论据、论证方法、结论等。③布局合理。明确各部分的篇幅、详略情况,以及衔接方式,这些都要在提纲中初步安排。

提纲有以下几种常见类别：①标题提纲。标题提纲是指以标题的形式把文章各部分内容概括出来。优点是简明扼要、一目了然，文章各部分关系清楚。在论文的材料与方法、结果部分一般可采用标题提纲。缺点是他人不能明确洞悉作者的思想，只有作者本人知晓提纲内容。而且随着时间的流逝，作者本人也可能遗忘当时立意谋篇的基本思想。②句子提纲。句子提纲是指以句子形式把文章各部分内容概括出来，适用于表达作者的论点，故常用于讨论部分。其优点是能明确、具体地表达作者的思想。提纲中的句子，很可能就是成文后各部分的主题句。缺点是文字较多，写起来较费力。③段落提纲。段落提纲是指以段落的形式把文章各部分内容概括出来，每个段落都围绕一个中心思想展开。优点是能够详细地展示文章的结构和内容，使作者在写作时能够更清晰地把握每个部分的细节和逻辑关系。段落提纲适用于叙述性较强的文章，如传记等。缺点是编写起来非常耗时，且篇幅较长，不易于快速浏览和修改。④概念图提纲。概念图提纲是指通过图形的方式将文章的结构和内容关系表示出来，通过节点和连线来展示不同概念之间的联系。优点是能够直观地展示文章的逻辑结构，有助于作者在写作时把握全局，理清思路。概念图提纲适用于主题较复杂的论文，如系统分析、理论探讨等。缺点是需要一定的图形设计能力，对于一些不习惯图形化思考的作者来说，可能不够直观。

在实际编写提纲的过程中，作者可以根据自己的写作习惯和文章的特点灵活选择提纲的形式。例如，在初稿阶段，可以使用句子提纲来明确自己的论点和论据；在修改阶段，可以转换为标题提纲来检查文章的结构是否合理；在最终定稿前，可以绘制概念图提纲来确保文章的逻辑性和完整性。多种提纲形式的结合使用，可以大大提高写作的效率和文章的质量。

17. 起草初稿："急火快炖"or"文火慢熬"？

初稿是作者执笔写作的第一稿。为了保证写作思路的连续性，最好在一段完整的时间内将初稿一气呵成，暂时不必细细推敲文字,即所谓的"粗写"。如果初稿写不下去,要先考虑提纲是否列清楚了,是否符合逻辑,并重新调整修改提纲。写初稿要注意以下几点。

(1)按规范格式起草。无论是否有详细的论文提纲,都必须按照护理科技论文写作格式执笔起草。总的要求是按提纲内容的自然顺序书写,如若引言部分难以驾驭,无从下笔,也可暂时先跳过引言从中间主体部分,即材料与方法、结果、讨论部分等写起,这是作者考虑最多、最成熟的部分,写起来比较得心应手。主体部分完成后,回头再写引言,就会感觉容易得多。投稿论文必须详细阅读所投期刊的稿约,要按照期刊稿约的有关规定执笔起草,绝对不能随心所欲地想写什么就写什么,否则可能会事倍功半。

(2)撰写过程中不断进行反思。撰写论文过程中,应随时不断地进行反思,以便确认自己的论述是否环环相扣,是否遵循初始的写作提纲,前后有无逻辑性,论文前后的观点、叙述风格、用词是否一致,研究结果与研究目的和研究方法是否相关联。

(3)有疑问处先留下空白。不要纠结于有疑惑的章节或段落,如果对如何撰写某些章节没有把握,不必苦思冥想,以免写作思路受阻。建议在这种情况下暂且先在文稿上写出原先计划的标题,以及想要表达的主要观点,留待下一步修改初稿时再作具体补充。

(4)执笔起草最好"一气呵成"。执笔起草的过程中要求思维的连续性,尽量排除各种干扰,集中精力,从大处着眼,不拘小节,也就是要注重立论的逻辑性,不必反复推敲词语,使文章书写能在短期内一气呵成。即使是篇幅较长的护理科技论文,也要一气呵成,中途不要停顿。这样写可以保持思维连续性、语句逻辑性和行文首尾的一致性;同时不至于因起草时间过长而破坏作者的写作信心和热情。

18. 精雕细琢:如何修改定稿?

只有经过反复打磨、深入思考,才有可能在一篇文章里恰当、精准地反映出研究成果。因此,初稿写成之后,一定要以精益求精的态度来修改。论文的修改程序主要分6个步骤:一看、二读、三放、四听、五核、六定。

一看：看论文的内容和表达形式。内容正确，是文章具备说服力的基本条件，故修改论文内容时，应先通读全文，把注意力集中在以下几个方面：①写作意图是否表达清楚；②基本论点和从属论点是否表达准确；③材料使用是否妥当，是否有说服力；④材料的安排和论证是否富有逻辑，全文的各个部分是否均衡。材料用得不妥之处，要换；单薄、缺漏之处，要补；重复多余之处，要删。表达形式方面的修改，主要应考虑：①标题格式是否一致；②句子是否准确地表达了思想；③文中的字词、数字及法定计量单位是否正确；④文面是否合乎阅读习惯，并容易为读者理解。

二读：论文写好后，可以进行诵读，既可以自己读，也可以请人读。论文中的毛病可以一听而明，凡不悦耳处，即是可修改处，正所谓"新诗改罢自长吟"。

三放：由于写作时头脑是"热"的，所以，修改论文时可先把它放"冷"，然后再以冷静的头脑去修改。唐子西云："诗初成时，未见可訾处，姑置之，明日取读，则瑕疵百出，乃反复改正之。隔数月取阅，疵累又出，又改正之。"

四听：将写成的文章送请导师、专家或其他人过目能提高论文的质量。也可以组织研讨会、参加学术报告会，听取来自各方面的意见，以便更好地修改。

五核：文章初步修改完后，要对全文做最后的检查，特别是要核实图或表与文字表达是否相配合。主要应注意以下几个方面：①图或表应具有自明性，即只看图或表，无须看文字叙述，即可清楚图或表所表述的大部分内容；②图与表所表达的内容不应有重复之处；③图或表与文字表达不应冲突；④图或表中的数字及法定计量单位应准确；⑤表题与表身的主、谓语应一致；⑥应随文排图或表，即先见文字叙述，后见插图或表格，避免出现先排图或表，后面才出现提及图序或表序语句的情况。

六定：修订完后还要参照拟投期刊的格式要求对论文进行修改，并认真将全文再检查一遍，避免出现低级错误，求优定稿。总之，只有确认稿件是优质精品后，论文的写作才算完成。

优秀的护理科技论文都要经历反复修改,在修改的过程中要敢于否定、不断深化、反复雕琢、力求完美,不敷衍塞责、不文过饰非、不故弄玄虚,这样才能写就一篇高质量护理科技论文。

第三章 庖丁解牛：护理科技论文的基本格式

19. 一语中的：如何撰写论文的题名？

题名，也称为文题，它是论文主要内容与中心论点的高度浓缩，宛如一扇窗户，集中展现文章的关键信息，让人一眼就能捕捉到研究的核心。题名的撰写应做到以下几点。

(1) 具体而微，文题应能概括全文内容。文题应当避免使用模糊不清或过分华丽的词汇，也不需要写成完整的句子。一个好的题目通常包含三个核心元素：研究对象、研究方法以及研究目标。这三个要素没有固定的先后顺序，可以根据文章的重点灵活调整，目的是让读者和编辑能够一眼看出论文的研究内容。例如：感知觉信息支持干预（研究方法）对剖宫产初产妇（研究对象）术前不良情绪的影响（研究目标）。

(2) 别开生面，文题应特色有新意。在拟定论文题目时，不仅要确保题目重点突出、准确传达研究主题，还要努力使其脱颖而出，体现出研究的独特价值和创新之处。如"剖宫产初产妇术前不良情绪的干预"既显得不够准确，又缺乏新颖性，改为"感知觉信息支持干预对剖宫产初产妇术前不良情绪的影响"则较为明确、新颖。

(3) 一针见血，文题用词应准确规范。文题应符合医学用词规范，准确表达论文的研究内容，真实反映研究的广度与深度，避免出现标题夸大而内容不足的情况。例如，如果论文仅关注"先天性心脏病心内直视术后并发症护理的研究进展",但题目却为"先天性心脏病患者的护理进展",这样就显得题目过大,不够具体和准确。同时,文题应便于阅读理解,尽可能不使用化学结构式、数学公式,或是不常见的符号、简称、缩略语及商品名。如果确实需要使用,也应限制在那些被广泛认可或常用的术语之内,如 WHO、CT 等。

（4）言简意赅,文题用词应简短精练。文题一般控制在 20～25 字,切忌冗长繁杂。尽量不用虚词,如关于、对于等;少用或不用副标题,如必须用副标题来做补充说明时,副标题应在正题下加括号或破折号另行书写。例如,"小儿甲状腺功能低下并甲状腺腺瘤压迫气管软化导致窒息紧急甲状腺次全切除术气管插管 1 例报告"这一文题既冗长又难以理解,改为"1 例甲状腺腺瘤术后并发窒息患儿的急救与护理"后显得简洁明了,易于理解。

20. 名正言顺：论文的作者署名有哪些要求？

每篇论文的作者署名顺序应当在投稿之初就确定下来,一旦提交,就不宜再做任何改动。在作者列表中,需要指定一位通讯作者,同时附上通讯作者的相关信息。每位作者的工作单位及相关信息应完整列出,包括单位全称、所在城市和邮政编码。如果有多位作者来自同一个单位,可以在名字旁边用阿拉伯数字标上相同的序号,而且这些信息需要同时提供中英文版本,方便国际交流。

作者署名应具备以下几个条件：①直接参加课题研究的全部或者核心部分的工作,并做出主要贡献者；②课题研究的主要执行者；③参与论文撰写,对论文具有答辩能力,是论文的直接责任人（说明：署名应同时满足上述 3 个条件。未达到署名条件,但对科研成果有贡献者,可在"致谢"段中列为感谢对象）。④翻译的作品,应同时注明原作者和翻译者。

作者的署名顺序反映了作者各自在研究中的贡献大小,通常情况下,运筹帷幄、亲力亲为,并执笔成文的研究者被列为第一作者。而通讯作者则多扮演着项目监督和指导的角色,负责整个研究项目的资金管理、研究方向的设定,以及确保研究质量和承担论文的最终审核工作。署名时必须使用真实姓名,而不是化名、笔名或假名,以此表明作者对自己工作的负责态度。在几个单位协同完成研究工作的情况下,论文的署名可以根据每位作者的参与程度按顺序进行排列,并且每位作者的名字旁都要清楚地标明其所代表的单位。

21. 简而言之:指示性摘要如何撰写?

指示性摘要(indicative abstract)也称说明性摘要、描述性摘要或论点摘要,它就像是论文的预告片,通常仅用两三句话就勾勒出文章的核心主题。这种类型的摘要不会深入探讨论证研究细节或结论,常见于文献综述、案例报告、研究简报、会议报告或是书籍推介中。

指示性摘要可以提及研究的目的和方法(也可以不提),但绝不会透露研究的结果、结论或是建议。读者只有通过阅读全文,才能获得研究内容的大致轮廓,进而了解具体的结果与结论。指示性摘要就好比是论文的小旗帜,帮助潜在读者判断是否有兴趣进一步深入阅读,尤其适用于那些创新内容相对较少的论文。

示例:

> **不孕不育患者心理痛苦研究进展**
> 摘要:从不孕不育患者心理痛苦的内涵、评估工具、影响因素和干预措施等方面进行综述,以期为改善不孕不育患者心理健康水平、完善相关管理体系、提高生殖服务质量提供理论基础和实践指导。
> 来源:吴梅利洋,蒋灵俊,曾铁英,等.不孕不育患者心理痛苦研究进展[J].护理学杂志,2024,39(16):120-124.

22. 提纲挈领:结构式摘要如何撰写?

结构式摘要(structured abstract)是指作者按照一定的结构模式撰写的摘要,主要包括4个部分:目的、方法、结果和结论。有的期刊也要求将结构式摘要分为6个部分,即背景、目的、方法、结果、局限和结论。

(1)目的。目的指研究、探讨的宗旨或论文欲解决的问题。要求简明扼要,一般用1~2句话说明即可,切忌言辞冗长;并要求在修辞上最好不出现与文题的简单重复。如果有多个实验目的,则选择主要的加以说明。

(2)方法。方法指研究方法和手段,有时也包括研究方案设计、研究对象及其观察指标与材料收集、分析和统计学处理等。

(3)结果。此项内容是摘要中的主要部分,也是论文中最应展示的内容。撰写原则是重点描述本研究的主要成果和创新性发现,应呈现所获取的重要数据和统计学结论。

(4)结论。结论是对本研究关键性论点的新颖性、独创性、实用价值或今后有待进一步探讨的问题进行说明。一般要求重点突出作者研究的创新性成果。

示例:

糖尿病周围神经病理性疼痛患者运动恐惧现状及影响因素分析

[摘要]目的　了解糖尿病周围神经病理性疼痛(diabetic peripheral neuropathic pain,DPNP)患者运动恐惧发生现状并分析其影响因素。方法　采用便利抽样法,选取2023年2月—6月在江西省南昌市某三级甲等综合医院就诊的192例DPNP患者作为调查对象,采用一般资料调查表、恐动症Tampa评分表、疼痛数字评分表、医学应对方式问卷、糖尿病痛苦量表、糖尿病自我管理行为量表进行调查。采用多元线性回归分析DPNP患者运动恐惧的影响因素。结果　DPNP患者运动恐惧总分为(36.68±3.88)分,运动恐惧发生率为38.5%。多元线性回归分析结果显示,婚姻状况、疼痛程度、应对方式、糖尿病痛苦及自我管理行为是DPNP病患运动恐惧的影响因素(均 $P<0.05$)。结论　DPNP患者运动恐惧处于中等水平,护理人员应重视对患者运动恐惧的早期评估,及

时发现并采取有效措施以降低患者运动恐惧水平,提高其运动积极性,改善预后和生活质量。

来源:王丽梅,李露,李玉霞,等.糖尿病周围神经病理性疼痛病患运动恐惧现状及影响因素分析[J].中华护理杂志,2024,59(9):1051-1057.

23.沙里淘金:撰写摘要有哪些注意事项?

摘要就像是一篇论文的名片,简短而精炼,旨在简洁明了地传达研究的核心。撰写摘要时需注意以下几点。

(1)摘要中切忌提及前言中出现的内容。摘要应该是论文的独立微型画像,应有别于前言的内容,直接捕捉论文的核心。在撰写摘要时,研究者不需要额外解释或评论论文内容。摘要的任务是简洁展示论文的精髓,激发读者的好奇心,而非提前透露所有细节,确保读者在阅读论文时仍能享受完整的学术体验。

(2)不要简单重复题名中已有的信息。摘要不要简单重复题名中已有的信息,比如一篇文章的题名是"资源增值视角下护士情绪劳动对患者满意度的影响",摘要的开头就不要再写"为了探索护士情绪劳动对患者满意度的影响",可写成"探讨护士所拥有的资源、情绪劳动与患者满意度之间的关系,为激发护士情绪劳动管理提供参考"。

(3)避免模糊和复杂句型,不要逻辑跳跃。撰写摘要如同编织思想之网,需精炼语言、剔除冗余、保留精髓。每个词句都应恰到好处,直击要点,中文摘要一般在500字以内,英文摘要一般为250~300个单词。摘要语句应如精密齿轮般咬合,逻辑顺畅。表述简洁直接,避免冗长复杂,确保每句话如利剑般直截了当,不留模糊空间。

(4)名词术语规范化。避免使用缩略词,确保每个术语都完整而明确,以便读者能够无障碍地理解研究的要点。使用通用的符号和术语,若是新术语,可用原文或译出后加括号注明原文。

(5)应避免使用第一人称。避免使用"本文""作者""我们"等第一人称,保持一种客观和专业的叙述角度。应采用"对……进行了研究""报告了……现状""进行了……调查"等记述方法标明文献的性质和文献主题。

(6)其他注意事项。摘要通常不包含复杂的数学公式或精细的化学结构式,也不包含插图或表格。此外,摘要中不使用引文,不用不常见的符号和术语。它追求的是清晰与易懂,用最平易近人的语言向读者宣告一项新发现。

24. 分门别类:关键词有哪些类别?

从关键词的作用来看,护理科技论文的关键词主要有三大类别:主题性关键词、过程性关键词和结果性关键词。

(1)主题性关键词。主题性关键词犹如论文的身份证,直接揭示论文关心的主题和问题,是论文核心内容的概述。这些关键词是从论文主题里提炼出来的,能帮读者快速了解论文的主攻方向。例如,如果一篇论文研究的是"深度学习在医学图像识别中的应用",那么"深度学习""图像识别"等词汇就是主题性关键词。

(2)过程性关键词。过程性关键词指那些能够体现研究过程、方法和步骤的词汇。这类关键词通常描述了研究的动态过程,比如实验设计、数据收集、样本量计算、干预措施、测量方法等。它们有助于揭示研究的详细步骤和实施过程,使得其他研究者能够理解和复现该研究。例如,在护理科技论文中,过程性关键词可能包括"随机对照试验""因子分析""结构方程模型"等。这些词汇不仅为读者提供了研究方法的概览,还体现了研究的科学性和严谨性。通过这些关键词,读者可以快速了解研究的实施方式,评估研究的可行性和有效性,判断研究结果的可信度。

(3)结果性关键词。结果性关键词是论文研究成果的结晶,它们总结了研究的主要发现和结论,是了解论文成果的窗口。这些关键词有助于读者了解论文的主要发现和贡献。例如,在一篇探讨"新型抗生素对耐药菌的抑制效果"的论文中,"最小抑菌浓度""杀菌活性""耐药性分析"等词汇就是结果性关键词。

除了以上三大类别,护理科技论文中还常常使用一些辅助性关键词,这些词汇有助于读者了解论文的性质和研究方法。例如,一篇综述文章,"综述"一词就是辅助性关键词;如果论文采用了模型分析方法,那么"模型"一词就是辅助性关键词。

25. 一字千金:如何撰写论文的关键词?

一般论文要求列出 3~10 个词或短语作为关键词,主要用于数据库收录和文献检索,也便于读者了解论文的核心内容。关键词是从文稿中提取出来的最重要、最关键、最具有代表性的词汇,可以是单词、词组、短语。据统计,90% 以上的关键词来源于题目和摘要,并且在论文中出现的频率较高。

可以尝试用两个步骤来确定论文的关键词:①粗选。论文初稿完成后,作者可根据论文内容、研究范围、题目、摘要、前言和结论等多方面提炼、筛选,拟定几个关键词。②选定。尽量参照美国国立医学图书馆编辑的最新版《医学索引》(Index Medicus,IM)中的《医学主题词表》(MeSH)及中国科学技术情报研究所和北京图书馆主编、科学技术文献出版社出版的《汉语主题词表》进行选词,以便图书馆收录,同时也能提高论文的引用率。在定稿之前将已经选好的词与 MeSH 或《汉语主题词表》进行对照,并做出最后的选择,未被词表收录的词(自由词)必要时也可以作为关键词使用。

各期刊对关键词数量都有明确的要求,在反映论文核心内容的前提下,关键词的数量以少为宜。关键词之间空一格书写,也可用分号隔开,最后一个词词末不加标点符号。英文关键词应该与中文关键词一一对应。

精心挑选的关键词是论文与外界沟通的桥梁,它们确保论文能够较容易的被需要它的读者发现,同时也让读者能够迅速判断这篇论文是否值得他们投入宝贵的时间和精力去阅读。

示例:

"中青年 2 型糖尿病患者饮食行为依从性变化轨迹及影响因素分析"一文的关键词是:中青年;2 型糖尿病;饮食行为;依从性;影响因素分析;潜在类别;护理。

> 来源：蔡佩萱，梁怡青，王晶晶，等.中青年 2 型糖尿病患者饮食行为依从性变化轨迹及影响因素分析[J].中华护理杂志，2024，59(13)：1592-1599.

26."漏斗式"写法：如何撰写论文的前言？

前言也称导言、序言或研究背景，是正文的开场白。前言应简洁明了，开门见山，使读者一眼就看清作者依据什么理由，运用什么方法，想解决什么问题。

前言部分应当写明本研究的背景，概述国内外在该议题上的现有研究成果与最新进展，阐述本研究构思的来源及其科学依据，并明确指出本研究旨在解决的具体问题，以及开展此项研究的目的和意义。前言包含了大量内容，那么研究者应该如何有序地整合这些信息呢？

在撰写论文的前言时，采用"漏斗式"写法是一种非常有效的策略。这种方法要求作者从宽泛的背景信息开始，逐渐聚焦到特定的研究问题上，就像是漏斗的形状，从上到下逐渐收窄（即由大到小）。可参考以下步骤。

（1）开端——背景材料和相关概念。介绍论文研究背景，研究背景来源可以是实践、理论，或二者的结合，也可源于相关政策背景，如"健康中国""生育政策"以及"老年护理"等。另外，对于研究涉及的相关概念可以做出适当介绍，让读者更好地了解相关内容。也可以通过发生率、致死率及致残率等数字加以阐述，进而体现本研究的重要性，增强研究的说服力。

（2）过渡——国内外研究现状。这部分要求作者要广泛全面地检索文献，大量阅读跟主题相关的文献并进行概括总结，以让读者了解目前该领域的研究现状，知晓前人都研究了什么，从而为作者所要进行的研究埋下伏笔。在进行现状描述时，一般先国外再国内，特别注意这部分是作者阅读文献后得出的观点，而不是将别人的研究内容进行堆砌。比如张三用了某种方法进行了某项研究,这属于内容,而作者阅读张三的研究后对该研究产生的看法,得出的结论,才是观点。

(3)聚焦——提出研究问题。在前文对研究现状的阐述中,向读者展示了当前的研究状况,并对前人的研究进行了总结。此时,需要笔锋一转提出此研究领域还存在的不足之处或者争议,这是前言最重要也是最难的一个环节,文章的创新之处往往在这个环节得以体现。

(4)深入——本文的研究路径。提出研究问题后,有针对性地对研究问题提出解决方案。简要介绍本研究将采用的研究方法,以及期望获得的主要结果,这一部分将为读者提供对研究路径的预览。

(5)收尾——研究目的和意义。通过前面逐层递进的梳理,最后聚焦到研究的目的和意义,表明研究的实用性。比如为某种方案的制定提供依据、为管理者提供管理规范的参考、为未来研究做铺垫等。这里只需三言两语,不必展开讨论。

示例:

> **《住院老年人自我忽视现状及其影响因素分析》一文的前言**
>
> (开端——背景材料和相关概念)老年人自我忽视一般是指老年人不能或者不愿意满足自己的需求。Gibbons等将老年人自我忽视的特征概括为不能维持正常的生活居住环境、不能保持个人卫生和不正确的保健行为。(过渡——国内外研究现状)据美国的研究结果显示,老年人自我忽视的发生率为5.4%~16.6%。老年人自我忽视会危害到老年人自身的健康,如营养不良、跌倒、骨折、骨质疏松等,甚至威胁到老年人的生命,除此之外,自我忽视还会导致老年人住院率、住院时长上升,造成医疗资源的浪费,加重医疗服务的负担。(聚焦——提出研究问题)目前老年人自我忽视的相关研究主要集中在国外,且多为横断面调查,我国老年人自我忽视的研究相对滞后,关于影响因素的研究较少。(深入——本文的研究路径)本研究旨在调查住院老年人自我忽视的现状,并探索其

> 影响因素,(收尾——研究目的和意义)为今后制定老年人自我忽视相关干预措施提供参考依据。
> 来源:彭超华,曾铁英,吴梅利洋,等.住院老年人自我忽视现状及其影响因素分析[J].解放军护理杂志,2020,37(1):39-42+59.

27. 揭开序幕:撰写前言有哪些注意事项?

撰写前言如同揭开一场精彩故事的序幕,要把握以下几点技巧。

(1)直奔主题,不拐弯抹角。前言应当直截了当,紧扣论文主题。用词要精炼准确,力求言之有物,避免烦琐无关的字句和冗长复杂的叙述出现,以免分散读者注意力。前言中尽量不要涉及本研究的数据或结论。

(2)引用最新文献吸引眼球。引用近5年的参考文献,让编辑和读者感受到该论文具有前沿性。

(3)动机与目的要一脉相承。研究动机和研究目的相呼应,加深编辑和读者对研究论文的认同感。

(4)前后呼应,首尾一致。在前言中提出的问题,应在结论中应有解答。

(5)避免重复,保持新颖。勿与摘要雷同,避免与后文重复。

(6)简洁明了。前言通常不需要单独列出序号或标题,保持简洁,不要让它变成篇幅过长的"小论文"。

(7)避免过分夸大。切忌用"国内外未曾报道""首次发现"等字样,也不用"填补×××空白""有很高的学术价值"等词句。

28. 各有千秋:研究目的=研究目标吗?

研究目的与研究目标,这两个概念在学术探索的旅途中如影随形,却又各有千秋。

(1)研究目的。研究目的是对研究工作的总体方向和意图的描述。它回答了"为什么要进行这项研究?"这一问题。研究目的通常较为宏观,它定义了研究的重要性和必要性,阐述了研究背后的动机和想要达到的最终效果。它像是一幅宏伟的画卷,让读者明白这项研究对学科领域、社会,甚至整个世界的意义。

(2)研究目标。研究目标更像是研究目的的具体化身,是研究者为达到研究目的而设定的一系列具体、可衡量的阶段性任务。它回答了"做什么"这个问题,是研究者在研究过程中需要实现的具体任务。研究目标通常是具体的、分阶段的,它们可以被量化,甚至可以被排序。每实现一个目标都是向研究目的的迈进一步,它是研究者衡量研究进度和成功的标准。

示例:

> **《养老机构老年人口腔健康相关自我效能现状及影响因素》一文的前言**
>
> 本研究旨在了解河北省邢台市养老机构老年人口腔健康相关自我效能现况并研究其影响因素,进一步改善老年人的口腔健康,从而促进健康老龄化。
>
> 来源:陈瑶,谷奕樊,王骞,等.养老机构老年人口腔健康相关自我效能现状及影响因素[J].护理研究,2024,38(1):61-66.

在这项研究中,研究目的是"进一步改善老年人的口腔健康,从而促进健康老龄化"。研究目标是"了解河北省邢台市养老机构老年人口腔健康相关自我效能现况并研究其影响因素"。

研究目的与研究目标是科研活动中不可或缺的两个要素,它们之间存在明显的区别。研究目的是宏观的、抽象的、长期的,反映了研究的整体期望与愿景。而研究目标则是具体的、可量化的、时限性的,是实现研究目的的具体路径与步骤。

29. 抽丝剥茧:如何撰写研究对象与研究方法?

撰写论文的"对象与方法"部分,就像是在向读者详细介绍作者是如何搭建连接问题与结果的桥梁。这一部分至关重要,要为读者提供复刻研究的详细步骤,因此凡是保证科学性和提供重复验证的必要信息均应尽量列出。

研究对象写作的主要内容有:①来源,指选取研究对象的时间、地点及抽样方法。②纳入标准和排除标准,涉及疾病诊断则以该病诊断的"金标准"或当前学术界比较公认的标准为主。③样本量及计算过程,注明计算公式中各参数的确定依据。④处理,如设置了对照组,则要交代分组方法,在研究前应比较各组间的基线资料,以检验所纳入研究的各组之间是否有可比性。

研究方法写作的主要内容有:①研究设计。论文中应简要介绍研究设计方案,如"病例对照研究""队列研究"等。②干预措施。如果是干预性研究,应详细介绍干预方案、干预方法、干预时间等,同时对未施加干预的对照组加以描述。③测量指标及研究工具。如果采用量表作为研究工具,应介绍量表的内容、信度和效度以及在本研究中的信效度、评分标准、结果判断标准等。④资料收集方法。介绍资料收集的具体步骤,包括是否通过伦理审查并提供伦理号。⑤研究质量控制。应介绍研究过程中的质量控制方法。⑥统计分析方法。应对论文中涉及的统计分析方法进行简要介绍。用计算机分析资料的,应说明使用的统计学软件及版本。

示例:

> **《多组分运动护理干预在老年慢性心力衰竭合并衰弱患者中的应用》一文的研究方法**
>
> 2.2 干预方法
>
> 2.2.1 试验组干预方法
>
> (1)组建多组分运动护理干预指导小组。由心内科主任医师、主任护师、主管护师、康复治疗师和心脏康复专科护士各1名、护士2名组成。主任护师负责统筹安排和质量控制,康复治疗师和专科护士负责干预方案的实施,主管护师和护士进行资料收集。

(2)在对照组干预措施的基础上实施多组分运动护理干预方案。患者入组后24 h内进行干预,率先开展运动健康教育,待患者病情稳定且完成6 min步行测试后,根据评估结果实施运动处方(表1)。住院期间提供2次面对面干预培训和指导,教会患者如何正确进行有氧运动、抗阻运动、平衡训练和柔韧性练习。出院后基于门诊、电话或微信进行干预,嘱患者参考由康复治疗师指导,研究者和心脏康复护士共同录制的多组分运动视频完成干预,并定期接受门诊及线上指导,干预12周。

2.2.2 对照组干预方法

对照组实施常规护理,主要内容如下。为患者讲解疾病知识、运动益处及重要性,出院前介绍药物、饮食和睡眠注意事项,进行出院宣教。出院前由护士为患者播放多组分运动训练视频,鼓励患者运动锻炼,但未提供任何针对性的运动指导。出院后每2周电话随访1次,干预4、12周时,电话随访提醒患者门诊复查。

2.3 评价指标

2.3.1 衰弱情况

采用TFI评估衰弱情况。该量表由Gobbens等[21]研制,奚兴等[22]汉化,包括躯体、心理、社会3个维度,共15个条目,各条目采用二分类计分法,总分为0~15分,≥5分为衰弱,且得分越高,衰弱越严重,该量表的Cronbach's α系数为0.75。

2.3.2 日常生活活动能力

采用改良Barthel指数(Modified Barthel Index,MBI)评估。该量表由Shah等[23]研制,共10个条目,各条目分为5个等级。总分为0~100分,61~100分表示轻度功能障碍;41~60分表示中度功能障碍;0~40分表示重度功能障碍。该量表的Cronbach's α系数为>0.92[25]。

2.3.3 生活质量

采用简易生活质量量表(12-item Short Form Health Survey,SF-12)调查。该量表由 Ware 等[25]研制,Shou 等[26]汉化,包括 8 个维度,共 12 个条目,采用标准化评分法将 8 个维度归纳为躯体健康总评分(Physical Component Summary,PCS)和心理健康总评分(Mental Component Summary,MCS),总评分均为 0~100 分,得分越高生活质量越好。PCS 和 MCS 的 Cronbach's α 系数分别为 0.80 和 0.85。

2.3.4 依从性与安全性

护士每周线上随访收集患者运动训练的次数和时长,干预期间累计完成运动干预总次数达 90% 为依从性佳,反之为不佳[27]。若患者运动期间出现胸痛、肌肉损伤、跌倒等表示安全性不佳。

2.4 资料收集方法

由 2 名研究者独立进行资料收集,出院前借助电子病例系统和一般资料调查表收集患者的基线资料。干预 4、12 周后,采用 TFI、MBI 和 SF-12 在心内科门诊或电话随访时进行数据收集。干预开始前,2 名研究者接受培训,使用统一指导语和问卷评估方法,向患者及家属介绍本研究的目的、内容及注意事项。鼓励有能力填写问卷者自行填写,无法完成问卷填写者,由研究者询问后代为填写。

2.5 统计学方法

采用 SPSS 22.0 进行统计分析。服从或近似服从正态分布的计量资料,采用均数±标准差描述,否则采用中位数及四分位数描述,采用独立样本 t 检验或非参数检验进行比较。计数资料采用频数、百分比描述,采用卡方检验分析。随访期间,研究对象出现数据缺失,由失访样本的末次观察值进行填充,各时间点存在非正态分布的资料,故采用广义估计方程检验,以 $P<0.05$ 表示差异具有统计学意义。

> 来源：梁倩,汪晓丽,刘梦琪,等.多组分运动护理干预在老年慢性心力衰竭合并衰弱病患中的应用[J].中华护理杂志,2023,58(23):2821-2828.

30. 科学精准：如何撰写论文的结果？

结果是论文的核心部分，是研究成果的总结，从论文初始的假说到最终的结论都需要靠结果呼应。如果把数据分析结果看作一块块拼图碎片，那么结果撰写就是将这一块块碎片拼成一幅精美的图画，它不仅需要清晰准确地展示研究者的发现，还要以一种易于理解的方式传达给读者。研究者在撰写结果时应做到以下几点。

（1）用数据说明结果。数据是最客观的描述结果的方式。应对所得数据进行统计学处理并给出具体的统计值，如百分比、均数、标准差、t 值、P 值等。

示例：

> 研究者调查了初产妇分娩恐惧的现状后，若将结果表达为"大多数初产妇分娩恐惧程度较高"，显然给人以缺乏科学性和说服力之感，正确的结果描述方式应为"初产妇分娩恐惧得分为（××±××）分，其中有分娩恐惧××人（××％），无分娩恐惧者××人（××％）"。

（2）归纳最终结果。不要无选择地罗列各种资料和数据，也不要写出详细的推导过程，而应经过分析、归纳，总结出最终的、有意义的结果。

示例：

> **《新疆地区临床护士灾害准备度现状及影响因素分析》**
> **一文的结果**
> 临床护士灾害准备度得分为 45～270 分，均分为（4.67±1.79）分，护士灾害准备度属于中等水平。各维度按条目均分

> 从高到低依次为救灾技术、灾害知识、灾后管理。
> 　　来源:王娟,马晶,彭晓红,等.新疆地区临床护士灾害准备度现状及影响因素分析[J].护理研究,2024,38(17):3171-3175.

（3）表达真实准确。结果中不能掺杂任何虚假的信息或表达含混不清,无论结果是否符合预期、护理干预成功还是失败,都应如实地反映。结果的表达还应高度准确,所使用的数据、图表、文字及符号等都要准确无误,不能出现任何疏漏。

（4）文字与图表配合。描述结果时要将文字与图表恰当配合。凡文字易于说明的,不必用图表;用图表一目了然的,无须再用文字重复图表中的全部数据,只需概括或强调其主要发现。

31. 井井有条:如何绘制论文中的表格?

论文中的表格就像一张张精心绘制的地图,引领读者穿越复杂的数字森林,找到有价值的信息宝藏。绘制论文中的表格并不是一项简单的任务,需要注意以下几点。

（1）表格形式。表格形式多采用"三线表","三线"指的是顶线、底线和栏目线,其中顶线和底线为粗线（多选择 1.5 磅）,栏目线为细线（多选择 0.5 磅）。表格左右两端无边框,表内项目间不用横线或纵线分隔。

（2）表序和表题。表格上方应编写表序、表题。表题既要简短,又要能充分概括表中数据的含义。

（3）标目。标目即表格内的项目,分为横标目、纵标目和总标目。横标目应列于表的左侧,纵标目列于表的上端。表格标目应清晰,项目数量适宜。必要时可添加表注。

（4）计量单位。数据精确度必须统一,纵、横计数要一致,百分率的总计数应为 100%。

（5）结果。数据应经过统计学处理。

示例：

		《团体接纳承诺疗法在炎症性肠病患者心理干预中的应用》一文的结果						
		两组干预前后疾病活动度得分比较						分,$\bar{x}\pm s$
组别	例数	CDAI			例数	改良 Mayo 评分		
		干预前	干预后	干预后1个月		干预前	干预后	干预后1个月
对照组	33	131.60 (95.85, 199.55)	128.50 (92.40, 185.40)	120.30 (97.15, 171.45)	10	2.50 (1.00, 4.50)	1.50 (1.00, 3.50)	2.00 (1.00, 3.50)
干预组	31	125.70 (97.20, 183.60)	96.30 (71.30, 135.20)	92.60 (72.30, 131.60)	12	3.50 (1.00, 5.50)	2.00 (1.00, 3.00)	2.00 (1.00, 3.00)
Z		−0.289	−2.008	−2.398		−0.536	−0.306	−0.102
P		0.773	0.045	0.016		0.529	0.760	0.919

注：CDAI 评分两组比较，Waldχ^2 组间 $=6.367$，$P=0.012$；Waldχ^2 时间 $=25.100$，$P<0.001$；Waldχ^2 交互 $=4.222$，$P<0.05$。Mayo 评分两组比较，Waldχ^2 组间 $=0.657$，$P=0.420$；Waldχ^2 时间 $=18.147$，$P<0.001$；Waldχ^2 交互 $=0.498$，$P=0.473$。

来源：彭灵妃，胡德英，熊宇，等.团体接纳承诺疗法在炎症性肠病患者心理干预中的应用[J].护理学杂志，2024，39(09)：94-98.

32. 图文并茂：如何绘制论文中的图形？

在撰写论文时，恰当地运用图形可以极大地提升论文的可读性和吸引力，让研究成果跃然纸上。论文中常见的图形有线图、柱状图、直方图、饼形图、散点图等。

(1)线图。线图包括折线图、水平阶梯图、垂直阶梯图等，适用于显示数据趋势和变化、显示变量间关系和相互作用、比较不同组别之间的差异、展示模型预测结果以及可视化时间序列数据。线图可以清晰地展示数据随时间的变化,揭示数据变化的趋势和周期性。

(2)柱状图和直方图。柱状图用于比较不同类别或组别的数据大小,而直方图则用于展示数据的分布情况,可以辅助判断数据是否服从正态分布。

(3)饼形图。饼形图用于展示各部分占总体的比例,适用于展示分类数据的构成比例。

(4)散点图。散点图通过在坐标系中绘制数据点来表示变量之间的关联性,有助于展示变量之间的趋势、模式、异常值和离群点,帮助判断两个变量之间是否存在正向或负向的线性关系、非线性关系、聚集趋势或者无关联性。

这些图形的选择取决于研究的目的和数据类型,合适的图形可以更好地显示研究结果和数据之间的关系,使论文内容更加直观和易于理解。现代科技为我们提供了多种绘图工具,从常见的 Excel、PowerPoint 到专业的 MATLAB、OriginLab,甚至开源的 R 语言和 Python 库 matplotlib。在制作图形时需注意:①所选用的字母和符号应清晰明了;尽量使图的大小接近作者所希望印刷出版的尺寸。②坐标轴标值应尽量取 0.1~1000 的数值。③避免使用需缩小 50% 以上的原照片。地图或显微照片中要以图示法表示比例尺,以免印刷时缩放造成比例尺失真。④图需要编排图序和列出图题,与表格不同的是,图序和图题标注在图的下方。

33. "金字塔"结构:如何撰写论文的讨论?

"讨论"是论文的核心内容,在很大程度上决定了论文的学术水平和实用价值,是论文写作中最具挑战性的部分。如果说结论部分是"摆事实",那么讨论部分则是"讲道理"。讨论是结果的逻辑延伸,是把研究结果提高到理论认知的重要部分,通过对研究结果的归纳、分析、推理、阐释、论证,阐明事物的内在联系,评价其意义,引出恰当的结论。

讨论部分是突出文章创新性和重要性的部分。与前言部分的叙述相反，讨论部分一般遵循"金字塔"结构——从对具体的研究结果的讨论，拓展到更加宏观的理论层面（即由小到大）。讨论部分的写作可参考以下步骤。

（1）简要总结主要研究结果。讨论开始时研究者应对研究的主要发现做一个简短的总结。简短的总结可以帮助读者了解主要的研究结果，并帮助读者评估作者后续的叙述是否支持这些结果。

（2）解释结果的机制。详细讨论每个主要结果，并提供理论解释和支持证据。这部分可以分为几个小节，每节讨论一个具体的结果。

（3）与现有文献进行比较。在讨论部分，作者还要比较自己的研究结果和文献报道的结果，分析出现差异的原因，这能增加论文的学术性和科学性。

（4）阐明研究的局限性和日后改进的方向。诚实地讨论研究的局限性，包括样本选择、数据收集方法、统计分析等方面的不足，提醒读者谨慎地看待本研究的结论。此外，作者也要指出下一步改进的建议，这样可以让读者在此研究的基础上开展后续研究。这一部分的写作也可放在论文结论部分。

（5）结论和建议。对研究结果进行总结性陈述，并基于研究结果提出有价值的建议。这一部分应该是精炼的，直接指向研究的核心贡献和长远影响。

示例：

> **"乳腺癌化疗患者锻炼行为觉知的影响因素研究"一文的讨论与结论**
>
> 讨论（简要总结本文主要研究结果）：本研究显示，锻炼益处及障碍评分与社会支持评分呈正相关，社会支持是乳腺癌化疗患者锻炼行为觉知水平的影响因素。即社会支持水平高的患者锻炼行为觉知水平更高。（考虑产生这些结果可能的机制和解释）分析原因在于：乳腺癌对于女性而言是影响较大的恶性疾病，患者身心压力较大，而社会支持能够缓冲心理压力，充分调动内在正向资源分担内心的痛苦，转变对乳腺癌疾

病的认知。(与现有文献进行比较)如国内报道显示,社会支持利用度对认知有预测作用。Tao等横断面研究表明,乳腺癌患者较高的社会支持与较高的锻炼坚持水平相关。(结论和建议)社会支持水平越高,患者在家庭与社会中感受到的支持与关心越多,有利于增强乳腺癌患者参与锻炼的信心,纠正化疗过程锻炼错误认知,提高患者对锻炼障碍的克服水平。因此,临床可从社会支持层面着手,通过社交平台创建病友群,鼓励同伴支持;激励家属、朋友等给予患者锻炼支持。转变乳腺癌患者对锻炼益处与障碍的认知,提高锻炼行为觉知水平。

结论(结论和建议):乳腺癌静脉化疗患者锻炼行为觉知受到婚姻状况、文化程度、TNM分期、运动自我效能、社会支持的影响。临床可加强评估,采取针对性干预,促进乳腺癌静脉化疗患者锻炼行为觉知水平提高。(研究的局限性和日后改进的方向)但本研究单中心研究,且随时间延长,患者在不同时间点可能存在锻炼行为觉知水平的差异,但本研究考虑到患者的调查依从性及受疾病影响的心理状态,未选择在后续不同时间点进行追踪调查,可能缺乏纵向对比。因此,日后将开展大样本量的追踪调查,关注群体异质性,为临床实践创造更多依据。

来源:曹海珍,安艳晶,程玉鹏.乳腺癌化疗患者锻炼行为觉知的影响因素研究[J].护理学杂志,2024,39(14):32-36.

34. 鞭辟入里:撰写讨论有哪些注意事项?

论文的讨论部分就像是一场精彩的辩论赛,研究者不仅要展示自己的研究成果,还要对这些结果进行深入的剖析和解读。撰写讨论就如同在这场辩论中陈述观点,需要注意以下几点。

(1)紧扣研究结果。讨论不能偏离结果或研究本身,要以结果为依据,实事求是地提出令人信服的观点和见解。讨论部分要回答前言部分提出的问题,与前言和结果相呼应,并对结果进行说明和分析,推导出结论。

(2)论点鲜明,论据充分。讨论中必须突出论点,论据要充分,论证要有较强的逻辑性。合理运用文献中的理论、观点、研究结论增强自己的说服力,不要进行无实质内容的讨论,也不要过度延伸。对于与他人研究结果不同的地方要分析原因。

(3)篇幅适度。在这一部分,讨论的问题不宜过多,通常控制在三个以内。针对每一个问题,应当用单独的段落来进行详细阐述,避免内容过于分散,确保论述条理清晰、重点突出。这样做不仅能够使讨论更加深入透彻,还能帮助读者更好地理解和把握研究的核心要点。

(4)用词严谨,留有余地。避免使用如"填补国内外空白"之类的绝对性表述。这类表述往往缺乏足够的证据支撑,容易给人以夸大其词的印象。

(5)其他注意事项。讨论部分一般不使用表格和图形,同时避免重述在引言和结果部分中已经明确的数据或其他资料。这样做是为了确保讨论部分聚焦于解读和分析研究发现,而不是重复先前已呈现的信息。这种方式,可以使讨论更加集中和具有深度,增强其对研究结果的意义阐释。

35. 言之有据:如何阐述论点?

在论文写作中,论点如同我们点亮的火把,而论据则是火把中的燃料,确保光芒不灭。论据不仅能增强论文的说服力,还有助于读者更好地理解和接受作者的论点。

(1)论据选择具有权威性和准确性。在引用数据、文献或案例时,必须确保其来源的权威性和准确性。例如,在科学研究领域,引用经过同行评审的期刊文章比引用未经过严格审查的网络资料更具说服力。在社会科学和人文学科中,引用知名学者的理论或被广泛接受的研究成果也能为论点增加可信度。此外,尽可能选择最新的数据和文献,因为它们反映了最新的研究进展和趋势。

(2)论据类型具有多样性。不同类型的论据能够从多个角度支持论点,形成更加完整和有说服力的论述。例如,在论证一个社会现象时,可以同时引用统计数据、历史实例、专家意见和相关理论。统计数据能提供量化支持,历史实例能展示实际案例,专家意见能引入专业见解,理论支持则能提供深层次的解释。多样化的论据能使论点更加立体和全面,不会显得单薄。

(3)论据具有逻辑关联性。所引用的论据应直接服务于论点,能清楚地展示出与论题的相关性。有时,作者可能会因引用大量论据而偏离论题,导致论证过程变得杂乱无章。因此,每引用一个论据,都应明确说明它如何支持论点,并将其恰当地嵌入到论述之中。如果论据本身不能清晰地表现出其支持作用,作者应进行必要的解释和分析。

(4)论据的准确引用和批判性分析。断章取义或错误引用不仅会削弱论文的可信度,还可能引发学术不端的质疑。为避免出现此类问题,作者应诚实地引用原文,并在文中标明出处。若需对论据进行阐释,应确保不违背原意。此外,并非所有论据都能直接支持论点,有些可能存在争议。这时,作者应冷静分析,对论据进行对比和批判性分析,并通过逻辑论证或进一步的实证研究来证实自己的观点。例如,针对一个疫苗有效性的争议观点,作者可以引用大量的临床实验数据和专家共识来反证,从而强化自己的立论。

总之,有效地为论点提供论据支持是论文写作的核心环节。通过选择具有权威性和准确性的论据,采用多样化的论据类型,保持论据的逻辑关联性、准确引用和批判性分析,作者能够大幅增强论文的说服力和提高学术价值。

36. 覆车之戒:讨论写作中有哪些常见问题?

撰写论文讨论部分时,研究者有时会不慎步入一些误区,使得论文的说服力和整体质量大幅下降。

(1)文献堆砌,缺乏独到见解。有时,研究者可能会大量引用文献,却未能提出自己的独到观点。这就像在花园中种植了各种花草,却没有精心修剪,缺乏个性和特色。

(2) 引用不当的理论或模型。在讨论中,如果引用了不恰当或不相关的理论或模型,可能会误导读者,影响讨论的准确性。

(3) 论据不足,讨论浅尝辄止。讨论部分需要深入挖掘,如果论据不足,讨论就会显得肤浅,无法令人信服。

(4) 观点表述模糊,论点过时。清晰和创新是讨论部分的关键。如果观点表述不清晰、不明确,或者讨论的论点陈旧,只是重复已知的原理和常识,那么论文的创新性和学术价值就会大打折扣。

(5) 讨论重点不突出,内容冗余。讨论部分应该突出重点,避免重复叙述前言和结果的内容。如果讨论过于烦琐冗长,就会使读者失去兴趣。

(6) 推论不合逻辑,缺乏内在联系。讨论中的推论需要合乎逻辑,与结果紧密相关。如果推论不合逻辑,或者结果与讨论之间缺乏逻辑联系,就会使论文的说服力大打折扣。

(7) 实验数据支持不足,结论夸大。讨论部分的结论需要有充分的实验数据支持。如果实验数据不足以支撑作者的观点,或者作者对结果的描述过于夸张,都会使研究结论显得不可信。

(8) 偏离主题思想。在讨论中,研究者需要紧扣主题,避免偏离论文的核心思想。偏离主题会使论文失去焦点,会让读者感到困惑,影响论文的整体连贯性。

(9) 论断不成熟。在没有充分证据支持的情况下,做出仓促或不成熟的结论,不仅会影响论文的质量,还可能误导读者。

因此,在撰写论文时需要格外留心,避免这些常见的陷阱,确保论文如同打磨过的宝石,璀璨而坚实。

37. 提要钩玄:如何撰写论文的小结?

如果把论文比作一条蜿蜒的小径,论文的小结则是这条小径尽头的路标。这个"路标"指引着读者回顾来时的路,同时展望未来的方向。

小结,也称结论或结语,是对论文主体内容的归纳总结。它是在对前文进行一系列论证、整理与分析的基础上,提炼出的最终观点或论断。小结应当强调研究原理的通用性和结果的重要性,同时提出新的研究议题或发展方向,并且回答前言部分提出的问题,实现首尾呼应。

小结与讨论部分各司其职,讨论部分犹如一场自由的探索之旅,允许进行全面的分析、大胆的推测乃至前瞻性的预见,它鼓励思维的发散与创新。而小结则是这场旅途的归宿,它要求论据坚实可靠,表达留有余地,以收敛性思维来提炼研究的核心发现,为读者呈现一个清晰而严谨的答案。

小结并非论文的必要组成部分,有些期刊论文的小结可能已在讨论部分或摘要中得以体现,因而无须再单独设立小结部分来重复总结。不过,当论文中包含专门的小结部分时,它应当比摘要中的描述更加详尽和充实,为读者提供更深层次的洞察与理解。

示例:

> **"急性冠脉综合征患者症状群的研究进展"**
> **一文的小结**
>
> 症状群内症状间相互协同强化,较单个症状对患者的不良影响更为显著,通过对症状群的干预进行症状管理,可提高症状管理效率,利于减少心血管不良事件,还能节约人力及医疗资源,满足患者全面的照护需求。目前,ACS 症状群的研究类型多为横断面研究,研究内容多为症状群的识别,症状群的评估及确立尚未形成统一标准,致症状群分类模糊。另 ACS 症状群干预性研究有限,且以情绪症状群的干预为主。未来研究应探索 ACS 症状群评估及确立的科学方法,精准确立 ACS 症状群,并以此为基础构建和实践有效的症状群干预方案。此外,还可以开展纵向研究,全面了解 ACS 症状群的变化轨迹,根据不同时间节点症状群的特征给予患者更具针对性的干预。
>
> 来源:陈小艳,黄丽华.急性冠脉综合征患者症状群的研究进展[J].中华护理杂志,2024,59(01):117-123.

38. 饮水思源：如何撰写致谢？

致谢一般是作者对在研究过程中或论文写作过程中给予指导或帮助的组织和个人的感谢。撰写致谢部分是论文写作中一个温馨而重要的环节，它不仅是对那些提供过帮助的人的公开认可，也是科研礼仪的体现。

致谢不是论文的必要组成部分，要根据实际情况决定是否致谢。致谢的对象和范围为：①在科研设计阶段，对研究选题、构思等方面提出指导性意见的专家和人员。②在科研实施阶段，协助调研、实验及给予了其他帮助的人员。③重要资料、文献、数据、图表、照片的提供者。④在研究工作中提供了物资（如场地、实验样本、仪器等）或资金赞助的组织或个人，资金的主要资助单位一般在文章首页下加脚注，无须在致谢中重复。⑤在数据统计阶段，提供统计学帮助的人员，或在论文写作中提供语言帮助的人员。

致谢通常位于正文之后、参考文献之前，且应单独成段。在致谢前，必须事先征得被致谢人的同意，以免"强加于人"。因为有些人可能并不赞同文中的材料或观点，如果致谢中写了他的名字，读者可能会误以为此人对内容知情并同意。对被致谢人不要直书姓名，要加以尊称，如"某某教授""某某专家""某某主任护师"等。常用句式为"本文承蒙×××的大力帮助（指导、审阅、资助），谨以致谢"或"感谢×××对本文的指导"。

致谢不仅能够展现研究者的个人品质，也是对那些在学术旅程中给予帮助的人的尊重和认可。通过撰写致谢，研究者能够向被致谢人传达感激之情，同时也为自己的研究画上一个圆满的句号。

39. 引经据典：参考文献的著录格式知多少？

参考文献是一篇论文的必要组成部分，它们是论文的坚实基石，为论文的论点提供支撑。这些文献如同桥梁，将作者的洞见与前人的成果巧妙连接，展现了作者对科研严谨性的执着追求。参考文献能够显示作者对本课题国内外研究现状掌握的深度和广度,便于读者查寻原文以衡量论文的水平和可信程度。因此,论文中凡是引用别人的资料,均应标明出处,在论文结尾列出引用文献清单。引用了他人的资料,又不在参考文献中列出,会被认为是抄袭或剽窃行为。

参考文献的要求:①必须是作者亲自阅读过的最新文献(近3~5年为主),不能转引他人的参考文献作为自己的参考文献,要确保文献的可靠性。②尽可能引用一次文献,尽量找到原著,少用译文。文摘、内部刊物、会议交流论文等一般不列入参考文献中。公众熟知的教科书、工具书之类一般不必引用,如《英汉词典》《新华字典》等。③引用参考文献数量通常以各期刊具体要求为主,护理科技论文一般不超过40条,文献综述类一般不超过50条。④引用参考文献不能够断章取义,要准确无误地引用。⑤参考文献的排列,多以文中出现的先后次序排列,并将序号标注在引用处右上角,外加方括号。

有关参考文献的著录格式,国内外期刊不完全一致,各期刊都有明确的要求。目前国内医学期刊通常有两种格式:①国际通用的温哥华格式;②国家标准《信息与文献 参考文献著录规则》(GB/T 7714—2015)。具体格式要求可见各期刊的稿约要求。参考文献一般应包括作者姓名、文题、杂志名、卷(期)、页码、出版年份等项。作者姓名列出前三位,每个姓名之间用逗号分隔开,三人以上用"等"或"et al"表示。后面的顺序是:文题,期刊名称(外文缩写参照 Index Medicus),年份,卷(如为增刊,则在卷后加"(增刊)"或"(Supply)",并在括号内标明增刊号码),起止页码。下面介绍几种常用参考文献著录格式。

(1)期刊文献的著录格式。[序号]作者.篇名[J].期刊名,出版年份,卷次(期号):起止页码.

示例:

[1] 陈小艳,黄丽华.急性冠脉综合征患者症状群的研究进展[J].中华护理杂志,2024,59(01):117-123.

(2)图书文献的著录格式。[序号]主要责任者.书名[M].其他责任者.版次(第一版不标注).出版地:出版者,出版年份:起止页码.

示例:

[1]陈孝平,汪建平,赵继宗.外科学[M].9版.北京:人民卫生出版社,2018:20-30.

(3)电子文献的著录格式。[序号]主要责任者.题名:其他题目信息[文献类型标识/文献载体标识].出版地:出版者,出版年份:引文页码(更新或修改日期)[引用日期].获取和访问途径.数字对象唯一标识符.

电子文献类型标识/载体标识如下。

载体类型	磁带 (magnetic tape)	磁盘 (disk)	光盘 (CD-ROM)	联机网络 (online)
标识代码	MT	DK	CD	OL

示例:

[1]复旦大学图书馆.复旦大学电子资源使用管理办法[EB/OL].(2018-09-05)[2024-02-28]. http://www.library.fudan.edu.cn/2018/0504/c39a85/page.htm.

(4)学位论文的著录格式。[序号]作者.学位论文名[D].培养单位所在城市:培养单位,出版年份:起止页码.

示例:

[1]李隆胜.医院护理人员组织认同、情绪劳动与工作满意度的关系研究[D].绵阳:西南科技大学,2021.

(5)报纸。[序号]主要责任者.题名[N].报纸名,出版日期(版次).

示例：

> [1]曾金华.以积极有为财政政策对冲疫情影响[N].经济日报,2020-03-18(003).

40.锦上添花:如何撰写论文附录?

撰写论文附录时,就像是为一桌精心烹制的菜肴添加了一份精致的配菜。附录虽不占据论文太多篇幅,但却能为整篇论文增添更多的色彩和深度。

附录在以下情况下特别重要:①确保信息的完整性与补充性。当正文中包含过于详细的研究方法、技术细节或大量数据时,为了保持正文的逻辑性和流畅性,可将这些内容移至附录。这样做不仅使正文更加简洁明了,同时又能够确保读者可以在需要时查阅详细信息。②解决篇幅限制与庞大的数据。若论文的篇幅受到限制,或者包含的数据庞大且复杂,为避免正文过于臃肿,可以将部分内容放置于附录中。这种做法有助于保持论文的紧凑性和阅读的连贯性。

附录通常包括哪些内容呢?可参考以下几点。

(1)研究工具及其详细描述。如果研究使用了特定的工具或设备来收集数据,附录中可以提供这些工具的详细描述,包括使用方法以及相关参数。这对理解研究采用的方法和技术手段有重要帮助。

(2)计算过程与数学推导。这对于定量研究尤为重要。附录中的计算公式、详细的数学推导过程可以帮助读者理解研究背后的理论基础和数据分析方法。

(3)调查问卷及相关数据。如果研究使用了调查问卷或其他形式的数据收集工具,附录中可以包含完整的问卷内容、调查结果的详细分析,以及针对不同群体的数据差异性分析。

(4)交流和合作文件。合作者的信函、电子邮件、会议纪要等交流记录可以展示研究的合作过程和决策背景,对研究的完整性有所贡献。

通过精心准备和合理安排,附录不仅能够为论文增色,还能为读者提供更加全面和深入的理解。撰写附录是一个细致入微的工作,需要耐心和细心,但最终的结果将使论文更加完整和专业。

41. 如何正确表达论文中的数字?

在撰写护理科技论文时,数字的表达如同指南针,指引着读者穿越复杂的数据海洋。为了确保信息的精确无误和条理清晰,我们需遵循一些基本的数字表达原则。

(1) 阿拉伯数字的使用。在表示时间时,如公元纪年、年代、年、月、日、时刻等都应使用阿拉伯数字。例如,"21世纪""90年代""1999年10月1日12点20分"。需要注意的是,年份不能简写,必须完整地写出每一个数字。在记数与计量方面,同样应使用阿拉伯数字。这包括正负整数、分数、小数、百分数、约数等。无论是物理量的量词,还是非物理量的量词前,都应使用阿拉伯数字。例如,"5 s"中的"s"表示物理量单位,而"109例"中的"例"表示非物理量单位,两者前面都应使用阿拉伯数字。

(2) 数值范围的表示方法。在表达数值范围时应使用"~"(浪纹号)而非"——"(破折号),避免与"—"(减号)混淆。例如,"吸氧3~5 L/min""肺动脉压力上升至9~10 kPa"。

(3) 百分数范围的书写方法。在书写百分数范围时,每个百分数后的"%"符号都应写出。例如,"18%~25%"是正确的表达方式,而不应写作"18~25%",以避免与"18~0.25%"混淆。

(4) 面积或体积的表示。采用乘式表达面积或体积时不得省略量值单位。例如,"4 cm×5 cm"不应写作"4×5 cm",因为省略单位会导致信息的不完整,造成读者的误解。

遵循这些原则,可以确保护理科技论文中的数字表达既准确又规范,从而提高论文的专业性和可读性。

第四章 对症下药:不同类型论文的写作要点

42. 传统文献综述的前言该如何撰写?

传统文献综述(literature review)也称叙述性综述,是研究者围绕一个主题搜集相关文献后,采用定性分析的方法,对相关研究的研究目的、方法、结果、结论和观点等进行分析和评价,并融入自己的见解和经验,最终总结成文。目前生物医学期刊杂志上发表的综述大多属于传统的文献综述。

前言是综述写作的开始,具有概括和点题的作用。它不仅为读者提供了研究背景和主题的概览,还明确了综述的目的和方向。前言的主要内容包括以下几点。

(1)阐述综述有关护理问题的核心概念。清晰地定义和解释论文所探讨的护理问题的核心概念至关重要,因为它为读者提供了必要的背景知识,确保读者能够理解研究主题。

(2)阐述目前有关护理问题的研究现状。概述当前该护理问题的研究现状,包括已有的研究成果、主要发现以及存在的问题和未来趋势。

(3)提出综述立题的依据和综述目的。从实际需求、学术价值或临床意义等方面来阐述立题的依据以及具体的综述目的。

前言一般要求300~500字,内容简明扼要,突出重点,开门见山。在撰写传统文献综述的前言时,应当专注于与主题紧密相关的内容,避免引入无关的旁枝末节。同时,也要注意不要将正文核心部分的详细内容提前放入前言中,前言应该像一道精致的开胃菜,激发读者的好奇心和期待,而不是将主菜的精华提前透露。

示例:

《慢性病共病患者安宁疗护的研究进展》一文的前言

(阐述综述有关护理问题的核心概念)随着人口老龄化日益严峻及慢性病发病率逐年上升,慢性病共病现象日趋普遍。慢性病共病是指同时存在两种或两种以上的慢性病,包括躯体疾病、老年综合征以及精神问题等,其特点是低生活质量和高症状负担。(阐述目前有关护理问题的研究现状)全球成年人共患者病率总体为37.2%,而在60岁及以上的成年人中,这一比例超过了50%;我国65岁以上的老年群体中,慢性病共病发病率达到了60%。慢性病共病对各国卫生和社会保健系统带来了重大挑战。慢性病共病患者通常存在多病共存、衰弱、失能等问题,这使得他们对安宁疗护的需求更加复杂。以往研究多聚焦于恶性肿瘤、心力衰竭等单一疾病的病患,缺乏针对多病共存病患安宁疗护的研究。(提出综述立题的依据和综述目的)随着慢性病共病患者比例的不断上升,他们将成为未来安宁疗护的主要服务对象。因此,针对此类患者的安宁疗护服务正逐渐成为卫生健康领域关注的焦点。本文旨在综述慢性病共病患者的安宁疗护现状、需求、评估工具以及管理策略的研究进展,为开展慢性病共病患者的安宁疗护服务提供参考依据。

来源:刘雅慧,徐雅楠,武丽桂,等.慢性病共病患者安宁疗护的研究进展[J].军事护理,2024,41(09):80-83.

---

43. 纵式与横式:传统文献综述的主体该如何撰写?

综述的主体是核心部分,内容包括历史发展、现状分析和趋向猜测等。在这一部分,作者通过比较各专家学者的论据,结合自己的经验和观点,从不同角度来阐明有关护理问题的历史背景、现状、争论焦点或存在的问题、发展方向等。

传统文献综述的主体框架一般是按照所拟定的写作提纲进行搭建。中心部分可以根据其具体内容分成几个小部分,每个小部分又冠以一个小标题。

示例:

> 1　×××概念
> 2　×××的影响因素
> 　2.1　社会人口学因素
> 　2.2　社会文化因素
> 3　×××的评估工具
> 4　×××的干预措施

传统文献综述的主体无固定的写作格式,主要取决于作者对文献资料进行整理和归类的思路。初学者可通过阅读他人综述寻找归类的方法。常见的写作格式有以下几种。

(1)纵式写法。依年代顺序写护理问题的发展过程,勾画出该护理问题的来龙去脉和发展趋势。

示例:

> **《脑卒中后患者恐动症的研究进展》一文的主体部分**
> 1983年,Lethem等提出了"恐惧-回避"模型,其中核心概念是患者对疼痛的恐惧。"对抗"和"回避"是对这种恐惧的两种极端反应,前者会导致恐惧随时间的推移而减少,后者则会导致恐惧的维持或加剧。其结果是社会和身体活动的减少,反过来引起身体和心理的健康问题。1990年Kori等提出了"恐动症(kinesiophobia)"这一术语,指患者因感觉容易受到痛苦的伤害或再次受伤,而产生的一种过度的、非理性的、使人衰弱的对身体活动的恐惧。1995年,Vlaeyen等提出了对运动或再受伤恐惧的认知行为模型。该模型解释了一种对运动和身体活动的恐惧,这些运动和身体活动被错误地认为会造成再次伤害。当患者经历疼痛体验时,如果过多关注疼痛的

消极方面,将疼痛感觉扩大化、疼痛信念灾难化,则很可能进入一个适应不良的恶性循环:产生对运动或再受伤的恐惧,导致回避行为。从长远看这些回避行为将会导致残疾、废用和抑郁。

来源:李林章,孙妍,秦华,等.脑卒中后患者恐动症的研究进展[J].军事护理,2024,41(5):43-46.

(2)横式写法。围绕某一护理问题的国内外研究现状,通过横向对比,分析各种观点、方法、成果的优劣利弊。

示例:

《整形外科患者体像障碍的研究进展》一文的主体部分

体像障碍又称躯体变形障碍(Body Dysmorphic Disorder)。Morselli 等于 1891 年首次提出畸形恐惧症,用以描述自认为身体外表有严重缺陷而实际上没有明显畸形的症状,这类人即体像障碍病患。Edgerton 等与 Knorr 等概括了体像障碍患者的两项特征:仅有"轻微的畸变"和"不能满足",即患者经常对极轻微或不存在的外观缺陷产生担忧。Phillips 将体像障碍定义为"想象丑陋的苦恼"。近几十年来,国外学者对体像障碍进行了系统的理论与实践研究,直至 1994 年,《精神障碍诊断与统计手册(DSM-Ⅳ)》才将体像障碍列为一种独立的疾病,并给出明确的诊断标准;《精神障碍诊断与统计手册(DSM-5)》将体像障碍归类为强迫障碍相关疾病,并将其定义为:专注于不明显或难以被他人察觉到的外表缺陷或瑕疵,这种过分专注甚至对自身的生活、工作以及社交活动产生严重的影响,并因此造成痛苦的体验。国内对体像障碍的相关研究起步较晚,在我国的医学心理学中,认为体像障碍是一种病态的心理症状,《中国精神障碍分类与诊断标准(CCMD-3)》则将其归为躯体形式障碍中的疑病症。综上所述,体像障碍是客观身体外表不存在缺陷或仅仅存在轻微的缺陷,而个体想象出"缺陷"或将轻微的缺陷夸大,由此产生心理痛苦的病症。体像障碍病患认定自己的外表"缺陷"很丑陋,继发严重的容貌焦虑,这种强烈的主观感受,实际上来源于病患长期对自己体像的认知偏差,由此产生的心理痛苦严重影响病患的工作和生活。

来源:徐晨子,翁慧,庞铭,等.整形外科病患体像障碍的研究进展[J].护理学杂志,2024,39(04):122-125.

(3)纵横结合式写法。纵横结合式写法是指综合使用纵式写法和横式写法,如历史背景采用纵式写法,研究现状采用横式写法。

主体部分的写作要需注意以下几点:①注意综述的逻辑性、综合性。将分散在各篇文献中的论点、论据提炼出来,并按一定的逻辑思路列出综述的大纲。切忌只将原始文献中的观点罗列堆砌,而没有分析、归纳和提炼。②注意综述的评述性。应在已有文献的基础上客观地发表议论。对专题的研究现状、水平条件等进行具体分析,比较其优劣、评述其利弊,并对其专题研究的发展方向作出预测。③客观、全面地阐述不同观点。对各学派或研究中一致或不一致的观点均应回顾。对不同的意见,尽量解释不一致的原因。④表述详略得当。对与主题密切相关的研究应做细节描述,包括作者、研究设计、样本特征和样本量、研究工具、主要研究结果等信息,而不能以"研究结果表明……"简单化阐述。但已经成为常识的内容可以简单阐述。

44.传统文献综述的小结该如何撰写?

小结又称为结论或结语,是综述不可或缺的尾声。这部分应概括性地总结并比较综述主体部分提出的各种观点、研究结果和结论。同时,基于现有的研究基础和未解决的问题,对未来的研究方向进行合理展望。小结部分应与前言部分相呼应,对前言部分提出的问题应给予较明确的回答。此外,小结部分的用词要恰如其分,留有余地,既要有说服力,又要保持适度的谦逊。

示例:

> **《癌症患者决策疲劳的研究进展及护理启示》一文的小结**
> 目前,在国外已经进行了大量关于癌症患者决策疲劳的研究,研究范围较广,包括理论研究、评估工具的研制、影响因素分析等。国内针对癌症患者决策疲劳的相关研究还处于起步阶段,研究范围仅限于横断面研究,关于癌症患者决策疲劳的影响因素有待进一步深入分析,且鲜有癌症患者决策疲劳的干预研究。此外,用于评估决策疲劳水平的量表还未在更多病种患者及相关利益人群中进行验证。未来应扩大研究范围,包括更多的人群和不同病种的癌症患者,以期为医护人员提供更多关于癌症患者参与决策和决策疲劳水平的信息,为制订干预方案提供依据,同时不断促进我国临床共同决策模式的完善,推动相关领域的发展和进步。
> 来源:房钰,郝媛媛,张晨,等.癌症患者决策疲劳的研究进展及护理启示[J].中华护理杂志,2024,59(8):941-946.

在撰写综述的小结时,应避免几个常见的误区。首先,我们必须确保小结的内容与综述的中心主题紧密相关,避免引入与主题无关的信息,这就像是在一幅画中不随意添加与主题无关的色彩,以保持画面的和谐与统一。其次,小结应当是对文献中的观点、结果和结论的归纳、总结和精炼,而不仅仅是作者个人意见的陈述。这样,小结才能真正反映出综述论文的深度和广度,为读者提供一个全面而客观的研究概览。

45. 撰写综述类论文有哪些常见问题?

综述类论文就像是学术世界中的一幅大拼图,作者需要将零散的研究成果拼接起来,呈现出一个领域的全貌。一篇好的文献综述,内容实用且新颖、结构合理、论述有理有据、文献引用准确。撰写综述类论文应避免以下常见问题。

(1)层次混乱,如入迷宫。综述应具有合理的结构,各层次的小标题之间应有明确的逻辑关系。同一层次的小标题应该是并列关系,而小标题与其下属的次级小标题则应是从属或包含关系。综述中常会出现小标题层次混乱,甚至在同一层次的小标题之间出现交叉或重叠关系,就像是一座迷宫,困扰读者。

示例:

> **影响×××癌症病患焦虑的相关因素**
> ①病患个人因素:×××。
> ②癌因性疲乏:×××。
> ③疾病因素:×××。
> ④家庭因素:×××。
> 其中②癌因性疲乏和③疾病因素出现重叠现象,导致论文层次混乱。

(2)论据不足,像纸牌屋。综述需要坚实的论据支撑。有的文献综述无参考文献或仅1~2条参考文献,有的引用的文献过于陈旧,从而导致论述的说服力差,就像是建在沙土上的纸牌屋,经不起推敲;还有作者只引用符合自己观点的文献,忽视与其观点相悖的文献,导致论述具有一定的片面性。需要注意的是,引用文献的观点和数据必须准确无误,这要求作者必须自己阅读文献的原文,以保证引用的准确性和论述的有效性,不应断章取义或歪曲原意。

(3)文献罗列,像杂货铺。文献罗列是指在文献综述中仅仅列举不同学者的观点,而未进行系统的分类、归纳和提炼。这种综述形式使内容显得杂乱无章,缺乏内在逻辑,无法有效地厘清已有研究之间的关系。例如,"×××学者认为……,×××学者认为……,××学者认为……"的文献罗列形式。

(4)见解空泛,像空中楼阁。虽然综述需要提出个人见解,但这些见解需要有充分的论据支持。如果没有合理的依据就盲目提出个人见解,这些见解就像空中楼阁,缺乏根基。例如,若某篇综述在讨论口腔健康相关生活质量的评价工具时,归纳了多篇文献的结果后,发现不同文献对于口腔健康相关生活质量的测量选择了不一样的测量工具。最终,作者在缺乏充分依据的情况下,提出了"我认为口腔健康相关生活质量应采用……工具"这样的主观结论,这就使得结论的说服力大打折扣。

46. 实验研究类论文该如何撰写?

实验研究是指研究者对受试对象施加某种干预措施(处理因素),以证实干预措施是否有作用(实验效果)。一般来说,实验研究类护理科技论文的正文部分包括前言、方法、结果、讨论四个部分。

(1)前言。前言部分包括提出问题,阐明选题背景、缘由、意义及研究目的;阐释基本概念;概述以往研究;提出创新点(与以往研究有何不同);指明研究方法。想要撰写一个高质量的前言,需要作者在动笔之前深入地进行文献检索,精心挑选并概括那些对前言部分至关重要的文献和研究成果。此外,作者必须具备清晰的逻辑思维,能够在总结前人研究的基础上,明确指出这些研究的局限性。在此基础上,作者需要阐述自己研究的紧迫性、创新性以及解决的具体问题。在撰写前言部分时需注意:①不要一味否定传统方法和他人的方法;②不应当以"国内外尚无此类研究"或"此类研究较少"作为进行本研究的缘由。

(2)方法。方法部分包括:①研究对象。首先,应交代清楚资料收集的时间和地点,如哪个时间段在哪所医院收集了多少例病患。其次,应交代清楚研究对象的纳入标准和排除标准。需要注意的是,纳入标准和排除标准不能矛盾或者重复。另外,研究是否得到患者知情同意、是否通过伦理委员会的审批,需要在这部分进行交代。关于样本量的计算和确定,也可以在这部分进行介绍。②分组方法。描述分组方法之前,应先描述实验设计类型,再描述具体分组方法,如随机序列如何产生、如何按照随机序列分配入组等,不能用简单的"随机分组"来描述。③干预方法,要详细描述各组干预措施的细节,包括是在何时实施、谁负责实施、如何实施、持续时间和频次等,以使他人通过阅读这部分就能够完全重复研究过程,重演研究成果。④研究质量控制。介绍研究质量控制措施。

⑤评价方法和统计学方法。描述评价指标,由谁、何时、如何测量。统计学方法要描述各项主要结局和次要结局指标的数据特征。

示例:

> **《肿瘤化疗患儿急性恶心呕吐非药物干预方案的构建及应用研究》一文的方法**
>
> 2.1 研究对象
>
> 采用方便抽样法,选取2023年2月1日—10月31日在浙江省某三级甲等儿童医院神经外科接受化疗的住院患儿及其照护者作为研究对象。患儿的纳入标准:①确诊为颅内肿瘤;②通过静脉注射进行化疗;③年龄为1~17岁。照护者的纳入标准:①为患儿近3个月的主要照护者;②具有初中及以上文化水平,具备基本的书写能力。排除标准:①影像学提示有颅内压增高的患儿;②有精神或心理障碍的患儿或照护者。脱落标准:①患儿或照护者要求中止研究;②化疗过程中,因骨髓抑制等原因不能继续化疗;③恶心呕吐日记内容不全。本研究共纳入200例患儿,将2023年7月1日—10月31日纳入的100例患儿作为试验组,将同年2月1日—5月30日纳入的100例患儿作为对照组。本研究已通过医院伦理委员会审查(2022-IRB-223),患儿和(或)其父母均自愿参与研究,并签署知情同意书。
>
> 2.2 干预方法
>
> 2.2.1 试验组干预方法
>
> 试验组在标准药物预防的基础上实施急性恶心呕吐非药物干预方案。研究小组成员加强环境管理,如在患儿病房内增设薰衣草香薰、安装噪声监测仪,同时要求照护者在陪护期间不吸烟(若吸烟,需清洁口腔后再进入病房)等。在化疗开始前,医生和护士共同对患儿进行恶心呕吐风险评估,开展画画、讲故事等医疗辅助游戏,并根据患儿的喜好播放轻音乐。另外,将化疗开始时间调整至每天11:00,早餐后、化疗前及

晚餐后由照护者陪伴患儿在病室内运动。化疗期间,加强患儿饮食管理、给予穴位贴敷,同时开展与恶心呕吐预防相关的健康教育。

2.2.2 对照组干预方法

对照组在药物预防的基础上实施常规的急性恶心呕吐非药物干预措施,包括保持病房环境干净、整洁、无异味;每天09:00开始化疗;化疗期间,介绍恶心呕吐的预防措施,强调饮食管理、运动干预的重要性,由照护者根据患儿需求自行安排饮食和运动等。

2.3 评价指标及资料收集方法

2.3.1 恶心发生率

应用巴克斯特干呕脸量表(Baxter Retching Faces Scale,BARF)[10]评估肿瘤化疗患儿恶心的发生情况。该量表为视图评估量表,将恶心程度分为6个等级,其中0级为"完全不觉得恶心",1级为"有一点恶心",2级为"比较恶心",3级为"很恶心",4级为"极其恶心",5级为"最高级别的恶心",量表的Cronbach's α 系数为 $0.86 \sim 0.95$ [10]。根据量表要求,对于年龄≥6岁的患儿,由患儿自主评价;对于年龄<6岁或不配合的患儿,由照护者对照患儿的面部表情进行评价。住院期间,要求患儿和(或)其照护者每日记录恶心的发生情况。恶心发生率=住院期间发生恶心的患儿例数÷该组患儿总例数×100%。

2.3.2 呕吐发生率及呕吐严重程度

住院期间,患儿的呕吐次数由照护者记录,呕吐发生率=住院期间发生呕吐的患儿例数÷该组患儿总例数×100%。另外,护士每天应用美国卫生及公共服务部常见不良事件评价标准(4.0版)[13]中呕吐严重程度评估标准对肿瘤化疗患儿呕吐的严重程度进行分级。该标准将呕吐的严重程度分为5级,其中1级为24 h内呕吐次数为1~2次、2级为3~5次、3

级为≥6次、4级为呕吐影响生命体征且需紧急救治、5级为呕吐导致死亡。

2.3.3 睡眠时间达标率

住院期间,患儿佩戴有睡眠监测功能的电子手表,护士每天评估其是否达到正常睡眠时间,任意一天未达到标准则判定为睡眠不充足。睡眠时间达标率＝住院期间睡眠时间达标的患儿例数÷该组患儿总例数×100％。

2.3.4 负性情绪发生率

护士和照护者每天评估患儿是否存在负性情绪。负性情绪包括易怒、易哭闹、烦躁、恐惧、警觉性高、紧张等,只要存在以上任意一种情绪则判定为有负性情绪。负性情绪发生率＝住院期间发生负性情绪的患儿例数÷该组患儿总例数×100％。

2.4 统计学方法

应用 SPSS 23.0 统计软件进行数据分析。首先,采用 Kolmogorov-Smirnov 检验对计量资料是否服从正态分布进行检验,其中年龄为非正态分布资料,使用中位数、四分位数表述,采用 Mann-Whitney U 检验进行比较,其余正态分布资料使用均数、标准差描述,两组间比较采用两独立样本 t 检验。计数资料用频数、百分比或百分率描述,两组间比较采用卡方检验。以 $P<0.05$ 为差异具有统计学意义。

来源:虞露艳,周莹,范佳杰,等.肿瘤化疗患儿急性恶心呕吐非药物干预方案的构建及应用研究[J].中华护理杂志,2024,59(18):2181-2188.

(3)结果。结果部分旨在客观回答研究问题并展示研究发现。该部分需先阐明各组的入组数、纳入分析的例数,以及排除的例数及其原因。基线资料应以表格形式呈现,包括人口学特征和临床特征。主要结局和次要结局指标的结果通过图表和简洁文字说明,避免内容重复。方法部分中提及的评价指标应在结果部分中体现,未提及的指标不应出现。结果部分仅呈现客观数据，不夹杂评论。

（4）讨论。讨论部分是将实验结果升华至理论层面，其质量直接影响论文的学术水平和研究价值。该部分的核心任务是回应前言提出的研究问题，明确研究新发现及其意义，并客观指出研究局限。讨论应分层次：首先，概述主要发现和其对护理领域的贡献，若方法上有创新，需清晰说明其原理和机理。其次，比较本研究与现有研究的异同，分析结果差异的原因。最后，承认并分析研究局限，评价方法学是否严谨，指出未解决的问题和未来的发展方向。

47. 调查研究类论文该如何撰写？

调查研究通过使用自填问卷或结构化访谈的方式，从特定群体中抽取样本，系统地收集数据，并通过统计分析这些数据来理解某种现象及其背后的规律。这类论文通常包括四个部分：前言、对象与方法、结果和讨论。

（1）前言。前言中要说明研究背景、研究目的和意义。要注意：①阐述研究背景一定要用权威的、近五年的文献，应注重研究的创新性。②厘清此研究和既往研究的逻辑关系。要说明既往研究中还有什么问题没有解决，为提出此研究的目的和意义做铺垫。

（2）对象和方法。对象部分要说明问卷调查人群的特征和要求，一般通过设置纳入标准和排除标准来说明。方法部分要详细描述研究工具：①已有的中文版问卷应详细描述编制者、维度名称及操作性定义、条目数、选项、赋值方法、计分方法、得分高低代表的意义和信效度。信效度需提供具体数值，不能仅写"较好"，且信度和效度不能互相替代。②在已有的中文版问卷基础上进行修订后形成的测量工具，必须说明修订的原因、具体条目及修订方式。每一处修订都要有理有据，如果修订内容较多，则需重新测量问卷的信效度。③对已有的外文版问卷进行翻译和本土化后形成的测量工具，要说明问卷的翻译过程，是否有回译，翻译和回译的人员资历。如果进行了本土化，要说明具体是哪些条目进行了修改。

（3）结果。结果部分应使用图表客观呈现数据，确保信息完整，结构清晰，简洁明了，避免重复和推测性语言。

(4)讨论。讨论要围绕结果展开,要对结果中的数据进行评价、说明和分析。评价是要对问卷的得分高低进行判断,一般要和同类研究的结果进行比较。说明是要阐述问卷调查得出这样的分数表示什么。分析是要解释得出上面分数的原因,然后在此基础上提出对策。

48. "自调查数据"和"公开的调查数据"该如何介绍?

量性研究的数据通常源自两个主要渠道:一是自调查数据;二是公开的调查数据。在论文写作时,如何介绍这两类数据呢?

(1)自调查数据。自调查数据是指由个人或组织自行设计并实施数据收集活动所获得的数据。数据的收集、处理和分析过程都由研究者自行控制。自调查数据需介绍两方面内容:①数据收集过程。这一部分是介绍自调查数据的核心,需要详细说明数据是如何收集的,包括使用的调查工具(如问卷、访谈指南、观察表等)、数据收集的具体过程、调查的时间和地点,以及任何特殊的数据收集条件或限制。此外,还应描述参与者的招募和选择过程,以及数据收集过程中遵循的伦理标准和隐私保护措施。②数据质量控制。说明在数据收集和处理过程中采取的质量控制措施,包括数据录入、清洗、验证和保密措施。

(2)公开的调查数据。公开的调查数据是指那些已经由其他个人或组织收集并公开的数据。任何人都可以访问这些数据,但通常需要遵守一定的条件和限制。这些数据可能包括政府发布的统计数据、学术研究机构的数据、市场调研公司的数据等。例如中国健康与养老追踪调查(China Health and Retirement Longitudinal Study,CHARLS)的公开数据。

公开的调查数据的介绍相对简单,每个数据库在公开时都会附有数据的详细说明,但是研究者需要注意,公开数据的介绍往往是论文查重率的"重灾区"。为了防止重复率较高,可以对数据进行精简介绍,然后增加一个注释:详见×××数据官网。介绍公开数据最重要的一点是交代清楚缺失值的处理情况,例如,数据库中可能有 2 万个样本,但是在研究中只用了 1.5 万个,研究者需要详细说明剔除 5000 个样本的依据以及是如何操作的。

示例:

> **《中国社区中老年人衰弱与慢性肺疾病发生的关联:**
> **一项基于中国健康与养老追踪调查数据的纵向研究》**
> **一文的数据来源介绍**
>
> 本研究数据来源于 2011 年和 2018 年中国健康与养老追踪调查(China health and retirement longitudinal study,CHARLS)项目的公开数据。CHARLS 是由北京大学国家发展研究院对中国 45 岁以上人群进行的一项纵向研究。该调查包括一系列关于中老年人身心健康、人口统计和社交网络等丰富问题。2011 年,从全国 28 个省份的 10257 户家庭中招募了 17708 人,包括 150 个县(区)和 450 个村庄。CHARLS 数据可在官方网站上公开访问:http://charls.pku.edu.cn/en。本研究以 2011 年全国调查数据为基线资料,与 2018 年数据按照独立的研究编号进行 1∶1 匹配分析。纳入标准:2011 年调查时年龄≥45 岁;在调查时未发生 CLD;衰弱表型相关数据完善;2018 年随访的 CLD 数据指标完整。排除标准:有任一基线资料及血生化指标缺失的研究对象。最终纳入 2073 例有效样本。
>
> 来源:赵嘉敏,韩文娟,万文霞,等.中国社区中老年人衰弱与慢性肺疾病发生的关联:一项基于中国健康与养老追踪调查数据的纵向研究[J].军事护理,2024,41(09):8-12.

49.不同类型质性研究论文的前言该如何撰写?

质性研究论文前言的写法、内容与量性研究论文类似,通常包括研究的背景、国内外研究现状、研究问题,以及本研究拟开展的研究内容、目的和意义等。略有不同的是量性研究通常会在前言部分阐述研究假设,但质性研究并没有研究假设。另外,有些研究主题并不适合做量性研究,建议在前言中阐明采用质性研究的原因。不同类型的质性研究论文的前言撰写侧重点有所不同。

(1)现象学研究。该类研究通常侧重于对特定现象进行深入解释,因此,前言部分会强调研究者如何通过参与者的主观体验来揭示现象的本质。

示例:

> **《宫颈癌根治术后患者不同时期支持性**
> **照顾需求的现象学研究》一文的前言**
> 目前,支持性照顾需求相关量性研究大多为横断面研究,仅报道了需求水平高低及影响因素,对其内容及变化趋势报道较少。质性研究提供了一种灵活的、探索性的方法,其中解释性现象学分析的方法可用于探索人类生活经验并赋予其意义,可以从个案的详细研究开始,检查案例之间的相似性和差异性,对产生的不同意义进行详细描述和共享经验思考,适合某种群体的体验研究。因此,本研究采用个体纵向追踪的质性研究方法,深入研究宫颈癌根治术病患在不同阶段中支持性照顾需求变化及其特点,为针对相应的以需求为导向的护理服务提供依据。
> 来源:韩娜娜,焦见芬,高伟.宫颈癌根治术后患者不同时期支持性照顾需求的现象学研究[J].中国护理管理,2024,24(02):192-197.

(2)扎根理论研究。此类研究关注于对某种过程或行为进行理论解说。前言部分会强调研究者如何从数据中归纳出理论框架。

示例:

> **《基于扎根理论的孕产妇心理健康**
> **素养理论框架构建》一文的前言**
> 目前已有研究和实践探讨孕产妇心理健康问题,提出了一些相关的理论和模型,但尚未构建孕产妇心理健康素养的

理论框架。扎根理论适合用于探索性研究,旨在从数据中发展出新的理论。对于孕产妇心理健康素养这个复杂而又涉及多方面因素的主题,需要一种能够深入挖掘和理解其内涵的方法。鉴此,本研究运用扎根理论研究方法构建孕产妇心理健康素养理论框架,旨在为孕产妇心理健康问题的预防和干预提供参考。

来源:王艳驰,徐旭娟,张凤.基于扎根理论的孕产妇心理健康素养理论框架构建[J].护理学杂志,2024,39(15):82-86.

(3)民族志研究。民族志研究侧重于拥有共同文化的群体,其前言部分会强调研究者如何通过观察和参与来理解该群体的文化和社会结构。

示例:

《住院老年痴呆病人喊叫行为背后意义的民族志研究》一文的前言部分

民族志研究方法能够挖掘出隐藏在研究对象行为背后的深层意义,并已被成功用于研究老年人这个特殊群体的行为问题。为此,本研究以具有喊叫行为的老年痴呆病人为研究对象,选择焦点民族志研究方法,对喊叫行为的深层意义进行主位和客位的探索和解释,旨在帮助健康提供者正确认识这些喊叫行为,以便和病人进行正确沟通,从而更有效地应对这些行为。

来源:陈妮,程云,胡三莲.住院老年痴呆病人喊叫行为背后意义的民族志研究[J].护理研究,2013,27(32):3610-3614.

前言应以文字为主,不使用插图和表格,避免使用非通用术语和缩略词,英文缩写在首次出现时需给出中英文全称。前言应开门见山,紧扣主题,言简意赅,突出重点,避免自我评价,也不宜使用"国内首创""填补空白"等描述。一般篇幅不宜过长,200~400字为宜。

50. 质性研究论文的方法学部分该如何撰写?

在质性研究中,方法学部分占据较大篇幅,是整个研究中最重要的部分之一。这是因为研究者本身就是主要的研究工具,必须详细说明研究的具体过程,以便读者全面了解研究设计、研究者与参与者的关系,以及研究的局限性,从而更好地理解研究结果。在质性研究论文的方法学部分需要详细描述以下内容。

(1)研究设计。研究设计部分主要说明本研究所采用的具体方法,如扎根理论研究,研究者需要简要描述该方法的特点,并解释为什么这种方法适合解决本研究的问题。

示例:

> **《胎儿异常引产产妇创伤后成长历程的**
> **质性研究》一文的研究方法**
>
> Charmaz 建构主义扎根理论主要强调理论不是被发现的,也不是单独存在于数据中的,而是研究者与被研究者互动构建的一种暂时性的共识,是特定情形下意义的建构和诠释,强调个体主观构建、社会互动和意义的构建以及文化和社会背景的重要性。本研究尝试阐释的胎儿异常引产产妇创伤后成长历程是在产妇主观经验的基础上,考虑到当前我国生育死亡文化及医疗发展背景,研究者与产妇互动共同构建意义的一般性解释。因此,选择 Charmaz 建构主义扎根理论的范式收集和分析资料。
>
> 来源:李卫涛,王金艳,吴慧玲,等.胎儿异常引产产妇创伤后成长历程的质性研究[J].中华护理杂志,2024,59(08):967-973.

(2)研究对象和研究场所。研究者需要详细描述研究对象,包括研究对象是谁、有多少人、为什么选择他们、如何获得这些对象、纳入与排除标准、终止纳入样本的标准、知情同意及伦理审查。此外,还需要对研究场所进行描述。

（3）资料收集方法。研究者需要详细说明本研究采用的资料收集方法,如访谈法或观察法,并描述具体的实施过程及遇到的问题。例如,应说明访谈的地点、平均时长和访谈提纲。此外,还应告诉读者资料记录的方法和内容。

示例：

《胎儿异常引产产妇创伤后成长历程的质性研究》一文的资料收集方法

采用半结构式访谈法收集资料。本研究第1次访谈于产妇入院后引产前在科室内安静无人打扰的谈话室,采用面对面的方式进行;第2次访谈于产后2周左右在产妇复查后于门诊安静的谈话室面对面进行;第3次访谈于产后1个月左右通过电话进行。正式访谈前,研究者系统学习了半结构式访谈的相关知识,向产妇解释研究的目的、过程、意义,有随时退出研究的权力,征得其知情同意后录音。访谈过程中,针对产妇的某些观点或答案灵活式回应、追问、核实,同时观察产妇的一些非语言行为并予以记录。每次访谈时间控制在30~40 min。访谈后,研究者于24 h内将录音转成文本,有疑惑之处再次向受访者核实。资料收集过程中严格遵守质性研究的标准,如研究人员参与访谈、观察受访者的非语言行为、核实受访者的观点等。

来源：李卫涛,王金艳,吴慧玲,等.胎儿异常引产产妇创伤后成长历程的质性研究[J].中华护理杂志,2024,59(08):967-973.

（4）资料分析方法。资料分析方法部分包括资料整理的方法、如何进行编码和归类、如何进行理论的建构、是否使用计算机软件辅助分析。

示例:

> **《胎儿异常引产产妇创伤后成长历程的
> 质性研究》一文的资料分析方法**
>
> 采用 Charmaz 建构主义扎根理论的范式分析资料,主要包括初始编码、聚焦编码、理论编码。首先,研究者采用逐行编码的方式对资料进行初始编码;其次,对初始编码中出现的令人感兴趣的编码、重要的编码以及出现频次较高的编码归类整合进行进一步聚焦编码,形成范畴;最后,结合备忘录中记录的信息进行更为抽象的理论编码,不断探寻范畴的属性、面向及关系,促进理论的形成。持续比较分析是扎根理论研究的主要特色,贯穿于整个资料分析过程。资料分析由 2 名研究者背对背独立编码,有不同的意见时,则由 3 名护理研究生、1 名产科临床护理人员、1 名护理管理者、1 名心理学专家和 1 名产科护理专家组成的研究小组共同讨论决定。使用 NVivo12.0 软件整理访谈资料。
> 来源:李卫涛,王金艳,吴慧玲,等.胎儿异常引产产妇创伤后成长历程的质性研究[J].中华护理杂志,2024,59(08):967-973.

(5)受试者保护。研究者必须在报告中说明本研究如何遵循伦理原则、如何保护研究对象的权利,在报告中不能出现研究对象的姓名、照片等私人信息,这些信息一般用代码表示。

51. 撰写质性研究论文方法学部分有哪些常见问题?

在质性研究中,方法学部分至关重要,因为它直接关系到研究的可信度和有效性。下面列举几个质性研究论文中方法学部分的常见问题。

(1)未交代所使用的具体质性研究方法。作者没有明确说明具体采用了哪种质性研究方法来收集和分析数据。质性研究方法通常包括现象学、扎根理论、民族志等多种不同的方法,每种方法都有其特定的数据收集和分析方法。如果作者没有具体说明,读者就无法准确了解研究是如何进行的,以及研究结果是如何得出的。这种情况可能会影响研究的透明度和可信度。

(2)所描述的具体方法与方法论不一致。研究者可能在实际操作中用了某种方法,但在论文中却错误地归类或解释为另一种方法。

示例:

> 示例1:
> 本研究采用理论抽样,抽样标准为:①在××就读;②年龄在××~××之间。
> 分析:理论抽样是根据分析结果进一步决定如何抽样,无法提前设定抽样标准。但在这个例子中研究者采用了理论抽样,但又描述了抽样标准。
>
> 示例2:
> 采用质性研究中传统的扎根理论研究方法,选择×××市3家三级甲等医院12例急诊科护士进行半结构式访谈,遵循Colaizzi七步法,分析访谈内容。
> 分析:Colaizzi七步法多用于现象学研究,而扎根理论多采用三级编码的方法,Colaizzi七步法并不适合用于扎根理论研究中。

(3)访谈提纲欠严谨。研究者所设计的访谈提纲存在不足,如缺乏设定依据、不能充分反映研究主题、访谈提纲具有诱导性等。例如,某研究者欲了解癫痫患儿主要照顾者的照顾感受,访谈提纲为"照顾癫痫患儿为您的生活带来了哪些不便?"这样的问法存在先入为主的诱导性,其得到的答案势必会围绕着"不便"的内容展开。

52. 质性研究论文的结果该如何撰写?

在撰写质性研究的结果时,应尽早进入主题,并对所观察到的信息赋予意义,同时思考如何呈现这些信息。质性研究的价值在于研究者能够揭示可信且深刻的现象本质,并解释其背后的原因。这要求研究者不断修改草稿,直到形成清晰的故事线。对现象或事件的描述不应枯燥或机械化,而应反映研究者的参与,必须详细描述相关的事件、人物、话语和行动,使读者有身临其境的感觉。研究结果的撰写有3种类型。

(1) 类属型。当研究对象较多,研究者无法通过个案方式呈现结果时,可以采用分类的方式来收集和分析数据。这种方法适用于主轴概念非常鲜明,并且可以发展成几个主要议题进行深入讨论的情况。如郭子宁等将重症脑卒中患者家属代理决策困境划分为负性情绪困境、支持环境困境、利弊权衡困境、偏好处理困境4种类型。其优点是研究结果重点突出,概念之间的逻辑清楚,层次分明,符合人们将事物进行分类整理的习惯。

(2) 情境型。情境型强调故事的铺陈应以时间发展为主轴。这种叙述方式的优点在于能够生动、详尽地描述事件发生的情境,展现被研究者的内在情感与思考,并阐明事件之间的关联。如李卫涛等将胎儿异常引产产妇创伤后成长历程归纳为创伤应激期、沉思求助期、接受内化期、创伤后成长期4个时期。

(3) 结合型。结合型将描述性与分析性数据以交错分析的方式撰写。如李卫涛等将胎儿异常引产产妇创伤后成长历程用创伤应激期、沉思求助期、接受内化期、创伤后成长期情境型展示,以自我保护、寻求支持、获得慰藉、注重身体健康、珍惜生命等来分类描述应对行为,更加完整地展现了被研究者创伤后成长历程的原貌。

53. 撰写质性研究论文结果部分有哪些常见问题?

撰写质性研究论文的结果部分时,研究者可能存在以下几个问题。

(1) 缺少引导性语句。有时候研究者会直接引用参与者的原话或数据片段作为结果展示的开始,导致读者难以理解引文的内涵。因此,在引文前面最好有提纲挈领的文字,使读者阅读时不会觉得很突兀,而且引文部分应有参考文献支撑。

（2）主题偏离研究内容。质性研究的访谈结果应与访谈提纲的内容相吻合，并能够解答研究背景中提出的科学问题。然而，部分研究者提取出的主题并非该研究关注的重点，偏离了研究的主要方向。例如，某研究拟探讨护理管理者使用护理管理系统的真实体验，提取的主题内容为"在信息系统的支持下，护理管理工作基本落实到位，护理管理者普遍认为构建质量指标系统具有必要性和迫切性"，研究的主题是护理管理者对护理管理系统的使用体验，而提取的主题多为护理管理者的观点，偏离了体验这一主题。

（3）主题不够凝练。质性研究的主题一般为一个概念或简洁的观点，应避免出现烦琐、冗长的句子，否则就会显得主题臃肿，缺乏凝练。例如，某研究中一级主题命名为"感觉难过、无能为力是护理临终病人时护士的总体感受""工作量和情绪影响成为临终护理工作中的主要压力源"就显得主题冗长，令读者阅读起来很费劲。

（4）主题提炼缺乏深度。质性研究提取的主题应是对访谈资料的高度概括，主题的内容需要涵盖受访对象的主要观点并具有一定的深度。如果研究所提取的主题内容过于常规，缺乏创新性和深度，则会影响文章的录用。例如，某研究将术后患者身体约束的相关情感体验提炼为正性体验和负性体验，若将这两个主题转移至其他患者人群，上述主题内容仍然适用。这往往会使审稿人质疑研究者提取的主题缺乏创新性、专业性和特异性。

（5）主题交叉或重复。在主题提取部分比较突出的问题为主题间的交叉和重复，研究者应对重复或较为相近的主题进行合并，必要时重新归类。例如，某研究的两个二级主题分别为"由经济支柱变成经济依赖""由他人的依靠变成依靠他人"，这两个主题表达的内容均为角色转换带来的痛苦体验，但在表现形式上差别不大，这样就会出现内容上的交叉，导致研究主题提取不合理，缺乏科学性。

54. 案例报告中如何选择亮点案例？

案例报告（case report）是通过对具有特殊性或代表性的临床病例进行护理研究，探索疾病在医护过程中的个性特征或共性规律而撰写的报告。在撰写案例报告时,选择亮点案例的目的是要找到那些最具价值和吸引力的故事,给读者新的启发。案例选择可从以下4个方面考虑。

(1)病例本身特殊,即应选择罕见病及疑难重症,突出"新""特""奇"。如《1例羊膜带综合征致右下肢缺血患儿的护理》中,羊膜带综合征发生率很低,属于先天性疾病,该例新生儿右下肢缺血溃烂并合并败血症。这个案例符合新、特、奇的特点。

(2)病例病情复杂多变,病情重,即应选择治疗过程中,出现病情反复,存在多种生理、心理问题,护理难度的病例。如《1例糖尿病患者双胍类药物相关乳酸酸中毒突发心搏骤停的护理》中,研究者选择的是1例糖尿病因双胍类药物蓄积导致乳酸酸中毒伴发突发心搏骤停、肝功能不全的病例。该病例除了原发病外,伴发其他并发症,病情变化快,病情复杂,处理难度大。

(3)护理措施特殊,即应选择常规方法难以处理的病例。如《日记式心理教育在1例反复多次住院精神分裂症患者中的应用》中,病例在治疗时,伴随特殊的心理状态,研究者通过文献检索,选择了日记式心理教育方法解决护理问题。

(4)病例涉及新技术、新疗法,即应选择体现护理学科发展的病例。如《1例"无缺血"肝脏移植患者的围手术期护理》中,研究者选择的是国内首例"无缺血"肝脏移植患者的围手术期护理病例,介绍了该类手术术前、术后新的护理方法。

55. 案例报告该如何撰写?

案例报告通常包括题名、署名、摘要、关键词、前言、案例介绍或临床资料、主体、小结和参考文献。在撰写时,署名和关键词的格式要求与其他类型的论文基本一致。

(1)题名。案例报告的题名需包含研究例数、研究对象和干预措施,并应突出选题的创新性。如"1例成人先天性左侧巨大膈疝继发腹腔内高压患者的护理"。

(2)摘要。案例报告的摘要为指示性摘要,需简要介绍病例情况,概述所采取的护理措施及其效果。字数通常为100~200字。

（3）前言。前言需要提出关注的临床护理问题并阐明案例报告写作的目的。内容应包括疾病的定义（特别是罕见病）、该疾病的发生率或病死率、当前治疗和护理现状，并引出具体的个案。字数通常为200~300字。

（4）案例介绍或临床资料。对案例或临床资料的描述应详略得当，重点突出与后续护理措施相关的内容，而不是简单抄写医生的病史记录或过多叙述医生的治疗过程。具体来说，案例介绍或临床资料应包括以下内容：病患的一般资料；疾病的发生、变化和结局；与护理措施相关的病例资料。

（5）主体。案例报告主体部分的写作常见有两种格式：一种是护理程序格式，即按照护理程序的思路进行资料组织和论文写作，包括健康评估、护理诊断、护理计划、护理实施、护理效果和效果评价6个部分。另一种写作格式是医学案例报告格式，这也是目前国内期刊案例报告的主要格式，主要内容包括护理措施和讨论两部分。在撰写护理措施时，重点应放在"做了什么"而非"应该做什么"。对于常规护理措施，可以简要提及，而对于特殊案例的独特护理措施，则需详细阐述。每项护理措施实施后，应评估其效果，包括并发症的发生、病患的接受程度和护理满意度。引用以往的护理方法、研究结果或护理机制时，必须准确标注文献出处，以确保护理措施的可靠性和可追溯性。讨论也是案例报告主体的重要组成部分，有些案例报告将讨论的内容合并在相应的护理措施中介绍。讨论的内容可以是分析所采取措施的原因，或介绍护理措施的理论依据。

示例：

《1例成人先天性左侧巨大膈疝继发腹腔内高压患者的护理》一文中介绍患者的术后护理为：降低腹腔内高压的护理、液体复苏目标值的设定及护理、纠正低氧血症的护理、胃肠功能恢复延迟的护理。

来源：俞佳萍，汪四花，郑贞.1例成人先天性左侧巨大膈疝继发腹腔内高压患者的护理[J].中华护理杂志，2018，53(12)：1521-1523.

(6)小结与参考文献。小结可与前言前后呼应,总结本案例护理特点,分享在护理工作中的体会和感受,提出今后的研究方向。案例报告的参考文献相对其他类型的论文数量较少,但文中提及的概念、治疗护理现状及理论依据等内容必须标明出处,供读者查阅。

56. 撰写案例报告有哪些常见问题?

一篇好的案例报告,在选题上应有一定的护理特色,即存在不同于常规的护理问题和护理措施。在写作时,应围绕案例的具体情况,动态描述其问题和措施。下面列举几个案例报告类护理科技论文写作中常见的问题。

(1)前言缺乏案例特色。前言应强调选择的案例有什么特色,即存在哪些不同于常规的护理问题和护理措施。但有些案例报告的前言部分没有明确阐明选择该案例的原因,未能突出案例的特色。

(2)病例介绍偏离护理问题。病例介绍应描述病患的性别、年龄、症状和体征、主要的治疗方式等疾病资料,重点介绍与护理问题紧密相关的问题,让读者对案例的护理情况有总体了解。而有些案例报告在病例介绍时重点不突出,没有围绕护理相关问题来写。

(3)护理措施缺乏针对性。护理措施应针对案例的具体情况,详细描述护理问题、采取的措施及其动态变化,不能仅笼统地描述常规护理措施。

(4)护理措施描述不具体。护理措施是案例报告类护理科技论文的核心部分,其内容应具体明确,以便读者了解和学习。但有些案例报告对这一部分的撰写抽象且空洞,缺乏可操作性,读者不能按照作者的描述将其应用到自己的实际工作中。

57. 量表研制类论文该如何撰写?

量表是护理研究领域开展变量测量的重要工具,其研制过程就像是在打造一件精密的仪器,需要严格按照工艺流程来操作。虽然不同类型的量表可能需要不同的打造技巧,但它们的基本制造步骤却是相通的。

(1) 生成量表条目。生成量表条目通常包括以下两个步骤：①生成量表条目池。生成量表条目有演绎法和归纳法2种。演绎法是通过文献回顾，从已有的相关量表中选择合适的条目。归纳法是采用质性研究的方法，如现场观察、焦点小组访谈和个人深入访谈等提出测量条目。目前推荐将演绎法和归纳法结合来生成量表条目池。②采用德尔菲法筛选与优化条目。采用德尔菲法进行专家咨询以征求专家的意见，由专家单独对量表条目池内各条目的相关性及重要性进行定量评分。根据专家咨询的结果，对条目进行筛选、修改、整合，形成量表原始版。

(2) 创建量表。创建量表通常包括以下步骤：①对量表原始版进行预调查和修订。为了确保量表中的条目对受访者来说易于理解，可以通过认知性访谈、焦点小组讨论或实地调查等方法，在目标受访群体中开展预调查，以此来优化量表的表述和含义，从而减少可能的测量误差和减轻受访者的认知负担。②抽样并进行测试。修改后的量表需要在具有代表性的目标人群中进行测试调查。为了确保样本的代表性，建议采用概率抽样的方法，并且样本量要足够大，通常样本数量应为量表条目数的 5～10 倍。调查形式可以多样化，既可以通过网络发放电子问卷，也可以在线下发放纸质问卷。③对条目进行删减。根据收集到的调查问卷分析结果，采用项目分析法对条目进行删减。在处理二分类变量时，常用的删减依据是条目难度和条目区分度指数。而对连续变量，主要采用条目间相关系数和条目与总分相关系数来进行删减。④因子提取。可以采用不同的方法确定提取因子或者维度的个数，如碎石图、因子解释的方差以及因子载荷等。通常情况下，主要根据因子载荷的大小和规律来确定是否保留条目。一般来说，保留因子载荷在 0.4 及以上的条目，如果某条目的因子载荷＜0.4，说明其解释潜变量的方差＜10%，应考虑删除该条目。此外，如果某一个条目在多个因子上都有载荷，也应考虑予以删除。

(3) 评价量表。评价量表通常包括以下步骤：①验证量表的维度。通过验证性因子分析对因子提取后生成的量表维度进行验证。根据模型拟合指标,如卡方自由度比、近似误差均方根、比较拟合指数及 Tucker-Lewis 指数等,验证量表条目与维度的关系。若模型拟合质量良好,说明模型关系得到验证;反之,则需要进一步删减量表的维度和条目,直至形成最终版的量表。②评价量表的信度。有许多指标可以用来评估量表的信度,其中最常用的是克隆巴赫 α 系数和重测信度。③评价量表的效度。除了量表的内容效度外,本阶段主要评估量表的结构效度和效标关联效度。结构效度用于衡量量表的结果与设计该量表时所基于的理论假设之间的契合程度。效标关联效度则指量表结果与公认的金标准之间的相关性。

58. 撰写量表研制类论文有哪些常见问题?

撰写量表研制类论文是一项复杂且细致的工作,涉及多个步骤和细节。下面列举几个量表研制类护理科技论文中常见的问题。

(1)初始条目池中的条目数量不足。在构建初始条目池时,研究者应该像撒网捕鱼一样,尽可能广泛地收集与测量主题相关的条目,甚至包括那些看起来关联性不大的条目。这样做的目的是确保在后续的评估和筛选过程中,能够有足够的选择余地,淘汰不够理想的条目。如果一开始的限制过于严格,可能会无意中漏掉一些重要的内容。所以,初始条目池的构建应该尽可能全面和开放。

(2)样本缺乏代表性。推荐使用概率抽样来确保样本能够很好地代表整体,因为非概率抽样可能会让样本失去代表性。如果样本不具代表性,可能会导致研究者对真实情况的估计出现系统性偏差——要么低估,要么高估。这种情况下,即使增加样本量可以减少抽样误差,但无法消除抽样偏倚的影响。

(3)样本量过小。样本量的大小通常取决于量表中条目的数量。没有适用于所有量表开发的固定的样本量。但一般来说,在资源允许的情况下,使用较大的样本量可以帮助减少测量误差,从而获得更可靠的因子载荷估计。简而言之,样本量越大,量表的测量结果通常越稳定和准确。

(4) 用同一样本进行探索性因子分析和验证性因子分析。探索性因子分析和验证性因子分析是量表研制中不可或缺的步骤。探索性因子分析能帮助建立量表的假设结构,而验证性因子分析则能检验这一结构是否得到数据的支持。通常,探索性因子分析和验证性因子分析的结果可能不完全一致。通过验证性因子分析,研究者可以进一步调整量表的维度和条目。

为了降低共同方差,最好使用独立样本分别进行这两种分析,避免在同一数据集上进行探索性因子分析和验证性因子分析。有些学者使用纵向数据的基线数据进行探索性因子分析,而用随访数据进行验证,但由于样本来自同一批调查对象的不同时间点,可能存在共同特质和共同方差。因此,理想的做法是使用两个独立的样本(也可以将同一样本随机分为两组),分别进行探索性因子分析和验证性因子分析。

59. 证据总结类论文该如何撰写?

撰写证据总结类论文,就像是制作一幅知识的拼图,它要求研究者将零散的研究成果拼接起来,为读者呈现一个领域的全貌。目前,尚缺乏针对证据总结类论文的报告规范。邢唯杰等对国内外已发表的证据总结进行分析,建议证据总结从以下 5 个部分展开。

(1) 背景。说明证据总结的临床背景,阐述证据总结的目的和意义,声明证据总结的适用范围。

示例:

> 《慢性伤口患者创面操作性疼痛管理的最佳证据总结》一文的背景
>
> 创面操作性疼痛是指医护人员在伤口换药过程中,去除或粘贴敷料、清创、诊断、治疗或护理等操作引起的患者不愉快的疼痛体验,属于急性疼痛。研究显示,慢性伤口患者创面操作性疼痛发生率高达 94.3%,其中,中度至重度疼痛占 88.9%。创面操作性疼痛作为慢性伤口的常见问题,常被视为换药过程中不可避免的并发症而被忽视或低估,可加重患

> 者的焦虑、恐惧等负性情绪,降低患者的治疗依从性,延缓伤口愈合进程,影响患者的生活质量。因此,加强慢性伤口患者的创面操作性疼痛管理,对于提高伤口护理质量至关重要。目前,国内外对于慢性伤口的创面操作性疼痛管理主要聚焦于药物或各类单一非药物镇痛方式的使用,尚无统一的针对慢性伤口患者创面操作性疼痛管理的系统证据;临床实践缺乏循证证据支持,亟需制订全面、科学的疼痛管理方案。本研究旨在基于循证方法对慢性伤口患者创面操作性疼痛管理的证据进行评价与整合,形成最佳证据,为医护人员制订科学、规范的创面操作性疼痛管理方案提供循证依据。
> 来源:张媛,郭锦丽,刘宏,等.慢性伤口患者创面操作性疼痛管理的最佳证据总结[J].中华护理杂志,2024,59(14):1761-1768.

（2）方法。证据总结的方法部分包括:①构建结构化PICOs问题;②描述检索数据库及检索词;③制定纳入和排除标准;④阐述文献质量评价方法及评价工具;⑤阐述证据的汇总方法、分级方法及所使用的分级系统;⑥描述制作团队的资质及对潜在利益冲突的声明。

示例:

> 《慢性伤口患者创面操作性疼痛管理的最佳证据总结》一文从6个方面详细阐述方法部分:成立循证实践小组、确立循证问题(PIPOST模式)、文献检索策略、文献纳入与排除标准、文献质量评价、证据提取与汇总。
> 来源:张媛,郭锦丽,刘宏,等.慢性伤口患者创面操作性疼痛管理的最佳证据总结[J].中华护理杂志,2024,59(14):1761-1768.

（3）结果。证据总结的结果包括:①证据检索与筛选结果,以及证据来源、类型与主题;②报告纳入证据的方法学质量评价结果；③用文字或表格呈现每条证据及其级别，并标明出处；④简洁、清晰给出基于证据的实践建议。

（4）讨论。讨论证据总结对实践的意义及启示，分析影响证据真实性和推广性的方法学局限，并给出建议或对策。

（5）其他。根据需要提供附录，包括方法学支撑材料，如证据检索与筛选流程图、纳入证据的基本特征表、证据内容、来源与级别汇总表等，以及配套实践资源，如评估工具、实践手册、流程图与视频资源等。

60. 循证实践论文该如何撰写？

循证实践论文通常包括题名、署名、摘要、关键词、前言、病例介绍（针对个案）、资料与方法、应用与评价、讨论和参考文献。在撰写时，署名、关键词和参考文献的格式要求与其他类型的论文基本一致。

（1）题名。循证实践论文的题名应简洁、明确、有概括性，涉及研究的主要内容。题名应体现本研究为循证护理的题材或类型，如"肠造口周围潮湿相关性皮炎预防及管理的循证实践"。

（2）摘要。循证实践论文的摘要为结构式摘要，包括目的、方法、结果、结论4个部分。其中，方法部分需写出循证实践所遵循的理论框架是什么。

（3）前言。前言主要阐述目前存在的问题，概述实践现状与证据之间的差距，以及实施循证实践的重要意义和必要性。

（4）病例介绍（针对个案）。该部分应对病人的基本情况、治疗方案、并发症的过程等进行概括。

（5）资料与方法。此部分需包含：①理论模式：阐述所依据的理论模式；②研究团队：描述团队成员；③研究问题：目前多采用PICO模式和PIPOST模式将问题进行凝练，形成结构化问题；④证据形成、汇总与评价：呈现证据的检索与筛选过程、方法学评价、临床适用性评价；⑤审查指标：阐述基于证据所构建的审查指标及审查方法。

示例：

> **《体外循环下心脏手术患者术后谵妄管理的循证实践》一文的正文**
>
> 　　根据6S循证医学模型，系统检索 Up To Date、BMJ Best Practice、美国国立指南库、英国国家卫生与临床优化研究所、苏格兰学院间指南网、新西兰指南工作组、国际指南协作网、加拿大安大略省注册护士协会网站、医脉通、亚洲心血管及胸外科学会网站、美国心脏学会网站、欧洲心脏病协会网站、Embase、PubMed、Cochrane Library、CINAHL、乔安娜布里格斯研究所（Joanna Briggs Institute，JBI）循证卫生保健研究中心数据库、中国生物医学文献服务系统、中国知网、万方数据知识服务平台。检索时限为建库至2022年5月17日。排除无法获取全文、临床指南介绍或解读以及重复发表的文献。最终纳入27篇文献，包括证据总结7篇、临床决策5篇；指南5篇、专家共识5篇、系统评价5篇。采用临床指南研究与评价系统Ⅱ对指南进行质量评价；采用JBI的各类文献评价标准（2016版）对系统评价和专家共识进行质量评价。由7名研究者对纳入文献进行信息提取，汇总出12个维度，共35条证据，并根据FAME框架评价证据的有效性、可行性、适用性、临床意义。组织11名专家以及12名临床医护人员进行评价，最终纳入12个维度，共23条适合临床的最佳证据，并形成了27条审查指标及相应的审查方法，见表1。
>
> 　　来源：吴前胜，曾莹，王兰，等.体外循环下心脏手术患者术后谵妄管理的循证实践[J].中华护理杂志，2024，59(3)：292-299.

　　(6)应用与评价。此部分需包含：①阐述研究设计、伦理审批；②描述参与者特征、招募方法与数量；③基线审查结果；④障碍因素的分析方法和结果；⑤评价指标；⑥数据收集方法；⑦统计分析方法；⑧应用效果。

(7)讨论。讨论部分应对证据临床转化的方法、过程与结果进行充分的讨论。阐述本研究以及研究外部推广的局限性,总结研究的作用和可持续性,及对未来研究的建议。

61. 如何提高专家共识类论文的写作质量?

专家共识类论文是护理领域内的专家通过深入讨论和严谨的科学论证,达成的一份关于特定护理问题的共识。但由于目前缺乏统一的报告指南和方法学标准,这类论文在撰写格式和研究质量上仍表现出不同程度的差异。若要提高这类论文的写作质量,可参考以下内容。

(1)选择领域内有影响力的专家。专家共识的权威性在于其背后的专家团队。他们必须是该领域内的佼佼者,具有丰富的实践经验和学术声誉。专家团队需要涵盖该主题所涉及学科领域内的权威专家,以确保共识的全面性和权威性。

(2)观点表述清晰。专家共识的核心部分在于针对不同内容领域制定具体的操作建议,旨在为护理实践提供明确的指导。建议的清晰度和明确性是决定专家共识能否成功应用于临床实践的关键因素。

(3)充分的文献检索与评价。专家共识的根基在于坚实的科学证据。通过全面的文献回顾,收集和评估与共识主题相关的所有证据,这一步骤需要循证方法学专家指导,确保不遗漏任何重要的研究。

(4)通过多轮讨论达成共识。共识的达成往往需要多轮的讨论和修改。在这个过程中,专家们需要充分表达自己的观点,通过建设性的辩论和深入的讨论,逐步达成共识。

(5)标注证据等级和推荐等级。对于专家共识来说,目前尚无统一规范要求必须标注证据等级和推荐等级。部分已发表的专家共识仅描述了观点,未标注观点的来源、证据等级及推荐等级。如果在每一条指导性意见之后标注出证据等级和推荐等级,可使读者一目了然地获悉哪些指导性意见已有了科学证据的支撑,哪些还缺乏高质量证据,需要进一步研究。

(6)以患者为中心。在撰写专家共识时,虽然主要目标是反映专家团队的指导意见,但为了确保这些建议能够在未来的实际工作中得到有效执行,还应该强调以患者为中心的原则。

(7)能在一定情境下推广应用。高质量的专家共识不仅需要具备科学性,还应具有可行性,能够在特定情境下推广应用。因此,在制定共识时,应仔细斟酌其中的指导性意见,综合考虑应用场所的人力、物力、技术、经济、文化和社会伦理等多方面因素。

62. CONSORT:随机对照试验的报告规范知多少?

随机对照试验是评估医疗保健干预效果的最佳研究方法。随机对照试验报告规范声明(Consolidated Standards Of Reporting Trials,CONSORT)可为随机对照临床试验提供指导,它于1996年首次发表,于2010年最后一次更新。CONSORT声明包括一个核对表(checklist)和一个流程图(flow diagram)。其中,核对表包含25项条目,从文题和摘要、引言、方法、结果、讨论和其他信息6个部分对随机对照试验的结果报告给出了建议。流程图是展示从研究登记到临床试验分析整个过程中参与者分配和顺序流程的示意图。CONSORT声明中的绝大多数条目适用于所有类型的随机对照试验,完整的CONSORT核对表、流程图,以及CONSORT扩展版及使用说明等可在CONSORT官方网站(http://www.consort-statement.org/)上获得。

CONSORT 声明清单

论文章节/主题	条目号	对照检查条目
文题和摘要		
文题和摘要	1a	在文题提示为随机对照试验
	1b	用结构式摘要概括试验设计、方法、结果和结论
引言		
背景和目的	2a	科学背景和原理解释
	2b	具体的目的或假设

续表

论文章节/主题	条目号	对照检查条目
方法		
试验设计	3a	描述试验设计(如平行试验、析因设计),包括受试者分配入各组的比例
	3b	试验开始后对试验方法所作的重大改变(如合格受试者挑选标准的改变)及原因
受试者	4a	受试者的合格标准
	4b	资料收集的场所和地点
干预措施	5	描述各组干预的准确详情,以便重复试验,如何时实施了这些干预
结局指标	6a	清楚地界定主要和次要结局指标,包括何时、如何测评的这些指标
	6b	试验开始后试验结局指标的任何变化及原因
样本量	7a	明确样本量是如何确定的
	7b	可能的话,解释中期分析情况和终止试验的规则
随机序列的产生	8a	描述产生随机分配序列的方法
	8b	描述随机方法的种类,及任何限制(如怎样分区组及各区组样本大小)
分配隐蔽机制	9	描述实施随机分配序列的方法(如:连续编号的封藏法),在实施干预前隐蔽分配序列的步骤
实施	10	谁产生的分配序列,谁登记的受试者,谁将受试者分配到各组
盲法(掩蔽)	11a	如果实施了盲法,描述分配干预后对谁设盲(如受试者、医务工作者、评估结局者)以及如何设盲
	11b	描述干预措施的相似之处

续表

论文章节/主题	条目号	对照检查条目
统计学方法	12a	描述比较各组主要和次要结局的统计学方法
	12b	描述附加分析的方法,如亚组分析和校正分析
结果		
受试者流程(极力推荐使用流程图)	13a	描述每组被随机分配、接受预期处理和分析主要结局的人数
	13b	描述各组随机化后退组和剔除的人数及原因
招募受试者	14a	描述招募和随访日期
	14b	描述结束或终止试验的原因
基线资料	15	用表格描述各组的基线人口统计学资料和临床特征
分析的人数	16	描述各组进入分析的受试者人数(分母),以及分析是否是在原先设计的组之间进行
结局和评估	17a	总结各组的主要和次要结局结果,评估的效应大小及其精度(如:95%CI)
	17b	对于二分类结局指标,建议报告绝对和相对效应大小
辅助分析	18	报告任何其他的分析如亚组分析和校正分析结果,指出哪些是事先指定的,哪些是探索性的
危害	19	报告每组的任何重要危害或非预期效应
讨论		
局限性	20	指出试验的局限性、潜在偏倚、不精确和分析的多样性
普遍意义	21	指出试验结果的普遍意义(外部真实性,实用性)

续表

论文章节/主题	条目号	对照检查条目
解释	22	解释结果,权衡利害,考虑其他证据
其他信息		
注册登记	23	试验的登记号和名称
试验方案	24	可能的话,告知从何处找到完整的试验方案
资助情况	25	资助或其他支持(如提供药物)的来源,资助者的作用

63. STROBE:观察性研究的报告规范知多少?

为提高观察性研究的报告质量,2004年由流行病学家、方法学家、统计学家、杂志编辑及医生讨论并制订了观察性流行病学研究的报告指南(Strengthening The Reporting Of Observational Studies In Epidemiology,STROBE)第一版,2007年制定了STROBE声明第4版。STROBE声明包含6个部分共22个条目,从题目和摘要、引言、方法、结果、讨论、其他信息6个方面规范观察性研究的完整准确报告,帮助读者客观评价观察性研究的内部和外部真实性。STROBE声明和相应的解释文件均可在官方网站(http://www.strobe-statement.org/)上获取。

观察性流行病学研究的报告指南——STROBE声明清单

项目与主题	编号	条目内容
文题和摘要		
文题和摘要	1	①采用专业术语描述研究类型;②摘要内容丰富,能准确表述研究的方法和结果
前言		
背景和合理性	2	解释研究的科学背景和依据
研究目标	3	阐明研究目标,包括任何预先确定的假设
方法		
研究设计	4	描述研究设计的要素

续表

项目与主题	编号	条目内容
研究现场	5	描述研究现场,包括具体场所和相关时间(研究对象征集、暴露、随访和数据收集时间)
研究对象	6	①队列研究描述研究对象的入选标准、来源和方法,描述随访方法;病例对照研究描述病例和对照的入选标准、来源和方法,描述选择病例和对照的原理;横断面研究描述研究对象的入选标准、来源和方法。②队列研究:配对研究需描述配对标准、暴露与非暴露数量;病例对照研究:配对研究需描述配对标准和与每个病例匹配的对照
研究变量	7	明确界定结局指标、暴露因素、预测指标、潜在混杂因素及效应修饰因子,如有可能应给出诊断标准
资料来源与评估	8*	描述每一研究变量的数据来源和详细的测定、评估方法(如有多组,应描述各组之间评估方法的可比性)
偏倚	9	描述潜在的偏倚及消除方法
样本量	10	描述样本量的确定方法
定量指标	11	解释定量指标的分析方法,如有可能应描述如何选择分组及其原因
统计学方法	12	①描述所用统计学方法,包括控制混杂因素的方法;②描述亚组分析和交互作用所用方法;③描述缺失值的处理方法;④如有可能,队列研究应解释失访资料的处理方法;病例对照研究应解释病例和对照的匹配方法;横断面研究应描述根据抽样策略确定的方法;⑤描述敏感性分析方法

续表

项目与主题	编号	条目内容
结果		
研究对象	13*	①报告各阶段研究对象的数量,包括征集者、接受检验者、检验合格者、纳入研究者、完成随访者和进行分析者的数量;②描述各阶段研究对象退出的原因;③可考虑使用流程图
描述性资料	14*	①描述研究对象的特征(如人口学、临床和社会特征)以及暴露因素和潜在混杂因素的信息;②描述各相关变量有缺失值的研究对象数量;③队列研究描述随访时间(如平均随访时间、总随访时间)
结局资料	15*	队列研究报告发生结局事件的数量或根据时间总结发生结局事件的数量;病例对照研究报告各暴露类别的数量或暴露的综合指标;横断面研究报告结局事件的数量或总结暴露的测量结果
主要结果	16	①给出未校正和校正混杂因素的关联强度估计值、精确度(如 95%CI)。阐明哪些混杂因素被校正及其原因;②对连续性变量分组时报告分组界值(切分点);③如果有关联,可将有意义时期内的相对危险度转换成绝对危险度
其他分析	17	报告其他分析结果,如亚组和交互作用分析、敏感度分析
讨论		
重要结果	18	概括与研究假设有关的重要结果

续表

项目与主题	编号	条目内容
局限性	19	结合潜在偏倚和误差的来源,讨论研究的局限性及潜在偏倚的方向和大小
解释	20	结合研究目的、局限性、多因素分析、类似研究的结果和其他相关证据,客观、全面地解释结果
可推广性	21	讨论研究结果的普适性及可推广性(外推有效性)
其他信息		
资助	22	给出研究的资金来源和资助者(如有可能,给出原始的资助情况)

*:在病例对照研究里分别给出病例组和对照组的相应信息,在队列研究横断研究里分别给出暴露组和未暴露组的相应信息。

64. TREND:非随机对照试验研究的报告规范知多少?

受实际条件和伦理学等因素的限制,在护理学中随机对照试验有时难以实现,需要通过非随机对照试验来评价干预措施的效果。为了更透明地报告非随机对照试验的设计过程与研究结果,美国疾病预防控制中心发布了非随机对照研究报告规范(Transparent Reporting Of Evaluations With Nonrandomized Designs,TREND)。TREND 声明清单的报告框架与 CONSORT 声明清单基本一致,包含 22 个条目,可在美国疾病预防控制中心网站获取完整的 TREND 声明清单表及使用说明。

TREND 声明清单

内容与主题	条目	描述
标题和摘要		
标题和摘要	1	①研究对象如何分配到各个干预组;②摘要结构化;③研究对象或抽样的相关信息

续表

内容与主题	条目	描述
介绍		
背景	2	①科学背景与理论的解释;②干预行为设计中应用的理论
方法		
研究对象	3	①入选标准;②征集研究对象的方法;③征集场所;④数据收集的环境和地点
干预措施	4	各组干预的细节以及何时、如何实施
目标	5	设定的目标和假说
结局	6	明确定义主要和次要结局指标,描述收集数据的方法和提高测量水平的方法以及与证实测量工具有效性相关的信息,如对心理和生物学特性的测量
样本量	7	样本量大小如何确定,如有可能,应解释中期分析和终止试验的条件
分配方法	8	①分配单位;②分配方法;③为减少因非随机化而可能出现的偏倚所采取的措施
盲法	9	研究对象、干预实施人员、结局评估人员是否并不知晓分组情况?如果是,盲法是否成功,如何评价?
分析单位	10	①描述用于评价干预措施效果的最小分析单位;②如果分析单位和分配单位不同,需要使用分析方法来进行换算
统计方法	11	①比较各组主要结局使用的统计学方法,包括相关数据的综合法;②其他分析方法,如亚组分析和调整分析;③如果用到缺失数据,还应考虑到缺失数据的处理方法;④统计软件或程序

续表

内容与主题	条目	描述
结果		
研究对象的流动	12	各个阶段研究对象的流动情况,如登记、分配、实施干预、随访、分析(重点建议使用流程图)
征集研究对象	13	征集和随访的时间范围
基线数据	14	①各组基线人口学特征和临床特征;②与特定疾病预防研究有关的每个研究状况的基线特征;③总体和研究人群中失访组与在访组基线情况的比较;④基线研究人群和关注的目标人群的比较
基线一致性	15	各研究组基线一致性的数据和用于控制基线差异的统计方法
分析数据	16	①每个分析组纳入的研究对象数目(分母),尤其是结局不同时会发生变化的分母,如可能使用绝对数字来表述结果;②是否进行了意向性分析(intention-to-treat),如果没有,应说明分析中如何处理不依从的研究对象数据
结局和估计	17	①对每个主要和次要结局,报告各组综合结果,估计效应大小,使用可信区间描述精确度;②列入无效和负性结果;③如有其他干预的因果通路,还需附加列入
辅助分析	18	总结分析结果,包括亚组分析和调整分析,阐明哪些分析是预先设定的,哪些是探索性的
不良反应事件	19	各个干预组所有重要的不良反应事件或副作用

续表

内容与主题	条目	描述
讨论		
解释	20	①结合研究假设、潜在偏倚的来源或测量的不精确性以及累加分析有关的风险,对结果进行解释;②关于结果的讨论,应考虑干预措施起作用的机制(因果通路)或可选的机制及解释;③讨论实施干预的成功和阻碍,干预的真实性;④对研究、计划或决策建议的讨论
可推广性	21	试验结果的可推广性(外部有效性)
总体证据	22	结合现有的证据,对结果进行全面解释

65. SQUIRE:质量改进研究的报告规范知多少?

质量改进研究是指在真实情境分析的基础上,提出研究问题,并针对关键问题构建干预措施,在真实情境中应用干预措施,以改进卫生保健中的不足,并维持长期的改进效果。为了规范质量改进研究报告,提升质量改进研究的价值,由美国卫生保健促进研究所和达特茅斯医学院卫生保健促进研究所的方法学家、研究者、期刊编辑共同组成国际性合作组,于2008年发布了第一版《质量改进研究的报告标准》(Standards For Quality Improvement Reporting Excellence, SQUIRE),并于2015年进行修订形成 SQUIRE 2.0 清单。SQUIRE 2.0 清单包含标题与摘要、引言、方法、结果、讨论、其他信息6个部分共18个条目,所有通过干预来改善临床医疗保健质量的研究,均可以使用该清单来报告研究过程和结果。

SQUIRE 2.0 清单

条目	描述	补充与解释
标题和摘要		

第四章 对症下药:不同类型论文的写作要点

续表

条目	描述	补充与解释
1.标题	以质量、安全性、有效性、病人为中心、及时性、成本、效率和医疗保健的公平性等字样体现改进医疗保健质量	指出干预的目的和场景
2.摘要	a.提供充足的信息便于检索和索引;b.使用结构式摘要(背景、目的、方法、干预、结果、结论)汇总文章关键信息,或按照发表期刊的要求进行归纳	背景中简要描述研究问题的重要性,目的中指出质量改进的具体目标,方法中涵盖质量改进的场所、参与者、干预措施、质量评价指标和评价方法,结果中呈现质量改进的效果及相关数据,结论应提出本次质量改进取得效果的原因
引言	为什么要开展此项研究?	
3.问题描述	描述研究情境中存在的问题以及问题的性质和意义	突出临床现状与已知证据或最佳实践标准之间的差距
4.现有证据	总结临床问题已有知识,包括既往相关研究	
5.理论依据	解释研究问题的正式/非正式框架、模型、概念和(或)理论,采用干预措施的任何原因或假设,干预措施能够发挥作用的依据	阐述提高质量改进研究科学性和成功可能性的依据

续表

条目	描述	补充与解释
6.具体目标	阐述质量改进项目的具体目标	体现研究情境、情境中的问题、与现有证据的差距、开展干预的依据和结果评价方法
方法	研究具体做了什么？	
7.研究情境	描述质量改进干预初始的关键情境因素	如质量改进场所、患者类型和人数、工作人员概况、提供医疗服务的类型、所属系统、所拥有的资源、组织文化和环境特征
8.干预措施	a.提供充分翔实的干预细节，以供他人重复；b.详细介绍干预团队的组成和特征	阐述每项干预措施的方法、频率、数量、材料或仪器及具体执行者，阐述团队成员的教育培训程度和临床经验、团队领导力来源，是否有多学科合作
9.方案设计	a.评估干预效果的方法；b.验证干预措施与干预结局关系的方法	明确效果评估的科研设计及资料收集方法
10.结局指标	a.评价干预过程和干预结局的具体测量指标及其选择依据、操作性定义和信度、效度；b.对影响干预成败、效率、成本的情境因素持续评估的方法；c.保证评估完整性和数据准确性的方法	结局指标应考虑系统、工作人员及服务对象的改变

续表

条目	描述	补充与解释
11.分析方法	a.描述数据的定量、定性分析方法;b.了解数据内部变异性的方法,包括时间效应变量	定性分析可用根本原因分析法、结构化访谈、现场观察;定量分析可用前后对照、时间序列分析、组间参数或非参数检验、回归分析等
12.伦理考虑	实施和评价干预措施的伦理问题及其解决方案,包括但不限于正式的伦理审查和潜在的利益冲突	报告通过伦理审查的机构
结果	研究发现了什么?	
13.结果	a.描述干预的初始方案及其随时间推移的演变,包括研究过程中对干预措施的修改,可用时间轴、流程图或表格呈现;b.报告过程评价和结局评价的详细数据;c.描述情境因素与干预效果之间的作用;d.干预措施、结局、相关情境因素之间的关联;e.非预期中的结果,如意料之外的收益、问题、失败或成本支出;f.对缺失数据的描述	
讨论	研究结果意味着什么?	
14.总结	a.总结研究的主要发现及其与理论依据和研究目标的关系;b.总结项目的独特优势	

续表

条目	描述	补充与解释
15.解释	a.进一步解释干预措施与结果之间的关联;b.本次研究发现与其他文献的对比;c.阐述研究对实践者和系统的影响;d.解释实际结果与预期结果之间的差异及原因,尤其是情境因素的影响;e.成本与效益的权衡(包括机会成本)	
16.局限性	a.研究推广性方面存在的局限性;b.研究内部有效性方面的局限性,如设计、方法、测量或分析中存在的混杂或偏倚;c.减少和控制局限性的措施	在外部推广性方面,应分析人力、领导力、组织文化等情境特征。在内部有效性方面,应探讨效果评价的科研设计是否足够严谨
17.结论	a.总结研究的作用;b.总结研究的可持续性;c.预测推广到其他情境中的可能性;d.分析对临床实践及后续研究的意义;e.给出后续改进建议	
其他信息		
18.资助	阐述当前研究的资助来源,若有,讲明资助者在研究设计、实施、结果解释和文章发表中的作用	

66. SPIRIT:临床试验方案的报告规范知多少?

临床试验方案(protocol)是描述试验的目的、设计、方法学、统计学和组织实施的文件。规范化的临床试验方案能够使研究质量更高,也可为研究者、受试者、资助者、研究伦理委员会等相关人员带来便利。基于改进临床试验方案内容的目的,国际相关组织于 2007 年首次提出了临床试验方案规范指南(Standard Protocol Items: Recommendations For Interventional Trials, SPIRIT),于 2013 年形成最终版本。SPIRIT 2013 条目清单包含 33 个条目,完整描述了临床试验方案应该准备什么,通过提供关键内容的指引,能够提高所设计试验的透明度和内容的全面性,该清单条目 1～5 为试验管理信息,条目 6～8 为引言,条目 9～15 为方法,条目 16～17 为干预措施的分配方法(针对对照试验),条目 18～20 为数据收集、管理和分析方法,条目 21～23 为监控方法,条目 24～31 为伦理与传播,条目 32～33 为附录。相关资料可在 SPIRIT 官方网站(https://www.spirit-statement.org)获取。

SPIRIT 2013 条目清单

条目	编号	描述
试验管理信息		
题目	1	题目应描述该研究的设计、受试者、干预措施,以及题目的缩写(若适用)
试验注册	2a	试验的标识符和注册名称。如果尚未注册,写明将注册机构的名称
	2b	WHO 临床试验注册数据所包括的所有数据集
试验方案的版本	3	日期和版本的标识符
资助	4	资金、物资和其他支持的来源和种类
角色和责任	5a	方案贡献者的名称、机构和职责
	5b	试验发起者的名称和联系方式
	5c	试验发起者和资助者在研究设计、收集、管理、分析和诠释资料,报告撰写、出版等环节的角色,以及谁拥有最终决策权

续表

条目	编号	描述
角色和责任	5d	试验协调中心、指导委员会、终点判定委员会及数据管理团队的组成、作用及各自的职责;如果适用,应描述其他监督试验的个人或团队(参见21a有关于资料监控委员会的内容)
引言		
背景和原理	6a	描述研究问题,说明进行试验的理由,包括对相关研究(已发表的与未发表的)中每个干预措施的有效性及不良反应的总结
	6b	对照组选择的解释
目的	7	特定目的或者假设
试验设计	8	试验设计的描述,包括试验种类(如平行组、交叉、析因以及单一组)、分配比例及研究框架(如优劣性、等效性、非优劣性、探索性)
方法		
研究环境	9	研究环境的描述(如小区诊所、学术型医院)、资料收集的国家名单,并说明如何获得研究地点的信息数据
合格标准	10	受试者的纳入、排除标准。如适用,需说明行使干预措施的研究中心和个人的合格标准(如外科医生、心理治疗师)

续表

条目	编号	描述
干预措施	11a	每组的干预措施,有足够的细节以便重复,包括怎样及何时给予该干预措施
	11b	中止或者修改已分配给受试者干预措施的标准(如由于危害或受试者要求或病情的改善/恶化等而改变药物的剂量)
	11c	提高干预方案依从性的策略,及其他监督依从性的措施(如药物片剂的归还,实验室的检查等)
	11d	在试验期间允许或禁止使用的相关护理和干预措施
结局指标	12	主要、次要和其他结局指标,包括特定的测量变量(如收缩压),分析指标(如从基线开始的改变;最终值;事件发生的时间等),整合数据的方式(如中位数、比例)及每个结局指标的时间点。强烈推荐解释所选有效或危害结局指标与临床的相关性
受试者时间线	13	描述受试者招募、干预措施实施(包括预备期和洗脱期)、评估和访问受试者的时间线。强烈建议使用示意图
样本量	14	预计达到研究目标而需要的受试者数量以及计算方法,包括任何临床和统计假设
招募	15	为达到足够目标样本量而采取的招募受试者策略

续表

条目	编号	描述
干预措施的分配方法(针对对照试验)		
分配序列产生	16a	产生分配序列的方法(如计算机产生随机数字)及分层法中任何需考虑的因素。为了减少随机序列的可预测性,任何预设的限定细则(如区组法)应以附件的形式提供,而试验招募者或干预措施分配者均不应该获得这些数据
分配隐藏机制	16b	用于执行分配序列的机制(如中央电话;按顺序编码,并密封在不透光的信封),描述干预措施分配之前的任何为隐藏序号所采取的步骤
分配实施	16c	谁产生分配序号,谁招募受试者,谁给受试者分配干预措施
盲法	17a	分配干预措施后对谁设盲(如受试者、医护提供者、结局评估者、数据分析者)以及如何实施盲法
盲法	17b	如果实施了盲法,在怎样的情况下可以揭盲,以及在试验过程中揭示受试者已分配的干预措施的程序
数据收集、管理和分析方法		
数据收集方法	18a	评估和收集结局指标、基线和其他试验数据的方案,包括任何提高数据质量的相关措施(如重复测量法,数据评估者的培训),以及研究工具(如问卷、化验室检测)可靠性和准确性的描述。如数据收集表没有在研究方案中列出,应指明可以找到其内容的信息数据
数据收集方法	18b	提高受试者参与性和随访完成度的方案,包括退出或更改治疗方案的受试者需收集的结局数据

续表

条目	编号	描述
数据管理	19	录入、编码、保密及储存的方案。包括任何用来提高数据质量的相关措施(如双重录入、资料值的范围检查)。如数据管理的具体程序没有在研究方案中列出,应指明可以找到其内容的信息数据
统计方法	20a	分析主要和次要结局指标的统计方法(如统计分析方案具体程序没有在研究方案中列出,应指明可找到其内容的信息数据)
	20b	任何附加分析的方法(如亚组分析和校正分析)
	20c	统计分析未依从研究方案的受试者(如随机分析)和其他用来处理丢失数据的统计方法(如多重插补)
监控方法		
资料监控	21a	数据监控委员会的组成;简介其角色和汇报架构;表述其是否独立于试验发起者和存在利益冲突;如具体的章程没有在研究方案中列出,应指明可找到其内容的信息数据。反之,如不设数据监控委员会亦需解释其原因
	21b	描述中期分析和停止分析的指引,包括谁将取得这些中期分析的结果及中止试验的最终决定权
危害	22	有关干预措施或试验实施过程中出现任何不良事件和其他非预期反应的收集、评估、报告和处理方案

续表

条目	编号	描述
审核	23	审核试验实施的频率和措施以及这种审核是否会独立于研究者和试验发起者
伦理与传播		
研究伦理的批准	24	寻求伦理委员会/机构审查委员会（REC/IRBs）的批准
研究方案的修改	25	向相关人员（如研究者、REC/IRBs、试验受试者、试验注册机构、期刊、协调者）沟通重要研究方案修改（如纳入标准、结局指标、数据分析等）的计划
知情同意	26a	谁将从潜在的受试者或监护人获得知情同意及如何取得（参见本表第32项）
	26b	如需收集和使用受试者的数据和生物标本做其他附属研究，应加入额外同意条文
保密	27	为保密，在试验前、进行中及完成后如何收集、分享和保留潜在和已纳入的受试者个人资料
利益声明	28	整个试验的主要负责人和各个研究点的主要负责人存在的财政和其他利益冲突
数据采集	29	谁可以取得试验最终数据库的说明；以及限制研究者取得试验最终资料的合同协议的披露
附属及试验后的护理	30	如果有的话，说明附属及试验后的护理，以及对因参与试验而引起危害的赔偿的相应条款

续表

条目	编号	描述
传播政策	31a	试验者及试验发起者将试验结果向受试者、医疗专业人员、公众和其他相关团体传播的计划（如通过发表、在结果数据库中报道或者其他数据分享的安排），包括任何发表限制
	31b	作者署名原则及是否使用专业撰写人员
	31c	如果适用,确保公众取得整个研究方案、受试者层面的数据集和统计编码的计划
附录		
知情同意材料	32	提供给受试者和监护人的同意书模板和其他相关文件
生物学标本	33	如临床试验或未来的附属试验需采集生物学标本进行基因或分子测试,其收集、进行实验室分析和储存的方案

第五章 求同存异：护理英文科技论文的写作要点

67. Title：护理英文科技论文的题名形式有哪些？

研究显示，阅读一篇论文题目的读者数远远多于阅读该论文摘要的读者数，而阅读该论文摘要的读者数远远多于阅读整篇论文的读者数。其主要原因是读者通过阅读论文的题目（或摘要）能在最短的时间内确定一篇护理科技论文是否对他有价值。所以一篇论文的题目就如同一个商品的标签，既要能吸引读者的眼球，激起读者对论文的兴趣，又要便于搜索引擎或数据库的文献检索。护理英文科技论文标题主要有以下三种形式。

（1）复合名词词组。护理英文科技论文的题目一般采用复合名词词组的形式，包括一个主要名词及其介词短语或动名词修饰短语。比如"A nursing intervention to decrease depression in family caregivers of persons with dementia"（减少痴呆症病患家庭护理者抑郁情绪的护理干预），"Effect of Glucose on Neuroblastoma in Vitro and in Vivo"（葡萄糖在体外和体内对神经细胞瘤的疗效），都采用了复合名词词组的形式。

（2）名词同位语。使用名词同位语来构建论文题目，可以表达不同层次的内容，通常使用":"隔开，起到强调或补充说明的作用。比如论文"Cultural safety: a new concept in nursing people of different ethnicities"（文化安全：护理不同种族人群中的一个新概念），此论文不仅提出文化安全，从少数民族的角度反思护理实践，还将这一新概念与莱宁格著名的跨文化护理模式进行了批判性对比，以表明其潜在的意义。这两个成果处在不同的研究层次上，却同等重要，所以使用名词同位语组成论文的题目非常恰当。为了吸引读者注意，我国护理科技论文标题往往将病例数置于正标题中，而护理英语科技论文的病例数大多置于副标题中，一般不放入正标题，比如论文"Intracranial teratoma in children: a report of 84 Cases"（儿童颅内畸胎瘤84例报告），此论文标题使用名词同位语副标题，强调这个相对罕见疾病的例数。但是有些期刊对副标题有明确规定，如 *Science* 规定副标题仅限用于研究文章、评论、特邀文章。

（3）疑问句或陈述句。疑问句或陈述句作为题目时，通常用于综述或评论性的论文。如论文题目"Equality Means Business? Governing Gender in the Corporate World"（平等意味着商业？企业界的性别治理）和"Ditching hierarchy in nursing: does shared decision-making work?"（废除护理中的等级制度：共同决策是否有效），这两篇论文都来自同一个作者，他关注到了企业中的性别平等及护理工作中的等级现象，希望企业界、护理界注重平等。针对比较普遍且不易解决的问题，题目采用疑问句形式，非常切合内容，也更容易引起读者的注意与反思。

68. Author：护理英文科技论文的作者署名要点有哪些？

谁应该是论文作者？自从1665年世界上第一本学术期刊——英国皇家学会《哲学汇刊》（*Philosophical Transactions*）第一期出版以来，作者通常指的是对发表的研究论文做出实质性学术贡献的人。许多期刊在其论文作者的指南中，专门阐述了作者身份的要求。具体需要注意以下几点。

（1）基本格式。作者的姓名置于论文标题的下方，居中书写。当有两位以上作者时，作者的名字用逗号分开。工作单位名称和地址应位于署名的下方。当作者来自不同工作单位时，可以用符号或数字进行说明。

(2) 确定第一作者(first author)。第一作者通常是负责实施或指导数据的收集、分析、呈现以及进行数据结果解读,并撰写论文进行投稿的人。如果几位作者对论文的贡献同等重要,可以采用共同第一作者(joint first authorship)的办法,在作者署名的备注中注明,如"A and B should be considered joint first author"或"These authors contributed equally: A, B."

(3) 确定通讯作者(corresponding author)。通讯作者负责论文文稿提交过程、同行评审过程以及与期刊编辑、审稿人和出版编辑等的通讯联系。通讯作者应及时提供期刊索要的有关信息,并及时回复同行评审过程中的评审意见及疑问。此外,在论文发表后,通讯作者负责回答读者对论文提出的评论和质疑,并提供必要的补充数据或其他信息。因此,在作者署名里,通讯作者不仅要提供论文研究开展期间所在单位的名称,还应提供目前所在单位的地址以及电子邮件地址。需要注意的是,如果有联合/共同通讯作者,排在末位的是第一负责人。

(4) 规范中国作者名字的书写。根据国际惯例,建议中国作者在护理英文科技论文中的姓名表达采用如下方法:①名前姓后,如 Ying Zhang(张颖)。这样做既遵从了英文期刊的一般规则,又避免了文献检索中以名代姓的错误。②名字的首字母大写,双名中间加连字符,如 Xi-lian Wang(王熙莲);或采用缩写成首字母的方法,如 X. L. Wang。署名 XilianWang 在文献引用时通常缩写为 Wang X, 而署名 Xi-lian Wang 或 X. L. Wang 在文献引用时缩写为 Wang XL。由于中文名字同音较多,这两种方法都有利于提高文献检索的准确性。③固定英语姓名表达形式。应避免在不同的论文中采用不同的署名方法,以免读者误解为出自不同作者。

69. Abstract: 护理英文科技论文的摘要常用句型有哪些?

在撰写护理英文科技论文的摘要(abstract)时,巧妙地运用恰当的句型,能够让读者轻松理解作者的写作意图。在英文摘要的写作中,被动语态的使用较为普遍。这主要是因为被动语态有助于客观陈述事实,强调动作接受者,符合事实描述的需要。然而,近年来,主动语态因表述清晰、简洁,并能明确突出动作的执行者的特点,使用频率有逐渐上升的趋势。以下列举一些常用句型供参考。

(1)表达研究目的。

"The purpose of this study is to..."(本研究旨在……)

"This paper aims to investigate..."(本文旨在调查……)

"The objective of the research is to..."(本研究的目标是……)

"To evaluate/ investigate..."(为了评估/调查……)

(2)表达研究方法。

"The study was conducted using..."(本研究采用……方法进行)

"Data were collected through..."(数据通过……方式收集)

"The experimental design involved..."(实验设计包括……)

"The sample included..."(样本包括……)

"Statistical analysis was performed using..."(统计分析采用……方法)

(3)描述研究结果。

"The results showed/suggested/indicated that..."(结果显示/表明……)

"The findings indicated that..."(研究发现……)

"It was found that..."(发现……)

(4)总结结论。

"The study concludes that..."(本研究得出结论……)

"The findings suggest that..."(研究发现表明……)

"Future research should focus on..."(未来的研究应关注……)

70. Hypothesis：护理英文科技论文研究假设知多少？

科学的起点是问题，如"为什么地球是围绕太阳转的？""是什么原因导致社会阶级的形成？"等等。科学研究的起点则是假设，假设是研究问题的尝试性回答，它一般是来自对某一理论的演绎推理。在量性研究类论文写作中，通常需要提出研究假设，正确构建研究假设并开展预测，主要包括以下 4 个步骤。

(1) 明确研究问题。提问不能天马行空、不着边际，需要调查现有证据，如通过文献回顾了解已有研究的观点和发现，了解尚未解决的问题或争议；或者通过临床实践观察挖掘现实亟须解决的问题，从而形成一个可以通过科学研究来解答的疑问。

(2) 提出假设。基于研究问题和文献回顾，提出可验证的假设。假设是对研究问题可能答案的预测或猜测，应该是简洁、明确、具体且可验证的。

(3) 做出预测。在假设中明确自变量和因变量的关系。自变量是由研究者控制或改变的变量，而因变量是预期会因自变量的改变而改变的变量。

(4) 设计研究进行验证。在提出假设后，研究者需要设计相应的研究方法来验证这些假设，包括选择合适的研究设计、确定样本量、选择测量工具和选择数据收集方法等。研究结果将用于支持或反驳所提出的假设，从而为护理实践提供科学依据。

示例：

护理英文科技论文研究假设构建

明确研究问题：Does sleep quality affect the cognitive status of the elderly?（睡眠质量是否会影响老年人群的认知状况？）

提出假设：Sleep-deprivation affects cognition of the elderly（睡眠不足会影响老年人群认知）

做出预测：the elderly who sleep＜5 hours/night don't

> perform as well on exams as those who sleep＞7 hours/night.（与每晚睡眠 7 小时的老年人相比，每晚睡眠少于 5 小时的老年人在认知测试中的得分较低）
>
> 设计研究进行验证（简写）：设计一个横断面研究调查老年人群，将过去一年里每晚睡眠时间和目前老年人简明智能测查得分纳入调查表，分析这两个变量间的相互关系。

71. 差之千里："不足"(limitation)or"缺陷"(flaw)？

在论文的结尾通常需要展示出研究中可能存在的不足之处。在写不足时，很多研究者最大的疑虑是："如果我明明白白地写出了研究的缺点，本来审稿人没有发现，是否会因为了解这些缺点而直接拒收我的论文？"。避免这个问题最重要的一点就是不要把"不足"(limitation)当成了"缺陷"(flaw)。审稿人可以接受研究存在不足，但是不能接受研究有缺陷。

要想知道一个问题到底是"缺陷"还是"不足"，有一个很简单的方法，就是看这个问题会不会在很大程度上影响研究结果在实际中的有效性。如果答案是否定的，那么就是"不足"；如果答案是肯定的，那么就是"缺陷"。我们可以把"不足"放在未来工作中去讨论，而对待"缺陷"，则需要在当下解决之后，再投稿。

那么"不足"应该怎么写呢？首先，诚实地指出研究的局限性，从整体设计、数据来源、样本大小、方法选择等方面着手，详细列举研究中可能影响结果的因素。例如，如果样本量有限，可能会影响结论的广泛适用性。然后，针对每个不足，提出可能的解决方案或建议未来的研究方向。例如，建议未来的研究可以采用不同的方法、增加样本量或在多种环境下验证结果，以增强结论的可靠性。

示例：

> （诚实地指出研究的局限性）The present study had several limitations. First, the data were collected in only tertiary hospitals,

> which might not be generalized to other contexts and limit the generalizability of results. Second, the present study was cross-sectional research that could not identify the causal relationships between variables. (未来的研究方向) In subsequent research, longitudinal data should be collected to determine the causal relationships between these variables.
>
> 来源:Peng C H, Chen Y, Zeng T, et al. Relationship between perceived organizational support and professional values of nurses: mediating effect of emotional labor. BMC Nurs. 2022,21(1):142.

72. 护理英文科技论文的时态如何选择？

很多第一次撰写护理英文科技论文的中国作者常常被时态问题困扰。正确使用时态能够帮助读者更好地理解研究的背景、过程、结果和意义。作者需要根据论文的不同部分和内容灵活运用时态,以确保论文的逻辑性和可读性。

(1)摘要部分。摘要部分根据内容不同,使用不同时态,具体如下:①目的。通常使用一般现在时。例如:"The purpose of this study is to investigate the effectiveness of a new nursing intervention on patient outcomes."。②方法和结果。描述已经完成的工作和得到的结果时,多使用一般过去时。例如:"The study was conducted on a sample of 100 patients, and the results showed a significant improvement in patient satisfaction scores."③结论。多使用一般现在时。例如:"The findings suggest that the new intervention is effective in improving patient satisfaction."

(2)前言部分。前言部分主要用一般现在时,因为主要涉及当前的研究背景、目的和意义,但具体内容具体分析。①一般来说,过去已经发生的事情,如某个观察(observation)用过去时;现在仍然成立的事情,如某个推论(deduction)用现在时。所以,同一句子中有时会同时存在过去时和现在时。例如：Einstein showed in 1907 that E equals mc^2.。②在介绍研究背景和目的、描述普遍接受的事实或理论时，常使用一般现在时。例如："This study aims to evaluate the impact of humanistic care on the quality of care for critically ill patients"和"The literature review indicates that..."。③过去时和现在完成时的区别。如："Bundling humanistic care on the quality of care for critically ill patients has not been much studied"，使用现在完成时"has not been much studied"，强调这一现状促使本论文的研究；而"Preliminary observations of death disclosure to critically ill patients were reported in..."则使用过去时"were reported in..."，表明该研究已在过去发表，也暗示本论文的其他部分将不再涉及该研究。

（3）研究对象与方法部分。该部分通常会使用一般过去时来描述实验步骤和数据收集过程及已经完成的研究结果，因为这些内容是在论文撰写之前已经完成的。例如："The experiment was conducted using a randomized controlled design"。

（4）研究结果部分。该部分基于不同目的，有以下几种时态可供选择：①描述研究结果一般来说是基于过去的事实，所以多使用一般过去时，如"The results indicated that the intervention significantly improved patient outcome"。②如果要强调结果的普遍性和持续性，或把本论文结果与过去的结果做比较时，也可以使用一般现在时。例如"The distribution of strain is shown in Fig. 5"，"The findings support the hypothesis that..."。③强调研究结果对当前的影响或意义，可使用现在完成时。例如："The results have shown that..."。

（5）讨论部分。讨论部分涵盖了研究新发现的分析、解释和其意义。该部分时态使用如下：①使用一般过去时来总结研究者自己的发现，如"The experiment yielded a number of results associated with the processing of glucose"。②使用一般现在时来解释和讨论或者与现有文献的对比，阐述新发现意义和重要性，如"This study confirms that synthetic glucagon is two-thirds as effective at decreasing fatty acid synthesis"。③使用现在完成时来描述该研究对当前实践的影响,如"The findings have led to changes in clinical practice"。

(6)结论与未来展望部分。不同时态表达意义不同,具体如下:①使用现在完成时来表示研究者的陈述说明到当下为止都还有效,如"Results from this study have led to a deeper understanding about how bundling humanistic care improve the outcome of patients with cancer"。②使用一般现在时来表述研究新发现的应用,并对未来研究提出建议,如"This study confirms that endogenous glucagon is even more essential in metabolism than previously thought","Further clinical studies are needed/will be needed/should be carried out to isolate the cause of this reaction"。

73. 护理英文科技论文的论述该如何客观准确?

非英语国家的作者由于在英语语言运用上缺乏足够的历练,且在护理英文科技论文写作方面的实践不足,因此不熟悉护理英文科技论文写作上的独特要求。论文的说服力是建立在科学事实的基础之上的,这既需要确保研究数据的真实可靠,也要求论述过程保持高度的客观准确性。为了提升论文的论述质量,应注意以下几点。

(1)避免空洞的词汇和句子。空洞的表述不仅无法为读者提供有效信息,还可能削弱论文的可信度。应避免在论文中插入与研究结果无直接关联的背景描述,应聚焦于研究本身,直接陈述研究背景与目的。

(2)明确形容词的使用。避免使用含义模糊的形容词,例如good/bad、high/low、large/small、long/short、proper/properly等。当论述研究方法好(good)时,要说明好在哪里;当断言理论合理(proper)时,要解释为什么合理。通过提供具体的比较对象或量化指标,来增强论述的准确性和说服力,如 better in…(好在哪个方面)、smaller than…(比什么小、小多少)。

(3)避免过分的拔高。在描述研究成果时,应实事求是,避免过度拔高。例如尽量不要笼统地说"This study lays a solid foundation for clinical nursing application of this technique",而应具体指出解决了哪些实际问题,如"This study effectively addresses the... challenges in clinical care through the... technology"。同时,也应避免在论文标题或摘要中过度强调首创性。一些期刊甚至明确要求避免使用"first(首次)"或"novel(新颖)"等词汇,以维护论文的客观性和严谨性。

74. 护理英文科技论文的语言该如何简明扼要?

在撰写护理英文科技论文时,语言的简明扼要是至关重要的,因为它有助于确保论文的清晰度和专业性,大幅度增强论文的阅读友好性,使读者能够轻松把握要点。可参考以下几点使论文语言言简意赅。

(1)精炼用词。避免使用冗长复杂的词汇,选择更为直接简洁的表达。例如将"The medication lacks the necessary nursing care instructions for proper use"简化为"Proper use instructions are absent from the medication"。

(2)简化句型。使用清晰、直接的句子结构,避免冗长复杂的句式,使信息传递更为高效。例如:"Requirements on safety imposed to the nursing quality control are leading to the development of new information system with combinations of higher unity and intelligence."表述冗长,可简化为:"Safety demanded by the nursing quality control require new information system to be developed that combine higher unity and intelligence."。

(3)避免内容重复。在论文的不同部分,确保呈现的内容是互补的而非重复的。例如,在方法部分详细描述了干预细节后,在结果部分应避免重复这些信息,以保持内容的紧凑性。

(4)优化图表使用。合理整合图表,避免不必要的分割,使讨论部分更加聚焦和明确。通过合并相似或相关联的图表,可以进一步提升论文的清晰度和可读性。

75. 护理英文科技论文的语法该如何严谨规范？

在撰写护理英文论文的过程中，非英语国家的作者常常会遇到语法方面的挑战，这主要源于语言体系、写作习惯以及学术规范等方面的差异。为了确保护理英文科技论文的语法达到严谨规范的标准，以下几点值得特别注意。

(1) 正确使用冠词。英语中名词经常由冠词引出，冠词的用法比较难掌握，特别是对于母语中没有冠词的中国作者尤甚。一般来说，不定冠词"a, an"常用来表示"泛指"的人或物。定冠词"the"常表示"特指"的人或物。非英语国家的作者需避免名词前遗漏冠词，以及混淆"a"与"the"的使用。

(2) 优化语序。英语自然语序通常为主语—谓语—宾语/宾语补语，有时也可以使用倒装语序。在护理英文科技论文中，应注意把作者的主要观点放到句首，以便更明确地向读者强调作者的主题。非英语国家的作者出于习惯往往把目的、地点、时间、原因等状语先放在句首，然后引出要说明的主题。这样的表述不仅不够直接，有时还可能削弱了要说明的主题的重要性。例如："Based on theoretical analyses, this paper explores possible methods for preventing failure of body weight control"可调整为"This paper explores possible methods for preventing failure of body weight control based on theoretical analyses"，以更直接地强调主题。

(3) 时态选择。虽然护理英文科技论文多数情况下使用的是过去时态，但具体时态需根据情境具体分析。关于时态的详细讨论，可参见本书第 72 问。

76. 百家争鸣：如何撰写 Comment 类论文？

Comment 类型的文章（评述文章）通常是对期刊上最新发表的原始研究进行评价，需要在证据支持下批判性地指出原始文章的优缺点，并提出建设性意见，以推动该研究领域的发展。此外，评述文章还有以下特点：①属于二次文献，且篇幅较短，不需要包含未发表的原始数据；②文章时效性强，审稿与发表周期快，只有对尚未被评述的原始研究进行评述才可能被接收;③大多数文章是受期刊委托撰写的,但自主投稿也受到认可。因此,发表评述文章不仅要求作者对原始文章所涉及的领域见解深入,还需要有选刊选题的技巧,但更为重要的是要具备思辨能力,如此才能"站在巨人的肩膀上"为行业发展提出新见解。

具体而言,撰写评述文章时,作者需有两个视角,一是对原始文章研究领域的见解,这通常体现在评述文章的标题、研究背景、实践性建议中。该视角较为宏观且具有导向性;二是对原始文章研究设计的见解,体现在对原始文章的回顾及优缺点的评价中。该视角较为微观且就事论事。评述文章结构灵活且丰富,下面选取《Shortening delays in seeking aid for cardiovascular events: a step beyond》为例,按照其布局展开说明。

(1)文章标题(title)。此部分有别于原始文章提供的信息,更具前瞻性,用词也更具文学性。目的是吸引读者的注意,呼吁学界进一步研究。

示例:

> ① Shortening delays in seeking aid for cardiovascular events: a step beyond;② Turning the tide with better data to address stillbirths in India;③ Déjà vu all over again? More of the same will not achieve the End TB 2030 targets on time.

(2)研究背景(background)。此部分类似原始文章的前言部分,但应更为简要地介绍原始文章研究问题的重要性,目的是引出原始文章的积极意义。这部分体现了作者对该领域的广泛了解。

示例:

> Worldwide, cardiovascular diseases (CVD) are the leading cause of morbidity and mortality, and remain the top two causes of years of life lost after the age of 50. Ischemic heart disease and ischemic stroke were attributed more than

> 12 million deaths, according to data across 204 countries and territories by 2021. In the last three decades, CVD incidence has increased by over 100% in middle and low-income countries despite a global decline in age-standardized incident rates. This increase may be explained by a low percentage of controlled traditional risk factors, namely hypertension and non-high-density lipoprotein cholesterol. Moreover, regional factors that delay a timely referral or intervention may increase CVD-related deaths.

(3)原始文章优点分析(advantages analyses)。本部分应简要回顾原始文章的研究设计与重点研究结果,并给予积极评价。此部分的写作视角应从研究领域转换至原始文章,目的是为后文提出批判性观点进行铺垫。

示例:

> To delve into regional factors of delay in seeking CVD intervention, Krishnan et al. conducted a community-based study investigating delays in seeking appropriate care for people dying from CVD events in a community in northern India and explored the causes and determinants of such delays. The "three delay" model was adopted to investigate delays in seeking/receiving care, and a mixed-effect logistic regression analysis and qualitative interview were utilized. Krishnan and colleagues add information as to why the majority of patients die out-of-hospital due to level-1 and -2 delays and inspires future tailored interventions in India to shorten the time of delays in care.

(4)原始文章的局限性分析(limitations analyses)。本部分是评述文章的核心,也是篇幅最长、论述最详细的部分。作者需要精准地、分段提出原始文章的研究设计、分析方法、结果导向等的不足之处并论述理由,提出具体的优化方法,以及改进之后的研究可能会得出哪些结果,语气需要客观且委婉。此部分的目的是通过原始文章的局限性分析,为未来研究提供启发性建议。

示例:

> However, study design limitations are essential to address in both quantitative and qualitative approaches. First, the conditions of death cases are pretty multiple, such as... Although they all fall under the cardiovascular and cerebrovascular diseases category, the specific clinical manifestations vary depending on the disease types. The generalizability of conclusions is constrained by the varied impacts that influencing factors may exert on each disease.
>
> Second, traditional risk factors associated with CVD events were not included in data collection... Consequently, future studies should... to mitigate confounding effects and yield more robust evidence regarding the studied association.

(5)实践性建议(practical suggestion)。此部分需要从原始文章的视角切换至研究领域的视角,需要基于其他文献简要提出超越原文的实践性建议,具有行业引领性。

示例:

> A step beyond in research may use the "three delay" model to identify interventions to shorten delays in seeking aid for cardiovascular events at each level. Such interventions may include raising awareness of alarming symptoms through health education, monitoring of at risk-patients with wearable devices, and providing remote medical care to diagnose suspicious patients.

77. 投稿指南（author guidelines）：论文投稿"说明书"知多少？

每种学术期刊都有自己的投稿指南，就像一份开启学术之旅的详细地图，在这份"地图"上面，指南会清晰地指引作者准备材料和文件。投稿指南不仅会让作者的投稿之旅更顺畅，也会让作者在撰写论文时有更明确的方向。

通常，投稿指南会列出一份详细的文件清单，作者需要提前准备这些文件并在投稿时一并提交。首先，是一封"封面信（cover letter）"，它如同向期刊编辑发出的第一声问候。在信中，作者需要简要介绍论文的核心发现和重要性，还要说明这篇论文为什么适合这个期刊。接下来是"标题页（title page）"，它包含着论文的标题、作者信息，以及相关的联系方式，并且通常会要求声明作者的贡献。标题页如同论文的门面，清晰显示出作者的研究者阵容。"正文（main text）"是论文的核心内容，也是编辑和审稿人关注的核心部分。无论是方法、结果、还是讨论，每一节都应该结构明确、论证严谨，仿佛是一场细致的学术演说。"图例（figure legends）"和"图形（figures）"是呈现研究视觉信息的窗口。图例需要准确无误地解释图中所展示的数据，同时，这些图要以高质量的形式呈现。"表（tables）"则是另一种数据展示方式，需要清楚标注，并与文本、图相得益彰。有时候，论文可能还有"附录（supplements）"，附加材料能为那些对细节特别感兴趣的读者提供更多的信息，拓展论文中没有详述的部分。最后，需要提交"利益冲突声明（conflict of interest form）"，确保读者知道研究者之间或研究者与其他机构没有潜在的利益纠葛。

78. 开放获取（OA）：金色 OA 和绿色 OA 知多少？

开放获取（open access，OA）也称为"开放存取"，是指科研人员将论文、专著、演示稿、课件、数据等研究成果发表在开放式学术出版物或存放于开放式知识库中，以在线的方式供读者免费阅读、下载、保存和利用。通过开放获取,世界各地的研究成果不再藏在图书馆的高墙内,而是在网络的辽阔天地中自由流动。OA 的核心是让所有人都能无障碍地阅读、下载、复制和传播学术文献。对于读者来说,这无疑是一个巨大的福利,读者可以获取研究的最新进展,并且不再需要支付高昂的订阅费。OA 资源主要包括"金色 OA"和"绿色 OA"。

(1)"金色 OA"。"金色 OA"指的是 OA 期刊,是基于开放获取出版模式的期刊。它一般由出版商或者学会团体创办,通过同行评议,确保其专业质量,并主要采用作者付费而读者免费的形式,使期刊能在更大范围内得到利用。OA 期刊运行经费来源有两种,一种是主办者筹集资金,期刊对作者和读者都是免费的;另一种是作者付费出版,读者免费使用。OA 期刊的对立面是传统期刊,人们也习惯称之为非开放存取期刊,简称"非 OA"。这类期刊遵循着传统的运作模式:作者向期刊投稿并成功发表文章,整个过程中无须为版面费用而烦恼;然而,读者若想获取这些期刊中的学术资源,需通过购买实体出版物或订阅电子期刊的方式,支付相应的费用来解锁这些知识的宝库。

(2)"绿色 OA"。"绿色 OA"指的是 OA 仓储,是研究机构、学会团体或作者本人将未曾发表(预印本)或已经在传统期刊中发表过(后印本)的论文作为开放式的电子档案储存。一些 OA 仓储的论文由于未经同行评议,质量参差不齐;但因其成本低(作者基本不用支付什么费用),还是受到一些学者的青睐。

开放获取正在逐渐改变学术传播的格局,为知识传播开启了一扇广阔而开放的大门,让每一个对真理充满好奇的人都能站在巨人的肩膀上眺望更远的地方。

79. 封面信该如何撰写?

封面信(cover letter),也称投稿信。作为学术发表之路上的一块敲门砖,cover letter 的作用不容小觑。一篇好的 cover letter 需要在简短的篇幅中快速展示出研究的重点及亮点,帮助编辑快速地对论文进行初步评估并建立良好的第一印象。研究者应本着真诚的态度去撰写 cover letter，推销自己的论文。

撰写 cover letter 时，有一些共通的内容可供参考：①确认开头信息。投稿人应详细了解期刊编委会成员，在称呼编辑的姓名时，需要仔细检查，确保完整且正确地书写，避免错误。如果期刊是联合编辑（co-ditors），建议根据其专业和职责具体到个人进行称呼。如果确实无法找到其具体信息，可巧妙地使用一个通用的称呼，例如"Dear Editors"。②客观展示研究成果。清晰、简明地介绍稿件标题，并说明稿件类型，如综述（review）、论文（article）等。在介绍完基本信息后，简要解释论文研究内容，包括核心论点、数据收集方法等，以便编辑快速、清晰地了解论文内容。叙述应简短明了，避免烦琐冗长，不必过度重复论文已有的摘要和引言等段落。③阐述研究的潜力。研究者可以从研究的重要性和潜在影响力出发，强调其在该领域的相关性。④罗列各项声明。部分期刊会要求研究者在投稿时提供一系列的声明，以确保论文符合期刊本身和科学出版行业的道德规范。建议研究者提前查阅各期刊具体的要求，如没有明确说明，可参考原创性声明、利益冲突声明、资金来源声明（如适用），根据实际情况进行撰写。⑤补充审稿人相关信息（如适用）。如果投稿流程中暂无收集研究者对审稿人建议的环节，且研究者存在对审稿人的特殊要求（如推荐纳入或建议排除特定审稿人等），也可以在投稿信中进行相关说明。

与此同时，也有一些不妥之处需要注意：①避免过多的行业术语或缩写；②避免过度美化研究结果及其意义，避免使用诸如"新颖""范式转变""变革性"等易产生偏见的词汇；③避免幽默：一个简单的玩笑可能会被不同文化背景的编辑误解；④避免其他不相关的信息。

总体来说，cover letter 是与期刊编辑对话的机会，它能够帮助研究者向编辑展示论文的重要性和适应度，同时也说明研究者对该期刊的了解程度。cover letter 应简洁明了，突出重点，能够吸引编辑的兴趣，增加论文被接受的机会。

80. 如何检查英文论文的拼写错误和语法错误？

撰写的英文论文中有拼写或语法错误，就好比穿着整洁的礼服参加一个重要的舞会，然而在走进舞池时却发现礼服上有个明显的污点，会让原本精心准备的内容受到影响。那么，有哪些方法能够帮助研究者检查拼写错误和语法错误呢？

首先，用专业的软件来检查。现在有很多专业软件可以帮助研究者排查英文论文的拼写错误和语法错误，例如 Grammarly 和 Style Writer、提供了中文界面的 LanguageTool（网址：https://www.languagetool.org/）、AI 改述工具 QuillBot、句子搜索引擎 Ludwig 等。这些专业软件可以帮助研究者排除很多拼写错误，甚至可以帮助研究者修改一部分冠词、代词方面的错误。但是，在使用这些工具时，不要无条件地接受它们给的所有建议，一定要仔细考虑每个建议。此外，永远不要认为这些专业软件可以解决所有的拼写问题和语法问题。因为它们在检查时只检查形式而不管内容和逻辑，但内容和逻辑往往决定了研究者应该使用什么样的表述。

其次，把论文打印出来，仔细修改。很多时候，当研究者一遍又一遍地在计算机上检查论文的错误时，大脑会对很多错误不够敏感。这时候，一个好的方法就是把这篇论文打印出来。然后拿一支笔，找一个远离计算机的地方，逐字逐句地修改论文。这种方式非常适合在论文最后提交的前几天使用。在纸上阅读的体验，和在计算机上看电子文档的体验完全不同，这种感受会让研究者仿佛在读一篇新的论文，从而找到很多之前没有发现的问题。

最后，把论文拿给朋友们看看。很多人的论文写得逻辑混乱，内容的跳跃性过大，但是自己读起来却很通顺，那是因为大脑自动地将那些逻辑跳跃的地方补全了。如果研究者把论文给其他人看，他们若不具备研究者的背景，会在研究者写得不清楚的地方卡住，这时一定要让他们把看不懂的地方标注出来。请注意，这些地方肯定是写作有问题的地方。此外，不要试图向他们解释，因为研究者是没有机会向审稿人解释的，当审稿人无法理解时便会直接拒稿。

第六章　知己知彼：护理科技论文的选刊与投稿

81. 研究者的"身份证"：什么是ORCID?

ORCID（全称Open Researcher and Contributor ID），可以直译为"开放研究者和贡献者身份识别码"，是一个全球性的非营利组织，旨在为科研人员提供一个独一无二的身份标识。

ORCID的诞生源于学术界对于清晰、准确识别每位科研人员的需求。在学术出版中，由于姓名的多样性和复杂性，比如重名、不同文化背景下的姓名拼写差异，以及姓名的变更等，常常导致科研人员的身份识别出现问题。ORCID将科研人员与其研究成果、所属机构、资金支持等信息精准地关联起来，极大地方便了科研人员在不同场合的身份验证和信息共享。

ORCID由4组共16位数字组成，例如0000-XYZQ-ABCD-EFGH，其中XYZQ代表国别，ABCD-EFGH代表姓名和邮箱信息。这一串独一无二的16位数识别码就像研究者的身份证号，不论科研人员的名字以何种形式出现，它都能准确地将出版物归属于正确的科研人员名下。目前许多期刊都要求科研人员在投稿时填写他们的ORCID码，不少基金单位也要求科研人员在申请经费时提供ORCID码。

另外，ORCID还是一个开放注册系统（网址：https://orcid.org/），科研人员可以在上面分享自己的科研活动，如发表的论文、参与审稿的工作等。通过这种方式可以极大地提高科研人员的可见度,同时还能有效整理科研人员的科研成果。这个系统允许科研人员决定哪些信息可以公开,哪些信息只能被信任的机构访问。随着注册的科研人员越来越多,这个平台最终将会推动学界建立更好的跨地区、跨学科合作机制。

82. 原创性体检:如何检测论文的重复率?

论文重复率是指论文在内容上与其他已发表文献内容相似或重复部分所占的比例。高重复率往往被视为学术抄袭,意味着论文可能严重依赖于他人的研究,而没有足够的原创性内容。一般高校将重复率20%以上的论文定为抄袭的论文。因此,在论文投稿之前,需要事先进行重复率检测,给论文做个"原创性体检",下面介绍一些重复率检测系统。

(1) Paperpass。它是全球首个中文文献相似度比对系统,现在已经发展成为一个权威的、可信赖的中文原创性检查和预防剽窃的在线网站(网址:https://www.paperpass.com/)。

(2) Turnitini。这是一款专门用于英文论文的查重工具,分国际版和UK版,主要面向学校,进行包括毕业论文、课程论文的重复率检测,中国用户主要使用国际版进行论文查重(网址:https://m.turnitincn.net/)。

(3) iThenticate。该检测系统全名为Cross Check by iThenticate,由国际知名出版社和数据服务公司开发,其权威性得到了各大出版社和学术机构的认可。iThenticate提供的查重报告不仅列出了相似的文本片段,还提供详细的匹配来源及百分比。已成为许多SCI出版商青睐的查重工具(网址:https://www.ithenticatecn.com/)。

(4) 中国知网。作为中国目前最大的知识资源库,知网已经收录了95%以上正式出版的中文学术资源,是人们使用频次最高的检索和学术资源下载网站。2022年6月,中国知网宣布向个人用户直接提供查重服务(网址:https://cx.cnki.net/#/login)。

(5) 维普网。维普查重分为大学生版、研究生版、职称版、编辑部版,四个版本用途不一样,研究者可根据自己的需求进行选择

(网址：https://vpcs.fanyu.com/upload/101010？tip=1)。

83. 慧眼识珠：如何识别正规期刊？

选择拟投稿刊物时首先要谨防假冒伪劣刊物，那么，如何辨别期刊的真假呢？每本期刊都有它的身份证明——ISSN号和CN号，它们是期刊身份的关键。

（1）ISSN号（国际标准连续出版物号）。ISSN号是国际通用的期刊识别码，由位于法国巴黎的国际ISSN中心负责管理。ISSN号是国际间用来标识期刊的唯一编号，具有国际性、连续性、多样性和开放性等特点。ISSN号由8位数字组成，前后两段各4位，中间用连接号相连，格式为ISSN ××××-××××，其中前7位为顺序号，最后1位是校验位，用于校验数字的有效性。ISSN号是期刊在全球的"身份证"，确保每一本期刊在全球范围内都是独一无二的。

（2）CN号（国内统一连续出版物号）。CN号是中国特有的刊物标识，由国家新闻出版总署正式批准并配发，用于标识在中国境内注册并在国内公开发行的刊物。CN号由"CN"作为前缀，后跟6位数字和分类号，其中前2位数字代表地区代码，后4位则是序号，它们之间用连字符"—"连接，分类号代表期刊的主要学科范畴，一般按照《中国图书馆分类法》进行分类。例如，《护理学杂志》的CN号为"CN 42—1154/R"。CN号是中国期刊的合法身份证明，没有CN号的期刊在中国被视为非法期刊，不允许在国内发行。

如果一本期刊同时拥有ISSN号和CN号，这通常意味着它不仅在国内发行，也走向了世界。ISSN号通常会出现在期刊的封面或版权页上，而CN号则出现在期刊的国内发行信息中。通过这两个号码，不仅能够识别期刊的出版地点和发行范围，还能确保学术交流和资源共享的准确性，让知识的传播更加顺畅无误。

84. 文献的年号、卷号、期号分别代表什么？

文献的年号、卷号、期号是文献出版中的三个基本单位，它们代表了期刊的出版时间和发行频率。

(1)年号。年号指的是期刊出版的年份。在学术出版中,年份通常用来标识期刊的出版时间段,例如 2024 年出版的期刊,会标注为 2024 年。

(2)卷号。卷号指期刊的卷数,期刊通常以年为单位划分为不同的卷,从创刊年起始,一年则为 1 卷。卷号就是从期刊第一次出版那年开始,每年加 1,卷号越大表明期刊创刊时间越久。例如,如果某期刊于 1990 年创刊,那么 2024 年的卷号就是 2024－1990＋1＝35。

(3)期号。期号指期刊中的期数,反映了期刊的出版周期,1 卷通常会被分成多期,每期内包含若干篇论文,期号越大表明期刊发行频率越高。例如,如果一个期刊两个月发行一本(双月刊),一年将有 6 个期号;如果是一个月发行一本(月刊),则有 12 个期号;如果半个月发行一本(半月刊),则有 24 个期号。

大多数期刊通常同时具有卷号和期号,但也有例外情况:有些中文期刊可能没有明确的卷号,这可能是因为在创刊初期未形成系统的卷号体系,或者随着时间推移,出版策略发生了变化。一些英文期刊可能没有期号,特别是像 SCI 等高频发表的期刊,期号可能会被出版日期替代,仅显示卷号。

一般情况下,文献期号会在标注中使用括号进行说明,括号内表示期号,括号前表示卷号,括号后面的数字则表示页码。

示例:

【年份、卷号、期号皆有】的表示方法
示例:2023 年第 3 卷第 8 期第 21-23 页。2023,3(8):21-23

【无卷号】的表示方法
示例:2023 年第 8 期第 22-24 页。2023(8):22-24

【无期号】的表示方法
示例:2023 年第 9 卷第 20-23 页。2023,9:20-23

85. 期刊"魅力值":什么是影响因子?

期刊的影响因子(影响因子＝"该刊前两年发表的所有论文在

统计当年被引用的总次数"除以"该刊在统计年的前两年发表论文的总数")反映了该期刊在某个学术领域的受欢迎程度和影响力。每位作者在发表论文时,都希望自己的工作能获得广泛关注,而高影响因子期刊就是那个"闪耀的舞台"。尽管现代科研评价系统提倡不要唯影响因子论,但我们不得不承认,许多发表在高影响因子期刊的研究往往展现出更加深入的探讨和更具科学价值的结论,这也使得这些研究更容易攫取同行的目光。因此,影响因子常常成为学者们选择目标期刊时的优先考虑因素。

然而,影响因子并不是一个"万能尺",每个研究领域都有其独特的生态规律。在护理学领域,护理学顶级期刊 *International Journal of Nursing Studies* 的影响因子在2020年仅略微超过5,这与临床医学或基础医学的期刊影响因子差距明显,但在护理学领域中它的地位就像"森林之王"一样卓越。这说明在选择期刊时,也需要结合具体的学科背景来考量,而不要仅仅盯着影响因子。

在这种背景下,不妨参考"期刊分区"来做出更明智的选择。以《期刊引证报告》(Journal Citation Reports,JCR)为例,此报告根据期刊的专业领域按 Q1 到 Q4 进行分区,Q1 代表影响力最高的期刊。此外,中科院分区表是国内较为权威的期刊评价体系之一,其根据期刊的影响因子和学科领域进行分区,将期刊分为一区至四区。这种分区方式从另一种角度评估了期刊的价值,使学者们能够根据自己的研究领域更加精准地锁定投稿目标。

总之,在决定一个期刊投稿目标时,一方面可以看看这本学术"图书"在多少人的"书单"上受欢迎,另一方面也要看看它在哪个领域的"书架"上最受瞩目,两者兼顾,方能让自己的研究更好地发光发亮。

86. 如何查询领域内中文期刊排名?

如果研究者想要查询自己研究领域内中文期刊排名,可通过中国知网进行查询。首先,打开中国知网,点击"出版物检索"。

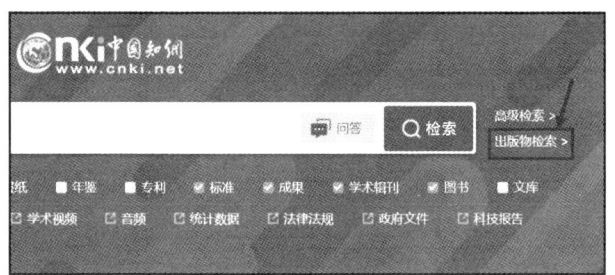

扫码看大图

然后,点击一本自己研究领域内的期刊。此处以"护理学杂志"为例。

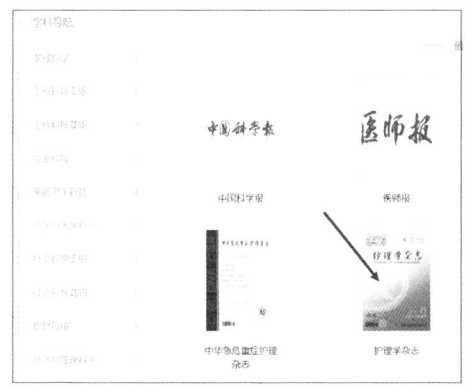

扫码看大图

点击该期刊之后在输入框内输入行业关键词,此处以输入"护理"为例。再点击"出版来源检索"。

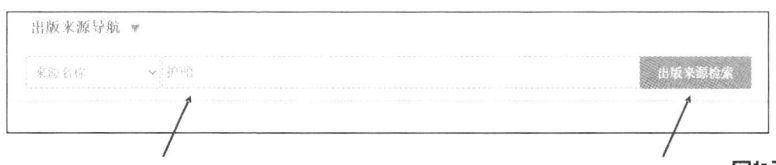

此时便出现了包含关键词"护理"的所有期刊,并且按复合影响因子排序,可以勾选"北大核心"只看北大核心期刊,也可以所有期刊都看。

扫码看大图

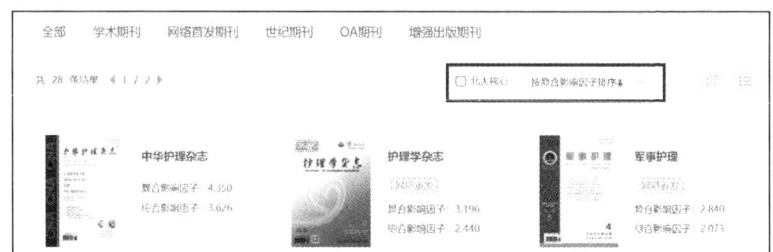

87. 如何查询领域内英文期刊排名？

扫码看大图

如果研究者想要查询自己研究领域内英文期刊排名、影响因子和JCR分区，可通过科睿唯安（Clarivate Analytics）公司的JCR数据库进行查询。详情可参考以下步骤。

首先，打开Web of Science官网主页，选择Journal Citation Reports。然后，点击Categories。

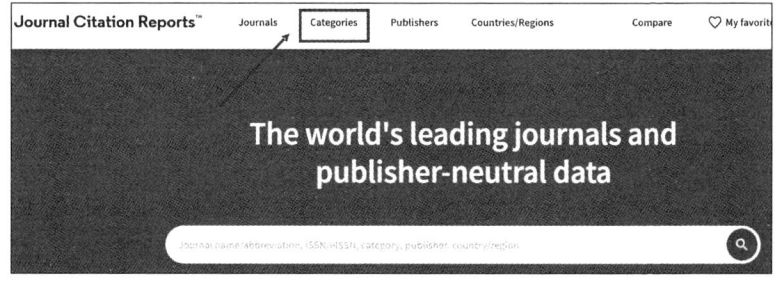

此时，会出现各个大类学科（最左）、小类学科（中间）以及包含的期刊数（右边）等相关信息，以Clinical Medicine 为例。

扫码看大图

点击Clinical Medicine，将会出现59个具体的小学科方向，我们以NURSING为例。

点击NURSING，将会出现护理领域期刊排名情况，如是否属于SCI（下图中Edition列）、影响因子（JIF列，下图中显示的为2023年影响因子）、JCR分区情况（下图中JIF Quartile列）。

第六章 知己知彼：护理科技论文的选刊与投稿 | 129

Categories by Group			
See all 254 Categories			Sort by
Agricultural Sciences	7	441	59,253
Arts & Humanities, Interdisciplinary	8	1,016	32,103
Biology & Biochemistry	34	4,026	670,101
Chemistry	21	2,412	684,793
Clinical Medicine	59	7,627	1,038,984

扫码看大图

Clinical Medicine

59   **7,627**

Covers all aspects of clinical medicine including medical specialties, integrative & complementary medicine, nutrition, legal medicine, dentistry, nursing, medical ethics, medical informatics, medical technology & engineering, psychology, psychiatry, substance abuse, sports medicine, and public health.

ALLERGY
ANDROLOGY
ANESTHESIOLOGY
AUDIOLOGY & SPEECH-LANGUAGE PATHOLOGY
BEHAVIORAL SCIENCES
CARDIAC & CARDIOVASCULAR SYSTEMS
CLINICAL NEUROLOGY
CRITICAL CARE MEDICINE
DENTISTRY, ORAL SURGERY & MEDICINE
DERMATOLOGY
EMERGENCY MEDICINE
ENDOCRINOLOGY & METABOLISM
ENGINEERING, BIOMEDICAL
GASTROENTEROLOGY & HEPATOLOGY
GENETICS & HEREDITY
GERIATRICS & GERONTOLOGY
HEALTH CARE SCIENCES & SERVICES
HEALTH POLICY & SERVICES
HEMATOLOGY
IMMUNOLOGY
INFECTIOUS DISEASES
INTEGRATIVE & COMPLEMENTARY MEDICINE
MATERIALS SCIENCE, BIOMATERIALS
MEDICAL ETHICS
MEDICAL INFORMATICS
MEDICAL LABORATORY TECHNOLOGY
MEDICINE, GENERAL & INTERNAL
MEDICINE, LEGAL
MEDICINE, RESEARCH & EXPERIMENTAL
NEUROIMAGING
NEUROSCIENCES
NURSING
NUTRITION & DIETETICS

扫码看大图

Journal name	ISSN	eISSN	Category	Edition	Total Citations	2023 JIF	JIF Quartile
INTERNATIONAL JOURNAL OF NURSING STUDIES	0020-7489	1873-491X	NURSING	SCIE, SSCI	15,674	7.5	Q1
Intensive and Critical Care Nursing	0964-3397	1532-4036	NURSING	SCIE, SSCI	3,130	4.9	Q1
Women and Birth	1871-5192	1878-1799	NURSING	SCIE, SSCI	4,074	4.4	Q1
Journal of Nursing Regulation	2155-8256	2155-8264	NURSING	SCIE, SSCI	721	4.2	Q1

扫码看大图

88. 什么是南核、北核、科核、CSCD？

在发表护理中文科技论文时，研究者可能听到过南核、北核、科核、CSCD等"神秘术语"，实际上，它们是中国学术界对不同级别学术期刊的俗称，代表着学术研究的权威性和影响力。

（1）南核。南核全称是中文社会科学引文索引（Chinese Social Sciences Citation Index，CSSCI），也被称为"南大核心"或"C刊"。它是由南京大学中国社会科学研究评价中心开发研制的社会科学引文索引系统。南核专注于人文社科领域，是涵盖了法学、管理学、经济学、历史学、政治学等多个学科的学术期刊。其评选标准主要依据期刊在社会科学领域的引用率和学术贡献程序，因此，南核期刊在人文社科领域具有极高的权威性和影响力。

（2）北核。北核全称是《中文核心期刊要目总览》，也被称为"北大核心"。它由北京大学图书馆联合北京地区高校图书馆及其他单位专家联合制定。北核的评价体系涵盖了自然科学与人文社会科学两大领域的杰出期刊，主要基于期刊的引文率、转载率、文摘率等多个指标进行综合评定。因此，北核期刊在学术界具有广泛的认可度和权威性，尤其在跨学科范围内具有较高的影响力。

（3）科核。科核全称是中国科技论文统计源期刊，也被称为"科技核心"或"统计源核心"。它由中国科学技术信息研究所出版，分为自然科学卷与社会科学卷。科核主要评选的是科技领域的期刊，评选时侧重于科技论文的引用率和影响力。其评选标准相对较为宽松，一般达到影响因子标准就可以通过评选。因此，科核期刊的发表难度相对较低,但同样具有较高的学术水平和影响力。

(4) CSCD。CSCD 全称是中国科学引文数据库(Chinese Science Citation Database),是由中国科学院文献情报中心创办的中国自然科学领域的引文索引数据库。它涵盖了中国自然科学各个学科的核心期刊,在自然科学领域具有极高的权威性和影响力。自 1989 年创立以来,CSCD 已成为国内科研领域的重要标杆,其收录的期刊质量高、影响力大,被誉为"中国的 SCI",也被称为"理科版的 CSSCI"。

89. 什么是 SCI、SCIE、SSCI、ESI、ESCI?

在发表英文护理科技论文时,研究者总会听到 SCI、SCIE、SSCI、ESI、ESCI,那么这些耳熟能详的专业名词到底是什么意思?又有什么区别呢?

(1) SCI 科学引文索引(Science Citation Index)。SCI 是由美国科学信息研究所(Institute for Scientific Information,ISI)创建的一个国际性的、经过评审的科学文献数据库。SCI 收录了全球范围内自然科学、工程技术、医学等多个领域的高质量期刊论文。它不仅是科研人员发表研究成果的一个重要平台,也是评价科研人员学术贡献的重要工具。对于科研人员而言,在 SCI 上发表论文意味着其研究得到了国际同行的认可,有助于提升个人学术地位及所在机构的研究水平。此外,SCI 收录的期刊往往代表着该领域的前沿方向和技术趋势。

(2) SCIE 是指科学引文索引扩展版(Science Citation Index Expanded)。SCIE 是 SCI 的"升级版"或者"扩大版",由科睿唯安公司(原汤森路透知识产权与科技事业部)运营。它收录的期刊范围更广,除了自然科学和工程技术领域,还涵盖了其他学科的高质量学术论文。因此,在刊文量上,SCIE>SCI。2020 年,科睿唯安公司正式宣布 SCI 与 SCIE 合并,从此之后,原 SCI 的叫法不再使用,而是与 SCIE 一起统称为 SCIE。

(3) SSCI 是指社会科学引文索引(Social Sciences Citation

Index)。SSCI 是 ISI 推出的另一个重要的学术引文数据库。它专注于社会科学领域,比如经济学、政治学、社会学、心理学等。SSCI 也是通过论文的引用情况来评价其学术影响力,但它更侧重于社会科学方面的论文。

(4)ESI 是指基本科学指标数据库(Essential Science Indicators)。ESI 是科睿唯安公司于 2001 年推出的"学科实力展示平台"。该数据库是基于 Web of Science 核心合集数据库而建立的计量分析型数据库。ESI 通过统计和分析学科论文的数量、被引次数等数据,按 22 个学科领域,分别对国家、期刊、研究机构、论文、科学家进行统计分析和排序。就像是一个学校的运动会,通过比赛成绩来展示各个班级的实力。

(5)新兴资源引文索引(Emerging Sources Citation Index,ESCI)。ESCI 是科睿唯安公司于 2015 年推出的一个期刊引文索引数据库,它旨在扩展 Web of Science 的出版物收录范围,主要收录一些具有潜在影响力的新刊。科睿唯安公司使用质量评估标准和影响力标准来评价期刊,达到质量评估标准的期刊可进入 ESCI,而同时满足影响力标准的期刊可进入 SCIE。SCIE 与 ESCI 似乎只有一个 E 的区别,但其实 ESCI 并不是正式的 SCIE 期刊,进入 ESCI 只是进入 SCIE 期刊的预备队,有通过进一步的评估进入 SCIE 的可能。现有 SCIE 期刊也可能被降级到 ESCI 里面。

90. SCI 期刊 JCR 分区与中科院分区有什么区别?

SCI 期刊 JCR 分区由科睿唯安公司发布,中科院分区由中国科学院文献情报中心发布,两者均具有评价期刊学术水平和影响力的功能,但它们之间存在如下几点不同。

(1)分区依据的不同。影响因子越高的期刊,说明其被引用的次数越多,学术影响力也就越大。SCI 期刊 JCR 分区与中科院分区都是依据期刊的影响因子进行划分的,JCR 分区依据的是期刊上一年度的影响因子,而中科院分区依据的是期刊前 3 年的平均影响因子,可以更全面地反映期刊的长期学术影响力。

(2)分区标识的不同。SCI 期刊 JCR 分区是把每个学科的期刊按照影响因子的高低进行排序,然后平均分为四个区:Q1、Q2、Q3、Q4,其中 Q1 是指影响因子数值在前 25% 的期刊类推。中科院分区同样按照影响因子排序,但分区的比例并不是平均的,其分区结构更像金字塔,用 1 区、2 区、3 区、4 区来表示,1 区是指影响因子数值只在前 5% 的期刊,2 区是 6%～20%,3 区是 21%～50%,剩下的是 4 区。

(3)期刊分类的不同。SCI 期刊 JCR 分区的学科分类比较细致,2023 年设置了 254 个小类。中科院分区借鉴了 SCI 期刊 JCR 的学科分类,设置了 18 个大类,如数学、物理、化学、生物、医学等。

(4)其他方面的不同。在处理期刊更名或合并的情况时,两个分区的方法也有所不同。SCI 期刊 JCR 分区会保留两个刊名分别计算影响因子,而中科院分区则会将变更前期刊的数据合并至变更后的期刊,并重新计算影响因子。

作为科研人员,在选择投稿期刊时,可以根据自己的研究领域和论文质量,再结合 SCI 期刊 JCR 分区和中科院分区的特点来做出合适的选择。

91. 三思而行:选择目标刊物时应考虑哪些因素?

在撰写护理科技论文时,选择合适的期刊如同为自己独一无二的"学术佳肴"选一个合适而华丽的餐桌,是确保研究成果得到广泛认可和传播的关键。以下是选择期刊时应考虑的主要因素。

(1)期刊范围和主题相契合,避免"牛头不对马嘴"。确保论文的主题和内容与期刊范围相符是首要考虑因素。每个期刊都有其特定的学科范围和研究重点。研究者应仔细阅读目标期刊的"简介"或"范围"部分,了解其关注的领域。

(2)高影响因子提声誉,让自己的研究脱颖而出。期刊的影响力就像入场券,决定了谁能看到你的精彩表演。高影响因子的期刊通常意味着其论文被频繁引用,具有较高的学术认可度。当然,影响因子也不是唯一的选择标准,研究者应关注期刊在护理学领域的声誉和影响力,一些专注于细分领域的期刊可能影响因子较低,但在特定研究领域非常有影响力。

（3）注意审稿和发表周期，避免"蜗牛等兔子"。了解期刊的审稿周期和发表周期也是关键考虑因素，不同期刊的审稿周期差异较大。大多数学术期刊在其官方网站上会提供有关审稿流程、平均审稿周期和发表周期的详细信息。此外，通过查看期刊最近发表的文章，也可以推算出审稿周期。研究者应根据自己的时间安排和发表需求，选择合适的期刊。如果需要快速发表，选择审稿和出版速度较快的期刊是明智之举。

（4）开放获取与传统出版，优劣势平衡。对于期刊选择，研究者还需决定是选择开放获取（open access）期刊还是传统出版期刊。开放获取可以让研究免费面向全球，更易被引用和讨论，但刊登费用较高；传统出版相对节省，曝光度却有限。做决定时，不要仅依赖研究者的个人偏好，要视论文目标受众和研究领域而定，追求最大化影响的"黄金比例"。

（5）面向期刊读者群体，精准定位"亲友团"。不同期刊有不同的读者群体。研究者应考虑自己的研究成果希望影响哪些人群，选择期刊时需要确保目标受众能够接触和理解论文内容。例如，如果研究是面向临床护理实践，可以选择那些面向护理从业人员的期刊，而非纯学术研究型期刊。

92. 伯乐相马：SCI 期刊投稿时如何推荐审稿人？

目前许多 SCI 期刊在投稿系统中都设有"推荐审稿人"这一项。为什么 SCI 期刊要求作者推荐审稿人呢？因为有时期刊编辑可能难以找到合适的审稿人，或者论文的研究主题过于专业，导致难以匹配合适的专家。所以，作者推荐审稿人既可以为期刊编辑提供便利，同时也有助于加快论文的评审进程。那么，推荐审稿人有哪些"门道"呢？

（1）从文献里"捞人"。仔细审查参考文献列表，寻找那些与作者的研究主题和方法论相近的专家。可推荐在参考文献中引用过的学者，或在目标期刊上发表过相关研究的学者，或同一领域常发文章的活跃学者。

（2）学术会议上"邂逅"。考虑那些在学术会议或研讨会上对作者的研究表示过赞同或赞赏的学者。这些学者的正面反馈可能表明他们对作者的研究持支持态度,因此他们可能是合适的审稿候选人。

(3)编委的"人脉"。如果作者有幸与 SCI 期刊的编委有联系,这将为作者提供独特的机会。编委通常具有广泛的学术视野和深入的行业洞察,他们能够识别并推荐领域内的优秀审稿人。但要注意,最终论文的接受与否更多地取决于论文本身的质量和创新性。因此,作者需要确保自己的研究工作具有足够的学术实力和创新性,以满足 SCI 期刊的高标准。

(4)避免"雷区"。避免推荐与作者存在潜在利益冲突的审稿人,如导师、同事、项目伙伴、亲密朋友等。若不可避免选择以上推荐人,尽量提供他们的工作邮箱,避免编辑怀疑作者的诚意和专业性。

(5)给出推荐理由。推荐审稿人时应简要说明推荐理由,告诉编辑为什么这个人适合当审稿人。可阐释被推荐审稿人的专业背景、研究贡献、与所提交论文的相关性等。

93. 论文投稿到 SCI 期刊后如何追踪论文状态?

目前大多数 SCI 期刊都采用在线投稿系统,这就像是给论文装上了 GPS 追踪器,使得作者能够实时追踪论文状态。作者可以像查看快递包裹一样,随时登录系统,查看论文处于哪个阶段。

(1)稿件投递成功后。一开始会显示"Submitted to Journal"或"Submitted"。这种状态一般会在一周之内结束,在这期间,作者要密切关注邮箱,因为论文有可能因格式不符合期刊要求而退回修改,此时的状态就会变成"Manuscript sent back to author"。

(2)投递后几天。稿件可能会先到期刊主编手里,此时稿件的状态为"With Editor",之后主编会将稿件分派给对应的副主编或者其他编辑。此时稿件的状态可能会有两种:①"Awaiting Editor Assignment",即正在指派责任编辑;②"Editor assigned",表明已经把稿件分给编辑处理,编辑一般会对稿件进行处理(审查稿件内容的完整性、创新性和语言等)。在这一阶段,一般会出现三种情况：①编辑认为该稿件质量不错，会邀请相应的审稿人审阅，那么状态就会变为"Reviewers invited"；②编辑认为稿件写作太差，需要语言润色，这时编辑就会自己做决定，状态改为"Revision before review"；③编辑认为稿件毫无价值或新意、超出期刊投稿范畴或者更适合其他期刊，这时稿件会被婉拒，状态则显示为"Reject"。

（3）邀请审稿人。审稿人同意审稿后，稿件状态会变更为"Under Review"，这个过程可能需要一两个月或更长的时间，需耐心等待。但如果等待时间过长，可以委婉地写信询问一下编辑。

（4）稿件审稿结束后。此时状态会变为"Required Review Completed"，表示审稿意见已经返回给编辑，正常情况下几天或几周内会有结果。但如果审稿人意见不统一，期刊编辑可能会考虑将稿件发给另外一个专家审阅，这就可能需要更长的审稿时间。

（5）编辑审阅意见。如果稿件的审稿意见有明显的偏向性，稿件的状态会变更为"Decision Making"，编辑会开始斟酌意见。有的稿件评价都很好，一般很快就决定"Accept"（这种情况不多见）；有的稿件评价很差，则一般会"Reject"。如果拒稿了，编辑则会把审稿人的意见发给作者，作者便会知道被拒稿的原因，发现稿件的不足之处，然后可以对该稿件进行相应的修改、重投。

（6）大修或小修。如果编辑感觉稿件总体不错，结合审稿人的意见，会给出"Major Revision（大修）"或"Minor Revision（小修）"的建议，一般情况下"Major Revision"居多。修改稿一般都有时间限制，若不能在规定时间完成修改，需要在截止日期前给期刊编辑写延迟信。只要作者申请延迟的理由正当，大多数期刊都会答应。

（7）修改稿的投递。修改稿主要有"revised manuscript"和"response to the reviewers/editor"两个部分，有些期刊要求"revised manuscript"必须有修改痕迹（revised manuscript with track），这可以通过 Word 里的"审阅-修订"功能来完成。"response to the reviewers/editor"非常关键，要逐条（point-to-point）回复审稿人或编辑的意见。修改稿投递成功后稿件状态会变为"Revision Submitted to the Journal"，这时编辑会根据审稿人意见，对稿件进行处理。一般情况下会将修改稿发给提出重要意见的审稿人进行重新审阅。

94. 武林秘籍:审稿意见回复模板有哪些?

审稿意见回复模板可以帮助作者以一种系统和专业的方式回应审稿人的意见。以下是一些基本的模板,读者可以根据具体情况进行调整。

(1)开头总结类。开头总结类有以下回复模板:①We sincerely thank you for your professional review work on our article. As you have noted, there are several problems that need to be addressed. According to your valuable suggestions, we have made extensive corrections to our previous article, as detailed below(我们非常感谢您对我们文章的专业评论。正如您所关心的有几个问题需要解决。根据您的建议,我们对之前的文章进行了广泛的更正,具体更正如下)。②We sincerely thank the editor and all reviewers for their valuable feedback that we have used to improve the quality of our article. The reviewers' comments are listed below in italicized font and specific concerns have been numbered. Our responses are given in normal font and changes/additions to the article are given in the blue text(我们衷心感谢编辑和所有审稿人的宝贵反馈,我们用这些反馈来提高文章质量。审稿人的评论以斜体字列在下面,具体问题已编号。我们的回复以正常字体给出,对文章的更改/添加以蓝色文本给出)。

(2)拼写错误类。拼写错误类有以下回复模板:①We sincerely thank the reviewer for careful reading. As suggested by the reviewer, we have corrected the "××" to "××"(我们衷心感谢审稿人的认真阅读。根据审稿人的建议,我们已将"××"更正为"××")。②We feel sorry for our carelessness. In our resubmitted article, the typo has been revised. Thanks for your correction(我们为自己的粗心感到抱歉。在我们重新提交的文章中,错字已被修改。感谢您的指正)。

(3)语言润色类。语言润色类有以下回复模板:① We

endeavored to improve the article and have made necessary changes without altering its content and framework. And here we did not list the changes but marked in red in the revised paper. We appreciate the diligent work of the editors and reviewers and hope they are satisfactory(我们尽最大努力改进文章,并对文章进行了一些修改。这些变化不会影响论文的内容和框架。在这里,我们没有列出更改,但在修订后的文件中用红色标记了。我们衷心感谢编辑/审稿人的热情工作,并希望更正得到批准)。② Thanks for your suggestion. We have tried our best to polish the language in the revised manuscript(谢谢你的建议。我们已尽最大努力润色修改稿中的语言)。

(4)文献补充类。文献补充类有以下回复模板:① We sincerely appreciate the valuable comments. We have checked the literature carefully and added more references on [specific topics] and [specific topics] in the introduction of the revised manuscript(我们真诚地感谢您的宝贵意见。我们仔细检查了文献,并在修改稿的引言部分添加了更多关于__和__的参考资料)。② As suggested by the reviewer, we have added more references to support this idea(正如审稿人所建议的,我们添加了更多的参考文献来支持这一想法)。

(5)内容修改类。内容修改类有以下回复模板:①We think it is an excellent suggestion. We have explained the changes made, including the exact location where they can be found in the revised manuscript(我们认为这是一个很好的建议。我们已经解释了所做的更改,包括在修改稿中可以找到更改的确切位置)。② We have rewritten this part according to the reviewers' suggestion(我们已经根据审稿人建议重写了这一部分)。

95.进退有度:审稿人要求补充实验时如何应对?

面对审稿人关于补充实验"加料"的请求,如增加样本量、增加分析内容等,难免有种被"加时赛"迎头一击的感觉。然而,危机也是转机。将这些额外的增补要求视作提升研究质量的"神助攻",或许能收获意料之外的精彩。

(1)积极响应,高效补充实验的策略。具体策略如下:①评估请求,仔细阅读审稿人意见,明确具体要求和工作量。评估请求的合理性及其对研究结果的影响。②争取时间,如需延长返稿时间以补充实验,应及时与编辑沟通,申请适当的延期。在申请中,说明补充实验的重要性及其对提升研究质量的作用。③规划实验,制定详细实验计划,包括所需时间、资源及技术要求。确保实验设计符合研究目标,并能有效解决审稿人提出的问题。④完善回复,在返稿时清晰地阐述补充实验的结果及其对研究结论的影响。对审稿人的反馈表示感谢,并说明如何依据反馈改进了研究。

(2)灵活应对,无法补充实验时的技巧。具体技巧如下:①解释当前限制:清晰地阐述无法进行补充实验的原因,例如时间、资源或技术限制。采用尊重的语气,表达对审稿人关注的理解与歉意。②提出替代方案:通过已有数据进行补充分析或使用新的统计方法来验证结果。解释这些替代方案如何提升研究的可靠性与一致性。③展望未来研究:承诺在未来的研究中进一步探讨审稿人关注的问题,强调当前研究的基础性。说明下一步的研究方向及计划,以回应审稿人的关切。

需要注意的是,无论能否补充实验,都应保持尊重的语气,聚焦于提升研究质量的解决方案。与审稿人保持开放的沟通,积极回应其意见,有助于促进建设性的对话。

示例:

Social isolation, loneliness, and motoric cognitive risk syndrome among older adults in China: A longitudinal study. Int J Geriatr Psychiatry. 2023;38(4):e5911.

修稿回复示例

审稿人意见:The way that the authors have analyzed the

longitudinal data does not investigate changes in time that have occurred in the cohort but used cross sectional analysis methods. I would recommend conducting comparative longitudinal analyses.

作者回复:Thank you for your suggestion to perform comparative longitudinal analyses(such as generalized linear mixed model). We agree that comparative longitudinal analyses can provide a deeper understanding of the relationship between social isolation, loneliness, and MCR over time(表达感谢和肯定). However, we have decided to use a logistic regression model based on baseline features and 4-year follow-up data for the following reasons(解释限制或原因,提出替代方案).

(a) Our research question is focused on the overall relationship between social isolation, loneliness, and the onset of MCR, rather than on changes in this relationship over time or on differences between time points. We believe that the logistic regression model is appropriate for addressing this question.

(b) Comparative longitudinal analyses are more complex models that can include multiple random effects and require more assumptions than a general logistic regression. By using a simpler model, we can avoid overfitting and reduce the risk of introducing errors into our analysis.

(c) We have also found that previous studies have adopted similar logistic regression models to examine the relationshipbetween risk factors and MCR or social isolation, loneliness, and health outcomes.

> We recognize the importance of considering alternative approaches and will keep your suggestion in mind for future research（展望未来研究）.
>
> 进退有度，开放沟通，让护理科技论文在同行评审过程中焕发新的生机。

96. 审稿人给了修改意见，无法修改的时候怎么办？

在撰写护理科技论文并投稿后，收到审稿人的修改意见是再正常不过的事情。这些意见往往有助于提高护理科技论文的写作水平，让研究更加严谨和科学。但有时候，可能会遇到一些确实无法修改的意见，尤其是涉及研究设计方面。由于研究已经按照既定的方案实施，因此很难通过修改现有的数据或结论来满足审稿人的要求。这时，作者可采取以下策略来应对。

(1) 冷静分析修改意见，理解审稿人的观点。有时候，审稿人的意见可能基于他们个人的研究背景或观点，而这些可能与本研究有所不同。在这种情况下，一定不要急躁，要仔细分析这些意见是否适用于本研究，通过查阅文献、与合著者讨论、咨询相关专家等，真正理解了审稿人的核心观点之后，采取相应的应对措施。

(2) 引用权威文献以增强研究的可信度。通过引用权威文献来支持和验证研究方法的合理性和科学性，增强研究结果的可信度，展示作者对现有研究的深入理解和尊重。在文献引用中，应遵循实事求是的原则，确保引用的文献与论文主题紧密相关，能够支撑论文中的科学论断。还可以通过文献综述的方式，展示当前研究方法与其他研究方法的异同，从而进一步说明本研究方法的适用性和有效性。

(3) 使用补充材料，增强研究数据的完整性和透明度。在论文方法学部分，详细阐述研究实施的方法、工具和结果，是增强论文说服力的关键。同时向审稿人提供相应的补充材料，如数据集、代码、图片、视频等,使数据收集的视角更加全面以增加研究的可信度。此外,在讨论部分强化对数据的解释,探讨本研究范式下研究结果与其他研究结果的异同之处,详细说明可能的发生机制。

(4)客观地阐述研究局限,提出未来研究方向。在文章小结部分,诚实地讨论研究的局限性,解释这些局限性如何影响研究结果,并指出未来研究应如何开展以克服相关问题。向审稿人展示作者在本研究领域积极、深入的思考。

整个应对修改意见的过程中,要保持开放和尊重的态度。即使审稿人的意见没有被采纳,也要感谢他们提出的宝贵建议,并表达对未来合作的期待。同时按照前文所述相关思路客观解释无法修改的原因,强调本研究的核心价值和创新点,重申其对于改善患者的就医体验、优化护理教学、提高护理管理的质量等方面的贡献。如果与审稿人的沟通没有取得预期的效果,必要时可寻求期刊编辑的帮助,编辑通常会更加了解期刊的审稿标准和要求,能给出更恰当的建议或解决方案。

97. 审稿人之间意见冲突,如何妥当处理?

在学术审稿过程中,审稿人之间的意见分歧往往令人头疼,但处理得当则有助于提升论文质量。首先,要明确修改稿件的目的是让期刊编辑确信每个问题都得到了认真考虑和合理回应,而不是单纯为了满足每位审稿人的需求。因此,在遇到分歧时,作者应根据编辑的总体要求,结合自身的研究目标,判断哪些建议符合论文的方向,而哪些可以合理拒绝。理解到这一点,可以避免在审稿人的矛盾中左右为难。

面对分歧,寻求合著者的支持通常是有效的。合著者作为旁观者,可能拥有不一样的见解,有助于作者理清思路。合著者的建议或许会让作者意识到某些意见的价值,帮助作者找到在不违背研究初衷的情况下进行修改的最佳方式。此外,与团队讨论能够增强信心,让作者在面对复杂意见时立场更加坚定。

有时候,分歧可能涉及实验设计或研究方法。如果感到无从取舍,可以考虑咨询期刊编辑,他们拥有丰富的审稿经验,能够帮助作者在冲突意见中找到平衡点,甚至在必要时指派其他审稿人提供额外意见。以一个清晰的解释来陈述自己的选择,并请编辑协助判断,这种方法往往能达到理想的协调效果。

当然,不是所有审稿意见都必须无条件接受。在学术研究中保持独立判断同样重要。如果某位审稿人提出的建议与作者的研究目标并不契合,或建议的实验超出了论文讨论范围,作者可以以科学的理由拒绝该意见。关键在于,回应的语气要保持尊重,逻辑要清晰,让编辑和审稿人理解作者的考量。这种专业态度不仅维护了学术讨论的质量,也表明了作者对自身研究的信心。

对于涉及严重分歧的意见,可以单独写信给期刊编辑,详细解释作者的处理方式和理由。这封信的重点在于澄清作者的立场,以便编辑做出更加全面的判断。编辑在审阅时会结合所有审稿人的意见以及作者的回应,这也为作者提供了更加公平的机会,使作者的研究能以恰当的方式呈现。

最重要的是,不要被分歧所困扰。学术评审中的不同意见是提升研究的契机,应以开放的心态接纳并从中汲取灵感。即便意见冲突在所难免,合理的处理态度和清晰的逻辑表达不仅能帮助作者更好地完成修改,也能提升作者的学术声誉和影响力。通过这一过程,作者不仅能够优化论文质量,还能加深对研究本身的理解,为未来的科研打下更坚实的基础。

98. 拨云见日:常见拒稿原因有哪些?

稿件一旦成功提交到期刊,接下来就进入了审稿阶段,这个阶段时间比较漫长。若稿件顺利被接受,那么皆大欢喜;若稿件被拒,也不需要太灰心丧气,拒稿是科研人员不可避免的事情,即使是顶级的科研人员,也遇到过自己辛苦研究并撰写的稿件被拒稿的情况。稿件被拒不用担心,更不用怕,关键是要从中学习到一些经验教训,或者找到科研上的不足之处。通过总结拒稿意见,对自己的实验设计进行改进,对论文的写作进行修改,这样才能够使论文的水平提升一个档次。期刊常见的拒稿原因有以下几点。

(1)投稿论文与所选期刊收录范围不匹配。在学术出版的世界里,每个期刊都有其特定的收录范围和专业领域。这意味着每个期刊都有自己专注的主题和目标受众。投稿论文与所选期刊的收录范围不匹配,就像走到一个专门的科学书籍区域,却发现架子上摆放着一本浪漫小说。这本小说可能是一部杰作,但它显然不适合摆在那里,因为读者来到这个区域是为了寻找科学书籍,而不是爱情故事。

(2)论文缺乏创新性或重要性。创新性体现在作者在使用新方法、新技术或新理论方面的突破,为已有的科学图景增添新的笔触。重要性则关乎研究对某一领域或实际应用的贡献程度或对解决某个科学问题或社会问题的帮助。如果一篇学术论文在这些方面表现不足,那么它就不具备足够的吸引力来打动编辑和审稿人。

(3)研究设计存在较大缺陷。一篇论文能否顺利发表还取决于严谨科学的课题设计。无论是临床试验或者基础研究,在研究开始前一定要重视课题设计问题。有很多容易忽略的设计问题,例如研究设计不当、所选方法无效或不可靠、选择与研究问题不符的方法或模型等。即使论文写得再好也不能掩盖研究设计中的缺陷,而防止这些缺陷的最好方法是仔细进行文献查阅,以确定适合研究的最好方法和做法。

(4)投稿前论文准备不充分。论文投稿前,充分的准备是确保成功发表的重要一步。如果准备不充分,论文很可能无法在竞争激烈的学术界中脱颖而出。例如未遵守期刊对投稿文章的规定,包括"title page""abstract""introduction""reference"等;句子表达不够简练明确;标题、摘要或投稿信无说服力;大量因粗心造成的错误,如错误的词法或拼写、图表设计不合理等。

(5)伦理问题。在学术研究中,伦理问题是一个重要的考量因素,涉及研究过程中的多个方面,包括研究对象的权益保护、数据的真实性和完整性、研究成果的公正性和客观性等。许多学术期刊在投稿指南中明确要求所有涉及人类或动物的研究必须提供伦理审查的批准文件,未能遵守这些要求可能会被直接拒稿。因此,在研究设计阶段就应充分考虑伦理问题,并获得必要的审查与批准,以确保研究成果的顺利发表。

(6)拒稿原因不明确。有些情况下的拒稿原因是不明确的,比如,期刊版面有所限制;投稿量较大导致的期刊退稿量增大;期刊的决策策略(例如:某些期刊会拒绝所有需要进行重大修改的论文,而另一些期刊则在不能确定论文质量的情况下,会重新进行一轮同行评审);期刊编辑在特定时间段内寻找特定主题的论文;期刊收到多篇同一主题的论文等。

99. 拒稿后被建议转投:迷雾还是机遇?

论文遇到"转投"(transfer to another journal)并非坏事,它是编辑对论文的温和拒绝,表明论文虽不适合当前期刊,但仍具研究价值。转投提供了一个充满希望的机会,可能开辟新的发表之路。

(1)被建议转投的原因。被建议转投通常有以下原因:①期刊定位不符:编辑可能认为研究主题或方向与期刊的定位并不完全契合,或者论文没有达到期刊的预期标准。②期刊容量有限:某些期刊每年接受的稿件数量有限,编辑通常会优先选择那些更符合读者需求的高质量稿件。③影响因子权衡:在一些高影响因子的期刊中,编辑倾向于发表更具创新性和突破性的研究成果。如果论文相对平淡,编辑可能会建议转投其他期刊。④审稿人意见:审稿人有时会提出建议,指出论文更适合其他领域的期刊,这可能会促使编辑建议转投。

(2)转投的优势有哪些。转投通常有以下优势:①节省时间:一些出版集团提供"快速转投"服务,作者无须重新提交、重复上传文件,可以在原稿的基础上快速转至另一期刊。这大大缩短了投稿流程,节省了时间。②通过初筛:转投建议有时伴随编辑的推荐,意味着论文已经通过了某些初步筛选,在新期刊中被接受的概率可能会提高,但并不一定会保证接受。

(3)被建议转投时该怎么办。被建议转投时可采取以下方法:①冷静面对:不必因为转投建议而感到气馁,编辑的建议通常基于对研究内容的认可,他们只是认为该稿件不适合目前的期刊。②评估期刊匹配度:编辑推荐的转投期刊通常属于同一出版集团或与当前期刊领域相近。在决定是否转投时,查看被推荐期刊的目标读者群、影响因子和近期发表的文章类型,判断这些期刊是否适合自己的论文。如果符合预期,可以接受建议。③适当修改论文:在转投之前,根据初审意见或审稿人的反馈,可以对论文进行必要的修改,以提高在新期刊中的接受率。每个期刊的投稿要求和格式可能不同,转投时务必仔细检查新的投稿指南,确保论文符合新期刊的要求。

面对转投建议,保持积极心态,争取将迷雾化为机遇。

100. 论文接收不是终点:发表之路的"最后一公里"怎么走?

论文接收不是终点,真正的"最后一公里"才刚刚开始。从校稿到见刊,每个环节都至关重要。

(1)校稿(proofreading)。论文被接受后,期刊会联系作者进行校稿,这是发表前最后的检查机会。作者需仔细检查单词拼写、数据准确性、表格与图形的清晰度和正确性、格式规范以及声明与披露等内容,确保无误。尽管校稿阶段允许对内容进行修改,但应仅限于必要的改动,不建议对关键结果和结论做大幅度改动。校稿所需时间视期刊要求而定,可能仅需一两天,但有时也可能持续数月。

(2)签署版权转让协议(copyright transfer agreement)。版权转让协议是作者与出版机构之间的法律合同,明确了作者将作品的版权转让给出版机构的条款。签署该协议后,出版机构通常获得对论文的发行权、传播权和复制权等。一般由通讯作者代表全体作者签署,但某些期刊可能会要求所有作者签字或确认,以确保全体作者知晓并同意版权转让的安排。

(3)支付版面费(payment)。有些期刊要求支付版面费,通常用于开放获取(OA)或封面印刷等服务。确认需要支付时,作者应尽快完成支付,以便后续流程顺利进行。

(4)网络见刊(online)。支付完成后,论文将进入排版流程,并最终发布到期刊网站上。见刊所需时间通常为数月不等,部分期刊见刊速度较快(如1个月内),也有些期刊可能需要长达1年。在论文网络见刊后,期刊通常会提供"Early Access"或"Online First"版本。作者应及时检查在线版本,确保无排版错误或内容遗漏。如有问题,应立即联系期刊编辑进行修正。

(5)推广与宣传(communication)。论文见刊后,作者可以通过社交媒体、学术平台、个人网站、单位官网等渠道进行总结和宣传,以扩大其影响力。许多期刊也提供论文推广服务或相关指导,作者可与期刊沟通,了解推广资源的使用。

正式发表的路虽然细致冗长,但每一个小步骤都在推动论文在学术舞台的最终亮相。

临床护理科技创新实践
百问百答
总主编 曾铁英 刘于

100 QUESTIONS & ANSWERS: EVIDENCE-BASED NURSING
循证护理实践百问百答

主编／王 颖
　　　／赵梅珍

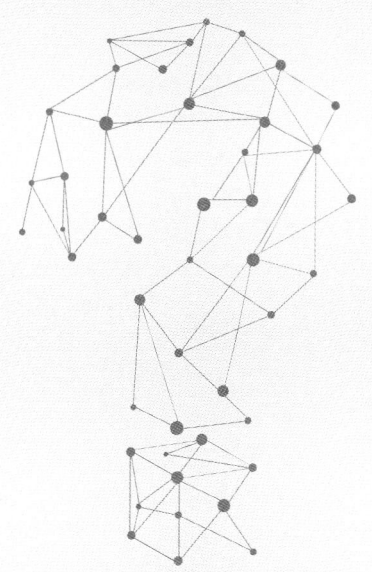

华中科技大学出版社
http://press.hust.edu.cn
中国·武汉

图书在版编目(CIP)数据

循证护理实践百问百答 / 王颖，赵梅珍主编. -- 武汉：华中科技大学出版社，2025.4. --（临床护理科技创新实践百问百答 / 曾铁英，刘于主编）.
ISBN 978-7-5772-1778-9

Ⅰ.R47-44

中国国家版本馆 CIP 数据核字第 2025MS2065 号

临床护理科技创新实践百问百答
循证护理实践百问百答
王　颖　赵梅珍　主　编

Xunzheng Huli Shijian Bai Wen Bai Da

策划编辑：	汪飒婷
责任编辑：	谢　源
封面设计：	廖亚萍
责任校对：	李　弋
责任监印：	曾　婷

出版发行：华中科技大学出版社（中国•武汉）　　电话：(027)81321913
　　　　　武汉市东湖新技术开发区华工科技园　　邮编：430223
录　　排：华中科技大学惠友文印中心
印　　刷：武汉科源印刷设计有限公司
开　　本：880mm×1230mm　1/32
印　　张：25.375
字　　数：721 千字
版　　次：2025 年 4 月第 1 版第 1 次印刷
定　　价：128.00 元（全 6 册）

本书若有印装质量问题，请向出版社营销中心调换
全国免费服务热线：400-6679-118　竭诚为您服务
版权所有　侵权必究

总　序

随着医疗改革的深入和护理学科的发展,科技创新在提升护理实践质量和推动护理学科发展等方面发挥着越来越重要的作用。然而,由于我国高等护理教育进入高质量发展阶段,护理研究者在护理科技创新实践中面临诸多困惑与挑战,为了满足广大护理工作者对相关知识的需求,以及提升临床护理研究与创新实践的水平,我们精心编纂了"临床护理科技创新实践百问百答丛书"。本丛书旨在通过问答形式,深入浅出地解答临床护理研究中的常见问题,为广大护理同仁提供一套集知识性、实用性、指导性于一体的临床护理研究参考书籍。

本丛书由华中科技大学同济医学院附属同济医院护理专家及博士团队编写,不仅汇聚了编者的实践经验,还参考和总结了同济医院护理部自开设护理科研门诊、循证护理门诊和创新门诊以来咨询的常见问题,用生动活泼的语言解答理论复杂的临床护理科技创新问题。本丛书包括6个分册,分别是《护理科研项目申报百问百答》《护理量性研究百问百答》《护理质性研究百问百答》《护理科技论文百问百答》《循证护理实践百问百答》和《护理专利创新实践百问百答》。

本丛书体现如下特点。①问题导向,针对性强。本丛书从护理科研项目申报、护理量性研究、护理质性研究、护理科技论文、循证护理实践和护理专利创新实践6个方面,分别精选了最为常见和关键的100个问题,旨在帮助读者快速找到解决问题的方案。②解答详尽,易于理解。每个问题采用通俗易懂的语言,配以详尽

的解答,结合具体案例和实际操作步骤,使读者能够轻松掌握相关知识。③理论与实践相结合。本丛书不仅注重理论知识的阐述,还强调实践技能的培养,通过案例分析、方法介绍等方式,帮助读者将理论知识应用于实际研究中。④前沿性与实用性并重。本丛书紧跟临床护理研究的最新进展,介绍了最新的研究方法和技术手段,同时注重实用性,确保读者能够在实际工作中灵活运用所学知识。

本丛书得以顺利完成并呈现在读者面前,要感谢华中科技大学同济医学院护理学院学科建设经费的资助,感谢编者的精心撰写,感谢所有为本丛书提供支持和帮助的人。由于水平和能力有限,加之时间仓促,本丛书中难免有不成熟和不妥当之处,恳请广大读者不吝批评和指正。

最后,衷心希望"临床护理科技创新实践百问百答丛书"能够成为广大护理工作者和研究者手中的"宝典",在护理研究和创新实践中发挥积极作用。我们期待读者在阅读本丛书的过程中,不仅能激发对临床护理研究和创新实践的热情与兴趣,更能丰富护理研究知识、提升创新实践能力。

曾铁英　刘于
2024 年 11 月

前　言

亲爱的护理同仁们：

　　欢迎翻开这本《循证护理实践百问百答》！想象一下，您是一位勇敢的探险家，准备踏上循证护理实践的壮丽之旅，前方是一片广阔的知识海洋，充满了未知与挑战，但也隐藏着无数的机遇与宝藏。这不仅仅是一本书，更是一艘装备齐全的探索船，这艘船将带领您从入门走向进阶，遍历循证护理实践的每一个角落。在每一个紧要关口，您都能从这艘船上找到合适的工具或资源，帮助您顺利通关。本书有以下亮点。

　　• 全面覆盖：从基础知识到高级应用，从提出循证问题到制作临床实践指南，本书将带领您一起探索循证护理的奥秘。

　　• 易于理解：循证护理的世界充满了复杂的概念和技术术语。但您不用担心，本书用简单易懂的语言和生动有趣的例子，为您揭开每一个概念的神秘面纱。在这里，您可以像观看一部精彩的动画电影一样，轻松掌握那些看似难以理解的概念。

　　• 实用性强：本书每一章节都介绍了实用的工具和技巧，帮助您在护理实践中基于证据的精准决策，轻松解决一个又一个护理难题。

　　• 与时俱进：本书紧跟最新的研究动态和发展趋势，确保您始终走在循证护理实践的前沿。第一章：带您深入了解循证护理的基本概念和核心要素，为您的循证之旅奠定坚实的基础。第二章至第八章：逐步引导您掌握如何提出循证护理问题、如何检索证据资源、如何评价文献质量、证据总结的制作和专业共识的制作等关键技能。第九章至第十一章：向您展示如何制作临床实践指南、应用专业共识，真正实现从理论知识到临床实践的转化。

  我们承诺为您提供最实用、最前沿的知识和工具，帮助您成为一名真正的循证护理实践者。让我们一起启航吧！在这个旅程中，您将遇到挑战，也将收获成长。拿起这本书，跟随我们一起探索循证护理的无限可能！愿每一位护理人员都能在这段旅程中找到属于自己的宝藏，成为真正的循证护理大师。

王颖 赵梅珍

2024 年 11 月

目 录

第一章 循证护理实践的概述 ·················· 1
1. 循证护理:如何理解"循"? ··················· 1
2. 征程探秘:循证护理实践的基本步骤是什么? ········· 2
3. 步步高升:循证护理实践需要经历哪些阶段? ········· 3
4. 革新求变:Rosswurm 和 Larrabee 循证实践变革模式
   是什么? ······························ 5
5. 约翰·霍普金斯护理循证实践模型是什么? ·········· 6
6. JBI 循证卫生保健模式是什么? ·················· 7

第二章 如何提出循证护理问题 ··············· 9
7. 循证护理问题的提出,何以重要? ················ 9
8. 试试这个万能流程图,如何帮助你提出临床问题? ····· 10
9. FINER 标准:提出的临床问题值得探究吗? ········· 11
10. 追本溯源:如何将临床问题转变为循证问题? ········ 12
11. 提出循证护理问题需要哪些巧妙心思? ············ 13
12. 物以类聚,人以群分:循证护理问题也有分类吗? ····· 14
13. 基于量性研究的循证问题应包含哪些关键要素? ······ 16
14. 基于质性研究的循证问题的要素有哪些? ··········· 17
15. 基于用证的循证问题的要素有哪些? ··············· 18

第三章 如何检索证据资源 ··················· 20
16. 证据大盘点:常见的证据资源包括哪些种类? ······· 20
17. 琳琅满目:证据资源怎么找,去哪儿找? ··········· 21
18. 面面俱到:如何让检索全面而精准? ··············· 22

19. 泾渭分明：布尔逻辑检索知多少？ …… 24
20. 画龙点睛：截词检索知多少？ …… 25
21. 收放自如：扩检与缩检知多少？ …… 26
22. 好记性不如烂笔头：如何记录检索过程？ …… 27
23. 磨刀不误砍柴工：如何调整检索策略？ …… 28
24. 全文才是"王道"：如何获取全文？ …… 28
25. 披沙拣金：如何筛选文献？ …… 30
26. 坐享其成：如何让文献自动找到你？ …… 31

第四章 如何评价文献质量？ …… 32
27. 文献的内在美：什么是文献的内部真实性？ …… 32
28. 交相辉映：如何看待文献的重要性？ …… 34
29. 文献的外在美：什么是文献的适用性？ …… 35
30. 百花齐放：各具风采的研究设计类型如何评价？ …… 35

第五章 证据的特征与分级 …… 38
31. 真凭实据：循证护理的证据指什么？ …… 38
32. 特征扫描：循证护理中的证据有何特征？ …… 39
33. 珠联璧合：何为证据的 FAME 属性？ …… 41
34. 当仁不让：国际舞台上有哪些证据分级系统？ …… 43
35. 得力助手：护理领域中常用的证据分级系统有哪些？ …… 46
36. 绝活大师：JBI 证据预分级系统优势何在？ …… 49
37. 指南明证：GRADE 证据分级标准又是何方神圣？ …… 49
38. JBI 证据预分级系统与 GRADE 证据分级系统有何区别与联系？ …… 51
39. 大展拳脚：如何使用 GRADE 证据分级系统？ …… 51

第六章 证据综合——系统评价与 Meta 分析 …… 54
40. 系统评价与 Meta 分析是不是如出一辙？ …… 54
41. 循规蹈矩：系统评价通常包括哪些步骤？ …… 55
42. 精益求精：系统评价有哪些避雷要点？ …… 56
43. 集大成者：Meta 分析适合哪些研究类型？ …… 58

44. 恪守成规：系统评价/Meta 分析遵循什么报告
    规范？ ………………………………………………… 59
45. 洞若观火：如何解读森林图？ …………………… 60
46. 拨云见日：如何处理 Meta 分析的异质性？ …… 61
47. 因地制宜：Meta 分析的合并效应量有哪些？ … 62
48. 举棋不定：固定效应与随机效应模型怎么选？ … 62
49. 形似神异：Meta 整合与 Meta 分析有何区别？ … 64
50. 心细如发：Meta 整合如何抽丝剥茧？ ………… 64
51. 高标严准：如何评价 Meta 整合的质量？ ……… 66
52. 有板有眼：Meta 整合遵循什么报告规范？ …… 67
53. 日新月异：什么是系统评价再评价？ …………… 69
54. 集腋成裘：如何实施系统评价再评价？ ………… 70

第七章 证据综合——证据总结的制作 ………… 73
55. 兼收并蓄：什么是证据总结？ …………………… 73
56. 循序渐进：证据总结的步骤有哪些？ …………… 74
57. 深思熟虑：怎样考量证据总结的研究问题？ …… 75
58. 有条不紊：如何展开证据总结的文献检索？ …… 75
59. 金石为开：如何筛选证据总结的文献？ ………… 77
60. 分门别类：证据总结如何进行证据汇总与分级？ … 78
61. 言之有物：如何将证据转化为有说服力的实践
    意见？ ……………………………………………… 79

第八章 证据综合——专业共识的制作 ………… 81
62. 涉猎甚广：非研究型文献资源涉及哪些类别？ … 81
63. 慧眼识珠：临床指南、专业共识、专家意见有何
    不同？ ……………………………………………… 82
64. 深谋远虑：专业共识制作的基本流程是什么？ … 83
65. 群英荟萃：专业共识的专家组如何确保代表性？ … 85
66. 兼听则明：共识方法学是何种神器？ …………… 86
67. 迭代更新：德尔菲法与改良德尔菲法有何区别？ … 87
68. 博采众长：名义群体法如何开展？ ……………… 89

第九章　证据综合——临床实践指南的制作 ………………… 91

69. 群策群力：临床实践指南的制作遵循哪些步骤？ …… 91
70. 千锤百炼：打磨临床指南的秘籍是什么？ ………… 93
71. 按图索骥：临床实践指南需要遵循什么报告规范？ … 94
72. 上乘之作：如何评价临床实践指南的方法学质量？ … 95
73. 声名远播：临床实践指南的传播与应用遵循哪些步骤？ ……………………………………………… 96
74. 重制作，轻推广和实施：临床实践指南困局如何打破？ ……………………………………………… 97
75. 指南实施需要手握哪些金刚钻？ ……………………… 98
76. 劳而有功：指南实施后如何评价效果？ ……………… 100

第十章　从证据到临床——知识转化，证据传播与应用 … 101

77. 魅力变身：证据转化究竟是何等妙术？ ……………… 101
78. 步步为营：复旦证据临床转化模型是什么？ ………… 102
79. 以证促改：什么是 Iowa 模式？ ……………………… 103
80. 从知识到实践：什么是知识转化框架？ ……………… 103
81. 螺旋上升：什么是 i-PARIHS 模式？ ………………… 103
82. 六关键，三阶段：什么是渥太华研究应用模式？ …… 105
83. 行针布线：证据传播如何做到稳准狠？ ……………… 106
84. 三思而行：证据应用前有哪些考量？ ………………… 108
85. 荆棘丛生：证据应用中有哪些拦路虎？ ……………… 109
86. 有条不紊：证据应用有哪些基本过程？ ……………… 110
87. 过关斩将：证据应用有哪些"独门武器"？ ………… 111
88. 宝典在手，得心应手：如何优化证据应用过程？ …… 112
89. 用证评价大秀：怎样衡量和评价用证效果？ ………… 113

第十一章　弥合"研究-实践"鸿沟——实施科学 ………… 115

90. 缘起有时：实施科学如何起源和发展？ ……………… 115
91. 纲举目张：实施科学常用哪些理论框架？ …………… 116
92. 五位一体：RE-AIM 框架是什么？ …………………… 117
93. 对症下药：什么是 PRECEDE-PROCEED 模式？ …… 118
94. 破旧立新：何为实施性研究综合框架（CFIR）？ …… 119

95. 水到渠成:常态化过程理论(NPT)是什么? ……… 120
96. 相得益彰:实施科学研究常用哪些研究设计? ……… 121
97. 双管齐下:效果-实施双轨设计有哪些类型? ……… 122
98. 时代新宠:阶梯整群随机试验知多少? ……… 123
99. 见微知著:实施结局指标有哪些? ……… 124
100. 有章可循:实施科学研究应遵循什么报告规范? … 125

第一章 循证护理实践的概述

1. 循证护理：如何理解"循"？

循证护理与循证医学中的"循"字，源自英文术语"evidence-based"，直译为"基于证据的"。1990 年，JAMA 开辟"临床决策——从理论到实践"专栏，邀请 David Eddy 撰写临床决策系列文章展开讨论。David Eddy 在 *Practice policies：where do they come from?* 一文中首次提出"evidence-based"一词，并指出"医疗决策要以证据为基础，且要对相关证据进行甄别、描述和分析"。同年，Gordon Guyatt 将经过严格评价后的文献知识用于帮助住院医生做出临床决策，产生了有别于传统临床决策模式的新模式，他选用"evidence-based medicine"一词描述其特点。1992 年 McMaster 大学的 Gordon Guyatt、Brian Haynes、David Sackett 等人联合美国的一些医生成立了循证医学工作组，并在 JAMA 杂志上发表了标志着循证医学正式诞生的宣言文章《循证医学：医学实践教学新模式》。"循证医学"（evidence-based medicine，EBM）自提出之日起就受到医学界的广泛关注。

这一理念强调，医疗决策不应仅基于个人经验或未经验证的传统做法，而应基于当前最好的科学证据。随着循证医学理念的逐步确立，护理学者认识到这一理念同样适用于护理实践。1997 年，Lois Meester 和 Bernadette Melnyk 在《美国护理杂志》上发表文章，正式引入"循证实践"（evidence-based practice，EBP）的概念，标志着循证护理实践作为一种专业实践模式的诞生。循证护理不仅关注研究证据，还强调将这些证据与临床护士的专业判断及患者的个体需求相结合。我国学者最初将"evidence-based"直译为"询证"。然而，随着时间的推移，学者和专业人士逐渐意识到"循"字更能准确反映这一理念的核心——即遵循、依循证据进行实践，而非简单询问或查询。"询证"与"循证"这两个词虽然在中文里读音相同，但它们所承载的意义重点有所不同。"询证"让人联想到询问或查询证据的过程，而"循证"中的"循"字寓意着遵循、根据、按照，即遵循可获得的最佳科研证据来进行医疗护理决策，并且随着医学领域的证据不断产生与更新，循证的过程不应止于一次性的实践行为，而应循环往复，周而复始。经过一段时间的学术讨论与实践应用，"循证"逐渐成为国内医学和护理学界的共识用词，体现了对原意更加精确和贴切的表达。从"询证"到"循证"的转变，不仅是词语上的调整，更是对这一科学实践理念内涵理解的深化与本土化适应。它反映了中国医学和护理学界对国际先进理念的吸纳、理解与创新，以及对提升护理质量和安全的不懈追求。

2. 征程探秘：循证护理实践的基本步骤是什么？

循证护理实践的 8 个步骤，就像攀登医学高峰的 8 个台阶，每一步都需要我们稳扎稳打，才能最终到达顶峰，为患者提供最佳的护理方案，具体内容如下。

（1）明确问题(formulate a question)。作为循证护理实践的第一步，也是至关重要的一步，所要明确的临床问题可以是患者的症状、治疗方案的选择、护理措施的制定等。继而，将问题具体化、结构化，例如可以使用 PICOS 模式来对问题进行拆解和清晰地描述。

（2）系统检索文献(search for evidence)。在明确问题后，根据 PICOS 确定检索词和检索策略，利用各种数据库和资源，进行系统的文献检索。常用的数据库包括 PubMed、Cochrane Library、Embase、CINAHL 等。

（3）评价文献质量(critically appraise the evidence)。并非所有检索到的文献都具有较高的质量和可信度。我们需要对文献进行严格的质量评价。可以使用相应的评价标准和工具,如 JBI 文献质量评价标准、Cochrane 偏倚风险评估工具等,来评估研究设计的科学性、严谨性、结果推广的可行性、适宜性,以及研究的临床意义等。通过这一过程,可以筛选出高质量的、具有指导意义的文献。

(4)通过系统评价汇总证据(synthesize the evidence)。对筛选后纳入的文献进行汇总,对具有同质性的同类研究结果进行 Meta 分析,将多个研究结果进行合并分析,以获得更可靠的结论。对不能进行合并的同类研究进行定性总结和分析。这一过程旨在将分散的证据整合成具有指导意义的结论。

(5)传播证据(disseminate the evidence)。将汇总后的证据以适当的方式传播给护理人员和患者,如学术讲座、培训课程、学术论文、护理实践指南等。传播证据的目的在于提高护理人员的专业素养,为患者提供更高质量的护理服务。

(6)引入证据(implement the evidence)。在传播证据的基础上,我们需要将证据引入护理实践中。根据实际情况,将循证证据转化为具体的临床实践指南、操作规范或护理路径等。这一过程需要医生、护士、患者等多方共同参与,制定和实施符合患者个体化需求的护理方案。

(7)应用证据(apply the evidence)。在护理实践中应用证据,观察并记录应用效果。同时,我们还需要注意患者的反馈和意见,以不断改进护理实践。

(8)评估证据应用后的效果(evaluate the outcomes)。在应用证据后,我们需要对护理效果进行持续的监测和评估。通过评估效果,我们可以了解证据应用的实际情况,为后续的循证护理实践提供参考。根据评估结果,总结经验教训,不断优化循证护理的流程和方法。

3. 步步高升:循证护理实践需要经历哪些阶段?

循证护理实践需要经历以下 4 个阶段,才能实现为患者提供最佳护理的目标。

(1)千丝万缕终成茧:如何生成证据?

证据生成即证据的产生。证据可来源于研究结果、专业共识、专家临床经验、专业知识、逻辑演绎和推理。设计严谨的研究，无论采用哪种方法论，其结果均比个人观点、经验报道更具有可信度。但经过系统检索，尚无研究所得的证据时，其他类别的证据，例如专家经验、质性研究等就代表了该领域现有的最佳证据。JBI循证卫生保健模式认为，证据需考察其可行性、适宜性、临床意义及有效性，即证据的 FAME 属性（feasibility, appropriateness, meaningfulness and effectiveness, FAME）。

（2）百川赴海：如何综合证据？

证据综合即通过系统评价寻找并确立证据。该阶段包括以下4个步骤：①明确问题：明确临床实践中的问题，并将其特定化、结构化；②系统检索文献：根据所提出的临床问题进行系统的文献检索，以寻找证据；③评价文献质量：严格评价所检索研究的科学性和严谨性，结果推广的可行性和适宜性以及研究的临床意义，筛选合适的研究；④汇总证据：对筛选后纳入的研究进行汇总，即对具有同质性的同类研究结果进行 Meta 分析，对不能进行 Meta 分析的同类研究进行定性总结和分析。上述步骤即为进行系统评价的过程。

（3）广而告之：如何传播证据？

证据的传播指通过发布临床实践指南、最佳实践信息册等形式，由专业期刊、专业网站、教育和培训系统等媒介将证据传递给护理系统、护理管理者、护理实践者。证据的传播不仅仅是简单的证据和信息的发布，而是通过周密的规划，明确目标人群（例如临床人员、管理者、政策制定者等），而后设计专门的途径，精心组织证据和信息传播的内容、形式以及方式，以容易理解、接受的方式将证据和信息传递给实践者，使之应用于决策过程中。

（4）慎之又慎：如何应用证据？

证据应用即遵循证据改革护理实践的活动，该活动的环节包括情景分析、促进变革、评价证据应用效果。

❶ 情景分析。开展证据应用首先应进行情景分析，了解证据与实践之间的差距。引入证据时，特别需要注意，循证实践需要将

证据与临床专业知识和经验、患者需求相结合,根据临床情景,通过护理变革,形成新的护理流程、护理质量标准,而不能照搬硬套,机械化地引入证据。

❷ 促进变革。循证实践就是护理变革的过程,它往往会打破常规,改变以往的实践方式和操作流程,采用新的标准评价护理质量,因此应用证据的过程具有挑战性,可能遇见来自个体层面和机构层面的种种阻碍,需要应用变革的策略,充分发挥领导力,评估变革的阻碍因素和促进因素,根据情景选择和采纳证据,制订可操作的流程、质量标准、激励政策等,并通过全员培训,在应用证据的全体实践者中达成共识,使其遵从新的流程,提高执行力。

❸ 评价证据应用效果。应通过持续改进质量,动态监测证据应用过程,来评价证据应用后对卫生保健系统、护理过程、患者带来的效果(它主要是指将证据应用到实践活动中,以实践活动或系统发生变革为标志)。

4. 革新求变:Rosswurm 和 Larrabee 循证实践变革模式是什么?

美国西弗吉尼亚大学 Rosswurm 和 Larrabee 认为,虽已存在多个指导临床循证实践的理论模式,但实践者仍在整合研究证据和临床经验、促进证据在临床的转化和应用等方面存在巨大差距。因此,为了探索更佳的循证实践理论框架,Rosswurm 和 Larrabee 于 1999 年基于变革理论,对有关循证实践和证据应用的文献进行分析后提出了循证实践变革模式(model for evidence-based practice change)。该模式强调实践者应当及时发现临床实践中存在的问题,科学地获取最新、最佳研究证据,将研究证据和临床经验整合到临床实践中,以提高患者照护质量及降低医疗成本。该模式将循证实践变革过程分为 6 个步骤:评估变革需求、界定变革问题、严格评鉴证据、设计变革方案、实施和评价变革、整合和维持变革(见图 1-1)。当存在以下情况时,可以从步骤 3"严格评鉴证据"返回到步骤 1"评估变革需求":①在评估证据时,研究者可能会发现新的问题或对现有问题的理解有变化,这时需要重新评估变革需求;②评鉴证据后发现证据可用性不足或存在局限性时,可能需要调整变革需求;③在了解证据的背景和实施的可能性后,可能需要调整原定的变革目标以适应实际情况。

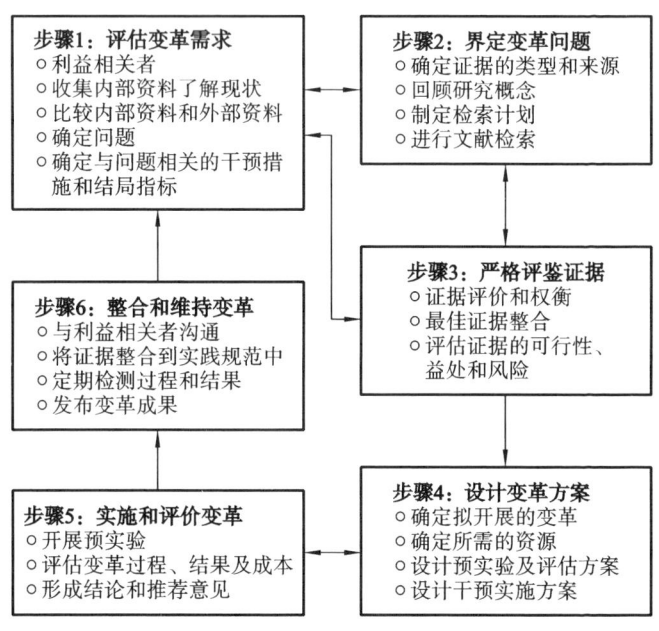

图 1-1 Rosswurm 和 Larrabee 循证实践变革模式

5. 约翰·霍普金斯护理循证实践模型是什么?

约翰·霍普金斯护理循证实践模型(Johns Hopkins nursing EBP model and guidelines,JHNEBP)是由约翰·霍普金斯医院护理部和约翰·霍普金斯大学护理学院于 2007 年共同研发的循证护理实践模式,旨在将护理临床、管理和教育领域的证据转化为实践策略。该模式把循证护理实践看作一个开放性系统,由护理实践、教育和研究 3 个基本要素构成模型的基本点,以最佳证据作为理论框架的核心元素,并受到内因和外因的共同影响(见图 1-2)。实践是所有护理活动的基本组成部分,反映了护理人员将知识所做的转化;教育是构建专业知识、持续提升护理技能和保持高水平护理能力所需的学习过程;研究能产生新的知识、推动基于科学证据的实践发展。

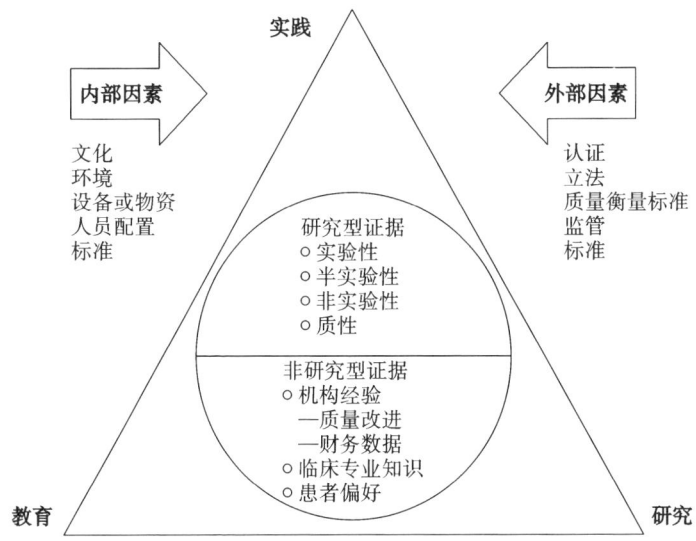

图1-2 约翰·霍普金斯护理循证实践模型

6. JBI循证卫生保健模式是什么?

JBI循证卫生保健模式(JBI model of evidence-based healthcare)是由澳大利亚Joanna Briggs循证卫生保健中心Alan Pearson教授的团队于2005年提出,并于2016年进行了更新和完善。该模式认为循证实践是临床决策过程,在该过程中应着重考虑的是:可获得的最佳证据、实践所在的临床情景、专业的判断,以及患者的需求和价值观。该模式认为循证实践过程包括以下4个步骤:证据生成、证据综合、证据传播、证据应用。该模式中的每一个成分均相互影响,达到促进全球健康的目的(见图1-3)。JBI循证卫生保健模式阐述了循证卫生保健的过程以及相关概念之间的逻辑关系,简洁明了地展示了循证护理实践过程。

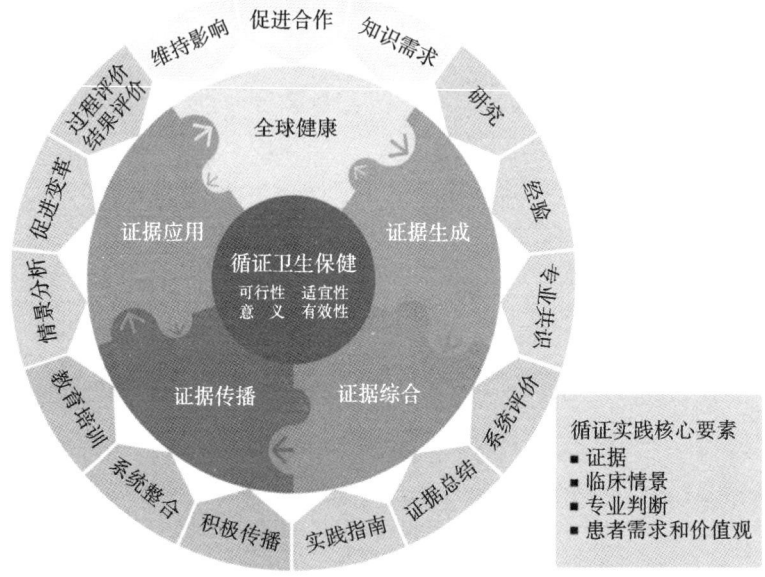

图 1-3　JBI 循证卫生保健模式

(资料来源:胡雁,郝玉芳.循证护理学[M].2 版.北京:人民卫生出版社,2018.(有改动))

第二章　如何提出循证护理问题

7. 循证护理问题的提出,何以重要？

俗话说,"千里之行始于足下,九层之台起于垒土"。提出临床问题是循证护理实践的第一步,学会提出循证护理问题至关重要,原因主要体现在以下几个方面。

(1)明确目标。提出一个清晰、具体的循证护理问题,能够帮助护理人员明确需要解决的问题是什么,以及需要达到的临床目标是什么。这种明确性可以避免护理人员在大量信息中迷失方向,使临床决策更加有针对性,从而更快、更准确地找到最佳的护理方案。如果问题不明确或过于宽泛,可能导致研究重点不突出,资源浪费,最终无法为临床护理提供切实可行的解决方案。

(2)提高检索效率和质量。精准、结构化的问题能够帮助护理人员在浩如烟海的学术文献中快速找到相关性最强的证据资源。具体来说,问题的精准度决定了检索词的选择、检索策略的制定,以及检索结果的筛选。反之,如果问题不明确,检索结果往往会冗杂且不相关,浪费时间和资源。

(3)识别知识与临床实践之间的差距。通过系统地提出问题,护理人员可以明确识别哪些方面的知识是不足的,进而确定需要进一步研究或探索的领域。这种识别过程有助于将实际的护理需求与研究方向紧密结合,从而推动临床研究更加贴近实际需求。

(4)促进知识转化。许多研究成果往往是以一般性结论的形式呈现,缺乏与具体临床情景的关联性。通过提出具体的临床问题,护理人员可以将这些一般性知识转化为实际操作中的具体应用方案,从而缩短理论与实践之间的距离。

8. 试试这个万能流程图,如何帮助你提出临床问题?

一项有价值、有影响力的科学研究以提出临床问题开始。一个精心设计的研究问题可以显著提供研究的价值,而一个缺乏规划的研究问题可能会严重影响研究设计,并在分析数据时造成显著的局限性,进而削弱该研究在解释问题时的清晰度,所以应投入充足的时间来拟定有意义的研究问题。2019 年,知名期刊 *Neurosurgery* 发表了 Ravindra 等学者的综述 *Writing a Clinical Research Question*,详述了提出一个好的临床问题的步骤(见图 2-1)。

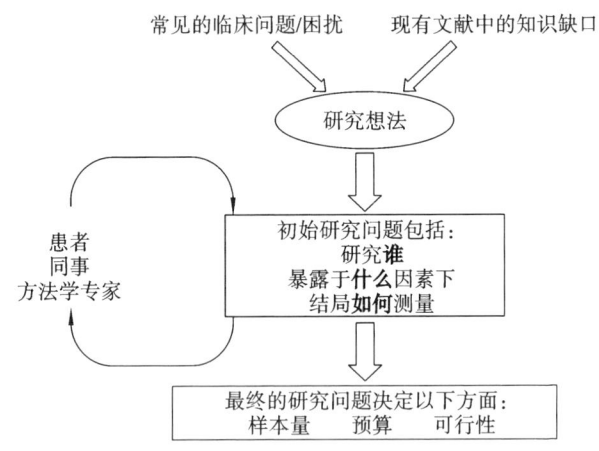

图 2-1 提出优质临床问题的万能流程图

(资料来源:Ravindra V. M.,Kestle J. R. W.. Writing a Clinical Research Question[J]. Neurosurgery,2019,84(1):12-16.(有改动))

首先,一个好的研究问题应源于工作中困扰我们的难题,这个难题像刺一样如鲠在喉,吞又吞不下去,吐又吐不出来。当我们注意到有这样一根"刺"的时候,这根"刺"很有可能就是一个好的临床问题,要赶紧记录下来。研究问题一旦起草,应与合作者、同事讨论,如果可能的话,还应纳入患者代表进行讨论,以评估研究问题的清晰性、可理解度、重要性和可回答性。

其次,这个问题在文献中是否有知识缺口,还应通过系统性文献回顾、小组访谈和患者访谈,以及向相关领域专家(如统计学专家、临床流行病学专家或方法学专家等)咨询来对当前知识状态进行彻底评估。在与相关人员讨论的过程中,这个临床问题的2W1H要素将得到解答:Who——研究对象是谁,What——他们将暴露于什么因素(或变量)下,How——结局指标如何测量。当我们知悉这个临床问题的2W1H要素后,接下来将追问跟这个临床问题有关的其他问题:这个临床问题需要多少样本量(sample size)? 需要多少预算(budget)? 这个临床问题到底可不可行(feasibility)? 至此,我们心里大致就知道这个临床问题提得到底好不好,提出的有没有意义了。

9. FINER 标准:提出的临床问题值得探究吗?

临床上有很多有临床意义的问题需要解决。但受问题严重程度、经费紧张、人力资源不足等原因限制,不是所有有意义的问题都能被研究。如果可能的话,应该选择影响最大且最重要的问题。但我们常常陷入纠结的境地,无法选择影响最大且最重要的问题。这时候,我们需要使用 FINER 标准来帮我们把关。

2007 年,Hulley 等在其专著《设计临床研究》(*Designing Clinical Research*)中提出了 FINER 标准(见表 2-1),该标准犹如一盏明灯,引导研究人员思考所提出的问题是否值得探索研究。FINER 标准的 5 个字母分别代表可行性(feasible)、趣味性(interesting)、新颖性(novel)、伦理性(ethical)、相关性(relevant)。通过对 FINER 标准中每个内容的仔细评估和考量,可以更有效地筛选和确定有价值且可行的临床研究问题。

表 2-1　FINER 标准

标准	考察内容
可行性 （feasibility）	充足的受试者数量 足够的技术专长 时间和经费上可负担 范围上可管理 可获得资助
趣味性 （interesting）	研究者及其同事对这个问题的答案感到有趣和好奇
新颖性 （novel）	提供新发现 确认、否定或扩展先前的研究发现 可能在健康和疾病的概念、医疗实践、研究方法上引领创新
伦理性 （ethical）	是否符合伦理要求 是否容易获得工作单位伦理审查委员会批准
相关性 （relevant）	可能影响未来研究的方向 可能对科学知识、临床实践或健康政策产生重大影响

10. 追本溯源：如何将临床问题转变为循证问题？

在临床实践中，每当一个新问题浮现时，就像侦探面对一个复杂的案件，第一步就是要明确问题的性质。根据实际情况，可以将临床问题分为以下三大类。

（1）一般性问题。一般性问题又称背景问题（background questions），通常是关于疾病、病理生理、病因等方面的普遍性问题，涉及一般性的知识查询，旨在获取对某一主题的基本了解，不涉及具体的护理干预。背景问题通常包含两种形式：①基本问题的根源（如"是什么"或"为什么"）。通常使用问题词根（5W+1H，即 Who，What，When，Where，Why，How）+动词进行提问，例如护士在接诊新入院异物吸入患者时，通过询问患者和体格检查，必须清楚谁发生了异物吸入(患者性别、年龄特征);吸入何种异物;何时、何地、何原因发生异物吸入;异物吸入到何处(呼吸道或食道)及吸入深浅度;异物吸入时有无其他伴随症状及程度;异物吸入后有无自行处理等。②特定的疾病、条件或护理。如扁桃体术后的白膜何时脱落,扁周脓肿患者如何进行口腔护理等。

(2)特殊性问题。特殊性问题又称前景问题(foreground questions),是关于护理干预、护理效果、护理质量等方面的具体问题。临床护士在护理患者的过程中,从专业角度提出的问题,会涉及疾病诊断、治疗预后、病因和预防等各环节及与治疗有关的患者的生物因素、心理因素及社会因素等。这些问题与临床实践密切相关,旨在解决实际的护理问题。例如,"某种降压药物对高血压患者的降压效果如何?"前景问题可按经典的PICO模型来确定和构建,可帮助研究者及临床医务工作者在短时间内有效确定检索词,提高查询高质量相关信息的效率。

(3)患者所关心的问题。患病个体在认知水平、疾病严重程度、家庭经济状况、治疗方案等方面存在差异,导致他们所关心的问题往往不同。在这种情况下,应该根据患者的实际状况,结合他们的意愿提出临床问题。例如,年轻乳腺癌患者可能最关注的问题是手术方式能否保乳,对今后的性生活有无影响;而年长者可能更关注能否根治不复发,后代是否受遗传影响而发病等问题。因此,在循证护理实践中不应忽视患者所关心的问题。

11. 提出循证护理问题需要哪些巧妙心思?

提出循证护理问题绝非随意之举,而是需要巧妙心思的科学探索。每一次提问都承载着改进患者护理的希望,需经过深思熟虑。

(1)问题应具体化、结构化,易于检索及回答。

在护理领域,如果我们问的是像"怎么照顾重症胰腺炎患者"这么宽泛的问题,结果肯定是海量的,让人眼花缭乱,难以聚焦到真正需要的信息。因此,要想从众多研究中快速找到对我们有用的信息,就需要把问题描述得更具体,例如把问题变成:"对于重症胰腺炎患者,肠内营养与肠外营养相比,哪种方式能更好地减少并发症、缩短住院时间、降低死亡风险?"这样一来,我们就能用"重症胰腺炎""肠内营养""肠外营养""并发症"这些关键词去检索,检索出来的文献就都是围绕我们所关心的主题,这样找到的证据才能实实在在地帮我们做决策。

(2)问题应具有重要性及实用性。

在护理工作中,我们面对的每一例患者都可能有一堆问题等着我们去解决。这时候,我们得学会挑重点,分清主次,确定先解决哪个问题。具体来说:①救命要紧:先看看哪个问题是关乎患者生死的,或者能最快改善患者的健康状况,减轻患者痛苦的。毕竟,治病救人是医护人员的首要任务。②护理效果最大化:思考哪个问题解决了就能显著提升护理效果,比如让患者好得更快,能省下护理资源、提高工作效率等。这样,我们的护理工作才能事半功倍。③应对紧急情况:对于那些急症或者病情特别棘手的患者,要确定哪个问题是最紧迫的,需要马上解决。时间就是生命,我们得争分夺秒,找到最可能快速解答的问题。④解决矛盾:有时候,我们在护理过程中遇到的难题,可能有不同的处理意见,这就需要我们找出那个最困扰我们,影响我们日常工作的问题。解决了它,就相当于扫清了前进路上的绊脚石,护理工作才能顺畅进行。⑤兴趣与价值并重:在闲暇之余,我们也可以挑一些自己特别感兴趣,或者在护理领域有重大研究价值的问题进行探索。这样,不仅能提升我们的专业技能,还能为护理科学的进步添砖加瓦。

12. 物以类聚,人以群分:循证护理问题也有分类吗?

"物以类聚,人以群分",这句古语道出了自然界和社会中的一种普遍现象:相似的事物或人往往倾向于聚集在一起。在循证护理领域,这一原则同样适用。循证护理问题的分类,是将不同性质、不同目的的问题归类整理,以便更系统、更有效地进行研究和解答。临床实践中护士会针对疾病的诊断、治疗、预后、预防、病因等各个环节提出需要解决的各种临床问题。护理对象及关注内容的不同,提出的问题也会各不相同。表 2-2 展示了循证护理问题的常用分类。

表 2-2 循证护理问题的常用分类

分类	解释	原始研究类型
治疗/干预问题	关于干预措施在改善患者结局的有效性问题,主要围绕治疗措施的有效性、安全性、依从性以及临床经济学评价等方面提出问题。示例:"对于化疗后口腔黏膜炎患者,口含冰薄荷水与常温薄荷水相比,哪一种对黏膜炎的修复效果更好?"	RCT 类实验研究
预防性问题	关于干预措施在预防疾病发生和降低死亡率方面的有效性问题。在考虑这些措施是否能带来收益时,应同时评估其潜在的危害、不良反应或其他健康风险。示例:"认知-运动双重任务训练能降低老年糖尿病患者认知衰弱的发生率吗?"	RCT 类实验研究
诊断性问题	主要围绕某项检查的准确性、可靠性、安全性、可接受性及费用等方面提出问题。示例:"STRONGkids 和 STAMP 两种营养不良筛查工具用于筛查危重患儿营养不良风险,孰优孰劣?"	队列研究 诊断性试验
预后/预测问题	主要围绕疾病的进程、结局的预测及预后因素的评价提出问题。如一名老年阿尔茨海默病患者,其家属可能会提出:"病情会逐渐加重吗?""还能再活 5 年吗?""生活质量会逐渐下降吗?""哪些因素会影响生存时间和生活质量?"等	队列研究 病例对照研究

续表

分类	解释	原始研究类型
病因问题	主要围绕疾病病因及其发病的影响因素、发病机制等提出问题。如针对一个高血压患者提出的病因问题可能包括："高血压有无家族遗传因素？""与哪些环境因素及生活习惯有关？""影响高血压发生的危险因素和保护因素有哪些？""高血压发生并发症的主要影响因素是什么？"等	队列研究
意义问题	关于患者体验和关切的问题。主要围绕患者在接受医疗护理过程中的感受、情绪反应、生活质量以及对医疗服务的期望和担忧等方面提出问题	质性研究

注：RCT 为随机对照实验。

13. 基于量性研究的循证问题应包含哪些关键要素？

在循证护理领域，构建一个清晰、具体的循证问题是成功的第一步。经典的 PICO 模式（patient or population, intervention, comparison, outcome）为研究人员提供了一个结构化的框架，使他们能够精确地定义、解析和定位研究问题。经典的 PICO 模式主要适用于干预性研究，也可运用于病因、诊断、预后性研究。然而，随着研究的深入和复杂性的增加，PICO 模式逐渐演变为 PICOS 模式，加入了"study design"这一关键要素，进一步增强了问题的全面性和科学性。PICOS 可将临床问题转化为可以回答的研究问题，也便于针对某一临床问题检索文献。

P：研究对象（patient or population），明确特定的患者或患病人群。

I：干预措施（intervention），包括临床上应用的各种诊治措施或有关因素。

C:对照措施(comparison),是指与干预措施相比较的其他措施。

O:结局(outcome),是指由干预措施导致的相关临床结局。包括生活质量、功能改善等。

S:研究设计(study design),其作用主要是可以限定研究设计的类型,可以更有针对性地找出循证问题所需要获得的证据。

将上述要素形成一体就可以构成临床问题,如"对于化疗后口腔黏膜炎患者,口含冰薄荷水与常温薄荷水相比,哪一种对黏膜炎的修复效果更好?",将该原始问题根据PICOS要素解构为:"P:化疗后口腔黏膜炎患者;I:口含冰薄荷水;C:常温薄荷水;O:黏膜炎的修复;S:RCT或类实验研究"。明确的问题可以帮助检索者获得更为贴切的答案,起到事半功倍的作用。

14. 基于质性研究的循证问题的要素有哪些?

质性研究的问题一般是询问有关患者感觉、经历、体验和观点,涉及患者治疗和康复过程中的一些特殊体验和经历、某些影响健康因素的意义等,常需要用描述性的语言文字来回答。近年随着质性研究的兴起,研究者们发现PICO要素不适用于质性研究,因为质性研究主要通过现场观察、体验或访谈来收集资料,研究对象样本量普遍小于定量研究,且一般不给予干预措施,因此质性研究资料不适合采用PICO要素进行检索。学者们因而新建了更适合质性研究的PICoS工具和SPIDER工具(见表2-3)。

表2-3 质性研究的PICoS工具和SPIDER工具的要素

工具名称	要素	示例
PICoS	P:患者或研究对象(participant); I:感兴趣的现象(phenomenon of interest); Co:研究情形(context); S:质性研究的类型(study design)	"ICU护士照护多重耐药菌感染患者有哪些真实体验?"将问题拆解为PICoS如下: P:ICU护士;I:护士照护多重耐药菌感染患者的真实体验; Co:ICU患者发生多重耐药菌感染的情形;S:现象学研究

续表

工具名称	要素	示例
SPIDER	S(sample):样本; PI(phenomenon of interest):欲研究的现象; D(design):设计; E(evaluation):评价; R(research type):研究类型	一线护士如何看待和应对临终关怀病房中家属的情绪表达? 使用 SPIDER 工具拆解: S:一线护士,工作于提供临终关怀服务的病房;PI:护士对临终关怀病房中家属情绪表达的看法和应对方式;D:质性研究设计,例如现象学研究、扎根理论研究或叙事探究;E:护士的看法和应对策略;R:质性研究,例如半结构化访谈、焦点小组讨论或观察

15. 基于用证的循证问题的要素有哪些?

在应用证据开展循证实践过程中,也应提出结构化的循证问题,以准确检索到相应的证据资源。因此,以用证为目的的循证问题应重点考虑证据应用的目标人群、干预措施、应用证据的专业人员,证据应用的场所、证据应用的结局以及证据类型等。可以采用 PIPOST 构建循证问题。

P(population):证据应用的目标人群。

I(intervention):干预措施。

P(professional):应用证据的专业人员。

O(outcome):结局(系统层面、实践者层面、患者层面)。

S(setting):证据应用场所。

T(type of evidence):证据类型,例如临床实践指南、系统评价、证据总结。

以杜枚洁等学者的研究"经胃肠营养管给药护理的最佳证据总结"为例,根据 PIPOST 模型界定初始问题:证据应用的目标人群(population,P)为需经胃肠营养管给药的成人住院患者;干预措施(intervention,I)为给药护理操作、流程、制度,或给药规范性干预、给药不良事件预防;应用证据的专业人员(professional,P)为护理工作者;结局(outcome,O)为经胃肠营养管给药后不良事件的发生情况;证据应用场所(setting,S)为住院环境;证据类型(type of evidence,T)为临床决策、证据总结、临床实践指南、系统评价、专家共识、与本循证问题相关的原始研究等。

第三章 如何检索证据资源

16. 证据大盘点：常见的证据资源包括哪些种类？

随着循证医学领域的证据犹如繁星一般涌现，医护人员面对大量的信息时往往感到不知所措。加拿大 McMaster 大学 Haynes 教授在 2001 年提出了 4S 证据金字塔模型，用来帮助医护人员快速找到最佳证据，2006 年，4S 被扩展为 5S 金字塔模型，2009 年进一步发展为 6S 模型。2014 年 Alper 提出 9S 金字塔模型，用来指引医护人员将循证指南证据落实到患者。然而这些模型较为复杂，可用性不高，因此，2016 年，Alper 及 Haynes 开发了一个精简的第五次迭代版本，即证据金字塔 5.0 版。该金字塔从上到下有 5 个层级，具体如下。

(1) 证据系统(system)，即计算机决策支持系统(computerized decision support system，CDSS)。CDSS 是指针对某个临床问题，从方法学和临床重要性两方面对相关的和重要的研究证据进行评价、概括、总结，它将医院信息系统如电子病历系统、电子健康档案系统、电子医嘱系统等与循证知识库高度整合，并附有专家推荐意见，能为医务人员提供实时的基于证据的决策信息，是循证证据资源的最高等级。目前理想的 CDSS 还很少见，一些书籍将 UpToDate 和 BMJ Best Practice 归入 CDSS 层级的证据，但事实上，这些数据库大多只是给予证据，不做出决策，因此还不能称为严格意义上的 CDSS。随着生成式人工智能的飞速发展，未来有了人工智能的加持，CDSS 的研发将势如破竹。

(2)证据总结(summaries),即综合性证据总结(synthesized summaries for clinical reference)。该层级主要包括循证知识库以及集束化照护方案。循证知识库是一个系统化、结构化的信息资源库,旨在收集、整理和提供高质量的医学证据,以支持临床决策和实践。

(3)证据摘要(synopses),即循证指南的推荐(systematically derived recommendations(guidelines))。该层级主要包括多项已评价指南的综合分析(即对多个高质量指南的系统性总结和综合分析)、已评价并精简的摘要(即对单个高质量指南的评价和精简,提取的关键信息比原始指南更容易阅读和理解)、已过滤筛选和预评估后的信息(这些信息是现成的、高质量的证据,便于医护人员作出临床决策)。

(4)系统评价(systematic reviews)。系统评价是一种针对有意义的医疗卫生保健问题(如各种临床问题,包括病因、诊断、治疗、预防和护理等),系统全面地收集国内外所有发表或未正式发表的研究结果,遵循正确的文献质量评价原则,筛选出符合纳入标准的研究文献及相关资料,并对其进行定量或(和)定性的分析、整合,最终得出可靠结论的评价方式。例如,Cochrane系统评价是现有的各种系统评价中撰写格式较为规范、学术审核较为严谨、质量保证措施较为完善的系统评价。

(5)原始研究(studies)。原始研究是指针对患者收集的一手资料,进行有关病因、诊断、预防、治疗和护理等的研究。需注意,原始研究可能存在样本量不足、研究设计有缺陷等导致研究结果有偏差的风险。故通过原始研究得到的证据,必须经过质量评价及综合考量才能使用,不建议将未经评价的原始研究直接作为证据。

17. 琳琅满目:证据资源怎么找,去哪儿找?

证据资源琳琅满目,令人眼花缭乱。从计算机决策支持系统到原始研究,各种类型的证据资源层出不穷,每一种都有其独特的价值和适用场景。然而,面对如此丰富的资源,如果没有高明的检索策略，很容易迷失方向，无法高效地找到所需的高质量证据。因此，以用证为目的的检索应从最高的证据等级开始，即首先从计算机决策支持系统开始检索，其次为综合性证据总结，再到循证指南的推荐、系统评价，如果仍不能得到所需要的证据，才需要检索原始研究。一旦在某一层级获得可靠、有效的证据，则可停止查证，回到临床解决实际问题。

以用证为目的的检索简言之就是自上而下的检索，但临床护士面对海量的信息，常常感到无所适从，不知道从哪里开始，也不知道哪些资源是最可靠和最相关的。每一种证据资源具体去哪里找呢？证据金字塔5.0版（见图3-1）给我们提供了指引，每一层级的证据资源均有对应的来源，检索时遵循这些指引，缓缓拾级而下即可。

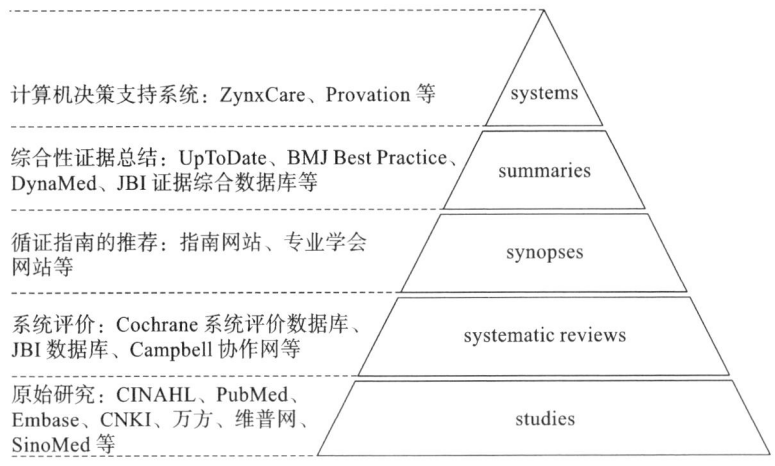

图3-1 证据金字塔5.0版及其证据来源

18. 面面俱到：如何让检索全面而精准？

全面且精准的文献检索是获取高质量证据的关键，为了提高检索效率，以下检索策略必不可少。

（1）主题词检索＋关键词检索。在进行文献检索时，使用主题词（subject headings）和关键词（keywords）相结合的方法可以确保检索结果的准确性和全面性。以检索"糖尿病运动疗法"为例,首先,在相关数据库(如PubMed)中查找和选择对应的主题词。例如,选择"Diabetes Mellitus"和"Exercise"作为主题词。其次,选择相关的关键词。例如,"diabetes""physical activity""exercise therapy""aerobic exercise"等。将主题词和关键词结合起来,使用布尔逻辑运算符(AND,OR)进行综合检索。例如,在PubMed中可以这样构建检索策略:(Diabetes Mellitus[MeSH] OR diabetes) AND (Exercise[MeSH] OR physical activity OR exercise therapy OR aerobic exercise)。

(2)使用过滤器(filters)。各大文献检索数据库均设置了功能强大的过滤器。过滤器可以让用户根据不同的属性,如文献类型、发表日期、性别、年龄、研究设计等,来缩小检索范围,从而提高检索结果的相关性和实用性。假设一名研究者正在寻找有关"糖尿病与心血管疾病风险"的观察性研究,可以按照以下步骤使用PubMed的过滤器:第一步,输入关键词:在PubMed的搜索框中输入"diabetes AND cardiovascular disease risk"。第二步,应用过滤器:在搜索结果页面,使用左侧的过滤器面板,选择"ARTICLE TYPE"类别,然后勾选"Observational Study"。第三步,进一步细化:如果需要,还可以使用"PUBLICATION DATE"过滤器,限制文献的发表时间,例如,选择"5 years"来查找最近5年内的研究。第四步,查看结果:此时,PubMed将显示符合所有选定过滤条件的文献列表,这些文献都是关于糖尿病与心血管疾病风险的观察性研究,且发表于最近5年内。

(3)使用截词符(truncation)。不同的研究者在其学术论文中可能会使用不同的词形来描述相同的概念。截词符通常使用星号(*)表示,它可以扩展检索词,确保涵盖相关词形的所有变体词形,从而增加检索结果的全面性和准确性。例如,使用"nurs*"可以同时检索到"nurse""nurses""nursing"等。

(4)使用通配符(wildcard)。在文献数据库中,通配符也是一个重要的检索工具,它帮助用户在检索时涵盖各种词形变体。在PubMed中,通配符通常使用问号(?)和美元符号($)表示,它们在单词内部使用，可以替代一个或多个字符。它与截词符的不同之处在于，截词符主要用于替代单词末尾的多个字符，而通配符则用于替代单词中的一个或多个字符。通配符可以用来替代单词中某些可能变化的字符，处理单词的不同拼写形式。例如，"wom？n"可以同时检索到"woman"和"women"。通配符扩大了检索范围，确保不会遗漏因为拼写差异而无法被检索到的文献，也有助于捕捉到因为拼写错误而未被检索到的文献。假设你是一名研究人员，希望找到所有涉及"woman"和"women"的研究文献。如果不使用通配符的检索，你可能会分别输入"woman health""women health"。这种方法会遗漏掉某些变体词形，且需要多次输入，效率较低。如果使用通配符的检索，只需输入"wom？n health"。这样，PubMed 会检索到所有包含"woman"和"women"的文献，确保检索的全面覆盖。

19. 泾渭分明：布尔逻辑检索知多少？

利用布尔逻辑算符对检索词或代码进行逻辑组配，是现代信息检索系统中最常用的一种方法。在布尔逻辑中，通过逻辑或"OR"、逻辑与"AND"、逻辑非"NOT"等算符，可以将信息和条件明确区分，使得搜索结果如同泾河和渭河的水流一样，界限清晰，不混淆。那么如何使用这三个算符呢？

假如你是一位侦探，正在寻找一位神秘的嫌疑人，这位嫌疑人可能叫"约翰"，也可能叫"道尔"，但你不确定。这时候，逻辑或"OR"就派上用场了。只需要在检索系统中输入"约翰 OR 道尔"，系统就会把"约翰"或者"道尔"的所有记录都找出来。这就是"OR"的魔力，它能让你的搜索范围扩大，不会错过任何一个可能的线索。

有的时候你有了确凿无疑的信息，你要找的嫌疑人不仅叫"约翰"，还必须是个"医生"。这时候，逻辑与"AND"就闪亮登场了。输入"约翰 AND 医生"，系统就会严格筛选，只有同时满足这两个条件的记录才会被选中。

然而，有时候你也需要排除一些干扰项。比如，你知道嫌疑人不可能是"律师",这时候逻辑非"NOT"就发挥了作用。输入"约翰 NOT 律师",系统就会自动过滤掉所有与"律师"相关的记录。

这些逻辑算符就像拥有魔力的魔法棒,可以将检索词组合起来,构建出复杂的检索提问方式,计算机会根据提问方式与系统中的记录进行匹配,精确地捕捉到检索者需要的信息。

20. 画龙点睛:截词检索知多少?

截词检索是用词的局部进行的检索,凡含有检索词中局部字符的所有文献,都为命中的文献。在截词检索中,截词符的作用就像那"点睛"之笔,它虽然只是一个简单的符号,比如问号"?"、星号"*"或美元符号"$",但却能极大地扩展检索的范围并提高检索的灵活性,使得检索结果更加丰富和准确。

截词检索按截断的位置来分,有后截断、前截断、中截断三种类型。①"后截断"就像是一位从背后悄悄接近嫌疑人的侦探。他不关心嫌疑人的来历,只关注嫌疑人可能的去向。后截断允许我们在词的末尾留下悬念,比如使用"comput?"时,"computer""computing""compute"等词都会被检索出来。②"前截断"则像是在人群中寻找一个只见过背影的人。可能记得那个人的衣着特征,却看不清脸庞。在检索中,前截断让我们可以从词的开头就开始搜索,比如使用"?phone"时,"iphone""android phone"都能被找到。③"中截断"则像是侦探记住了嫌疑人身上的某个独特标记但不记得其全部面貌,而这个标记足以让侦探认出嫌疑人。在检索过程中,中截断让我们可以在词的中间部分进行截断,比如使用"he?o"时,"hello""hetero"都能被识别出来。

截词检索按截断的字符数量来分,包括有限截断(一个截词符只代表一个字符)和无限截断(一个截词符可代表多个字符)。有限截断就像是每次只能向前迈一步,虽步履缓慢,但稳妥谨慎;而无限截断则像是可以一次跳越多个障碍,虽然大胆,但需要更多的经验。

值得注意的是,截词符的使用范围要适当,避免过度截断以致检索结果过多,检索出很多不相关的文献。例如,使用"car*"会同时检索到"car""card""cardiology"等,这可能会使结果不精确。同时,并不是所有数据库都支持截词符功能,不同数据库所使用的截词符也有所不同,因此,在使用前要确认具体数据库的检索规则。

21. 收放自如:扩检与缩检知多少?

当初始设定的检索范围太小,命中文献不多时,就需要扩大检索范围,寻找更多的线索。扩检的方法主要有以下四种。

(1)扩大概念。这就像你在寻宝时,不能局限于寻宝图上的某个标记,而是要考虑所有可能的藏宝地点。在文献检索中,这意味着不仅要搜索特定的关键词,而且要同时考虑与之相关的概念和术语。例如,如果你正在研究"护理教育"这一主题,可以扩展检索"医学教育""临床培训"等相关领域,以获取更全面的文献资源。

(2)扩大范围。寻宝时,你可能需要探索比原计划更广阔的区域。在检索中,这代表着不能局限于在某个特定的数据库或期刊中进行检索,而是要扩展更多的检索资源。例如,检索时可从专业期刊扩展到会议论文集、学位论文等不同类型的文献资源。

(3)增加同义词。在寻宝过程中,你可能会遇到一些线索,这些线索使用了不同的词汇来描述同一个地点。在检索中,同义词能帮助你不错过任何可能的文献。例如你正在研究"返岗"这一主题,可以使用"复工""复职"等词汇进行检索,以覆盖更多相关的文献。

(4)扩大时间。有时候,宝藏可能被埋藏了很长时间,你需要追溯到更久远的历史获取宝藏信息。在文献检索中,可以放宽时间限制,不要局限于检索近几年的文献。

与扩检相对应的是缩检。缩检就像是你在寻宝时,发现寻找宝藏的线索太多,让你眼花缭乱、不知道从何下手,你可能需要确定哪些线索是直接指向宝藏的。在检索文献时,我们也有需要缩小搜索范围,提高命中率的情况。缩检的方法主要有以下三种。

(1)限定核心概念。在文献检索中,需要聚焦于最核心的概念和关键词。

(2)限定语种。限定语种是指可以限定文献的语言,例如对于中国学者来说，通常只检索中文和英文文献。

（3）限定特定期刊。在文献检索中，可以限定在特定的期刊或数据库中进行搜索。

22. 好记性不如烂笔头：如何记录检索过程？

在浩如烟海的文献中进行检索，如果没有清晰的记录，的确很容易"迷路"。养成良好的检索记录习惯，可以让我们在文献的海洋中航行得更加从容。记录检索过程可以帮助我们：①节省时间和精力，避免重复劳动。试想一下，如果我们在几周甚至几个月后需要回顾某个问题的检索结果，却完全不记得当初的检索策略和筛选过程，是不是又要从头再来一遍？有了详细的检索记录，我们就可以快速找到之前检索过的数据库、使用的关键词、筛选的标准等，大大节省重复检索的时间。②提高检索的透明度和可重复性。在科研工作中，检索过程的可重复性非常重要。如果我们能够提供详细的检索记录，其他人就可以按照相同的步骤重复我们的检索过程，验证结果的可靠性。这对于同行评议、论文发表等都非常重要。目前，很多 SCI 期刊要求作者提供数据库检索式和检索流程图，如果在检索时没有及时记录检索步骤，当期刊要求补充这些材料时，我们只能重新再检索，不仅费时费力，还会耽误研究进度，得不偿失。③帮助我们改进检索策略。通过回顾检索记录，我们可以分析哪些关键词检索效率高，哪些数据库更适合查找特定类型文献，哪些筛选标准可以帮助我们快速找到高质量文献。这些经验的总结可以帮助我们不断优化检索策略，提高检索效率。

那么，如何记录检索过程呢？①记录检索的基本信息。包括检索日期、检索目的、检索问题、使用的数据库、检索平台等。②记录检索策略。详细记录使用的关键词（包括同义词、近义词、缩写词等）、布尔逻辑运算符、检索式、限定条件（如发表时间、语种、文献类型等）。③记录筛选过程。记录纳入和排除文献的数量、标准及原因。可以使用流程图的形式清晰地展示筛选过程，例如使用国际通用的 PRISMA 文献筛选流程图。④保存检索结果。将检索到的文献列表导出保存，并对文献进行分类整理，方便日后查阅。

⑤使用文献管理软件辅助记录。EndNote、Mendeley、Zotero 等文献管理软件,可以帮助我们更方便地保存、整理、管理文献,并自动生成检索记录。

23. 磨刀不误砍柴工:如何调整检索策略?

从浩瀚无边的信息海洋中找到合适、贴切的文献证据是循证护理实践的重要步骤。这一过程犹如探险家在广袤丛林寻宝一般,丛林不仅广阔无垠,而且地形复杂,充满了各种障碍和陷阱。因此,研究人员在进行文献检索时需要反复调整检索策略,这不仅有助于提高检索结果的全面性和准确性,还能确保研究人员获得最相关、最可靠的证据,支持其决策和实践。

那么,如何调整检索策略呢?①初始检索:首先明确研究问题的核心概念和相关变量,将研究问题拆解为多个关键词,由关键词衍生出多个同义词和相关词,使用这些特征词(关键词、同义词、相关词)进行初检。如果初步检索得到的文献量较大,可同时将研究类型作为检索词进行限定。②扩展检索词:根据初检结果,对一些文献进行粗略浏览后,可从数据库标引中了解到相关的主题词,这时候再增补关键词检索。将关键词与主题词结合起来再次检索,可提高检全率。③优化布尔逻辑,可考虑使用"NOT"排除不相关的主题,例如"diabetes NOT type 1"。④使用过滤器和限制条件。例如,使用日期过滤器,限制检索到特定的时间范围内,如"过去5年内的文献";使用人口学变量过滤器,筛选特定人口群体的文献,如"成人""儿童"。⑤反复检索与评估:检索文献犹如在浩瀚无垠的大海中寻宝,仅凭一次检索就能找到宝贝是不切实际的幻想。因此,我们必须学会反复检索与评估,及时调整检索策略。"检索—评估—调整—再评估—再调整—再检索"的循环往往要进行很多轮才能捕捉到最全面、最新和最相关的文献,从而为临床决策和实践提供坚实的证据支持。

24. 全文才是"王道":如何获取全文?

摘要虽然能提供研究的关键信息,但它仅仅是一个简要概述,无法展现研究的全部细节和复杂性,可能会遗漏一些关键的结果或亚组分析,导致对研究的误解或误读。因此,获取全文才是王道。

如何获取全文呢?可以通过以下几种途径取得。①学术数据库:目前很多大学和机构已订购全球知名的数据库,例如 Web of Science、Scopus、Ovid 等,通过学校或机构的图书馆(有的甚至是通过机构内 IP 地址)可以访问这些已订购的数据库并下载到全文。同时,有些出版商(例如 Elsevier 旗下的许多期刊)或研究机构与 PubMed 数据库合作,使用户能够更便捷地获取全文,提高了科研信息的获取效率。②图书馆资源:学校、医院或科研机构的图书馆往往订阅了丰富的学术期刊。可以通过图书馆的在线目录或馆际互借服务获取所需的全文。③与作者联系:如果通过常规途径无法获取全文,可以尝试通过电子邮件直接联系研究的作者,礼貌地请求他们提供全文。④资源开放获取的期刊网站和平台:一些期刊的资源是开放获取的,其出版的文章可以免费获取全文。此外,一些开放获取平台(如 DOAJ (Directory of Open Access Journals))提供了大量可免费获取的学术期刊文章。⑤学术社交网络:一部分研究者会在一些学术社交平台(如 ResearchGate)上分享他们的研究成果全文,我们可以在这些社交平台上注册账号,并下载到全文。如果没有全文下载选项,可以尝试和文章的作者或其他 ResearchGate 用户联系,请求全文或寻求其他获取全文的方法。⑥学术会议:会议上可能会分发相关研究的全文资料,或者与参会的专家交流寻求获取全文的途径。⑦科研互助论坛(例如科研通、谷粉学术等)或社群求助。目前,国内一些团体或个人建立了科研文献互助交流论坛或微信群、QQ 群,在论坛或社群中发布帖子,说明需要获取哪篇文章的全文,包括文章标题、作者、期刊名称和年份等信息,等待论坛或社群中其他成员的回复。有时候其他用户可能会有该文章的全文,并愿意拿出来分享。⑧文献交换平台:Mendeley、Zotero 等文献管理软件,或专门的文献交换网站,如 Paperpile,这些平台允许用户之间互相交换文献。

另外，Sci-Hub 和 Libgen 是两个备受争议的全文文献数据库，它们提供了大量学术论文和书籍的非法下载途径，但同时也为全球许多无法负担昂贵期刊订阅费的研究者和学生提供了获取知识的途径。由于 Sci-Hub 和 Libgen 面临着版权争议和法律挑战，它们通过使用不同的域名和镜像站点来规避封锁。用户可以通过使用百度、必应等搜索引擎，搜索"Sci-Hub 镜像"或"Libgen 镜像"，通常能找到最新的可用网址。需要注意的是，使用 Sci-Hub 和 Libgen 下载受版权保护的文献可能涉及法律风险，因此在使用时应充分了解相关法律法规，并谨慎行事，切不可利用这些文献来做危害国家安全或违法之事。

25. 披沙拣金：如何筛选文献？

在循证护理实践中，检索到的文献结果往往数量众多，而并非所有的文献都对我们的研究或决策具有实际价值。面对海量的检索结果，对文献进行筛选是至关重要的环节。

以下是文献的过滤方法：①明确筛选标准。这包括研究设计的类型（如随机对照试验、队列研究、病例对照研究等）、研究对象的特征（如年龄、性别、疾病类型等）、干预措施或暴露因素、结局指标等。同时，还需考虑文献的发表时间、语言、研究所在的地域等因素。②初步筛选标题和摘要。根据预先确定的标准，快速浏览文献的标题和摘要，判断其是否可能与研究问题相关。对于明显不相关的文献，可以直接排除。③详细阅读全文。对于初步筛选认为可能相关的文献，需要进一步阅读全文，深入评估其内容是否符合筛选标准。重点关注研究方法的合理性、数据的可靠性、结果的有效性等方面。④优选质量高的文献。可以使用一些公认的质量评估工具，如使用 Cochrane 随机对照试验偏倚评估工具，评价 RCT 的方法学质量；使用 Newcastle-Ottawa 量表，评估观察性研究的质量等。⑤多人协作和交叉核对。为了减少筛选过程中的偏倚和误差，可以由多个研究者独立进行筛选，并对结果进行交叉核对和讨论，确保筛选的准确性和一致性。

26.坐享其成:如何让文献自动找到你?

手动搜索和筛选文献既费时又费力。幸运的是,有许多工具和平台可以帮助研究人员自动追踪文献,将最新的研究成果自动发送到他们的邮箱。以下介绍几种常用的文献追踪工具,让文献自动找到你,帮助你保持对最新研究动态的敏感性。

(1)Stork(文献鸟)。Stork是一个强大的文献追踪工具,专为科学研究人员设计。它可以自动跟踪你关注的主题、研究者和期刊,并将最新的研究文献直接发送到你的邮箱。注册后,用户可以在关键词管理页面设置几个关键词,这些关键词代表用户感兴趣的研究领域或特定研究主题。Stork会根据用户设定的关键词,从各大数据库和期刊中筛选出最新发表的相关文献,然后定期将这些文献的摘要和链接发送到用户的邮箱。

(2)PubMed的My NCBI Alerts。PubMed提供的My NCBI Alerts功能,可以让用户订阅特定主题或搜索策略,并自动发送新发布的相关文献给用户。设置步骤:登录PubMed,创建My NCBI账户——执行一次检索,保存检索策略——在My NCBI中,设置电子邮件提醒,订阅该检索策略。

(3)ResearchGate和Academia.edu。这两个网站均是学术社交网络平台,用户可以通过关注特定研究者或主题,接收最新的研究成果和文献通知。以ResearchGate为例,设置步骤如下:注册并登录ResearchGate账户——关注感兴趣的研究者或主题——在个人设置中,启用电子邮件通知功能。

(4)EndNote、Zotero和Mendeley。这些文献管理软件不仅可以帮助研究人员组织和引用文献,还提供文献追踪功能,让用户能够关注特定主题的最新研究。无论使用EndNote、Zotero还是Mendeley,追踪文献的关键在于设置有效的搜索策略,并定期更新搜索,以捕捉最新的研究动态。

第四章 如何评价文献质量？

27. 文献的内在美：什么是文献的内部真实性？

在循证医学领域，文献有其内在的魅力——内部真实性（internal validity）。它是指某个研究结果接近真实值的程度，即研究结果受各种偏倚的影响程度。内部真实性考察的是研究本身在设计、实施和分析过程中避免偏差和错误的能力，即研究结果的正确性。偏倚主要来源于以下几个方面。

(1) 选择偏倚（selection bias）。选择偏倚是指在研究的设计和实施过程中，由于研究对象的选择不当或分配不均，导致研究结果不能准确反映目标总体的实际情况。降低选择偏倚的措施是在分配研究对象时做到随机化（randomization），并对随机分配方案实施分配隐藏（allocation concealment）。分配隐藏的措施包括由不直接参与研究的工作人员控制随机分配方案；采用相同外观的、按顺序编号的药物容器；使用按顺序编号的不透明密闭信封等。分配方案的隐藏应至少维持到实际分配研究对象时，确定某研究对象分配到哪一组后，不要随意改变分组情况。

(2) 实施偏倚（performance bias）。实施偏倚是指在研究过程中，由于不同组的研究对象在接受干预或照顾时存在系统性差异（例如，研究人员知道患者分配到哪个组，从而给予干预组过多的关注），导致研究结果出现偏倚。为减少实施偏倚，研究人员就需做好以下几方面。①进行盲法（例如双盲法、三盲法）设计和隐藏分配方案，使研究对象和研究人员在研究过程中不知道患者分配到哪个组;②开展标准化干预措施,确保各组接受的干预措施在类型、频率和强度上尽可能一致。③详细记录和报告研究的各个阶段,包括样本选择、随机分配、干预实施和结果测量。

(3)测量偏倚(measurement bias)。测量偏倚是指在数据收集过程中,由于测量方法、工具或观察者的差异导致的系统性误差,它会影响研究结果的真实性。减少测量偏倚的方法通常有以下几种。①确保使用经过验证的、标准化的测量工具和方法。例如,在临床试验中使用已验证的问卷或设备。②对所有参与数据收集的人员进行严格培训,确保他们理解并能使用统一的测量工具和方法。③实施盲法,在可能的情况下,使用盲法(如双盲法),使数据收集人员和受试者不知道研究分组,减少主观偏见的影响。④对同一变量进行多次测量,并取平均值,减少单次测量误差的影响。

(4)随访偏倚(follow-up bias)。随访偏倚是指在研究随访过程中,由于失访(lost to follow-up)或随访时间、随访率及随访方式的差异,导致研究结果产生系统性误差。避免随访偏倚的方法有以下几种:①在研究设计阶段,制定详细的随访计划,包括随访时间点和方法,确保所有受试者按计划进行随访。②通过加强与受试者的沟通或提供激励措施等方法,提高受试者的随访依从性,减少失访率。③使用多种随访方式,如电话、邮件、面访等,确保尽可能多的受试者完成随访。④对失访受试者的数据进行分析,评估其对研究结果的影响,并在报告中详细说明。

(5)报告偏倚(reporting bias)。报告偏倚是指在研究结果的报告过程中,由于选择性报告或不完全报告,导致研究结论偏离实际情况的一种现象。减少报告偏倚的方法:①在研究开始前,将研究方案预注册在公开的注册平台(如 ClinicalTrials.gov),包括详细的研究目的、设计、方法和预期结果。这样可以减少选择性报告的可能性。②在研究报告中,详细报告所有的研究结果,包括主要结果和次要结果,显著性结果和不显著结果。③遵循报告标准,如RCT 研究遵循 CONSORT(Consolidated Standards of Reporting Trials)指南,队列研究或观察性研究遵循 STROBE(Strengthening the Reporting of Observational Studies in Epidemiology)声明(不同类型研究的报告标准可至 EQUATOR 网站查询：https://www.equator-network.org//reporting-guidelines/)，确保系统和全面地报告研究结果。④将研究结果提交同行评议，接受其他研究者的审查和质疑，有助于提高研究报告的透明度和完整性。

28. 交相辉映：如何看待文献的重要性？

重要性包括临床重要性与统计学意义两个方面。临床重要性关注的是研究结果对患者治疗效果、生活质量等方面的实质性影响，而统计学意义则确保了这些结果的可靠性和显著性。两者交相辉映，共同映射出研究的真正光芒。

(1)临床重要性(clinical significance)。亦称为临床意义，是指研究是否具有临床应用价值。评价临床研究结果的重要性常借助于一些定性或定量的指标。临床研究问题不同其评价指标亦不同。以评价治疗性研究证据为例，除需对每组各结局指标加以总结报告(如某结局事件的发生率或某观测指标的均数和标准差等)外，还应报告干预措施的效果(例如，绝对危险度降低率(absolute risk reduction rate，ARR)等)和效应值的精确度(例如，可信区间(confidence interval，CI)。此外，临床重要性的判断，还应做卫生经济学的评价，使那些成本低、效果佳的研究成果，得以推广应用。

(2)统计学意义(statistical significance)。其判定可以通过假设检验和区间估计加以实现。若假设检验的 P 值小于预先设置的检验水准(常设为 0.05)，则可认为组间差异有统计学意义。

当某种研究结果既有临床意义，又有统计学意义时，研究人员可以信心满满地得出肯定性的结论。然而，如果仅有临床意义而无统计学意义，不能盲目否定其临床价值，应思考是否因为样本量太小导致无法获得足够的统计功效。如果确实因为样本量小所致，可以通过收集更多的临床病例或试行方案来进一步验证其效果，并结合其他高质量的证据(如系统评价或 Meta 分析)验证研究结果。若文献结果既无临床意义，又无统计学意义，则此类文献的重要性可忽略。

29. 文献的外在美：什么是文献的适用性？

在循证医学领域，文献的外在美即为适用性（applicability），也就是外部真实性（external validity），它是指研究结果在目标人群以及日常临床实践中能够重复再现的程度，或者研究过程及其预后与临床实践日常模式间的相似程度。即使是高质量的研究，如果不具备适用性，也无法有效指导实际的临床决策和患者护理。

评价文献的适用性通常包括以下几个方面。①评估研究人群的相似性：研究中的受试者特征是否与目标应用人群相符。这包括患者的年龄、性别、疾病状态、病程、并发症等。例如，如果一项研究探讨的是高血压患者的治疗方法，而目标应用人群是老年高血压患者，则需要确认研究中的受试者是否包含了足够的老年患者。②分析干预措施的实际操作性：研究中使用的干预措施在实际临床环境中是否具备可操作性。这涉及干预措施的复杂性、所需资源、技术要求等。③该证据应用的利弊分析：任何临床决策必须权衡利弊和费用，只有利大于弊且费用合理时，才有应用在服务对象身上的价值。某些措施虽然可能被研究证明有助于改善临床结局，但也可能由此为服务对象带来一些负面效应或不良反应。④考虑研究结果的临床意义：一些研究结果虽被证明有效，但改善幅度不大，并且有可能带来医疗费用的上升、人力资源的大量投入等，此时，需慎重考虑该研究结果的临床意义。⑤考虑环境和资源的匹配度：研究中使用的环境和资源需要与目标应用环境相符。这包括医疗设施、人员培训、经济成本等。

30. 百花齐放：各具风采的研究设计类型如何评价？

随着医学的发展，不同研究设计的论文就像循证医学大花园里的鲜花竞相开放，争奇斗艳，然而，不同的研究设计方案，产生偏倚的原因和环节不同，其评价的标准、内容和侧重点也会不同。不同研究设计文献的常用质量评价工具见表4-1。

表 4-1　不同研究设计文献的常用质量评价工具

研究设计类型	质量评价工具
RCT	Cochrane 偏倚风险评估工具(RoB1★、RoB2) JBI RCT 真实性的评价工具★
类实验研究/非随机性干预研究	JBI 类实验研究评价工具★ ROBINS-I(Risk Of Bias In Non-randomized Studies-of Interventions) MINORS 条目
队列研究/病例对照研究	JBI 队列研究真实性的评价工具★ 纽卡斯尔-渥太华(Newcastle-Ottawa Scale,NOS)量表★ CASP 队列研究的真实性评价工具
横断面研究	JBI 横断面研究的评价工具★ AHRQ 偏倚风险评价工具
诊断性试验	QUADAS-2 工具★ JBI 诊断性试验的真实性评价工具★
政策类文本证据	JBI 政策类文本证据的质量评价清单★
个案报告	JBI 个案报告论文的真实性评价工具★
专家意见类	JBI 专家意见类文本证据的质量评价清单★
质性研究	JBI 质性研究的质量评价清单★ CASP 质性研究论文的真实性评价工具
混合方法研究	混合方法研究评价工具(MMAT)★
预测模型研究	PROBAST(Prediction model Risk Of Bias ASsessment Tool)★
系统评价、Meta 分析	AMSTAR 2(A MeaSurement Tool to Assess systematic Reviews 2)★ JBI 系统评价/Meta 整合的评价工具★ OQAQ(Overview Quality Assessment Questionnaire)量表 ROBIS(Risk of Bias in Systematic Review)工具

续表

研究设计类型	质量评价工具
质性研究的系统评价/Meta 整合	JBI 系统评价/Meta 整合的评价工具★
指南	AGREE Ⅱ ★
证据总结、最佳实践报道、临床决策	大致有 3 种方法：①最佳实践报道、临床决策如果是来自证据生成的权威机构，如 UpToDate、BMJ Best Practice 则直接纳入；②追溯证据所依据的原始文献，根据文献的类型选择相应的评价工具进行评价；③使用证据总结类严格评价（Critical Appraisal for Summaries of Evidence，CASE）清单进行评价

注：★指护理领域的常用工具；AHRQ 是指美国医疗保健研究与质量局；政策类文本通常由专家组、专业团体（也称专业组织、专业学会或专业协会）或者政府部门制订，常以政策、标准、规范、流程、声明或指导方针的形式发布，专业团体发布的团体标准（standard）和专业共识（consensus）也属于政策类文本证据；专家意见类论文被定义为关于某事的专家观点或判断，可以基于正式的经验性证据，也可以是专家对某一卫生保健问题的看法或建议，专业期刊发表的观点类文章是专家意见类文本证据最常见的来源。

第五章 证据的特征与分级

31. 真凭实据:循证护理的证据指什么?

在循证护理的广阔天地里,证据宛如天上的繁星,每一颗都有其独特的光芒。这些证据或许源自精细的研究成果,或许是专业共识的结晶,又或是临床护士多年实战的智慧沉淀,再或者是历经时间考验的专业知识,甚至是逻辑的巧妙编织与推理的严密论证。这些繁星,就是循证护理的身份标识。

那么何为证据呢?循证医学的先驱人物如 David Sackett、Gordon Guyatt 等均对证据作出各自的定义,但未能在全球形成共识。2005 年,加拿大卫生服务研究基金资助了一项研究,用系统评价的方法来定义证据,其结论为"证据是最接近事实本身的一种信息,其形式取决于具体情况,高质量、方法恰当的研究结果是最佳证据。"

在循证护理中,证据指经过研究及临床应用后,证明可信、有效、能够有力地促进医疗或护理结局向积极方向改变的措施、方法。经过严格评价的研究结果可成为证据。最佳证据指来自设计严谨且具有临床意义的研究的结论。值得注意的是,并非所有的研究结论都能成为循证护理的证据。证据需要经过严格的界定和筛选才能被采纳。在循证护理领域,对证据的主要考察内容包括:研究设计是否科学合理、研究结果是否真实可信、干预方法是否具有重要性和适用性,以及这些方法是否真正有益于患者并能提升护理质量。只有那些经过认真分析和评价,最新、最真实可靠且具有重要临床应用价值的研究证据,才是循证护理应该采纳的证据。

32. 特征扫描:循证护理中的证据有何特征?

如果把循证护理实践的过程看作是建造一栋房子,那么证据就是房子的基础材料和设计蓝图,其具有以下几方面的特征。

(1)"上下有等":什么是证据的等级性?

在循证护理中,证据是具有等级的,这就好比高质量的建筑材料(如钢筋混凝土)比低质量的材料(如劣质木材)更可靠,更能确保房子的坚固和安全。证据等级是基于证据的质量、可靠性,研究设计的科学性和严谨性,以及其对临床实践的指导价值来划分的。这种等级分类有助于护理专业人员在决策时,优先考虑那些基于更高质量研究得出的证据。等级较高的证据通常具有更强的可靠性和可推广性。例如,一级证据通常来自大规模的随机对照试验(RCT),这类研究通过严格控制变量,如随机分组、分配隐藏、实施盲法等方法,能较为准确地评估干预措施的效果,因此被认为是高质量的证据。

然而,证据的等级并非绝对。在实际应用中,不能仅仅依赖证据等级,还需结合临床情境、患者的个体需求和价值观等综合判断。例如,对于某些罕见病,可能缺乏高级别的证据,此时低级别证据(如个案报告、专家意见和经验)就显得尤为重要。而高级别证据是在严格控制的环境中进行,可能无法完全反映特定患者群体的真实情况,这会限制 RCT 结果在临床实际环境中的可推广性。

(2)"多元共融":什么是证据的多元性?

证据的多元性如同房子的不同部分需要不同的材料。墙壁可能用砖块,屋顶可能用瓦片,窗户可能用玻璃,每种材料都有其独特的作用。证据的多元性主要体现在以下几个方面:①证据来源多样。循证护理不仅依赖于 RCT 等传统研究方法,还会应用观察性研究、质性研究、案例报告等多种研究类型。②护理决策全面。护理决策需要考虑患者的情感、心理、社会和文化背景,这就要求证据来源要多样化,包括定量研究、质性研究、案例报告、专家意见和患者反馈等。③学科交叉。循证护理涉及医学、护理学、心理学、社会学等多个学科,不同学科的知识和方法都可以为护理实践提供证据支持。④个体差异。患者的个体特征、病情、文化背景、价值观等因素都会影响护理决策,因此需要综合考虑多种证据。证据的多元性使得护理人员能够从多个角度全面了解问题,为患者提供更个性化、更科学的护理服务。

(3)"因人而异",什么是证据的情景相关性?

情景相关性指证据在特定环境、文化、背景或临床情景下的适用性和有效性。这就像根据当地的气候和环境条件来设计房子,在寒冷地区,房子需要更好的保温性能;在炎热地区,房子需要更好的通风和遮阳设施。情景相关性这一特征强调了证据不仅仅是科学上的可靠和有效,还需要与具体的实践环境、患者群体、资源条件、文化习俗、宗教信仰、政策等因素相匹配。例如,不同地区、文化或社会群体的需求、价值观和偏好各不相同,一项护理干预在西方国家有效,但不一定直接适用于亚洲国家。情景相关性可帮助护士关注证据如何在具体的环境中被应用,并且是否能够满足该环境下的特定需求,从而提升证据的应用价值。

(4)"花样百出":什么是证据的动态变化性?

循证护理中的证据并非一成不变,而是呈动态变化的。这就像房子需要定期维护和更新。随着时间的推移,建筑材料可能会老化,技术也可能会进步,因此需要不断进行修缮和改进。证据的动态变化性源于多个方面,包括科学知识的不断演进、技术革新、新的研究发现以及对患者需求和情理解的深化。①新的研究不断涌现:医学和护理领域的研究一直在不断进行,新的证据和发现不断出现。这些新的研究可能会对现有的证据产生影响,改变我们对护理实践的理解和建议。②临床实践的变化:随着时间的推移,临床实践可能会发生变化。新的技术、治疗方法和护理策略可能会被引入,这也会导致证据的更新和变化。③患者需求和偏好的变化:患者的需求和偏好可能会随着时间的推移而变化。护理人员需要根据患者的个体情况和最新的证据来调整护理计划,以提供最佳的护理服务。因此,护理人员需要不断关注最新的研究和证据,以确保将最新、最可靠的证据应用于临床实践中,为患者提供更好的护理服务。

33. 珠联璧合:何为证据的 FAME 属性?

证据在特定情境下才有实际意义和价值。证据的 4 个特征就像是建造一栋房子的基础材料和设计蓝图,确保了房子的坚固和多样,而 JBI 循证卫生保健中心提出的 FAME 属性是临床实践中评估证据可用性的具体标准,这就好比房屋建造的实际施工和装修过程中所需要考虑的各个环节。证据的 4 个特征与 FAME 属性两方面珠联璧合,才能确保所依循的证据不仅有理论上的可信度,还在实践中具有高度的适用性和实际价值。FAME 属性包括以下 4 个方面。

(1)证据的可行性(feasibility)。证据的可行性探究的是"在现实世界中,这个证据能否行得通?"这就像在房子施工前检查是否有足够的材料和工具,以及是否具备必要的技术和人力资源。可行性考量以下几个维度:①资源可用性:考虑实施某项干预或实践所需的资源是否充足,包括人力、财力、物资和技术。②实施难度:评估证据推荐的实践是否易于执行,是否需要特殊技能或培训。如果一项干预措施过于复杂,超出了现有医护人员的能力范围,其可行性就会受到质疑。③时间与效率:分析实施证据推荐的策略是否能在合理的时间内达到预期效果,同时考虑成本效益比。④组织与政策支持:考察组织文化和政策环境是否支持证据的采纳和推广。即使一项干预在技术上可行,但如果与现行的医疗体系、规章制度相冲突,其实际落地的可能性也会大打折扣。⑤可持续性:评估证据推荐的实践是否能够在长期内维持,而不只是短期内的试点项目。

(2)证据的适宜性(appropriateness)。证据的适宜性指的是某项证据或干预措施与特定的临床环境、患者群体特征、医疗保健机构的特点以及社会文化背景等方面的匹配程度和相符程度。适宜性就像房屋建造与装修要符合当地的文化、法律法规、施工要求、建筑垃圾清运与管理要求等,其不仅功能性强、美观舒适,而且合法合规。适宜性考虑以下几方面：①证据与特定临床环境（医疗机构的规模、设施配备、医疗技术水平等方面）的契合度。如果机构的组织架构、管理模式无法支持某种新的护理流程，或者医护人员缺乏实施某项干预所需的专业培训，那么这种证据可能就不适宜在该机构推广。②证据要与患者群体的特征相适应。例如，某些治疗方法可能对年轻、身体状况较好的患者适宜，但对于老年或有多种基础疾病的患者可能并非最佳选择。③社会文化背景也在很大程度上决定了证据的适宜性。例如，某些文化中对特定药物或治疗方式存在禁忌或偏见，这就使得相关证据在这些文化背景下不适宜应用。

(3) 证据的临床意义（meaningfulness）。证据的临床意义是指某项证据或干预措施对患者、医疗保健提供者以及更广泛的社会所具有的重要性和价值，这就像房屋建造施工与装修要满足居住者的需求，能提供舒适和便利的生活环境。临床意义考虑以下几方面：①从患者的角度来看，证据的意义体现在它能否改善健康状况、提高生活质量、减轻痛苦或延长寿命。②对于医疗保健提供者来说，证据的意义在于它能否帮助他们提供更有效、更安全、更符合患者需求的医疗服务。③从社会的角度来看，证据的意义体现在它对公共卫生、医疗资源分配、医疗成本控制等方面的影响。例如，某种预防措施能够有效降低传染病的发病率，从而减轻社会的疾病负担，这就是具有重要意义的证据。④证据的意义还应从伦理、法律、文化等多个层面来考量。例如，一项涉及基因编辑的研究可能在技术上是可行的，但如果它引发了严重的伦理问题，那么其意义就会受到质疑。

(4) 证据的有效性（effectiveness）。证据的有效性是指某项干预措施或治疗方法在达到预期结果方面的能力和效果，这就像房屋建造施工与装修时要考虑房子的功能性和安全性，保证其在实际使用中能够达到预期的效果。证据的有效性考虑以下几方面：①有效性首先体现在证据能否实现预定的治疗目标，能否有效缓解症状、治愈疾病或延缓疾病进展。②有效性还需考虑在不同人群中的一致性。不能仅仅在特定的小范围人群中显示出效果，而应在具有代表性的多样化人群中都能发挥作用。③有效性要经得起时间的考验。随着医学研究的进展和环境变化,一些曾经被认为有效的证据可能会被新的研究推翻或修正。因此,持续的评估和更新对于确定证据的有效性至关重要。④有效性不仅仅是短期的效果,还包括长期的预后影响。某些治疗可能在短期内能缓解症状,但从长期来看,可能会带来副作用或增加其他健康风险,这就不能被认为是完全有效的。

34. 当仁不让:国际舞台上有哪些证据分级系统?

自1979年加拿大定期体检特别工作组(Canadian Task Force on the Periodic Health Examination,CTFPHE)首次对医学领域的研究证据进行分级并给出了推荐意见以来,证据质量和推荐强度分级的探索进入快速发展阶段。表5-1汇总了证据分级系统的演变。

表 5-1 证据分级系统的演变

制定主体	年份	证据级别	推荐强度	特点
加拿大定期体检特别工作组(CTFPHE)	1979	Ⅰ、Ⅱ-1、Ⅱ-2、Ⅲ	A、B、C、D、E	首次基于设计类型将证据分为三级,但未将推荐强度与证据级别对应
David Sackett	1986	Ⅰ、Ⅱ、Ⅲ、Ⅳ、Ⅴ	A、B、C	首次对RCT提出了质量标准,并将推荐级别与证据质量相对应
美国卫生保健政策研究所(AHCPR)	1992	Ⅰa、Ⅰb、Ⅱa、Ⅱb、Ⅲ、Ⅳ	A、B、C	首次将RCT的Meta分析列为最高级别证据,将专家意见列为最低级别证据

续表

制定主体	年份	证据级别	推荐强度	特点
英格兰北部循证指南制定项目(NEEBGDP)	1996	Ⅰ、Ⅱ、Ⅲ	A、B、C	将设计良好的RCT、Meta分析和系统评价共同作为最高级别的证据
美国预防服务工作组(USPSFT)	1998	good、fair、poor	A、B、C、D、I	根据研究的适用性、样本量、质量、一致性、间接性等将证据分为三级
澳大利亚国家卫生与医学研究委员会(NHMRC)	2000	Ⅰ、Ⅱ、Ⅲ-1、Ⅲ-2、Ⅲ-3、Ⅳ	A、B、C、D	将RCT的系统评价列为最高级别的证据,但未纳入专家意见
苏格兰校际指南网络(SIGN)	2001	1++、1+、1-、2++、2+、2-、3、4	A、B、C、D	将系统评价、Meta分析和RCT共同作为最高级别证据,并提出质量标准
牛津大学循证医学中心(OCEBM)	2001	1a、1b、1c、2a、2b、2c、3a、3b、4、5	A、B、C、D	首次涉及了病因、诊断、预防、治疗、危害、预后、经济学分析等7个方面
纽约州立大学州南部医学中心	2001	系统评价/Meta分析、RCT等自上而下共九级	—	首次将动物研究和体外研究纳入证据分级系统

续表

制定主体	年份	证据级别	推荐强度	特点
GRADE工作组	2004	高、中、低、极低	强、弱	定义了证据质量和推荐强度,制定了证据的升降级标准,从医生、患者、政策制定者角度分别解释推荐意见
牛津大学循证医学中心(OCEBM)	2011	1、2、3、4、5	A、B、C、D	涉及诊断、预后、干预、危害4个方面
美国预防服务工作组(USPSTF)	2012	高、中、低	A、B、C、D、I	重新定义了C级推荐

注:美国卫生保健政策研究所(Agency for Health Care Policy and Research, AHCPR),现更名为美国医疗保健研究与质量管理署(Agency for Healthcare Research and Quality, AHRQ)。

总体而言,证据质量与推荐强度分级方法的发展规律为:从最初的以RCT为最高质量证据,逐渐演变至以系统评价/Meta分析作为最高级别的证据,主要代表有2001年英国牛津循证医学中心(Oxford Center for Evidence-Based Medicine,OCEBM)推出的OCEBM标准和美国纽约州立大学州南部医学中心推出的"证据金字塔",这两个证据分级标准分别在2011年、2012年做了修订。但这些循证卫生保健组织的证据等级系统仍是"唯设计论",认为RCT的研究质量必然高于观察性研究,对研究设计的多元性以及系统评价中纳入研究的设计质量、各研究间的不一致性、不精确性、间接性、发表偏倚等带来的问题未能进行综合判定。2004年,GRADE证据系统的推出,突破了以往单纯按照研究设计划分证据质量等级的局限性,成为证据分级与推荐强度分级发展史上的里程碑事件。

35. 得力助手：护理领域中常用的证据分级系统有哪些？

在循证护理领域，有几个证据分级系统被广泛认为是我们的得力助手。

(1) JBI 证据预分级及证据推荐级别系统。随着 GRADE 系统的推广与普及，2014 年 JBI 结合 GRADE 系统及 JBI 循证卫生保健模式制定了 JBI 证据预分级及证据推荐级别系统，该系统适用于护理学及其他卫生保健领域。预分级指的是在对单篇文献质量进行严格评价（critical appraisal）之后，对纳入的单项研究按照其设计类别，包括有效性研究（实验性设计、类实验性设计、观察性研究）、质性研究、诊断性试验、预后研究、经济学评价 5 个设计类别进行预分级，分为 Level 1～5 五个等级。JBI 干预性研究证据及质性研究证据预分级，分别见表 5-2 和表 5-3。进行证据预分级后，根据研究目的（例如制定指南或应用于实践），由指南制定小组或相关的专家组（有的研究还纳入了利益相关者、患者代表等）在 FAME 结构指导下，通过定性和/或定量的方法，讨论分析每一条证据的有效性、可行性、适宜性和临床意义，再结合 JBI 证据推荐级别（见表 5-4），确定证据的推荐强度。想深入学习 JBI 证据预分级及证据推荐级别系统的读者可阅读王春青、胡雁于 2015 年在《护士进修杂志》发表的论文《JBI 证据预分级及证据推荐级别系统（2014 版）》。

表 5-2　JBI 干预性研究证据预分级（2014 版）

证据等级	设计类型举例	描述
Level 1	RCT/实验性研究	1a—多项 RCT 的系统评价 1b—多项 RCT 及其他干预性研究的系统评价 1c—单项随机对照试验（RCT） 1d—准随机对照试验

续表

证据等级	设计类型举例	描述
Level 2	类实验性研究	2a—多项类实验性研究的系统评价 2b—多项类实验性研究与其他低质量干预性研究的系统评价 2c—单项前瞻性有对照组的类实验性研究 2d—前后对照/回顾性对照的类实验性研究
Level 3	观察性—分析性研究	3a—多项队列研究的系统评价 3b—多项队列研究与其他低质量观察性研究的系统评价 3c—单项有对照组的队列研究 3d—单项病例对照研究 3e—单项无对照组的观察性研究
Level 4	观察性—描述性研究	4a—多项描述性研究的系统评价 4b—单项横断面研究 4c—病例系列研究 4d—个案研究
Level 5	专家意见/基础研究	5a—对专家意见的系统评价 5b—专家共识 5c—基础研究/单项专家意见

表 5-3 JBI 质性研究证据预分级(2014 版)

证据等级	研究设计举例	描述
Level 1	混合设计研究的系统评价	1—多项质性研究或混合设计研究的系统评价
Level 2	质性研究的 Meta 整合	2—多项质性研究或混合设计研究的整合
Level 3	描述性质性研究、现象学研究、扎根理论、人种学研究等	3—单项质性研究

续表

证据等级	研究设计举例	描述
Level 4	对专家意见的系统评价	4—对专家意见的系统评价
Level 5	单项专家意见	5—专家意见

表5-4　JBI证据推荐级别(2014版)

推荐级别	判断标准	表达式举例
A级推荐：强推荐	1.明确显示干预措施利大于弊或弊大于利 2.高质量证据支持应用 3.对资源分配有利或无影响 4.考虑了患者的价值观、意愿和体验	卫生保健专业人员应该为社区2型糖尿病患者提供血糖控制自我管理方式方面的书面信息
B级推荐：弱推荐	1.干预措施利大于弊或弊大于利，尽管证据尚不明确 2.有证据支持应用，尽管证据质量不够高 3.对资源分配有利、或无影响、或有较小影响 4.部分考虑，或并未考虑患者的价值观、意愿和体验	卫生保健专业人员可向社区2型糖尿病患者演示胰岛素注射笔的使用方式

（2）约翰·霍普金斯证据分级系统。约翰·霍普金斯证据分级系统是另一个常用的证据分级系统，其将证据分为5个级别，每个级别都有明确的定义和标准，且证据的级别与研究设计相对应。科学研究(scientific research)被认为是证据的最强形式，来自最强证据的建议最有可能促成最佳实践。证据的强度会因为所使用的方法和研究人员报告的质量在不同的研究中有所不同。同时，约翰·霍普金斯护理循证实践模型使用三等级制评分系统对证据给予A(高质量)、B(良质量)或C(低质量)的评级。评级为C的证据不会被纳入证据摘要和综合，因为其质量水平不足以生成可靠的建议。该系统综合考虑了研究设计的质量、研究结果的一致性、临

床意义等多个维度,对证据进行全面评估(相关的学习资料可至网站 https://bradley.libguides.com/下载)。对有关约翰·霍普金斯证据分级系统感兴趣的读者也可阅读相关的专著,例如:2017年中国经济出版社出版的《约翰·霍普金斯护理循证实践:实施与转化》《约翰·霍普金斯护理循证实践:模型与指南(第二版)》。

36. 绝活大师:JBI 证据预分级系统优势何在?

JBI 证据预分级系统包括以下几种主要优势。①有利于在 GRADE 分级之前对不同设计类型的单项研究进行预分级,以体现证据的多元性。②该预分级系统将量性研究、质性研究分别进行预分级,从多元主义的哲学观出发,认同质性研究与量性研究同等重要的价值,避免了以往认为质性研究等级低于量性研究的偏见。③有利于检索证据时根据研究设计快速定位文献。例如,当需要高等级证据时,应检索 RCT 的系统评价。④有利于对单项研究文献进行快速筛选和分类,并进一步进行质量评价,构建 JBI 的证据汇总、最佳实践信息册、推荐实践等实用性强的资源。⑤保留传统的按单项研究设计分级的思路,对于开展教育和培训工作非常有利,使用者容易理解和应用。

此外,JBI 2014 版证据预分级和推荐级别系统容易与 GRADE 证据系统结合,保留以往按设计分类的证据类型描述,使用者易于掌握,同时强调证据的多元性特征和 FAME 属性,适用范围广,可操作性强。

37. 指南明证:GRADE 证据分级标准又是何方神圣?

GRADE 标准是一种用于评估证据质量和推荐强度的系统,在指南制定及实施领域有着崇高的地位,称之为"指南明证"也不为过。GRADE 将证据质量分为高(A)、中(B)、低(C)和极低(D)4级。研究的偏倚风险、不一致性、不精确性、间接性和发表偏倚可能会降低证据的质量,大效应量、存在剂量-效应关系和负偏倚可能会提升证据的质量。因此,GRADE 对证据质量的评估主要基于以下 5 个方面。①研究的偏倚风险:随机对照试验(RCT)通常被认为是提供高质量证据的研究设计,而观察性研究(如队列研究、病例对照研究)的证据质量相对较低。然而,如果 RCT 存在严重的局限性(如高偏倚风险、不一致的结果等),其证据质量可能会降低。②不一致性:考察不同研究之间结果的一致性。如果不同研究结果的差异较大,证据质量会受到影响。差异可能源于人群(如药物在重症患者中的疗效可能更显著)、干预措施(如较高药物剂量的效果更显著),或结局指标(如随时间推移疗效减小)的不同。③间接性:指研究对象、干预措施、对照措施、结局指标等与实际临床问题的差异。此外,比较两种干预措施的疗效时,没有单独直接比较二者的随机对照试验,例如有研究直接比较了 A 药与 B 药,B 药与 C 药的用药疗效,但没有直接比较 A 药与 C 药的研究,这就导致了研究结果的间接性。如果研究结果的间接性较大,证据质量会降低。④不精确性:当研究的样本量过小或置信区间过宽时,研究结果的不精确性会增加,进而导致证据质量下降。⑤发表偏倚:如果存在选择性发表阳性结果的可能性,会影响对证据质量的判断。

GRADE 还根据证据质量确定推荐强度,一般分为强推荐和弱推荐:①强推荐:意味着大多数情况下,预期的获益明显大于风险和负担,或者反之。②弱推荐:意味着获益与风险和负担的平衡不太明确,临床决策应更多考虑患者的个体情况和价值观。(见表 5-5)

表 5-5 GRADE 证据推荐强度的详情表

证据质量	推荐强度	具体描述	表达符号/数字
高级证据	支持使用某项干预措施的强推荐	评价者确信干预措施利大于弊	↑↑/1
中级证据	支持使用某项干预措施的弱推荐	利弊不确定或无论高低质量的证据均显示利弊相当	↑?/2
低级证据	反对使用某项干预措施的弱推荐	—	↓?/2
极低级证据	反对使用某项干预措施的强推荐	评价者确信干预措施弊大于利	↓↓/1

38. JBI 证据预分级系统与 GRADE 证据分级系统有何区别与联系？

JBI 证据预分级系统与 GRADE 证据分级系统的区别主要在于它们的设计目的和应用场景。

JBI 证据预分级系统主要用于证据综合之前对原始研究进行初步分级。JBI 证据预分级系统通常基于研究设计的类型（如随机对照试验、队列研究、病例对照研究等）来进行初步的分级，而不考虑研究的具体结果或质量细节。它的目的是帮助研究者在早期阶段快速评估研究的质量和潜在的证据强度，以便更好地规划证据综合的过程。此外，JBI 证据预分级系统还可以帮助研究者更好地理解研究设计的特点和局限性，从而更好地设计和实施新的研究。

GRADE 证据分级系统是一种更全面和综合的证据分级方法，旨在为临床实践和卫生决策提供更具体和实用的证据质量评估。GRADE 系统不仅考虑研究设计的类型，还考虑研究的质量、结果的一致性、间接性、不精确性等因素，以确定证据的强度级别（如高、中、低、极低）。GRADE 明确区分了证据质量（证据的可信度）和推荐强度（建议的力度）。证据质量指的是证据的可靠程度，而推荐强度则反映了对特定干预措施的推荐程度，这种区分使得决策更为清晰。GRADE 系统通常用于证据综合的后期阶段，以帮助决策者根据证据的质量和可靠性做出更明智的决策。

总的来说，JBI 证据预分级系统与 GRADE 证据分级系统都是重要的证据评估工具，它们在不同的阶段和场景中发挥着不同的作用。在循证护理实践中，通常会结合使用这两种系统，以获得更全面和准确的证据质量评估。

39. 大展拳脚：如何使用 GRADE 证据分级系统？

GRADE 证据分级系统在系统综述、卫生技术评估以及指南 3

个研究领域中大展拳脚,但在各个领域的应用不完全相同。对于系统综述,GRADE 仅用于对证据质量分级,而不给出推荐意见;对于指南,需在对证据质量分级的基础上形成推荐意见,并对其推荐强度进行分级。以 GRADE 系统在指南制定中的应用为例,其步骤包括以下几个环节。

(1)确定研究问题。使用 PICO 模式来明确临床或健康问题。

(2)检索文献。系统地检索相关文献,根据预定的纳入和排除标准选择研究。

(3)汇总和分析证据。对纳入的研究进行数据提取和分析,以结果为中心(例如,关于 24 h 内疼痛的研究有 5 个,关于 2~7 d 疼痛的研究有 10 个等),使用 Meta 分析合并多个研究结果,形成合并效应量,评价结果的重要性。

(4)准备证据概要表。该表内容包括每个结果的证据质量评价和结果总结。

(5)评估所有证据的总体质量。首先确定研究设计类型,根据研究设计类型给出证据质量的初始等级,进而明确升级和降级因素。例如,随机对照试验的证据起始质量为高,但有 5 个因素可降低其质量,包括偏倚风险、不一致性、间接性、不精确性和发表偏倚。观察性研究的证据起始质量为低,除了 5 个降级因素,也存在 3 个升级因素提高质量,包括大的效应值、有剂量-效应关系和反向混杂。根据升级和降级因素对所有证据进行总体评估,确定证据的质量等级,分为高、中、低和非常低 4 个等级。

(6)制定推荐意见。指南制定小组根据证据质量、利弊平衡、价值观和偏好、成本 4 个因素,决定推荐的方向(支持/反对)和推荐意见的强度(强/弱)。

GRADE 标准的应用过程见图 5-1。想要深入学习 GRADE 原理及用法的读者可阅读陈耀龙主编的《GRADE 在系统评价和实践指南中的应用》(中国协和医科大学出版社出版)。

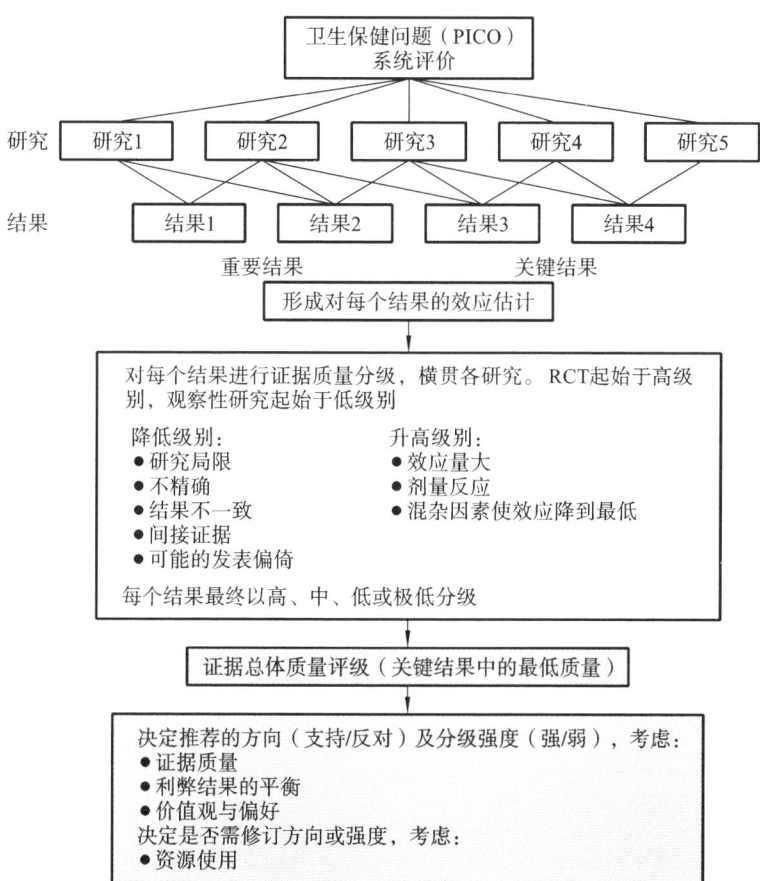

图 5-1　GRADE 标准的应用过程

(资料来源:邓通,汪洋,黄笛,等.临床实践指南制订方法——GRADE 方法理论篇[J].
中国循证心血管医学杂志,2018,10(12):1441-1445,1449.)

第六章 证据综合——系统评价与Meta分析

40. 系统评价与Meta分析是不是如出一辙?

系统评价和Meta分析虽紧密相关,但它们并不是同一个事物,而是循证医学研究中两个不同的但常协同使用的概念。系统评价是一种综合、客观、科学的评估方法,旨在总结和评价关于特定问题的所有相关研究。它通过系统地搜索、筛选、评估和综合相关研究,以提供对该问题的全面理解。系统评价可以帮助确定研究的现状、存在的问题和研究的趋势,并为决策提供依据。Meta分析是一种统计方法,用于合并和分析多个研究的结果。它通过对多个研究的效应量进行合并和统计分析,以获得更精确和可靠的效应估计。Meta分析可以用于比较不同治疗方法、评估干预效果、确定危险因素等。

系统评价和Meta分析的区别主要在于:①目的:系统评价的主要目的是总结和评价现有研究,而Meta分析的主要目的是合并和分析研究结果。②方法:系统评价包括研究的搜索、筛选、评估和综合,而Meta分析主要涉及效应量的合并和统计分析。③结果:系统评价的结果通常是对研究的描述和总结,而Meta分析的结果是合并后的效应估计和统计检验。

系统评价和Meta分析的联系在于:①Meta分析通常是系统评价的一部分:在进行系统评价时,如果有足够数量的同质研究,可以进行Meta分析以合并研究结果。②系统评价为Meta分析提供基础;系统评价的过程包括对研究的严格筛选和评估,确保纳入 Meta 分析的研究具有较高的质量和可靠性。③两者相互补充:系统评价提供了对研究的全面评估,而 Meta 分析提供了对研究结果的定量综合,两者共同为决策提供更有力的证据。

总的来说,系统评价和 Meta 分析都是循证医学中重要的方法,它们可以帮助我们更好地理解和利用现有研究证据,为临床实践和决策提供科学依据。在实际应用中,通常会联合使用系统评价和 Meta 分析,以获得更全面和更可靠的结论。

41. 循规蹈矩:系统评价通常包括哪些步骤?

系统评价是一种研究方法,旨在全面而系统地识别、选择和综合所有可用的证据,以回答一个特定的临床问题或研究问题。系统评价的步骤通常包括:①系统性文献检索:使用明确的搜索策略,查找所有相关研究,包括已发表和未发表的文献。②明确的纳入/排除标准:定义哪些研究将被纳入分析,哪些将被排除。③研究质量评估:评价纳入研究的方法学质量,以明确偏倚风险。④数据提取:从研究中提取相关信息,如研究设计、样本大小、结果等。⑤定性或定量综合:当研究间的异质性较大(例如当纳入的研究在设计、干预措施、结果指标或参与者特征上存在显著差异时),不宜进行定量合并时,可采取定性描述性综合;当有足够数量的研究并且研究间同质时,可采取定量合并方法(即 Meta 分析)。

针对不同研究问题的系统评价,其基本方法和步骤相似,但在文献检索策略、数据库选择、文献质量评价方法、原始文献中的数据提取及统计分析等具体内容上有差异。制作系统评价的基本过程一般分 4 个阶段、9 个步骤(见表 6-1)。

表 6-1　制作系统评价的基本流程

4 个阶段	9 个步骤
第一阶段:确定系统评价题目	1. 确定题目
第二阶段:制定系统评价方案	2. 撰写系统评价研究方案并注册
第三阶段:完成系统评价全文	3. 检索文献

续表

4个阶段	9个步骤
第三阶段:完成系统评价全文	4. 筛选文献
	5. 评价文献质量
	6. 提取数据
	7. 分析和报告结果
	8. 解释结果,撰写报告
第四阶段:更新系统评价	9. 更新系统评价

42. 精益求精:系统评价有哪些避雷要点?

系统评价的制作过程看似流程清晰、很好上手,实则处处埋雷,一不小心就会踩到,辛辛苦苦制作出来的系统评价也会因此失去价值。制作过程只有精益求精,才能制作出优良的系统评价,为临床实践和决策提供科学依据。制作系统评价的每个步骤都有相应的避雷要点,具体如下。

(1)确定题目。选题应遵循"三有一无"的原则,"三有"指有意义、有争议(研究较多,但结论不一致,靠单个临床研究结果难以确定,或在临床应用过程中存在较大争议)、有研究(即所选题目应有一定数量、较高质量的原始研究),"一无"指要避免不必要的重复,但某些系统评价并未全面回答某些有争议的问题,再重复也是有意义的。

(2)撰写系统评价研究方案并注册。常用的注册网站有Cochrane中国协作网、PROSPERO国际系统综述注册平台、JBI循证卫生保健中心。某些杂志在系统评价投稿时也要求作者提供系统评价研究方案的信息。

(3)检索文献。检索策略的制定由研究问题直接决定。建议研究人员与医学图书馆管理员合作,按结构化的研究问题构建检索策略,确保检索策略更加全面,检索的数据库应包含综合性和专业性的数据库。

(4)筛选文献。根据研究问题制定纳入和排除标准,文献筛选过程应采用流程图展示，列出检出的文献总量、根据题目和摘要排除的文献量、获取全文的文献量、阅读全文后排除的文献量及原因分类、纳入研究数量、提供主要结局指标的研究数量等，详细要求请参见 PRISMA 声明（https://www.prisma-statement.org/）。

（5）评价文献质量。根据纳入研究的设计类型和实施方法，选择相应的质量评价工具（见本书第四章）。

（6）提取数据。提取内容包括：①研究基本信息：如纳入研究的题目和编号、引文信息、提取者姓名、提取日期等。②研究基本特征：如研究的合格性、研究的设计方案和质量、研究对象的特征和研究地点、研究措施或暴露因素的具体内容、结局指标测量方法等。③研究结果：如随访时间、失访和退出情况、数据资料（如治疗性研究中计数资料应收集每组总人数及事件发生率、计量资料应收集每组研究人数）、均数和标准差或标准误等。

（7）分析和报告结果。对于每个结局指标说明合并时使用的方法、效应量，并陈述理由；数据合并前，描述如何处理缺失数据、数据转换等问题，以及采用哪些可视化的图表展示各项研究结果；进行 Meta 分析应描述所使用的统计分析模型、方法（亚组分析、Meta 回归）及软件包和敏感性分析方法；用于评价发表偏倚的方法；如何评价每个研究结果的证据质量。

（8）解释结果，撰写报告。解释和报告系统评价结果时，必须基于研究结果来构建内容，内容应包括以下方面。①总结和解释结果。总结和解释 Meta 分析结果时，应同时考虑干预措施的利与弊、结果的点估计值与 95%CI。点估计值主要表示效应值的强度和方向，而 95% CI 则反映效应值的变动范围和精确性，二者结合可提供更全面的信息，有助于解释结果的临床价值。②评价证据的总体质量。Cochrane 中国协作网采用 GRADE 系统评价总体质量，目前该标准广泛应用于临床实践指南的制定中。③证据的适用性。在确定系统评价结果对于治疗性问题的应用价值时，首先应考虑干预措施对患者可能带来的利与弊，其次应考虑系统评价中所纳入的研究对象的情况是否与当前患者的情况相似。④系统评价的局限性。针对系统评价在文献检索的全面性、纳入研究质量、系统评价方法的可重复性、统计分析方法和是否存在发表偏倚等方面的问题，阐述系统评价存在的潜在局限性。

（9）更新系统评价。系统评价发表后，定期收集新的原始研究，按前述步骤重新分析、评价，以及时更新和补充新的信息，完善系统评价。杂志发表的系统评价并不要求原作者定期更新。但若发表的系统评价无确切结论，或针对该题目的新研究不断出现时，就应该考虑是否有必要更新系统评价。

43. 集大成者：Meta 分析适合哪些研究类型？

Meta 分析作为一种统计合成方法，特别适用于处理和整合多个独立研究中的定量数据，以提供更精确且可靠的效应估计，可谓是二次研究的"集大成者"。尤其是在以下几种研究类型中，它的表现有着独特的优势。

（1）随机对照试验（RCT）。RCT 被认为是评估干预措施效果的金标准，它通过随机分组最大限度地减少了选择偏倚和混杂因素的影响。当存在多个关于同一干预措施的高质量 RCT 时，Meta 分析能够综合这些研究的结果，提供更精确、更有说服力的效应估计。

（2）观察性研究（如队列研究和病例对照研究）。虽然观察性研究在控制混杂因素方面不如 RCT 严格，但在某些情况下，由于实际操作的限制，无法进行 RCT，此时观察性研究就成为重要的证据来源。通过 Meta 分析可以整合多个观察性研究的结果，为因果关系的推断提供一定的参考依据。

（3）诊断性试验。Meta 分析能够汇总并分析多项关于某种诊断方法准确性的研究，进而评估其敏感性、特异性等指标。这有助于确定该诊断方法在不同人群、不同疾病阶段的表现，为临床诊断决策提供依据。

（4）病因学研究。Meta 分析能综合多项研究来探讨某种暴露因素与疾病发生之间的关联强度，为明确病因和制定预防策略提供证据支持。

（5）预后研究。Meta 分析可以整合多个关于疾病预后因素的研究结果,帮助确定哪些因素对疾病的发展和结局具有重要影响,这对于风险分层和患者管理至关重要。

(6)成本效益分析。在卫生经济学研究中,Meta 分析可用于合成多个成本效益分析,以评估不同干预措施的成本效率,这对于资源分配和政策制定尤为重要。

需要注意的是,在将这些研究类型纳入 Meta 分析时,要对研究的质量、异质性等进行严格评估和处理。对于质量较差或异质性过高的研究,可能需要谨慎纳入或进行亚组分析、敏感性分析等,以确保 Meta 分析结果的可靠性和有效性。

44.恪守成规:系统评价/Meta 分析遵循什么报告规范?

系统评价和 Meta 分析是循证医学中的重要方法,其报告规范直接影响到结果的透明性、准确性和可重复性。最常使用的报告规范是 PRISMA 声明(Preferred Reporting Items for Systematic Reviews and Meta-Analyses)。PRISMA 声明的前身是 QUOROM (Quality of Reporting of Meta-Analyses),QUOROM 于 1996 年推出,主要是为提高随机对照试验 Meta 分析报告质量。然而,随着系统评价方法的广泛应用,QUOROM 未能涵盖所有类型的研究,存在适用范围有限、条目不够详细、未考虑新方法和技术、透明度和可重复性不足等问题。因此,2009 年提出了 PRISMA 声明,对 QUOROM 进行了扩充和改进。PRISMA 声明自发布后迅速得到广泛认可,被国内外期刊广泛采用作为系统评价/Meta 分析的报告规范。为了适应新的需求,PRIMSA2009 在 2020 年进行了更新和修订,形成 PRISMA2020(下载地址:https://www.prisma-statement.org/prisma-2020-checklist)。

PRISMA 2020 由含有 27 个项目的清单和一个四阶段的流程图组成。PRISMA 清单有标题、摘要、前言、方法、结果、讨论和其他信息 7 个部分,共包含 27 个条目(42 个次级条目)。具体内容包括:①标题:标题应清晰地反映研究类型(如系统评价或 Meta 分析)。②摘要:PRISMA2020 设计了专门的摘要清单,该摘要清单将摘要进一步细分为题目、背景、方法、结果、讨论、其他 6 个方面。③前言：包括理论基础和目的。理论基础部分介绍研究问题的重要性，基于现有研究描述该系统评价的理论基础；目的部分明确研究的目的和研究问题。④方法：包括纳排标准、信息来源、检索策略、研究选择、资料提取、偏倚风险评价、效应指标等 11 个方面。⑤结果：包括研究选择、研究特征、研究偏倚风险、单个研究的结果、结果综合等 7 个方面。⑥讨论：包括对结果进行简要解释，分析纳入证据的任何局限性及制作系统评价过程中的任何局限性，分析结果对实践、政策和未来研究的影响 4 个方面。⑦其他信息：包括注册与计划书、利益冲突、数据和其他材料的可用性 4 个方面。

45. 洞若观火：如何解读森林图？

在 Meta 分析中，虽然"森林图"（Forest Plot）这个名字听起来很形象，但实际上它并不是真正的森林，而是一种视觉化的统计图表，掌握森林图有助于研究人员对各个独立研究的结果以及综合效应的概况"洞若观火"。

森林图的组成：①研究标识：在森林图的左侧列出纳入 Meta 分析的每个研究的名称或编号，类似于森林中的树名标签。②效应量：每个研究的效应量就像树上结出的果实。果实越大，表示效应量越显著；果实越小，表示效应量越不显著。③置信区间：每个果实两侧的树枝，代表 95% 的置信区间。这些枝条展示了效应量范围的不确定性，枝条越长，表示不确定性越大；枝条越短，表示不确定性越小。④综合效应：通常用一个菱形表示，菱形的中心对应综合效应的点估计，菱形的宽度则代表其置信区间的范围。这个菱形就像是森林的心脏，揭示了所有研究的综合结果。⑤无效线：森林图中间的垂直线为无效线，其位置取决于效应量的性质（如均数差/标准化均数差、风险比/比值比），通常设置在"0"点或"1"点。这条线就像是森林的中轴线，如果某个研究的置信区间跨越了这条线，那么这个研究的效应量在统计学上就不显著，无统计学意义。

森林图的解读:①当某个研究的置信区间(树枝)不跨越无效线(中轴线)时,表明该研究的效应量在统计学上是显著的。换句话说,如果果实完全位于中轴线的一侧,那么这个研究的结果是可靠的。②果实的大小通常反映了研究的权重,较大的果实表示研究对综合效应的影响更大。③如果所有研究的置信区间都朝向同一方向并且不跨越无效线,这表明 Meta 分析的综合效应在统计学上是显著的,就像是所有树木都朝着同一个方向生长,形成了一股强大的力量。

46. 拨云见日:如何处理 Meta 分析的异质性?

在循证医学的舞台上,制作 Meta 分析的过程就如同一位指挥家将不同的乐器(即研究)汇聚在一起,演奏出和谐的交响乐。然而,这些乐器各有各的特点和音色,如何将它们完美地融合在一起,是一项既具挑战性又充满艺术的任务。每个研究都有其独特性,不同研究在设计、质量、样本特征、干预细节等方面存在差异,这种情况被称为"异质性"。异质性的类型有以下几种。①临床异质性:指研究在设计、人群、干预、结局测量等方面的差异。②方法学异质性:指研究在质量、偏倚风险等方面的差异。③统计学异质性:表现为研究结果的变异性,即研究间的效应量差异超出随机误差的范围。

在进行 Meta 分析时,我们需要处理这些研究之间的差异(即异质性),才能得出一个综合而可靠的结论。以下是处理各研究之间异质性的常用方法。①异质性检验:使用统计方法(如 Q 检验、I^2 统计)评估研究结果的异质性程度。I^2 值越高,表示研究间的差异越大。②敏感性分析:通过排除特定研究或更换模型的方法,测试结果的稳定性,看异质性是否影响了 Meta 分析的结论。③亚组分析:根据研究的特征(如研究设计、人群、干预类型、研究质量等)将研究分为不同的亚组,分别进行 Meta 分析,以探索异质性的来源。④Meta 回归:使用回归分析来评估研究特征与效应量之间的关系,有助于理解并解释异质性的存在。⑤随机效应模型:相比于固定效应模型,随机效应模型假设不同研究有不同的真实效应值,认为研究之间的差异不仅由随机抽样误差造成,也可能源于其他不可控因素,例如研究人群、干预措施、随访时间等,这使得随机效应模型能够更好地解释不同研究之间的异质性。

47. 因地制宜:Meta 分析的合并效应量有哪些?

在 Meta 分析中,不同的效应量扮演着不同的角色,每一种都有其独特的表现力和适用场景,我们需要"因地制宜"地选择合适的效应量。

Meta 分析中常见的合并效应量(effect sizes,ES)包括:①相对危险度(relative risk,RR):适用于二分类数据(如疾病的发生与否),当研究设计为前瞻性队列研究时使用。RR 是暴露组与非暴露组事件发生率的比率,可以用于评估暴露与结局之间的关联强度。②比值比(odds ratio,OR):适用于二分类数据,当研究设计为病例对照研究或随机对照试验时使用。OR 是比较两组(如治疗组与对照组)中事件发生的概率,是 Meta 分析中最常用的效应量之一。③率差(rate difference,RD):直接反映两组事件发生率的绝对差异,易于临床解读。在某些情况下,RD 可能比 RR 或 OR 更能直观地表达干预效果。④均数差(mean difference,MD):表示两组平均值之间的差异,可以直接反映效果的大小。适用于连续型数据,当各研究的测量指标、指标的单位、测量工具相同时使用。⑤标准化均数差(standardized mean difference,SMD):当纳入的研究使用不同的测量工具或量表来评估相同的结局时,可使用 SMD 将各研究的平均差除以其合并标准差来标准化,从而使得来自不同研究的结果可以被合并和比较。⑥风险比(hazard ratio,HR)。HR 反映了在任意给定时间点,一个组别(如治疗组)相对于另一个组别(如对照组)事件发生的瞬时风险的比例,是在生存分析中常用的合并效应量。

48. 举棋不定:固定效应与随机效应模型怎么选?

在 Meta 分析中,选择固定效应模型还是随机效应模型,让不少研究者陷入纠结,也有部分研究者仍在根据"I^2口诀"选模型。殊不知,Meta分析的方法学在模型选择上早有更新,"I^2口诀"已经过时了!那么这两种模型到底有什么特点呢?

(1)固定效应模型。如果纳入的各项研究之间具有相似的特征,并且研究间的差异仅仅是由于抽样误差引起的,那么固定效应模型可能是合适的选择。固定效应模型假设所有研究都估计了同一个总体效应。使用固定效应模型的条件包括以下几个方面。①研究间异质性较小:研究结果相似,可能源自研究对象和干预措施相同或非常相近。②研究设计相似:纳入的研究在方法学上高度一致,例如都是随机对照试验(RCT)。③目标是估计一个总体效应:研究者基于所有研究都在测量同一效应的假设估算一个平均效应量。

(2)随机效应模型。该模型假设各项研究之间存在真实的效应量差异,即不同研究可能来源于具有不同效应量的总体。研究间存在除抽样误差之外的其他差异,例如研究对象、干预措施的实施方式、研究环境等方面存在差异,导致研究间的效应量存在真实的差异,这时通常选择随机效应模型。随机效应模型适用于:①研究间异质性较大:研究结果存在显著差异,这可能由多种因素引起,包括研究人群、干预方式、测量方法等。②研究设计和研究人群有差异:纳入的研究在设计、人群、地点等方面有所不同,这些差异可能影响效应量。

2014年,Nikolakopoulou等发表在《BMJ 精神卫生》(*BMJ Mental Health*)的论文认为不应基于异质性检验结果选择模型。2015年,Tufanaru等提出,如果想要将结果推广到纳入的研究之外(即泛化研究结果)且纳入的研究大于5篇,选择随机效应模型较合适;如果有意将结果仅应用于纳入的研究(即未泛化研究结果),可考虑固定效应模型。但是当研究间存在统计学、临床及方法学异质性时,不应进行Meta分析。Dettori等亦认为,随机效应模型更为适用,因为它能够捕捉到由于研究之间的异质性所带来的不确定性;而当研究数量太少,无法准确估计研究间方差时,可以考虑使用固定效应模型。因此,基于上述观点给出建议:想要放大研究结论并且研究数量大于 5 篇,无脑选择随机效应模型!

49. 形似神异:Meta 整合与 Meta 分析有何区别?

　　Meta 整合和 Meta 分析这两个术语中都有 Meta 这个单词,像是一对双生姐妹花,不少临床护士对这两个概念分不清。事实上,这两种方法存在明显的差异。Meta 分析(Meta analysis)主要侧重于对定量数据的整合和统计分析,通过合并具有相似研究设计和测量指标的多个研究,计算出合并效应量来得出关于研究问题的总体结论。Meta 整合(Meta synthesis)是在质性研究系统评价过程中对质性研究结果进行分析、分类汇总的过程。Meta 整合在考虑各类质性研究的哲学思想及其方法学的特异性和复杂性的前提下,充分理解其研究结果,对结果进行重新解释,归纳组合成新的见解,达到从不同侧面更高程度地进行概念发展和现象诠释的目的。Meta 分析与 Meta 整合的主要区别见表 6-2。

表 6-2 Meta 分析与 Meta 整合的主要区别

项目	Meta 分析	Meta 整合
方法论	有明确的统计方法和步骤; 对多个量性研究的结果进行合并	对多个质性研究的结果进行理解、解释和归纳组合
目的	提供关于特定量化指标的综合估计	形成关于复杂现象的更全面、更深入的理解
适用的研究类型	量性研究(例如 RCT、队列研究、病例对照研究等)	质性研究(例如现象学研究、描述性质性研究、扎根理论研究、民族志研究、人种学研究等)

50. 心细如发:Meta 整合如何抽丝剥茧?

　　Meta 整合有严格的方法学规范,将其抽丝剥茧后得出以下 7

个步骤。

(1) 制定严谨的计划书。制定周密严谨的计划书,清楚地阐明系统评价的目的。对质性研究的系统评价和 Meta 整合通过 PICo 界定循证问题,其中 P 指研究对象 (participant), I 指研究的现象 (phenomena of interest), Co 指研究对象所处的具体情景 (context)。

(2) 制定系统的检索策略。进行系统性文献检索,找到所有相关的质性研究。使用多个数据库,同时配合智能检索,确保检索的全面性;设定明确的纳入和排除标准,选择与研究问题相关的质性研究。

(3) 严格评价质性研究的真实性。可采用 JBI 或者 CASP 的质性研究评价工具进行方法学质量评价(详见本书第四章)。

(4) 提取质性研究中的资料。从原始研究中提取关键资料,如研究对象、纳入和排除标准、研究环境、研究主题、主要结果等。

(5) 概括、分析、解释和综合原始研究的结果。应包括纳入的质性研究中的概念、类别、主题及相关的例句、引注、解释和说明等。研究者应反复阅读、理解、分析和解释各研究结果的含义,将相似结果组合归纳在一起,形成新的类别,然后将这些新类别归纳为整合结果,形成新的概念或解释。

(6) 系统报告整合结果的方法。质性研究的 Meta 整合常运用语言文字或具有故事性、主题性、概念性的图形或表格来解释和传播整合结果。整合结果报告须包括整合结果的阐述,描述特别的或潜在的矛盾事件或现象,简明扼要地提出关于实践和研究的建议并阐明证据的等级。

(7) 评价 Meta 整合的总体质量。①JBI 循证卫生保健中心于 2014 年构建了 ConQual 工具,通过可靠性 (dependability) 和可信度 (credibility) 对整合形成的"证据体"的总体质量进行评价。②为提高质性研究的系统评价和 Meta 整合报告的规范性、透明度,应对照 ENTREQ 声明组织论文结构和内容。

51. 高标严准：如何评价 Meta 整合的质量？

由于质性研究的主观性和复杂性，对其进行 Meta 整合时，需要特别关注其整体质量的评价。这是评估 Meta 整合结果是否具有可靠性和有效性的关键步骤。JBI 的系统评价或 Meta 整合质量评价工具主要是对方法学质量和报告质量进行评价，但对整合资料的可信度评价条目不多，故胡雁等认为可进一步采用挪威知识转化中心 Simon Lewin 团队于 2010 年发布的质性研究系统 CERQual(confidence in the evidence from reviews of qualitative research)评价整合结果的可信度。

CERQual 主要从 4 个方面评价整合结果的质量，包括方法学局限性（methodological limitation）、整合结果的相关性（relevance）、一致性（coherence）以及数据充分性（adequacy of data）。单独从以上 4 个方面对整合结果进行评价后，综合各部分的评价结果给出证据等级——高（我们很有把握研究结果真实反映客观现象）、中（我们有中等把握研究结果真实反映客观现象）、低（我们有有限把握研究结果真实反映客观现象）、极低（我们没有把握研究结果真实反映客观现象）。具体来说，首先将所有系统评价结果的初始证据级别视为高级别，然后依据上述 4 个方面，进行降级，得出定性系统评价单个合成结果的最终证据级别。也就是说，在没有其他因素影响证据信度的情况下，系统评价的每一个结果都应被认为是所研究问题真实情况的高度反映。需要指出的是，总体评价是针对系统评价单个结果的总体评价，而非针对系统评价的所有结果。应注意 4 方面之间的相互作用，避免重复降级。具体的评级需要由多名研究人员（包括方法学家）讨论后决定使用的，CERQual 规范见表 6-3。

表 6-3 CERQual 规范

评价项目	评价结果			
方法学局限性	高	中	低	极低
相关性	高	中	低	极低

评价项目	评价结果			
一致性	高	中	低	极低
数据充分性	高	中	低	极低

此外，JBI 循证卫生保健中心也开发了评价质性研究整合结果可信度的工具——ConQual（confidence in the evidence from reviews of qualitative research），它基于可靠性（dependability）和可信性（credibility）两个要素来评估整合结果的可信度，对此工具感兴趣的读者可阅读 JBI 证据综合手册中关于 ConQual 工具的使用方法（https://jbi-global-wiki.refined.site/space/MANUAL/355861003）。

52. 有板有眼：Meta 整合遵循什么报告规范？

质性研究的 Meta 整合是一种综合多个质性研究以生成更深层次理解的系统性方法。为了确保这类研究的透明度、完整性和可重复性，严格遵循一定的报告规范至关重要。ENTREQ 是质性研究 Meta 整合设计的报告规范，旨在提高透明度和可重复性。ENTREQ 各条目内容及描述见表 6-4。

表 6-4　ENTREQ 各条目内容及描述

编号	条目	指导和描述
1	目的	陈述研究问题及合成写法
2	合成方法学	确定支撑合成的方法或理论框架，并根据选择的方法阐述原理（例如 Meta-民族志、主题分析综合法、关键解释合成、扎根理论合成、现实主义者综合法、累积 Meta 分析、Meta-研究、框架合成）
3	检索方法	指出检索是否预先计划（包括制定全面的检索策略去寻找所有可用的研究）或可重复（寻找所有可用的概念直到达到理论性饱和）
4	纳入标准	详细说明纳入排除标准（如依据人口、语言、年份限制、出版物的类型、研究类型）

续表

编号	条目	指导和描述
5	资料来源	当进行检索时,描述所使用的信息来源,例如电子数据库(MEDLINE,EMBASE,CINAHL,psycINFO,EconLit)、灰色文献数据库(数字论文,政策报告)、相关组织网站、专家意见、通用网站搜索、手工检索、参考文献;并提供使用这些资料来源的理由
6	电子检索策略	描述文献检索的过程(如提供带有与人口、临床或健康主题、经验或社会能力等方面相关术语的电子检索策略,定性研究滤器和检索限制)
7	研究筛选方法	描述研究筛选的过程(如依据标题、摘要或全文进行筛选,及筛选研究的独立评价者数量)
8	研究特征	说明纳入研究的特征(如出版年份、国家、参与者数量、资料收集过程、研究方法学、资料分析方式及研究问题)
9	研究筛选结果	确定筛选出来的研究数量并提供排除研究的原因(如进行全面的检索,提供纳入研究的数量和排除研究的理由,并用图/流程图表示;重复检索并分别描述纳入排除标准是基于研究问题的修改,和/或对理论发展作出贡献)
10	评价的基本原理	描述用于评价纳入研究特征或选定结果的基本原理和方法(如行为的有效性和稳定性评价,报告的透明度评价,结果的内容及效用评价)
11	评价条目	陈述用于评价研究和选择结果的工具,如现有的工具(CASP、QARI、COREQ、Mays、Pope)或评价者开发的工具,并描述和评估研究小组、研究设计、资料分析及解释、报告规范等方面的情况

续表

编号	条目	指导和描述
12	评价过程	指出评价是否由多个评价者独立进行及是否需要达成共识
13	评价结果	说明质量评价的结果,如果有可能的话,指出哪些文章是基于评价衡量/排除的,并给出理由
14	资料提取	说明对主要研究的哪些部分进行了分析及资料如何从主要研究中提取(例如,所有文本标题下的"结果/结论"都以电子信息的方式被录入计算机软件)
15	软件	如有,说明所使用的计算机软件
16	评价者数量	确定参与资料编码和分析的人员
17	编码	描述资料编码的过程(如逐行编码每个检索概念)
18	研究对比	描述研究内部和研究之间如何设置对比(如:后续研究是被编码到预先存在的设想中的,新设想是在必要时创建的)

SRQR(standards for reporting qualitative research)是另一个报告指南,为质性研究提供了详细的报告标准,包括标题和摘要、前言、方法、结果/发现、该领域的贡献及其他 6 个方面共 21 个条目,其解读见杨琳等 2019 年发表在《护理学杂志》上的论文《质性研究报告标准介绍及思考》。

53. 日新月异:什么是系统评价再评价?

尽管系统评价在研究和实践中具有重要价值,但随着系统评价的发表量逐年攀升(早在 2016 年即有 22 篇/天),医护人员想要跟上系统评价的步伐已经极为困难。大量的系统评价和 Meta 分析(systematic reviews and Meta-analysis,SRMAs)也导致卫生政策制定者和卫生服务提供者无法选择最佳证据作出决策。于是,在千呼万唤中,系统评价再评价(overviews of systematic reviews)横空出世。

系统评价再评价又名伞状综述(umbrella review)、元综述

(meta-review),是全面收集同一疾病或同一健康问题在治疗、病因、诊断、预后等方面的相关系统评价,进行再评价的一种综合研究方法。伞状综述是一种高级别的循证合成方法,常用于已经存在多个相似或相关主题的系统评价的情况下,旨在系统地汇集、评估和综合相关系统评价的结果,以提供更宏观的视角和更全面的证据基础。伞状综述的出现是为了应对信息过载的现状,改善对目标信息的访问,并为医疗决策提供信息。伞状综述可以成为支持临床医护人员、政策制定者和临床指南制定者决策的有用工具。

54. 集腋成裘:如何实施系统评价再评价?

系统评价再评价的本质是对某研究主题的所有系统评价和Meta分析进行再次评估,像是将许多小块皮毛(单个系统评价)缝合在一起,最终制成一件完整的裘皮大衣(全面的证据综合)。其实施过程有以下几个步骤。

(1)确定研究问题。选定一个好的问题是做好系统评价再评价的第一步。一方面,选题应关注临床实践中的实际问题、患者的需求及学科发展的前沿;另一方面,选择研究问题时还需考虑可行性,所关注的问题有多个相关的系统评价,否则无法进行汇总。

(2)确定文献纳入和排除标准。确定文献纳入和排除标准时,需根据PICOS结构化问题中的几个要素来考虑,包括对研究类型、研究对象、干预措施、结局指标等内容的界定。

(3)制定文献检索策略。由于系统评价已对相关原始研究进行系统全面的检索,而且系统评价格式较为统一,使得对系统评价进行再评价的检索相对比较容易进行。研究人员需根据研究问题,预先制定检索策略,然后使用多个数据库进行全面、广泛的检索。数据库通常包括Cochrane图书馆、PubMed、Embase以及中国知网(CNKI)、万方、维普等。Cochrane overviews在检索范围方面不同于其他期刊发表的系统评价再评价,它要求主要纳入Cochrane系统评价,检索仅局限于Cochrane系统综述数据库(Cochrane database of systematic reviews,CDSR)。

(4) 筛选文献和提取资料。对系统评价进行再评价时,研究的筛选与资料提取至少需要 2 名评价员独立进行,如果遇到分歧应进行讨论或咨询第三人,以保证研究结果的可靠性。提取资料时,应事先设计好资料提取表格,将系统评价的原始信息简明直观地展示出来。提取的信息通常包括纳入研究的基本信息(如作者、发表年份、纳入研究类型、纳入研究的数量及样本量、研究人群的年龄、干预组和对照组的措施、结局指标及主要结论等),以及系统评价的方法学信息(如文献检索数据库、文献质量评价工具、纳入研究的方法学质量评价)。同时,应详细记录资料提取过程中所遇到的问题及缺失数据的处理方法。

(5) 文献质量评价。对系统评价进行再评价时,文献的质量评价包括方法学质量评价及证据质量分级两个部分。至少由 2 名评价员独立进行文献质量评价,并详细记录所使用的评价标准、评价过程中所遇到的问题及解决方案等信息。①方法学质量评价工具有多维系统评价评价工具(assessment of multiple systematic reviews,AMSTAR)、系统评价质量评估问卷(overview quality assessment questionnaire,OQAQ),以及 JBI 系统评价质量清单(见本书第四章)。②证据质量分级,推荐采用 GRADE 证据分级系统,从结局指标层面评估证据质量,并进行分级(见本书第五章)。

(6) 资料分析方法。由于纳入的 SRAMs 采用的效应值不同(如 OR、RR、HR 等),因此,在比较干预措施的效果时,需对不同类型的效应值进行转化。若已发表的 SRMAs 使用了不一致且不恰当的方法(如在纳入的 SRMA 中不同类型的原始研究使用相同的分析方法)来合成数据,则需要对纳入 SRMAs 中的原始研究重新进行数据提取和数据分析。此外,原始研究的数据也可以为系统评价再评价的结果提供进一步解释。

(7) 分析和解释结果。①报告研究选择的细节,例如研究筛选、检索、纳入和排除的研究数量、排除理由以及文献筛选流程图;②纳入研究的基本特征,如作者、发表年份、研究设计类型、研究人群、干预或暴露措施、健康结局、纳入的原始研究和参与者的数量、单个 SRMAs 的结果等;③纳入研究的方法学质量和证据确信度评估结果;④研究间异质性、发表偏倚、敏感性分析结果等;此外,通过文字和图表相结合,将数据进行可视化呈现能够将研究结果更直观地展示给读者。

(8)对结果的讨论。讨论部分主要涉及主要结果的总结、证据强度、证据实用性等方面,包括纳入研究的质量、效应量、是否有其他证据支持研究结论,以及系统评价再评价制作过程潜在的偏倚等。还可从研究人群的生物学、文化差异及依从性差异等方面进行分析,讨论证据的实用性。此外,还可在讨论部分说明研究的完整性、局限性等。结论重在向读者呈现相关信息而非提供建议,一方面,需指出研究对临床实践的指导意义;另一方面,还需指出哪些关键问题尚未解决,为将来的研究提供指导。

第七章 证据综合——证据总结的制作

55. 兼收并蓄:什么是证据总结?

随着医学的快速发展,每天都有数以十万计的研究成果如繁星般涌现。对于临床医护人员和政策制定者而言,紧跟这些最新的证据和最佳实践,就像在星辰大海中寻找最亮的那颗星,无疑是一项艰巨的任务。在强烈的呼声中,证据总结(evidence summary)应运而生。它围绕一个或一组特定主题,对关于卫生保健干预、活动相关证据(主要是指南、系统评价及高质量原始研究)进行概要提炼与汇总。证据总结与系统评价、实践指南一起,共同构成了证据综合的主要形式。Whitehorn等认为,证据总结是一种为医疗护理决策者(临床医护人员和政策制定者)提供某个特定主题中最新、最高质量证据的方式,旨在以易于理解的格式促进基于证据的临床决策。证据总结因其主题聚焦、来源可靠、检索全面、内容精炼、易于理解和传播,可帮助实践人员高效理解所需证据,尤其适合证据转化前的证据资源准备。

证据总结之所以兼收并蓄,是因为它综合了来自不同研究类型和方法的多种证据,力求全面、客观地反映现有研究的总体情况和趋势,它具有以下特征:①综合性:证据总结的目的之一是提供一个全面的视角,它涵盖了多个来源的证据,包括但不限于指南、系统评价、专业共识和高质量的原始研究。通过整合这些不同类型的证据,证据总结能够为用户提供一个更完整、更综合的画面,帮助用户理解特定干预措施或活动的全貌。②透明性:证据总结采用系统、透明的方法进行文献检索、纳入标准设定、数据提取和综合分析。这种方法确保了整个过程的透明度,使用户能够评估证据总结的可靠性和适用性。③用户导向:证据总结的设计考虑到了不同的用户群体,包括临床医护人员、决策者、患者及其家属。为了满足不同用户的需求,证据总结通常会以易于理解的形式呈现,如简明扼要的摘要、图表和关键信息列表。这种用户导向的方法确保了不同背景的人都能轻松获取和理解关键信息。

56. 循序渐进:证据总结的步骤有哪些?

证据总结的制作过程如同精心烹制一道美味佳肴,需要遵循一套标准化的食谱,一步步细心烹调,以确保最终的菜品不仅味道鲜美,而且赏心悦目。对于证据总结的制作方法,目前尚缺乏标准化流程。复旦大学 JBI 循证护理合作中心邢唯杰等学者借鉴 JBI 循证卫生保健中心 Munn 等建议的制作证据总结的方法学,提出了制作证据总结的流程,见图 7-1。

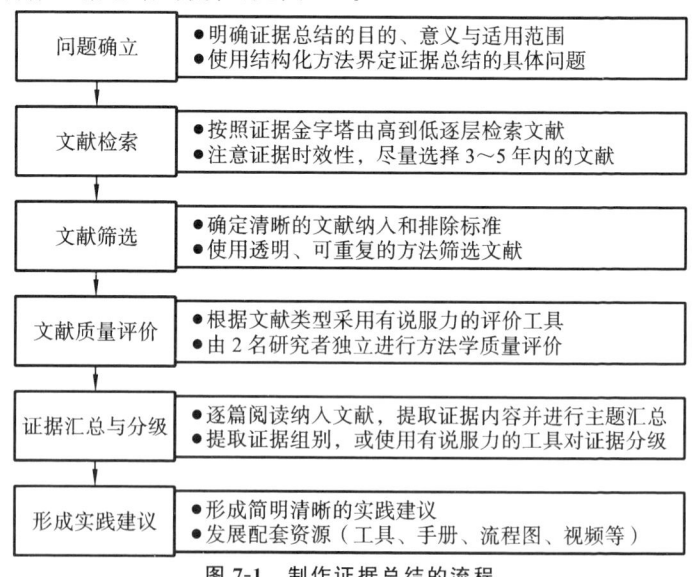

图 7-1 制作证据总结的流程

(资料来源:邢唯杰,胡雁,周英凤,等.推动证据向临床转化(六)证据总结的制作与撰写[J].护士进修杂志,2020,35(12):1129-1132.)

57. 深思熟虑：怎样考量证据总结的研究问题？

证据总结是聚焦临床实践中的某个特定的点，对相关最新、最佳证据的全面总结。因此，证据总结选题不宜太大，应充分聚焦临床实践中的痛点和难点，并且研究问题应该具有实际应用价值，能够解决临床实践中的实际问题。例如，有学者观察到危重症患儿存在血管细、颈部短、解剖定位变异多等特点，当发生休克时，患儿的外周静脉通常会发生塌陷，护理人员因此选择血管困难、穿刺时间增加，这将导致患儿丧失最佳用药时机，甚至使抢救失败。于是，该学者提出了"临床医护人员如何有效管理危重症休克患儿骨髓腔输液"的临床问题（张一帆. 危重症休克患儿骨髓腔输液的最佳证据总结[J]. 护理学杂志, 2024.）。

证据总结的问题应尽量结构化，可使用 PICOs、SPIDER 或 PIPOST 对证据总结的选题进行结构化处理，明确此次证据总结的目的、意义与使用范围。采用 PIPOST 模式对上述案例进行结构化，目标人群（population）为危重症患儿休克患者；干预措施（intervention）为危重症患儿休克后采用骨髓腔输液；证据应用的实施者（professional）为临床医护人员；结局指标（outcome）为患儿首次置管成功率、并发症发生率、住院时间；证据应用场所（setting）为 PICU、NICU、急诊抢救室；证据类型（type of evidence）为临床决策、指南、专业共识、系统评价、证据总结和随机对照试验。

特别提醒：证据总结通过综合现有的最佳证据，旨在为临床和政策决策提供强有力的支持。因此，在证据类型上，证据总结主要应纳入指南、系统评价、专业共识，如无上述资源可纳入高质量的原始研究。而且，应注意证据的时效性，尽量纳入 3~5 年内的证据。

58. 有条不紊：如何展开证据总结的文献检索？

构建证据总结时的文献检索是一个严谨有序的过程，需要遵循系统的策略，以确保搜集到最相关、最高质量的证据。文献检索应依据证据资源金字塔 5.0 分布模式，从顶层（最综合的证据）到底层(原始研究)逐层展开。优先检索最佳实践报道,其次检索指南与系统评价,根据上一级结果再决定是否追溯原始研究。

需要强调的是,所有类型的证据包括循证知识库、证据总结、临床实践指南、系统评价、专业共识、原始研究等,经过充分评价后均可作为临床转化的资源。因此在制作证据总结前,应首先检索是否已有符合转化目的的证据总结及循证知识库资源(如循证决策、最佳实践手册等)。如有,则应评估其方法学质量、可用性和时效性,判断其是否符合临床转化的需求。如无,再逐层检索临床实践指南、系统评价、专业共识、原始研究等,根据研究目的制作新的证据总结。如已有证据总结但不全面或较陈旧,也可在原有证据总结的基础上进行更新或补充。不同证据类型推荐的检索渠道见表 7-1。JBI 推荐在制作 JBI 所有类型的综述(例如范围综述、系统评价)或证据综合时采用 3 步检索策略,见表 7-2。

表 7-1 不同证据类型推荐的检索渠道

证据类型	检索渠道
最佳实践报道	BMJ Best Practice、Uptodate、JBI 证据总结库、DynaMed
指南/ 专业共识	指南网:国际指南协作网(Guidelines International Network,GIN)、美国医疗保健研究与质量局(Agency for Healthcare Research and Quality,AHRQ)官网、英国国家卫生与临床优化研究所(National Institute for Health and Clinical Excellence,NICE)官网、加拿大医学会临床实践指
指南/ 专业共识	南文库(Canadian Medical Association:Clinical Practice Guideline,CMA Infobase)、中国临床指南文库网(China Guideline Clearinghouse,CGC)、医脉通等 各种专业学会的网站:美国风湿病学会(American College of Rheumatology,ACR)官网、美国输液护士协会(INS)官网等
系统评价/ Meta 分析	循证医学数据库,包括 Epistemonikos、Cochrane Database of Systematic Reviews、ACP Journal Club、Cochrane Clinical Answers、Database of Abstracts of Reviews of Effects

第七章 证据综合——证据总结的制作

续表

证据类型	检索渠道
原始研究	英文电子数据库（6朵金花：PubMed、CINAHL、Embase、Web of Science、Scopus、Ovid） 中文电子数据库（四大金刚：CNKI、万方、维普网、SinoMed）
灰色文献	俄罗斯国立科技公共图书馆、日本科学技术信息集成系统（J-STAGE）、NTIS（National Technical Information Service）数据库、ProQuest Dissertations & Theses Global、世界卫生组织（WHO）网站以及加拿大卫生技术评估机构（CADTH）灰色文献手册中包含的相关网站等

注：美国国立指南文库（NGC）现已停止运营。

表7-2 JBI推荐的3步检索策略

步骤	描述
第一步	选择至少2个与主题相关的在线数据库进行初步搜索。例如，对于关于生活质量评估工具的范围综述中，MEDLINE（PubMed或Ovid）和CINAHL数据库是合适的选择。然后，对检索到的论文的标题和摘要中包含的文本词汇进行分析，并分析用于描述文章的索引术语，例如关键词、同义词、相关词、主题词等
第二步	使用所有识别出的关键字和索引术语在研究者已选择的所有数据库（见表7-1）中进行第二次搜索
第三步	对所有已检索到的文献和报告的参考文献进行人工检索，以寻找额外的研究。当不同来源的证据存在冲突时，遵循循证证据优先、高质量证据优先、最新发表权威文献优先的原则

59. 金石为开：如何筛选证据总结的文献？

在构建证据总结的过程中，我们需要像打磨珍贵的宝石一样，精心筛选和排除文献,确保最终纳入的文献是高质量、高相关性的。

(1)明确纳入和排除标准。在结构化研究问题的基础上,制定文献的纳入和排除标准,并使用透明、可重复的方法筛选文献。在文献筛选之前,明确制定纳入和排除标准,包括研究设计、研究人群、干预措施、结局指标、文献类型等。确保标准的透明度和清晰度,让读者能够理解文献筛选的逻辑。

(2)双人独立筛选。至少2名研究者独立进行文献筛选,以减少主观偏见。对于存在分歧的情况,通过讨论或第三方仲裁来达成共识。

(3)标题和摘要筛选。通过阅读文献的标题和摘要进行初步筛选,剔除明显不符合纳入标准的文献。记录每一步筛选的过程,包括排除文献的理由。

(4)全文阅读。对初步筛选后保留的文献,进行全文阅读,以更深入地评估文献是否符合纳入标准。在文献筛选过程中,常见的问题是检索到的证据与纳入标准中的人群不完全一致,如研究目的是汇总老年患者术后谵妄非药物管理措施的相关证据,而检索到的证据是术后患者谵妄非药物管理措施的指南。在这种情况下,需谨慎分析证据内容、追溯证据来源并结合临床经验判断该证据能否被纳入。详细记录纳入文献的关键信息,如研究设计、样本大小、干预措施、主要结局指标等。

(5)质量评估。采用合适的质量评估工具(如 AMSTAR 2、CASP Checklists 等)来评估纳入文献的质量(具体见本书第四章)。根据质量评估的结果,排除低质量的研究。

(6)记录筛选过程。详细记录文献筛选的每一步,包括检索策略、筛选标准、筛选过程中的决策等,确保筛选过程的透明度。

60. 分门别类:证据总结如何进行证据汇总与分级?

在制作证据总结时,我们需要将证据进行系统的组织和分级,以确保最终的证据总结清晰、有序且易于理解,这一过程可用"分门别类"这个词来形容。

（1）证据提取与合并。逐篇阅读纳入文献，逐条提取证据内容及来源，并根据主题对证据汇总。提取证据应忠于原文，同时标注出处，主题设置应围绕实践中的关键环节。证据呈现可配合表格，如"幼年特发性关节炎患儿身体活动的最佳证据总结"中应用表格逐条呈现证据内容、所属主题、证据来源和证据类型。当来源不同的证据结论不一致时，可遵从高等级、高质量、新发表优先的原则。也可将所有原始表述及追溯信息呈现出来，在后续环节中通过团队共识会或专家论证会探讨合并方法。

（2）证据分级。对来源于指南的证据，通常指南中已标注证据级别及分级系统，可直接提取这些信息。但对来源于系统评价、专家共识、原始研究的证据，应使用简洁、有说服力的工具，如 JBI 2014 版证据预分级系统对其分级。有些情况下，证据来源广泛，原始分级系统较多，也建议使用单一工具对证据级别进行统一分级。对于来源于系统评价的证据，也可采用 GRADE 系统进行证据质量分级。GRADE 从偏倚风险、不确定性、不一致性、间接性及发表偏倚对证据整体质量进行整合判断，更为科学和严谨。但使用者需接受专门培训才能正确理解和应用。

61. 言之有物：如何将证据转化为有说服力的实践意见？

将高质量证据转化为有说服力的实践意见是一个关键环节，它要求我们不仅要确保证据的准确性，还要能够将其转化为易于理解和应用的实践建议。从证据汇总中提炼出关键的研究发现，包括干预措施的有效性、安全性、成本效益等，解释这些发现对临床实践的意义，考虑是如何影响护理决策和患者护理的，进而给出简洁清晰、易于理解的实践建议。每个建议都应基于高质量证据，并明确指出证据的来源，确保建议具有可操作性，易于在临床实践中实施。如"慢性鼻窦炎患者鼻腔冲洗护理实践最佳证据总结"中，作者建议"高渗盐水在改善鼻部症状和鼻纤毛运动方面可能比生理盐水更有效，浓度建议低于 5％，当超过 2.7％时会引起鼻腔局部疼痛和不适""成人单次耐受冲洗液量为30～500 mL，症状严重、分泌物较多时，单侧鼻腔冲洗液量至少为200 mL"。

此外，还可以构建配套资源如工具、手册、流程图、视频等，使用图表、插图等视觉辅助工具来展示建议的关键信息，增强证据的传播力与可读性。

在制作证据总结的过程中，并不强调必须给出证据的推荐级别。证据仅是推荐意见制定的决定因素之一，除此之外，干预风险、利弊对比、经济成本、所需资源、卫生服务水平或能力、患者价值观及意愿等均是需要考虑的因素。从证据到推荐意见形成的方法学可参考指南推荐意见的形成方法，借鉴 GRADE 系统、JBI FAME 模式，组织多学科工作组借助预先设计好的内容框架或辅助工具保证推荐意见的制定科学透明。

第八章 证据综合——专业共识的制作

62. 涉猎甚广：非研究型文献资源涉及哪些类别？

在循证护理中，非研究型文献资源虽然不像系统评价或随机对照试验那样能提供严格的科学证据，但它们仍然为临床实践提供了宝贵的信息支持。非研究型文献资源是指公开发表或公开发布的非研究论文型文献资源，包括专业共识、白皮书、专家意见、案例报告、政策报告等，可以说非研究型文献资源涵盖多维度实践智慧。

（1）专业共识。目前，共识这一概念在全球范围内仍缺乏统一的定义。在循证医学领域，专业共识指一组同领域的专家对所在领域的临床问题所达成的一致意见，往往以共识类指南（consensus guideline）的形式公开发表或发布。专业共识通常通过专家小组会议、德尔菲法等方法达成。在医学护理领域，专业共识和专家共识这两个词经常被交替使用，它们的核心都是基于专家或专业人士的意见，尤其是在缺乏高质量证据的领域，但专业共识包括的证据资源更广泛，并且会考虑行业的标准化需求，通常由专业组织或行业协会的多学科专家小组制定，代表行业内更广泛的建议。专业共识的文件名称常常具有不同的名称，例如"专家共识""立场声明""共识声明""政策建议""技术指南""行业标准"等，但这些其实都属于共识性证据资源。

（2）白皮书（white book）。白皮书指政府部门正式发表的以白色封面装帧的重要文件或报告书,白皮书已经成为国际上公认的正式官方文书,常被用于政策制定、技术指导或行业标准等方面。它具有政策导向性与行业约束力。例如,我国国务院新闻办公室2020年发布的《抗击新冠肺炎疫情的中国行动》白皮书。

(3)专家意见(expert opinion)。专家意见指卫生保健领域的资深专业实践者从其实践经历中总结出来的,对某专业领域临床实践的观点、意见和判断。例如,胡雁和荆凤在2024年第3期《中华护理杂志》上发表的《护理领域混合方法研究的设计要点及典型问题分析》。虽然这类文献不是研究论文,但由于作者的专家影响力、内容的专业性、实用性、时效性,往往具有较大的参考价值。

(4)案例报告(case report)。案例报告是对具有重要意义的特殊病例的评估、诊断、治疗和护理过程的真实记录和分析。例如,董玉玉等在2024年第12期《护理学杂志》上发表的《1例克-雅病并发紫色尿袋综合征患者的护理》。案例报告是护理领域常见的文献类型,具有较强的实用性,往往作为临床经验分享传播。

(5)政策报告(policy report)。政策报告指就某一领域政策的制定、调整、修正、完善,提出具体意见和建议,并进行科学和严密论证的一种报告书,包括政策简报、政策分析报告、政策咨询报告等形式,对使用者的决策具有指导意义。

63. 慧眼识珠:临床指南、专业共识、专家意见有何不同?

临床指南、专业共识和专家意见都是重要的证据资源,且这几种证据资源的形成过程都涉及专家的参与,融入了专家的知识和经验,并具有一定的权威性。因此,不少护士对这几种证据资源无法区分。以下总结了这3种证据资源的鉴别方法,以帮助您轻松识别这些证据资源。

(1)起源和制定过程不同。

临床指南:由专业组织或权威机构基于系统评价和高质量证据制定,制定过程严格规范。

专业共识:由专业组织或行业协会的多学科专家小组通过讨

论和投票达成一致,过程较为透明,通常会考虑行业的标准化需求。专家共识是专业共识中的一种,适用于需要快速指导临床的情境,尤其是当高质量证据缺乏或证据争议性较大时。

专家意见:由单个专家或少数专家基于个人经验提供,形成过程简单快捷。

(2)证据基础不同。

临床指南:基于高质量的研究证据(如 RCT、系统评价/Meta分析)。例如,美国心脏协会发布的《心脏复苏指南》,就是基于大量 RCT 和系统评价而制定的。

专业共识:在证据不充分时,更多地依赖于专家的临床经验和知识。例如,在疫情早期,由于缺乏充分的研究证据,多国专家基于早期观察和临床经验形成的诊疗共识,指导了早期诊断和治疗。

专家意见:主要依赖个人经验,证据等级较低。例如,某位资深心脏病专家根据其多年临床经验,建议某例患者使用特定的药物治疗,尽管尚无 RCT 支持。

(3)应用范围不同。

临床指南:适用于广泛的临床问题和人群,提供系统化、全面的指导。

专业共识:适用于新兴领域或证据不充分的情况,提供临时性指导。

专家意见:适用于特定情景或个别病例,提供个性化建议。

(4)权威性和规范性不同。

临床指南:具有较高的权威性和规范性,由专业组织或权威机构发布。

专业共识:权威性较高,但规范性略低于临床指南。

专家意见:权威性和规范性相对较低,更多地依赖于提供意见的专家的个人经验。

64.深谋远虑:专业共识制作的基本流程是什么?

在循证护理和医学研究中,专业共识是一种重要的指导性意见,特别是在高质量证据不足的情况下,其重要性更为显著。为了确保专业共识的科学性、权威性和实用性,其制作过程须遵守严格、规范的流程。

(1)确定共识主题。主题的选择应基于临床实际需求和现有证据的不足之处,通常聚焦于临床实践中存在的问题或争议点,并确保该问题具有广泛的临床意义和研究价值。

(2)组建共识制定小组。小组成员通常包括临床专家、研究人员、方法学专家等。选择在相关领域具有丰富经验和学术声望的专家,确保共识制定小组成员的权威性、多样性和全面性;明确每位专家在共识制作过程中的职责和分工,确保合作的顺利进行。

(3)文献检索与证据评估。进行全面的文献检索,以收集与共识主题相关的所有相关研究证据。通过系统综述和专家讨论,综合不同来源证据的主要发现,找出共识和分歧。如果证据数量和质量足够,可以进行 Meta 分析,将不同研究的结果进行量性合并。使用标准化的工具(如 GRADE 系统)对收集到的研究证据进行证据质量评估。

(4)形成初步的共识草案。共识草案是整个共识文件的初步框架,涵盖了需要讨论的主要问题和建议。该草案应基于现有的最佳证据和专家的临床经验。基于文献检索和证据评估的结果,筛选出相关且可信的研究结果,形成初步的共识草案。共识制定小组通过多轮讨论,逐步修订共识草案,使草案涵盖主要的临床问题和建议。

(5)德尔菲法。尽管共识制定小组已经拥有了顶级专家的参与并形成了初步草案,但通过多轮德尔菲法咨询,仍可发现和解决初步草案中可能存在的遗漏或不足问题,以进一步补充和完善这些草案。采用德尔菲法进行多轮匿名调查,匿名性可减少专家之间的相互影响,有助于提高共识形成的客观性;同时,有助于防止某些强势专家的观点主导整个共识过程,确保每个人的意见都被平等对待。根据每轮调查的结果修订共识草案,直至达到满意的专业共识。

(6)外部评审。德尔菲法虽然有效,但其参与者往往是特定领域的专家,他们的视角和经验可能会受到专业背景的限制。外部评审可以引入不同学科的专家,提供跨学科的视角和见解,确保共识在不同临床实践中具有广泛适用性,使共识在发布后更易被临床医护人员、医疗机构和政策制定者接受和应用。

(7)最终定稿与正式发布。专家小组对最终草案进行审核和确认,确保所有意见和建议得到充分考虑,形成最终版本的共识文档。通过专业学会或权威机构发布正式的共识文件,并通过专业期刊、学术会议、专业网站等渠道正式发布。然后可以通过讲座、研讨会等形式向临床医护人员和护理人员推广共识。

(8)持续更新。共识文件发布后,应根据新证据和临床实践反馈,定期进行更新和修订。

65. 群英荟萃:专业共识的专家组如何确保代表性?

在制定专业共识时,专家组的代表性至关重要。其代表性不仅体现在专家的专业背景和学科分布,还包括地理区域、性别、种族等多个方面。确保专家组的代表性,有助于保证共识的全面性、公正性和广泛适用性。例如,我国北京高血压防治协会等在制定《成人高血压合并2型糖尿病和血脂异常基层防治中国专家共识(2024年版)》时,充分考虑了我国地域的广袤性和社会经济发展的不均衡,邀请了来自不同省市的心血管病专家、基层医生和公共卫生专家,以确保共识的广泛适用性。综合国内外经验,以下是确保专家组具有代表性的关键要素。

(1)多学科背景。在组建专家组时,应包括来自不同专业领域的专家,如临床医学、护理学、公共卫生学、卫生经济学等,以确保共识内容的全面性和多样性。专家组应平衡临床实践专家和学术研究人员的比例,以结合实际操作经验和最新研究成果。

(2)地理区域代表性。在国际共识中,应确保专家组成员来自不同国家和地区,以反映全球的多样性和普遍性;在国内共识中,应确保专家组成员来自不同省市和地区,以反映各地的实际情况和需求。

(3)性别和种族代表性。确保专家组中男女专家的比例均衡,避免性别偏见。在涉及种族相关健康问题时,应确保专家组成员具有种族多样性,以反映不同种族的健康需求和视角。

(4)职业阶段多样性。专家组应包括不同职业阶段的专家,如资深专家、青年学者和基层临床医护人员,确保共识既有深厚的学术背景,又能反映最新的临床实践和创新。

66. 兼听则明:共识方法学是何种神器?

在循证护理和医学领域中,临床决策的制定常常需要多学科专家的共同参与,并提供意见。为了在多种观点中达成一致,共识方法学(consensus methodology)应运而生。共识方法学如同一把利器,在复杂的医学领域中发挥着关键作用。

共识方法学基本原理包括以下几个方面。①多学科参与:通过邀请来自不同专业领域的专家,确保问题的讨论和解决具有多样性和全面性。②匿名性:为了避免专家之间的相互影响,共识方法学通常采用匿名的方式收集意见,确保每个专家都能独立表达观点。③迭代过程:通过多轮意见收集和反馈,逐步缩小专家之间的分歧,最终达成一致。这一过程通常涉及反复修改和完善问题和建议。④反馈机制:在每一轮意见收集后,将汇总结果反馈给专家,帮助他们了解其他专家的观点和理由,从而在下一轮中调整自己的意见。共识方法学有以下几种主要类型。

(1)德尔菲法(Delphi method)。德尔菲法是以匿名问卷调查的方式,多轮次收集和反馈专家意见的方法。每轮次后,每位专家会收到其他专家的意见总结,以帮助他们在下一轮中调整观点。

(2)共识形成会议法(consensus development conference,CDC)。共识形成会议法是通过面对面的集中讨论和辩论,专家们在会议中达成共识的方法。会议成员通常由大约10名专家小组成员组成。这种方法灵活性较高,适用于需要深入讨论的复杂问题。与其他方法相比,CDC更强调专家之间的反复交流。

(3)名义群体法(nominal group technique,NGT)。名义群体法是一种结构化的多阶段讨论方法,通过小组讨论和个人评分的方式，将专家意见结构化汇总，以达成共识。这种方法适用于需要快速达成一致的小规模问题。它要求每个与会者独立思考，把自己的观点贡献出来，而不是进行实质意义上的小组讨论。

（4）兰德公司（RAND）与加利福尼亚大学洛杉矶分校（UCLA）合作开发的RAND/UCLA合适度检测方法（RAND/UCLA appropriateness method，RAM）。其是一种结合了名义群体法和德尔菲法的混合方法，在临床实践指南和专家共识的制定中发挥了巨大的作用。例如，美国重症肌无力基金会（MGFA）邀请15名国际知名专家组成专家组，依据现有最好的研究证据与专家经验，采用RAM，制定了"重症肌无力治疗指南"。RAM应用步骤如下。①文献综述。首先进行系统性的文献检索和全面的文献综述，以创建针对某一干预措施的指标清单。②专家小组初步评分。组建由7～15名专家组成的专家小组，每个专家独立地通过匿名问卷使用9点Likert评分法对每个干预指标的适用性进行初步评分。③面对面会议。专家小组进行面对面的讨论会议，讨论初步评分结果，澄清彼此的观点，交换信息，讨论评分的理由，从而在一些分歧较大的指标上达成共识，并进行深入探讨。④重新评分。在面对面讨论之后，专家们再次通过匿名问卷使用9点Likert评分法对更新后的指标进行重新评分。⑤指标分类与数据分析。根据专家小组的评分结果，将各个指标分类为"适用""不适用"或"不确定"。同时，专家们使用基本数据分析方法（如名义群体法和德尔菲法）及更复杂的分析方法。例如，百分位间距（interpercentile range，IPR）是根据百分位间距调整的对称性（interpercentile range adjusted for symmetry，IPRAS）进行结果分析的。

67. 迭代更新：德尔菲法与改良德尔菲法有何区别？

德尔菲法和改良德尔菲法都是通过多轮匿名调查逐步达成共识的方法，但改良德尔菲法在一定程度上增加了专家间的互动性，并通过优化调查设计减少了调查轮次，提高了效率。这两种方法都是制定专业共识和指南时常用的专家咨询方法。那么这两种方法区别在哪里呢？

德尔菲法是通过匿名反馈机制，减少专家间的相互影响，确保共识的客观性。它的实施步骤如下。①第一轮咨询：向专家发送初步草案和问卷，收集他们的反馈和建议。问卷通常含有开放性问题，鼓励专家提出新的观点和修改建议。收集和分析第一轮反馈，识别共识点和分歧点。根据专家的建议，修订草案。②第二轮咨询：将修订后的草案和第一轮反馈结果发送给专家，请他们再次评估和提出意见。此轮咨询通常含有闭合性问题，要求专家对具体建议进行评分或排序。③多轮次咨询：根据需要，进行多轮次的咨询和反馈，每轮次之间逐步缩小分歧，直到达成稳定的共识。④最终共识：综合所有轮次的反馈，形成最终的共识文件，并获得专家的确认。

改良德尔菲法，顾名思义，就是对德尔菲法进行了一些改良，其本质仍属于德尔菲法的范畴。其特点如下。①减少轮次：通过优化调查设计，减少需要进行的调查轮次，加快共识形成的过程。②增加互动性：在一定程度上增加了专家间的互动，但仍保持匿名性，以促进意见的交流和融合。③灵活调整：根据每轮调查的结果灵活调整后续调查的设计，以促进共识的快速达成。其实施的方法是，在某些轮次中加入面对面会议或网络会议，以实现专家的直接互动、讨论和辩论，有助于澄清问题，减少误解。例如，工作组可在第二轮咨询后，组织为期两天的面对面会议，让专家们直接讨论和辩论关键问题。根据会议结果，再进行最后一轮问卷调查，从而最终达成共识。改良德尔菲法在引入面对面会议时，确实会对传统德尔菲法强调的匿名性带来挑战。然而，通过一些策略和方法，仍然可以在一定程度上保持专家意见的独立性和公正性，避免个别专家的观点对全体专家的观点产生过大的影响。具体方法如下。①使用技术手段：例如使用电子投票系统，每位专家通过平板电脑或智能手机匿名提交意见；使用专门的在线平台进行匿名讨论，专家可以在平台上匿名发表意见和建议；也可以利用虚拟现实技术创建一个虚拟会议室，每位专家可以在虚拟环境中匿名参与讨论；通过视频会议软件进行远程讨论，专家可以通过虚拟背景和化名参与会议。②第三方主持:邀请一位中立的第三方主持会议,负责收集和汇总专家意见,并在会议期间匿名反馈给所有参与者。每位专家将自己的意见写在纸上,放入匿名信封中,然后由主持人或工作人员收集并汇总。③分组讨论:将专家分成若干小组进行讨论,每个小组讨论后通过组长汇总意见,然后在全体会议上进行报告。这样,具体的意见表达者不会直接暴露,在一定程度上仍然保持匿名性。④使用代码或编号:为每位专家分配一个唯一的代码或编号,专家在讨论中使用这个代码或编号代替真实姓名。设置一块匿名反馈板,专家可以写下自己的意见,并使用代码或编号代替姓名。

68. 博采众长:名义群体法如何开展?

在制定专业共识或临床实践指南时,名义群体法(NGT,又称名义小组技术)是一种有效的集体决策工具。其优点在于能平衡各个成员的发言机会,减少权威效应和小组思维的影响,从而提高决策的质量和透明度,有效整合多方意见,确保决策的科学性和可操作性。

NGT应用步骤和具体方法如下。①确定专家小组成员。这些成员应包括不同专业领域的专家,以确保意见的多样性和全面性。例如,在制定糖尿病护理指南时,可以邀请内分泌学专家、护理专家、公共卫生专家、营养学专家等。②设定会议议题。在NGT会议之前,明确会议的核心议题和讨论范围。议题应具体、清晰,能够引导专家们集中讨论。例如,"在糖尿病患者护理中,最有效的血糖监测方法是什么?"③独立生成意见。NGT会议开始时,专家们在没有相互交流的情况下,独立思考并写下他们对议题的意见和建议。这个阶段的目的是确保每个专家能够自由表达个人观点,不受他人影响。④公开分享意见。每个专家依次公开分享自己的意见,主持人将每个意见记录在白板或大屏幕上。这个阶段不进行讨论或评价,仅仅是分享和记录,以确保所有意见都能被考虑到。⑤集体讨论。在所有意见都记录完毕后,小组成员进行集体讨论。讨论的目的是澄清每个意见的含义,并探讨其优缺点。主持人应引导讨论,确保每个意见都得到充分讨论,同时避免个人主导或意见过于集中。⑥独立评分。经过集体讨论后,每个专家独立对所有意见进行评分。评分标准可以根据具体情况设定,例如1到5分,代表从"非常不赞同"到"非常赞同"。评分应匿名进行,以确保独立性。⑦汇总与反馈。主持人汇总所有评分,并将结果反馈给小组成员。根据评分结果,可以识别出最受欢迎的意见或建议。若评分结果显示意见分歧较大,可以进行进一步讨论或进行多轮次NGT,直到达成共识。

第九章 证据综合——临床实践指南的制作

69. 群策群力：临床实践指南的制作遵循哪些步骤？

开发高质量的指南是规范医疗护理服务、加强医疗护理质量管理和控制医疗护理费用行之有效的方法。但指南的制定耗时耗力，为保证指南制定的科学性、规范性，国内外多个组织机构制定了指南制作手册。虽然各手册的指南制作流程不尽相同，但基本包括以下 8 个步骤。

(1) 确定指南主题。确定指南主题即明确指南的目的、意义及使用范围，是指南制定的首要步骤。指南的主题不宜过大，应相对具体。指南主题确定的方法包括文献分析、利益相关人群访谈、问卷调查等。明确指南主题后，需撰写指南制定计划书并在注册平台进行注册。

(2) 组建指南制定小组。指南制定小组一般包括医疗护理提供者、临床专家、患者或公众代表、循证方法学专家、卫生经济学专家、流行病学专家、统计学专家等。指南制定的责任分工包括首席专家、指南制定工作负责人和成员，其中首席专家主要负责指南的总体设计和技术指导，指南制定工作负责人主要负责指南制定方案的准备、草案撰写、组织管理等，指南制定小组成员负责指南撰写工作。指南制定小组工作开展得合理有序是指南顺利制定的保障，指南制定中应遵循以下原则：多学科性、方法学专家参与、充分考虑患者的价值观和意愿、考虑潜在的利益冲突。此外，指南制定小组的所有成员均应签署利益声明表，相关经济类（如酬金）和非经济类(如职业发展)利益都应予以公开,并在随后的指南制定中进行评价和管理,以最大限度地减少指南制定偏倚。

(3)构建临床问题。临床问题一般包括诊断问题、干预问题和预后问题,其中干预问题最常见,一般采用PICO策略进行构建。一项指南中不能涵盖某一主题下的所有临床问题,应对收集的临床问题进行优先级排序,遴选出临床实践中亟须解决的关键问题。

(4)检索与综合证据。优先检索相关的系统评价或Meta分析,采用多维系统评价评估工具第2版(assessment of multiple systematic reviews 2, AMSTAR 2)对其进行方法学质量评价;若缺乏系统评价、现有系统评价质量欠佳或发表期限在5年以上,同时可检索到大量的原始研究,则制作新的系统评价。在卫生保健领域,临床问题纷繁复杂,除量性研究外,质性研究、专家意见等经过文献质量评价后也可成为证据来源。

(5)证据质量分级。证据质量评价工具可采用牛津循证医学中心(OCEBM)临床证据水平分级和推荐级别以及国际GRADE工作组研发的GRADE标准。OCEBM临床证据分级标准基于研究设计论证因果关系的力度不同将证据水平分为5级,根据证据质量、一致性、临床意义、普遍性、适用性等将推荐意见分为A(优秀)、B(良好)、C(满意)、D(差)4个级别。GRADE标准的使用方法参见本书第五章。

(6)形成推荐意见。将证据转化为推荐意见需综合考虑多种因素和标准,是指南制定的关键环节。指南的推荐意见主要取决于支持该推荐意见的证据质量、患者的价值观和偏好、利弊平衡及对资源利用的影响。GRADE工作组开发的EtD(evidence to decision)框架旨在协助研究者以结构化和透明化的方式应用证据,是支持从证据到推荐意见形成过程中,对多项标准进行考虑和判断的可操作性工具。在形成推荐意见的过程中,通常需要达成专家共识,科学的共识方法能降低偏倚风险。共识法大体可分为非正式共识法(如专家自由讨论)和正式共识法(如德尔菲法、共识形成会议法、名义群体法等),如循证指南的制定采用的便是正式共识法。

(7)指南外审与发表。推荐意见达成共识后,可根据国际实践指南报告规范(RIGHT)撰写指南。指南草案完成后,应邀请指南小组以外的临床专家、方法学专家、政策制定者等对指南的科学性和实用性进行审查。指南制定小组根据专家的意见对指南进行进一步的修改和完善,形成指南终稿,然后可通过期刊、在线出版、网站及其他媒体进行公开发表,以促进指南传播。

(8)指南定期更新。美国医学研究所2011年发布的指南相关报告中指出:当有足以改变指南重要推荐意见的新证据产生时,指南制定者应及时对指南进行更新。因此,指南应随着证据的更新定期更新,以保证指南的时效性。

70. 千锤百炼:打磨临床指南的秘籍是什么?

指南是当前指导临床实践最重要的工具,是医务人员进行临床决策的准则和规范,其质量取决于其制定方法的严谨性和流程的规范性。有研究显示,我国指南普遍存在以下问题:①所针对的目标人群不够明确;②仅1/10的指南在制定时成立了多学科工作组;③不到1/5的指南进行了充分的文献检索和严格的方法学质量评价;④仅约1/3的指南进行了证据质量和推荐强度分级;⑤推荐意见的形成较少考虑患者的价值观和偏好;⑥利益冲突的管理未能充分受到重视;⑦多数指南未能及时更新。

针对上述问题,我们就提高指南的质量提出以下策略。①指南制定者应明确指南的目标人群和使用人群,并在指南中进行详细说明。②多学科合作制定指南已成为行业共识,成立多学科工作组时应遵循多学科性、重视方法学家的参与、考虑患者价值观和意愿、考虑潜在利益冲突。多学科工作组大体包括临床专家、循证方法学专家、患者或公众代表三类。③指南制定小组应针对亟须解决的临床问题,制定详细可行的检索策略,并在各大数据库中进行系统检索,同时结合手工检索进行补充。根据纳排标准对初步获得的文献进行筛选,采用相应的风险偏倚工具对纳入的文献进行方法学质量评价,如分别采用 AMSTAR 2 和 Cochrane 偏倚风险评估工具对纳入的系统评价和 RCT 进行方法学质量评价。④证据分级和推荐强度尚无统一标准,指南制定小组可采用目前广泛应用的牛津循证医学中心临床证据水平分级和推荐级别或GRADE证据分级系统,对证据质量进行分级,并对推荐意见的推荐方向和推荐强度进行标注。⑤指南制定者可在临床问题确定阶段和推荐意见达成阶段通过问卷调查、个人质性访谈等方法采纳患者的意愿和价值观。⑥所有指南制定组成员都应声明其利益关系,原则上有重大利益冲突的人员不能参加推荐意见制定的相关会议,且所有成员的利益声明都将在指南中公布。⑦指南制定者可对已发表的指南进行定期监测,待有新证据出现时应及时更新。

71. 按图索骥:临床实践指南需要遵循什么报告规范?

科学、规范、透明地报告临床实践指南能够增强指南的可读性、透明性和可靠性,提高指南质量,促进指南传播和实施。按照报告规范撰写指南,将能大大提高指南的质量。

2003 年,指南标准化会议(conference on guideline standardization,COGS)工作组发布了针对临床实践指南的报告指南——COGS 标准,该标准有 18 个条目,基本涵盖了指南制定和实施的全过程。但 COGS 标准存在不足之处,如对指南的题目和摘要的报告不够具体、没有得到指南制定者和医学期刊的广泛接受与认可、未进行更新、未能被国际知名报告规范数据库(Enhancing the QUAlity and Transparency Of health Research,EQUATOR)收录等。基于此,2013 年,我国学者发起并成立了卫生保健实践指南报告规范(reporting items for practice guidelines in heal thcare,RIGHT)制定工作组,并于 2017 年公开发表 RIGHT 清单,该清单包括基本信息、背景、证据、推荐意见、评审和质量保证、资助和利益冲突声明及管理和其他 7 个领域,共 22 个条目,旨在为卫生政策体系、公共卫生和临床医学领域的实践指南提供报告标准。RIGHT 被 EQUATOR 列为全球最重要的 15 个核心标准之一,被翻译为多种语言版本。此外,RIGHT 工作组也制定了详细且包含实例的解释性文件,可在 RIGHT 官网(http://

www.right-statement.org)获取。

72. 上乘之作:如何评价临床实践指南的方法学质量?

临床实践指南(以下简称指南)的方法学质量评价应至少由2人(最佳4人)独立进行评价,且对评价者的方法学背景和专业背景有一定的要求。目前,最常使用的质量评价工具为 AGREE Ⅱ,该工具涵盖范围和目的、参与人员、严谨性、清晰性、应用性和独立性六大领域,共23个条目,每个条目得分为1~7分,1分为完全不符合,表示完全未提及相关信息或缺乏相关概念,7分为完全符合,表示报告的内容全面详细且符合使用手册中对该条目的规定。条目的得分越高,表明该条目与指南的符合程度越高。此外,还有两个总体评价条目即指南总的质量(1~7分)和是否推荐使用该指南。评价时,先将所有评价员对每个领域各条目的得分汇总后得到每个领域总粗分,总粗分再通过公式转化为标准化得分,即标准化得分=(获得的分值-最小可能分值)/(最大可能分值-最小可能分值)×100%。得分越高,表示指南在该领域质量越高。AGREE Ⅱ 研究团队建议在开始使用 AGREE Ⅱ 前,任何关于确定指南质量界值(高、中、低)的决断都应该由所有利益相关人员来共同制定。例如有研究团队依据指南各领域的标准化得分,将指南的推荐等级分为3级:指南6个领域的得分>60%,质量高,可积极推荐,即为A级;≥3个领域的得分>30%且<60%,质量中等,可推荐,即为B级;≥3个领域的得分<30%,质量低,不推荐,即为C级。

比如:4名研究者对领域一(范围和目的)的评价分数见表9-1。

该领域最大可能分值=7(完全符合)×3(条目数)
×4(评价者数)=84

该领域最小可能分值=1(完全不符合)×3(条目数)
×4(评价者数)=12

该领域的标准化得分=(获得的分值-最小可能分值)/(最大可能分值-最小可能分值)×100%
=(67-12)/(84-12)×100%≈76%

表 9-1 领域一(范围和目的)的评价分数

评价员	条目 1	条目 2	条目 3	总分
评价员 1	5	5	7	17
评价员 2	6	4	6	16
评价员 3	5	6	6	17
评价员 4	6	5	6	17
总分	22	20	25	67

73. 声名远播：临床实践指南的传播与应用遵循哪些步骤？

要使指南真正应用于临床须对指南进行有效传播，使其"声名远播"。指南的传播包括指南的获取、宣传及其大范围的发布。在传播指南时，需考虑指南的适用性、可及性和经济性原则，其主要传播方式包括期刊发布、在线出版、翻译、社交媒体、学术会议、组织专业人员培训等。指南的主要传播策略包括：①具体应用时进行适当调整，促进指南的实际应用；②提供临床工作流程图等工具；③通过决策支持系统或其他提示系统加强指南实施；④通过密集的媒体宣传、学术会议、继续教育等方式传播。

指导和规范临床实践是制定临床实践指南的目的。在实施指南的过程中，应综合考虑指南的真实性、重要性、适用性、成本效益、卫生资源情况、患者意愿和价值观等，同时应评估影响指南实施的因素(主要涵盖指南自身因素、指南实施策略因素、指南实施者专业因素、患者因素、指南实施环境因素5个方面)。除了评估上述因素外，遵循指南应用的步骤非常重要，具体如下。

(1)指南获取。可通过系统检索指南网站、文献数据库、专业学术机构网站等获取指南，指南的来源可见本书第七章表 7-1。

(2)成立指南应用小组。成立涵盖指南实施环境管理者、推荐意见实践者、循证方法学家的多学科团队。

(3)评价指南及证据遴选。指南使用者在采纳指南的推荐意见时需考虑指南质量、是否适合自己的患者、现有医疗条件是否满足指南使用等因素,因此应对临床实践指南的真实性和适用性进行评价。

(4)构建基于证据的实践方案,为实施指南做准备。结合指南的适用性分析并确定指南应用的目标、时间表、实践方法,预计各阶段可能遇到的问题及应对方案。循证实践方案需要由实践场所中的管理者和实践者共同进行论证,论证内容包括方案是否来源于评价后的指南资源、是否适合所在临床情景、是否具有可操作性、成本上是否可行、是否具有安全性、患者接受度如何等方面。

(5)应用指南。指南应用的过程常涉及较多的观念、组织结构、政策、流程等的改变,需要指南应用小组通力合作、定期评估,并调整循证实践方案,促进方案的顺利实施。

(6)反馈总结。指南应用过程中管理者、实践者、研究者应密切合作,不断反思、总结。系统策划、领导支持、持续培训、多学科合作是证据应用的驱动力。

74. 重制作,轻推广和实施:临床实践指南困局如何打破?

指南的转化与应用是医学科技转化的关键环节,也是指南制定的最终目的,只关注指南制定而忽视指南实施是影响指南转化的重要障碍。研究显示,我国指南在结构和内容上存在诸多问题影响了指南的推广与实施,如推荐意见不够清晰,不利于临床医护人员快速定位和查找,推荐意见简单解决不了复杂的临床实践问题,没有提供传播和实施策略等。

指南制定过程是促进指南实施的源头,该过程中的促进策略包括指南内容呈现策略和指南内容传播策略。在指南内容呈现方面,应考虑指南制定过程中所有与临床决策有关的因素,以增强其可操作性。指南的推荐意见应易于理解,清晰明确,避免模棱两可的语言,注明其推荐方向和推荐强度;指南中应说明采用的证据分级体系,并为推荐意见标明其证据等级。在指南内容传播方面,应利用各种媒体资源多渠道传播,以增加指南的可及性;采用多种形式呈现指南建议(如专业版、简洁版、患者版等),以满足不同指南使用人群的个性化需求。

在指南实施过程中，文本形式的指南不能被实时查询，阻碍了其在临床决策和实践中的可操作性，可采用人工智能技术将指南中的推荐意见整合至临床决策支持系统，方便临床医护人员直接使用这些建议进行临床实践。此外，可采用知识图谱对指南进行展示，并基于知识图谱构建智能化辅助决策系统，将其与医院信息系统整合，以实现诊疗方案的智能化推荐。并且，通过深度学习等可以对医学数据和临床实际数据进行抽取，对知识图谱进行补全和更新是促进指南实施的有效路径。

75. 指南实施需要手握哪些金刚钻？

虽然我国指南的数量逐年增长，但由于其在内容和结构上仍存在诸多问题，影响了指南的临床推广和使用。影响我国指南实施的因素包括操作性低、传播形式单一、更新不及时、缺乏指南实施模型等。理论是实证的先导，指南实施需基于一定的概念框架，以保证指南实施的效果。以下几个框架或模型是指南实施过程中需要掌握的金刚钻。

（1）指南可实施性概念框架（guideline implementability framework，GIF）。由 Gagliardi 等于 2012 年提出，旨在改进指南中较为简单且未制定详细的使用建议和说明的情况。该概念框架由 22 个条目组成，包括适应性（adaptability）、易用性（usability）、有效性（validity）、应用性（applicability）、沟通性（communicability）、相关性（relevance）、适调性（accommodation）、实施性（implementation）和评估性（evaluation）9 个维度。该框架融入了很多指南实施者的意见，根据临床工作者的需求制定，但尚未得到充分的验证。

（2）指南实施模型（guideline implementability tool，GUIDE-IT）。由 Kastner 等于 2014 年开发，该模型的设计是基于知识到行动理论框架为指导，同时纳入社区医生及家庭医生的意见与实施中的问题，通过最终使用者对指南特征进行评估，以进一步提高模型的内在特征（如措辞和格式），使指南容易实施，并具有实用性。该模型包括格式、内容、语言、可用性、开发和实践环境 6 个类别，共 40 个条目。

(3)指南可实施性评价模型(guideline implementability appraisal,GLIA)。由 Shiffman 等于 2005 年提出,以解决指南实施中的问题。Shiffman 等通过文献回顾确定可实施性指标和条目维度,同时融入实践者意见,并通过指南标准化会议汇集 23 位专家意见,最终制定了 GLIA。该模型包括整体性(global)、可决定性(decidability)、可执行性(executability)、呈现形式(presentation and formatting)、测量结果(measurable outcomes)、有效性(validity)、灵活性(flexibility)、对常规诊疗流程的影响(effect on process of care)、创新性(novelty/innovation)、电子信息可记录性(computability)10 个维度。其中,可决定性和可执行性最重要。该模型可帮助证据使用者选择指南、分析障碍因素、促进指南实施。该模型是唯一一个从个人建议层面强调指南可实施性的工具,通过将指南建议转化为具体的实施条件和行动,从而在指南的可决定性和可执行性维度上发挥作用。

(4)指南可实施性决策卓越模型(guideline implementability decision excellence model,GUIDE-M)。由 Brouwers 等于 2015 年提出,该模型是由指南的开发人员、研究人员和使用者组成多学科的设计团队,基于现有文献现实主义综述和专家共识制定。该模型包括指南内容开发者、内容开发过程和内容的沟通 3 个核心策略,涵盖全面性(comprehensive)、知识丰富且可信(knowledgeable and credible)、利益竞争(competing interest)、形成证据(evidence synthesis)、讨论和背景(deliberations and contextualization)、语言(language)、格式(format)7 个维度,共 44 个条目和 40 个子条目。

(5)指南实施计划清单(checklist for guideline implementation planning)。由 Gagliardi 等于 2015 年基于系统梳理现有的各项资源的基础上制定。该清单可为指南发布后、实施前的准备工作提供结构化建议,并且在实施方面具有广泛灵活性。该清单包括步骤或考虑、实施工具(用于制定支持实施的内容或工具的说明)、潜在的实施工具、传播和执行分发、实施方案 5 个维度,共 51 个条目。

(6）指南语言和格式模型（guideline language and format instrument，GLAFI）。由 Gupta 等于 2022 年基于 GUIDE-M，采用混合方式开发。该模型包括语言（language）和格式（format）2 个主要维度，简洁性（simple）、清晰性（clear）、具有说服力（persuasive）、组件（components）、呈现方式（presentation）5 个子维度和 8 个具体条目，有助于指南制订者优化指南的语言和格式，但还需进一步的完善和验证。

76. 劳而有功：指南实施后如何评价效果？

后效评价指患者接受基于指南的诊疗后，评价主体对患者病情变化进行临床随访，这在整个循证临床实践中具有重要作用，可为临床医护人员提供反馈信息，助力验证证据。指南后效评价的评价主体包括指南使用者、指南制定组织、其他相关组织 3 个层次；评价内容包括指南的传播情况、临床实践、政策的改变、其他组织的改编和支持、最终使用者对指南的认识和理解改变、实施绩效的改变、卫生结局和不公平性的改善、经济或者其他社会后果等。在理想情况下，研究人员应对比分析基线测量的结果和指南引起的与潜在变化相关的评估结果；通过监测和评估系统收集和分析数据评估指南的效果和影响；通过开展实施研究，评估服务提供方和最终使用者看法及与指南实施相关的价值观和偏好。对患者的评价是最简单的后效评价方法，既能增强患者对证据的认识，对提升治疗效果也具有重要意义，但由于结果受随访等因素的影响，需要很长时间来完成，在一般临床实践中通常不容易做到。

在每次临床实践完成时都应思考：患者接受根据证据制定的方案后，会出现哪些可能的预期后果？遇到新的问题有哪些可能的应对方案？对我们今后的临床实践有何影响或改变？下一次如何能让我们的循证实践做得更好？不断地通过提出问题、查询证据、评价证据及应用证据 4 个步骤，持续改进循证临床实践的方法，提高临床决策的正确性和合理性。

第十章　从证据到临床
——知识转化，证据传播与应用

77. 魅力变身：证据转化究竟是何等妙术？

为促进科学证据在临床实践中的应用，缩小证据与实践的差距，知识转化应运而生，成为当今全球卫生保健关注的热点。证据转化是指有效地、及时地、符合伦理地将整合性的知识应用于卫生保健实践，促进研究者与实践者的互动，从而保证最大限度地发挥卫生保健体系的潜力，获得卫生保健的最佳效果。

证据转化的目的是将现有知识进行整合并应用于临床实践中。为促进证据转化和临床实施的可持续发展，2016年MAGIC（Making GRADE the Irresistible Choice）组织提出了"构建数据化、可信的证据生态系统"，强调最佳证据应在开展原始研究和证据综合的研究者，以及推动证据传播、应用和效果评价的专业实践者之间，实现有效传递，以促进证据的可持续循环。其具体包括：电子化、结构化的数据，可信的证据，共识的方法，分享的文化和氛围，工具和平台，以促进证据从原始研究向临床实践不断流动，推动质量的持续改进和促进科学决策。这一动态、循环的过程包括以下4个阶段。①知识整合：对研究结果进行严谨的评价及科学整合。②知识传播：根据特定的目标人群，对知识进行因地制宜地选择，通过有效的策略积极传播到目标人群中。③研究者与实践者互动：研究者和实践者积极互动、合作，实践者将研究者提供的知识作为决策的依据。④知识被符合伦理地应用：在遵循伦理、法律、社会规范和价值观的原则下,将知识应用到卫生保健实践中,改善卫生保健服务及卫生系统的效果。

在知识转化过程中,研究者应积极传播研究结果,政策制定者和卫生保健人员应主动应用研究结果,并根据临床情景进行评估和差距分析,通过知识转化将证据应用到政策制定和临床实践中,以实现证据转化的生态循环。

78. 步步为营:复旦证据临床转化模型是什么?

复旦大学循证护理中心开发的"证据临床转化模式"以"基于证据、团队协作、项目管理、持续改进"为核心概念,包括准备、实施、评价和维持4个阶段,共14个步骤。准备阶段包括理论准备、PIPOST、检索证据、评价质量、证据总结、情景分析;实施阶段包括审查指标、障碍分析、变革策略、领导力激励、促进因素;评价阶段包括实施性研究设计、结局指标测量;维持阶段包括可持续分析以及构建更新计划。证据临床转化模式见图10-1。

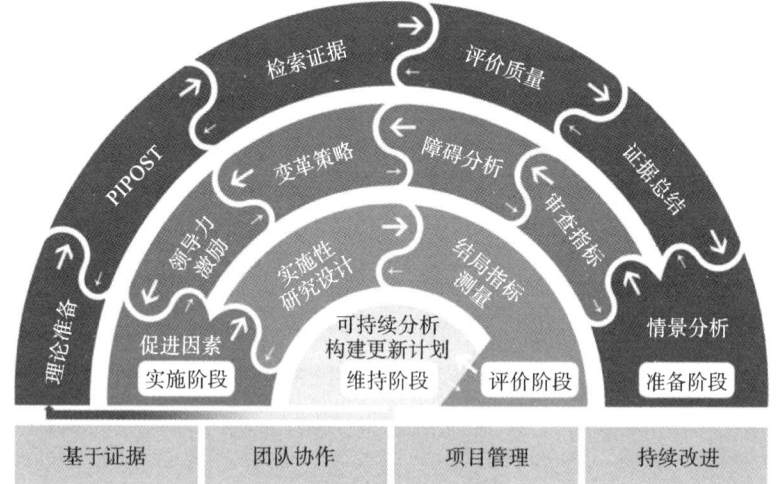

图10-1 证据临床转化模式图

(资料来源:胡雁,周英凤,邢唯杰,等.推动证据临床转化(一)促进健康照护领域科学决策[J].护士进修杂志,2020,35(7):606-610.)

79. 以证促改：什么是 Iowa 模式？

Iowa 循证实践模式（简称 Iowa 模式）以最佳证据为核心概念，认为在最佳证据基础上实施循证实践才能有效改善医疗照护质量。该模式通过分析各项目实施时的障碍因素和促进因素，总结具体的实践步骤，具体包括：识别"触发"问题或契机；陈述问题或目的；确定问题是否需要优先考虑；组建团队；收集、评价和整合证据；确定是否有充足的证据；设计循证实践方案和开展实践变革试点；确定实践改变是否适宜；整合和维持实践变革；结果传播、推广；讨论和结论；证据的应用组织水平。Iowa 模式对制定和维持循证实践变革起着重要作用，具体见图 10-2。

80. 从知识到实践：什么是知识转化框架？

知识转化框架（Knowledge to Action Framework，KTA）主要用于促进研究结果在实践中的应用。KTA 模式包括知识产生、知识应用两个环节。知识产生环节具体包括知识查阅、知识整合和知识产出 3 个步骤；知识应用环节包括确定问题，将知识引入当地情景，障碍因素评估，选择、剪裁、执行干预措施，监测知识应用，知识应用后效果评价，维持知识应用 7 个步骤。KTA 框架将知识产生者（科研人员）和知识应用者（实践者）以一种合作和互动的方式形成一个整体，体现了从知识产生到应用的完整循环，为知识向实践的转化提供了清晰的概念框架，具体见图 10-3。

81. 螺旋上升：什么是 i-PARIHS 模式？

健康服务领域研究成果应用的行动促进（Promoting Action on Research Implementation in Health Service，PARIHS）框架由伦敦皇家护理学院研究所的 Kiston 等于 1998 年开发制定，该框架认为循证实践行动的成功与否取决于证据水平及性质、证据应用的组织环境和证据转化为实践的促进措施三大核心元素。2016 年 Alison 等基于临床医护人员和研究人员的工作经验，结合有关 PARIHS 应用效果的批评和反馈，将 PARIHS 改进为 i-PARIHS。

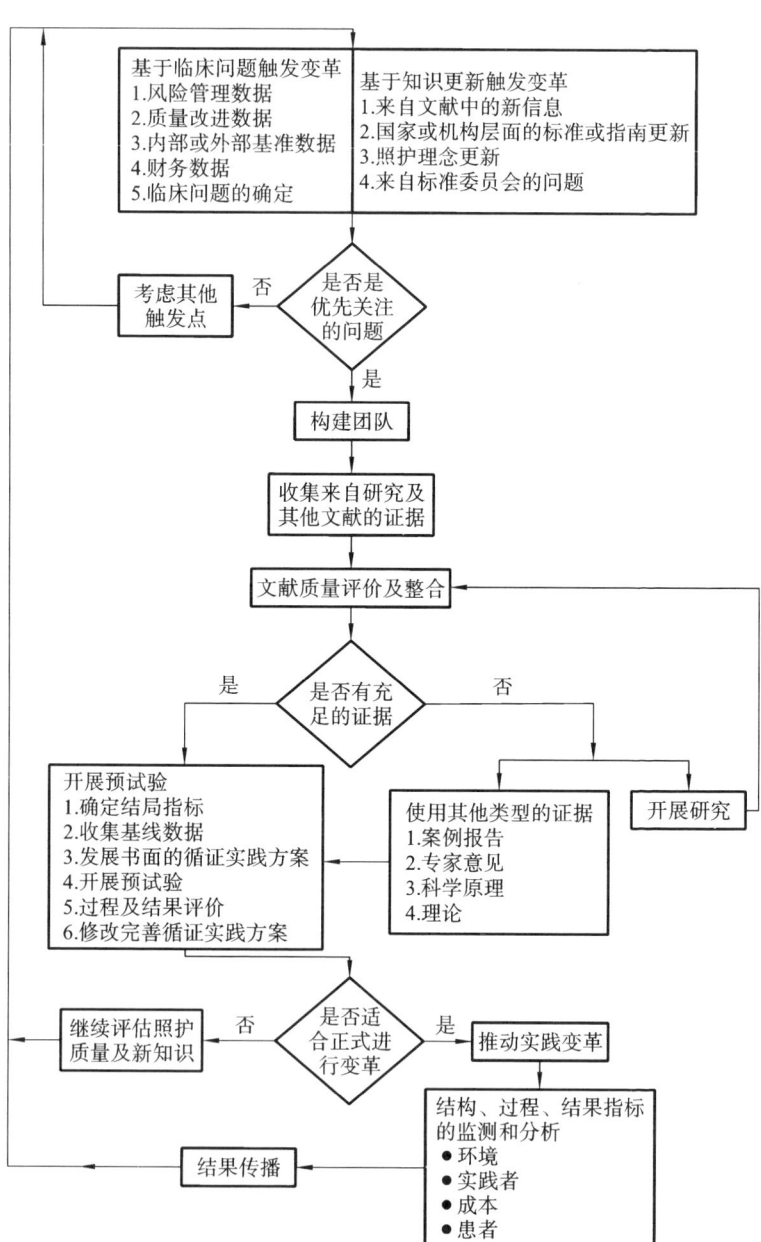

图 10-2 Iowa 模式

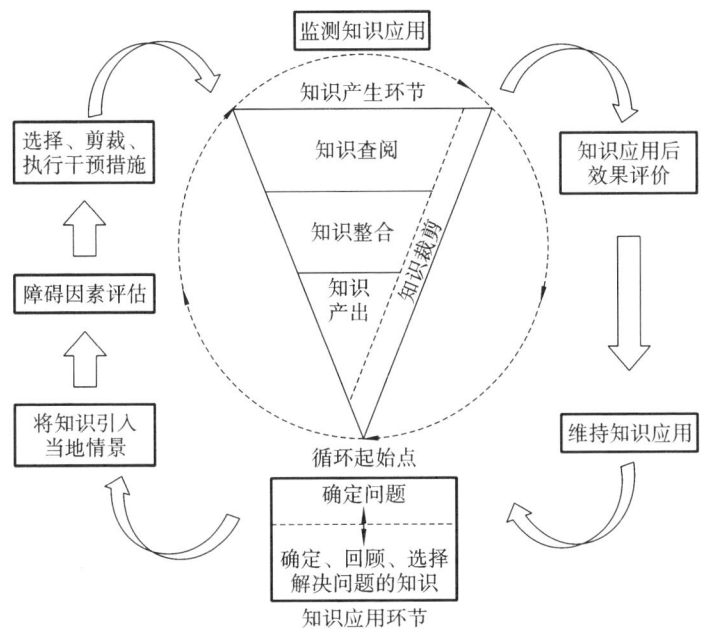

图 10-3 知识转化框架

i-PARIHS 为螺旋线型结构,该结构中包含了 4 层内容,最中间的为需要改变和创新的内容即"变革",以及期望改变的参与整个实践的人群即"接受者";第二层为变革所在场所的环境,如病房、诊所等,即为"现场环境";第三层为医疗机构层面的环境即"组织机构环境";最后一层为整个卫生保健系统即"外部环境",具体见图 10-4。该框架将在证据应用过程中所有需要评估、计划的问题均考虑在内,并在螺旋结构外围标注了每层分别包含的因素,以及促进者需要具备哪些技能和能力,使得变革促进者能够在整体上对于需要解决的问题有较为清晰的概念。

82. 六关键,三阶段:什么是渥太华研究应用模式?

渥太华研究应用模式(The Ottawa model of research use,

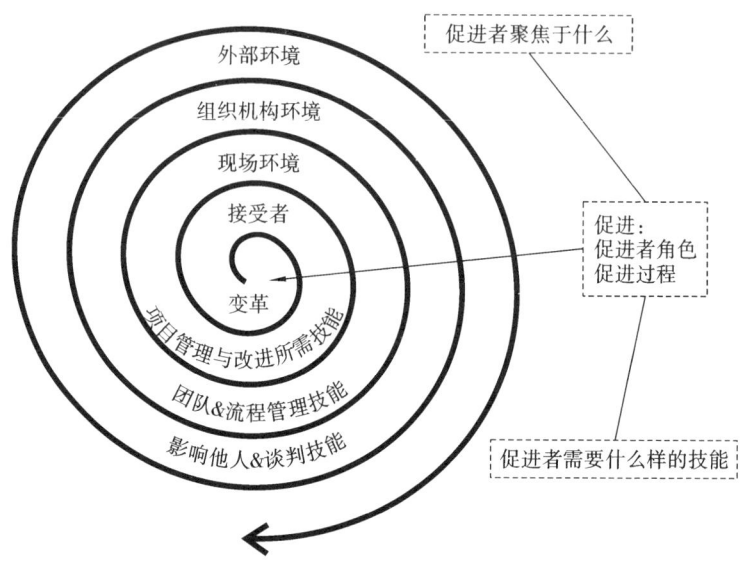

图 10-4 i-PARIHS 促进研究应用模式

OMRU)由加拿大渥太华大学 Logan 和 Graham 于 1998 年以变革理论为依据提出,分别于 2004 年和 2006 年更新,旨在为研究成果应用及促进实践及组织变革提供框架和指导。该模式强调知识转化过程涉及基于证据的变革、潜在采纳者、实践环境、实施干预策略、采纳和结果六大关键因素,共包括评估、监控和评价三个阶段(见图 10-5)。在评估阶段,即将证据应用于临床实践前,应从基于证据的变革、潜在采纳者和实践环境三个方面评估证据应用的障碍因素和促进因素;在监控阶段,制定适宜特定临床情景的干预方案,包括对阻碍因素的控制和管理、形成促进证据转化的干预实施策略、定期随访,以便及时识别证据应用过程中的问题,并持续监控干预方案的实施,提高实践者采纳证据的意愿,直至真正采纳;在评价阶段,评价证据应用后的效果及对患者、实践者、系统的影响。

83. 行针布线:证据传播如何做到稳准狠?

JBI 循证卫生保健中心认为证据传播是主动而非被动的过程,

第十章 从证据到临床——知识转化,证据传播与应用

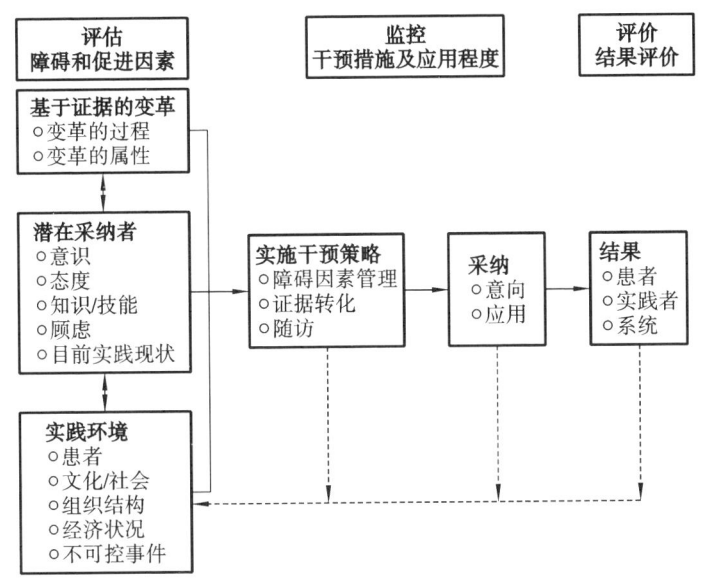

图 10-5 渥太华研究应用模式

强调研究者和实践者的互动与参与。在该模式中,证据传播包括积极传播、系统整合、教育培训三部分,其强调证据的传播不仅仅是简单的证据发布,还需要通过周密的计划,针对特定的目标人群和情景,设计专门的途径,将证据组织成简洁易懂且可操作性强的形式,以最经济的方式通过恰当的途径将证据传播到卫生保健人员和机构中,使证据成为决策支持系统、政策制定和操作规范的依据。

证据传播具体包括 4 个步骤:①标注证据等级和推荐意见:证据具有等级性,可采用的证据分级系统包括 GRADE 系统、英国牛津大学循证医学中心证据分级系统、JBI 循证卫生保健中心的证据预分级系统。②将证据资源整合成易于传播并利于临床专业人员理解、应用的形式:由于临床专业人员工作繁忙,没有充足的时间阅读系统评价,因此,应将系统评价等证据资源整合成更为简洁易读的形式,如最佳实践信息、证据总结、临床实践指南、集束化照护方案等,并标注证据来源和证据等级,以增加可读性,提高证据传

播的速度和效率。③充分了解目标人群对证据的需求：不同目标人群对证据的需求不同，应首先进行评估和分析，再有目的地组织信息。对于临床专业人员，应选择针对性强、可信度高、简洁易读的证据，如证据总结、临床实践指南等；对于患者，应选择通俗易懂、图文并茂的证据类型，如患者指南、患者决策辅助工具等；对于研究人员，应提供特定专题在循证过程中涉及的所有方法、资料、信息及结论性证据，如系统评价、研究论文原文。④以最经济的方式传递证据：证据传播的形式主要包括教育和培训、媒体信息传递、组织和团队系统传播等。

84. 三思而行：证据应用前有哪些考量？

证据应用是指将证据应用到实践活动中，以实践活动或系统发生变革作为标志。证据应用前应首先进行临床情景分析，包括证据评估、组织环境评估、障碍因素评估，以了解临床实践与证据之间的差距。

（1）证据评估。由于证据的情景相关性，在证据应用前，可采用FAME策略评估证据的可行性、适宜性、临床意义和有效性，了解证据是否适用于目标人群、干预措施成本、患者接受度等，以确定是否把证据引入。

（2）组织环境评估。环境和文化是影响循证实践的重要因素，在证据应用前，应评估临床情景对证据引入的准备度，包括领导力、组织结构、组织文化、资源配置等方面，了解组织环境是否适合证据应用。

（3）障碍因素评估。证据应用过程必然会遇到系统层面、实践者层面、患者及其家属层面的阻力。系统层面的障碍因素包括制度、流程、规范、资源等，实践者层面的障碍因素包括实践者的知识、态度、技能、偏好等，患者及其家属层面的障碍因素包括知识、态度、技能、需求、偏好、经济状况等。研究者可以知识转化模式为指导，如渥太华应用模型、KTA框架、i-PARHS框架等，也可采用质量管理方法中的品质管理工具，如鱼骨图分析法、SWOT分析法等，对各层面的障碍因素进行分析。

第十章　从证据到临床——知识转化,证据传播与应用 | 109

基于上述情景分析,对证据进行遴选,提升组织环境准备度,开发可利用资源(充分考虑人、财、物等方面的资源),从而构建全面且有效的干预策略和行动方案。

85. 荆棘丛生:证据应用中有哪些拦路虎?

证据应用的过程就像是在一片荆棘丛生的丛林中开辟出一条道路。因医疗机构条件差异,资源分配不同,会遇到人力、物力、财力、文化、政策、制度等层面的拦路虎。开展障碍因素分析,制定有效的干预策略是成功应用证据的关键环节。证据临床转化和应用中的障碍因素分析一般包括以下层面。

(1)证据层面。包括证据可用性、可信度、兼容度、易理解性、易于实现的程度等。比如,郭琼等在《肠造口周围潮湿相关性皮炎预防及管理的循证实践》中,采用渥太华研究应用模式进行障碍因素分析,显示证据内容相对复杂,理解难度较大。

(2)利益相关者层面。评估利益相关者(比如管理者、护士、医生、检验科工作人员、康复科工作人员、患者等)对指南推荐意见以及整个指南应用项目的了解程度(知识)、支持程度(态度)、技能和患者偏好等。比如,郭雪娥等在《肝癌患者术后胃肠功能障碍预防和护理的循证实践》中,采用头脑风暴法对障碍因素进行分析,发现利益相关者层面的障碍包括:医护人员在术后胃肠功能障碍预防与管理方面的知识较为缺乏;护士对于进食-恶心-呕吐-查体-症状持续时间评估系统及中医适宜技术不熟悉;患者大多为老年人,对健康宣教的知晓度和接受度不高。

(3)系统层面。包括人力、财力、硬件设施、软件设施、组织文化、流程、规范等方面的因素。比如,孟晓静等在《颅脑损伤患者目标温度管理的循证实践》中,运用渥太华研究应用模式分析障碍因素,结果显示,临床缺乏针对颅脑损伤患者目标温度管理相关的操作流程和管理制度,并且缺乏相应的评估工具。张晓菊等在《经外周静脉置入中心静脉导管置管临床实践指南解读》中也采用渥太华研究应用模式分析障碍因素,其中血管通路护理门诊环境(实践环境)相关的障碍因素包括:医院的资源设备(如消毒隔离执行情况、消毒液的使用、置管环境、技术设备等)、现行规章制度或流程、工作量和相关材料消耗量、其他科室的支持程度等。

86. 有条不紊：证据应用有哪些基本过程？

将证据应用到临床实践需要利益相关人群的参与，分析临床情景，选择最佳的证据，采取综合策略，将证据以系统化、流程化、工具化地方式引入临床实践中。

在情境分析环节，需要对证据、组织环境、障碍因素三个影响证据应用的要素进行评估。①证据评估：评估证据对当地临床情景的可行性、适宜性、临床意义和有效性，以确定证据是否能够被引入当地临床情景。②组织环境评估：评估临床情景对引入证据的准备度，包括领导力、组织结构、组织文化和资源配置等，以明确组织环境是否有利于证据转化。③障碍因素评估：可通过鱼骨图分析、SWOT分析或柏拉图等方法对系统、实践者、患者及其家属三个层面的障碍因素进行分析。

在构建变革策略环节，通过情景分析，对证据进行科学遴选，提升组织环境准备度，开发可利用资源（充分考虑人、财、物、时间、空间、信息等各方面的资源），从而构建全面且有效的多元化干预策略和行动方案。开展证据应用试点包括合理的人力资源配置、经费支持、资源配备、信息支持（开发培训资料、提供评估表、制订健康教育资料、采取多种形式的健康教育等）、多学科团队合作等，促进证据向临床实践的转化。

在采取行动环节，在系统层面，可构建自上而下的支持体系、组建多学科团队、优化沟通渠道、完善管理规范，进行流程再造、领导力培训等，为证据应用提供良好的顶层设计；在实践者层面，可制定操作规范、提供教育培训、技能指导、简便有效的操作性工具等，促进护士专业知识的提高和态度、行为的转变，提升护士的专业胜任力；在患者及其家属层面，鼓励患者参与、提供多种形式的健康指导、发放教育资料、提高患者与疾病相关的技能、提供支持性工具等，提高患者依从性，改善患者结局。

在评价证据应用效果环节，应通过持续质量改进，动态监测证据应用过程,并评价证据应用后对卫生保健系统、护理过程、患者结局所产生的效果。

87. 过关斩将:证据应用有哪些"独门武器"?

证据应用的过程难免会遇到重重障碍,以下循证护理领域的"独门武器",能帮助您过五关斩六将,顺利地将最新证据应用于临床实践。

(1)PACES系统。该系统由JBI循证卫生保健中心推出,通过临床质量审查实现证据应用,包括界定最佳实践、测量与比较、实施变革3个阶段。①在界定最佳实践阶段,通过管理者、实践者、患者共同参与确定质量审查主题,通过循证资源检索,获取现有最佳证据并对证据进行严格的质量评价;根据现有最佳证据制定审查指标,审查指标应涵盖结构、过程、结果层面的指标,以全面评价临床实践现状及最佳实践实施状况。②在测量与比较阶段,确定审查场所及对象、确定每条审查标准的资料收集方法、开展基线审查,明确临床实践现状与存在的问题。③在实施变革阶段,JBI循证卫生保健中心采用GRIP(Getting Research into Practice,将证据引入实践)策略指导审查者分析推动最佳实践实施过程中可能遇到的系统层面及个体层面的障碍因素,并开发可利用资源,采取行动,促进证据向实践转化;最佳实践实施后,采用与基线审查相同的方法开展第二轮审查,对两轮审查结果进行对比分析,进入下一轮循环。

(2)CAN-IMPLEMENT工具包。由加拿大Queen's University护理学院及癌症研究合作中心于2010年提出。该工具包不仅对指南的适用性整合提供方法学指导,还对促进指南中证据的转化与临床应用提供了资源和方法。该工具包包括3个阶段11个步骤。第一阶段确定实践问题及筛选知识,第二阶段构建解决方案,第三阶段进行指南应用、评价和维持。对此工具包感兴趣的读者可阅读傅亮等2017年发表于《中国循证儿科杂志》的论文《CAN-IMPLEMENT:指南整合和应用方法》。

(3)SUPPORT工具。SUPPORT工具是第六届欧洲组织委员会资助的国际协作项目,即支持政策相关系统评价和试验项目(SUPPORT 项目)。该项目主要是为政策制定者及决策者开发的,旨在帮助政策制定者及决策者在卫生决策中充分应用证据。知证卫生决策是一种制定政策的方法,旨在确保基于研究证据所做的决策最佳且可行。对此工具感兴趣的读者可阅读 2010 年发表在《中国循证医学杂志》的知证卫生决策系列论文,论文合集地址:https://www.mcmasterforum.org/docs/default-source/resources/7_ure_support-tools_cn.pdf?sfvrsn=8。

88. 宝典在手,得心应手:如何优化证据应用过程?

证据的临床转化与应用是一个质量持续改进的过程,而非一个阶段性项目。通过理论模型或恰当的方法使证据应用不断进行,质量循环上升,促使变革策略维持施行,进而使变革接受者的行为固化,形成一种工作习惯。这些模型或方法犹如"宝典"一般,研究人员一旦掌握,便可顺利推动证据的临床应用。

(1) PDSA 循环(plan-do-study-act cycle, PDSA)。PDSA 循环包括计划(plan)、执行(do)、检查(study)、处理(act)4 个阶段,强调证据应用后的效果评价,根据制定计划、计划实施、检查实施效果的顺序持续往复的循环,将成功运用的证据纳入标准,不成功的则在下一循环中解决。当 PDSA 循环用于项目管理时,各级部门的小循环围绕组织目标朝着同一方向转动,而且不是在同一水平上循环,更像是爬楼梯,一个循环运转结束,质量就会提高一步,接着再制定下一个循环,继续运转、提高。变革的过程及效果能否维持,取决于变革接受者基于证据的行为能否保持。循环的、定期的行为审查,使变革接受者从初期的"任务导向性"行为依从,逐渐转变为积久成性的思维和行为方式,变革相关的知识和技能也逐步内化,融入个人的整体业务素质。

(2) 行动研究法。行动研究以解决实际问题为研究目的,其解决问题的方式是不断修正并立即应用。行动研究法的详细步骤包括以下内容。①计划:计划内容包括客观、具体、可操作、可监测、明确的预期目标及研究中各种问题的处理,如抽样、管理、资料选择等,以便行动研究者加深对问题的认识,掌握解决问题的策略。②行动:该环节的宗旨是解决实际问题,而非检验某一计划。行动过程具有灵活性,要根据研究者和实践者的认识、决策以及实际外界环境、研究环境的不断变化进行调整。③观察:观察的方式要灵活有效,观察的内容要全面,包括行动的背景因素和制约方式、行动过程中有无意外变化、预期中的和非预期的行动结果、资料收集情况等。④反思:反思是行动研究第一个循环周期的结束,也是过渡到新循环周期的桥梁。通过对过程和结果做出判断和评价,对现象的原因做出分析解释,指出计划与结果的不一致之处,从而形成基本设想、总体计划和下一步行动的方案。

89. 用证评价大秀:怎样衡量和评价用证效果?

在证据临床转化领域,将证据引入临床实践并实施变革后,需要进行效果评价,以了解证据引入对组织及利益相关群体的影响,评估证据的实施效果。因此,应制定护理敏感性指标,从过程、结果和结构3个层面全面评价证据应用对系统、实践者及患者的影响。

过程层面的证据转化效果评价指标是每条审查指标的执行情况。对审查指标的评价是证据临床转化研究最直观的评价,也是非常重要的过程性评价指标。在评价审查指标前,需合理确定每条审查指标的资料收集方法,并确保数据的有效性和可靠性。

证据临床转化的结果评价包括系统、实践者、患者3个层面的改变。①评价系统的改变:评价指标包括制度是否完善、流程是否规范、标准是否形成、临床环境是否改善、设备是否更新、信息(如表单、评估表等)是否完善等与机构管理、系统资源相关的指标。②评价实践者的改变:实践者的改变是证据应用对卫生保健系统最大的影响,评价内容包括实践者对证据应用的态度、对最佳实践的执行率、对临床决策的建议以及在专业知识、态度、技能、信念等方面是否有所改变。可采用的评价方法有问卷调查法、观察法、访谈法等。③评价患者的改变:患者的改变是证据应用的最终目标,可通过问卷调查法、观察法、访谈法、查看病史记录等衡量患者在疾病认知、态度、自我护理能力、临床结局、不良事件发生率等方面的改善。通过结果评价,将被证实可行、适宜、有效的证据以流程、规范、工具等形式融入医院系统中,并进行持续的、周期性的监测和评估,以维持证据的应用。

结构层面的证据转化评价主要聚焦于证据转化的持续性。证据应用项目结束后,还应进行持续性评价。医院相关部门应定期对关键结局指标进行监测,若出现结局指标不理想或者不良事件时,应进行根本原因分析,并采取相应的干预措施。此外,基于证据的动态性特征,应及时关注证据的更新,定期开展新一轮的证据转化。

第十一章　弥合"研究-实践"鸿沟——实施科学

90. 缘起有时：实施科学如何起源和发展？

实施科学的起源可追溯至1962年,当时社会学家Everett M. Rogers提出了创新扩散理论。该理论阐述了新思想、新产品、新技术如何在个体和群体中传播并被接受。20世纪70年代,英国临床流行病学家Archie Cochrane提出了充分利用临床随机对照试验提供的研究证据改善医疗卫生服务质量的理念,为循证医学的发展奠定了基础。但循证医学的发展并未妥善解决知识转化的问题。自2000年以来,美国国立卫生研究院(National Institutes of Health,NIH)旗下的多个研究所设立了针对"传播与实施"的资助计划,专门征集实施科学相关研究项目,促进了实施科学在美国的快速发展,并引起欧美各国学者对实施科学的关注和重视。

实施科学是为解决一线工作中在采纳、实施和维持循证实践时遇到的挑战而兴起的学科,旨在弥合知识和实践之间的鸿沟,帮助研究者和决策者将理论转化为实践,确保科研成果被有效利用,从而推动社会进步和科技创新。2015年Odeny等将实施科学在HIV/AIDS领域定义为一个跨学科的专业领域,旨在生成关于知行差距的规模、成因及其弥合策略的普适性知识。上述两个定义均是实施科学的广义定义。《实施科学》在其2006年创刊号中指出：实施科学是一个专注于研究如何系统性地促进循证实践(即已证实的临床治疗和实践方法、健康干预措施、组织和管理方式等)

在常规工作中运用的科学研究领域,其目的在于提升健康服务质量和有效性。该定义相对狭窄。

在国外,实施科学领域的理论、模型和框架发展迅速,其中一些被广泛应用。近20年来,欧美国家涌现出大量实施科学的教育和研究机构。实施科学领域有4本专业性学术期刊,其中 Implementation Science(《实施科学》)是公认的行业顶刊,论文的发表量呈逐年增长的态势。在国内,实施科学起步较晚,原创性研究较少,高质量的实施性研究更少,有待更多的研究人员投身于实施科学领域,共同推动这一学科的发展。

91. 纲举目张:实施科学常用哪些理论框架?

实施科学旨在探究促进和阻碍循证实践常态化应用的因素,并据此采纳相应的实施策略以推动循证实践的实施。为此,实施科学广泛应用理论、模型和框架(theories, models and frameworks, TMF),以确定影响实施的关键因素,指导实施过程,并评估实施成效。实施性研究强调以问题为导向,寻找解决问题的循证实践,了解循证实践执行的障碍和促进因素,并选择性地应用实施策略推动循证实践的采用、实施和维持。

实施科学理论、模型和框架的主要目标包括:描述和(或)指导实施过程、理解和(或)解释实施因素、评估实施结果。根据主要目标,理论、模型和框架可分为过程模型、决定因素框架、经典理论、实施理论、评估框架5大类。目前应用较广的理论、模型和框架包括理论域框架(theoretical domains framework,TDF)、实施性研究综合框架(consolidated framework for implementation research,CFIR)、常态化过程理论(normalization process theory,NPT)、行为改变轮(behavior change wheel,BCW)、探索-准备-实施-维持框架(exploration, preparation, implementa-tion, sustainment, EPIS)、Proctor的实施结局框架(implementation outcome framework,IOF)、RE-AIM框架(reach, efficacy/effectiveness, adoption, implementation, maintenance, RE-AIM)等。

选择合适的理论、模型和框架是一个需要综合考虑多个因素的过程。通过明确研究目标、研究对象、研究背景以及资源和时间限制，有助于选择出最符合研究者需求的框架。例如，如果研究者关注的是干预措施的覆盖面和效果，那么 RE-AIM 可能是一个合适的选择；如果研究者更关心组织层面的变革过程，那么 NPT 可能更适合。此外，参考现有文献和经验，甚至结合多个框架，可以帮助研究者更全面地理解和解决问题。

92. 五位一体：RE-AIM 框架是什么？

RE-AIM 框架从 5 个维度对干预的设计、实施及结果进行综合评价，每个维度以 0~1 或 0%~100% 进行测评。

(1) 可及性 (reach)。个体层面的评价指标，是指接受某些干预所影响的人群占目标人群的比例。可以通过项目参与记录、抽样调查或人口普查等方式进行评价。此外，该维度也关注参与对象的特征，通过收集参与对象的人口统计学信息、疾病信息等，与非参与者进行比较，以评价参与者的代表性，即哪些人群更容易受到某项干预的影响。

(2) 有效性 (efficacy)。个体层面的评价指标，是指一项干预对重要结局的影响，即干预效果。有效性的评价指患者及其家属、干预实施者(如医护人员)、支持此干预的使用者或公共服务者(病房或医院的管理者、决策者等)，包括正面、负面、生活质量及经济方面的结局。评价指标包括参与者的行为改变(如戒烟、体育锻炼等)、功能改善、生活质量、满意度、费用及干预所产生的终点生物学结局(如病死率)等。

(3) 采纳性 (adoption)。组织层面的评价指标，是指一项干预被机构、社区、实践者采纳的比例和代表性，关注干预措施的实施机构和实施者，可通过直接观察、结构化访谈或现场调查进行统计。对于未参与的机构，应了解其不采纳该干预的障碍因素。

(4) 应用性 (implementation)。个体和组织层面的评价指标，是指一项干预按照预期方案被实施的程度。一项干预的效果取决于其效力与实施的相互作用，该维度在组织层面，主要关注干预实施与干预方案的一致性和花费的成本;在个体层面,主要关注参与对象对干预方案的完成度或依从性。

(5)可持续性(maintenance)。个体和组织层面的评价指标,是指一项干预成为个体或组织常规并落实为制度的持续程度,关注长时间后干预措施被持续实施的程度及效果。在个体层面,主要关注干预措施对个体带来的长期影响,如生活质量的改善、负面结局等;在组织层面,主要关注干预措施是否成为机构惯例甚至制度,如是否纳入流程、是否形成规范等。

93. 对症下药:什么是 PRECEDE-PROCEED 模式?

PRECEDE-PROCEED 模式是由美国著名健康教育学家 Green 于 20 世纪 80 年代初提出的一种健康促进模式,该模式以结果为导向,强调在实施健康干预之前的行为诊断,以及在干预过程中的持续评估和改进,一共包括 2 个阶段,9 个步骤。

(1)第一阶段:行为诊断阶段——PRECEDE。这一阶段犹如老中医把脉,包括以下 5 个步骤。① 社会性评估(social diagnosis):通过对目标人群的社会问题进行分析,确定目标人群社会环境、社会关系等与健康问题之间存在的联系。② 流行病学评估(epidemiological diagnosis):确定目标人群自身所存在的主要健康问题以及引发健康问题的原因。③ 行为环境评估(behavioral and environmental diagnosis):行为环境评估包括行为评估与环境评估,行为评估是确定导致目标人群疾病或健康问题发生的行为性因素,环境评估是确定影响个人健康行为或健康结局的外在环境因素。④ 教育组织评估(educational and organizational diagnosis):该过程分析归纳影响目标行为的各种因素,并将影响因素按性质分为倾向因素、强化因素及促成因素。倾向因素是指促进或阻碍人们行为动机改变的因素,包括知识、态度、信仰及个人嗜好;强化因素是指加强或弱化目标人群行为的各种因素,包括自身或他人的各种支持、帮助及影响等;促成因素是指促使或者妨碍人们实现行为动机的各类因素,包括各种能够达成动机实现的服务、技术以及资源等。⑤管理政策评估(administrative and policy diagnosis):确定当前与目标行为相关并会对目标行为产生影响的政策、法规及条例等。

(2)第二阶段。健康干预阶段——PROCEED。这一阶段犹如老中医"对症下药",包括4个步骤:①实施(implementation):针对影响患者健康的倾向因素、强化因素和促成因素结合政策法规实施健康促进计划。②过程评价(process evaluation):评价影响健康行为的因素有没有发生变化。③影响评价(impact evaluation):评价目标人群的健康行为有没有发生变化。④结果评价(outcome evaluation):通过对照实验,检验健康教育计划的目标是否完成。

94. 破旧立新:何为实施性研究综合框架(CFIR)？

实施性研究综合框架(CFIR)是目前运用最为广泛的决定因素框架。该框架有助于系统且全面地确定各个领域实施成功与否的驱动因素,以调整干预方案,推动临床实践应用,这一过程可谓"破旧立新"。2022年,根据用户反馈对CFIR框架进行了更新,形成了适用性更佳、通用性更强的新版CFIR框架。更新后的CFIR框架在结构上与原CFIR框架保持一致,其内容都能映射到原版的CFIR框架之中,进一步提升了CFIR框架的适用性,使其能更好地识别各种实践环境中的影响因素。新版CFIR框架包括以下维度。

(1)创新(innovation)。指正在实施的"事物",如新的临床治疗、教育计划或城市服务。创新共包含8个构成要素:创新来源、创新证据基础、创新相对优势、创新适应性、创新可适用性、创新复杂性、创新设计、创新成本。

(2)外部因素(outer setting)。指外部环境存在的环境,如医院系统、社区、城市;可以存在多个外部因素或多个层次的外部因素,如社区、系统、状态。外部因素共包含7个构成要素:重要事件、当地态度、当地条件、协作关系和联系、政策和法律、金融资助、外部压力。

(3)内部因素(inner setting)。指创新实施的环境,如医院、学校、城市；可以存在多个内部环境或多个层次的内部环境，如单元、教室、团队。内部因素共包含11个构成要素：结构特征、协作、沟通、文化、变革的迫切性、兼容性、相对优先权、激励制度、目标一致、可用资源、知识和信息的可及性。

(4)个体(individuals)。可分为角色次级维度和特征次级维度。个体共包含13个构成要素，其中角色次级维度包括：高层领导、中层领导、意见领袖、实施促进者、实施领导、实施团队成员、其他实施支持者、创新推动者、创新接受者；特征次级维度包括：需要、能力、机会、动机。

(5)实施过程(implementation process)。指实施创新的活动和策略。实施过程共包含9个构成要素：团队合作、需求评估、环境评估、规划、调整策略、动员、执行、反思与评价、适应。

95. 水到渠成：常态化过程理论(NPT)是什么？

常态化过程理论(NPT)认为，新技术的成功嵌入(即常态化)是实施者、实施对象和实施环境相互作用的结果，这个过程就如同涓涓细流逐渐汇聚成江河，最终水到渠成。NPT把这个常态化过程分成4个生成机制(维度)，各有4个构念。

(1)思想认同(coherence)。指实施者(包括个人和团队)是否理解和认同新技术。它回答的问题是："需要实施的具体工作是什么？"思想认同包括4个构念，即区别(differentiation)、团队共识(communal specification)、个人认知(individual specification)、认同(internalization)。

(2)认知参与(cognitive participation)。指个人通过象征性或实际发生的招募行为而参与到新技术的实施中。它回答的问题是："谁来做这些工作？""参与"前加上"认知"一词是强调这不仅仅是行为上的参与，还涉及参与者的认知层面；不仅仅是身体意义上的参与，更需要参与者心甘情愿地投入实践中。认知参与包括4个构念，即启动(initiation)、参与(enrolment)、分内之事(legitimation)、坚持行动(activation)。

(3)集体行动(collective action)。指实施者和团队为实施新技术所必须做的落实工作,它回答的问题是:"如何完成工作?"集体行动中"集体"一词强调了实施不是孤立的、各自为政的个体行为,需要参与者之间,以及机构和个体之间的协作和互动。"集体行动"这个维度是 NPT 理论的核心,也包含 4 个构念,即交互工作性(interactional workability)、关系整合(relational integration)、能力实用性(skill-set workability)、环境整合(contextual integration)。

(4)反思监测(reflexive monitoring)。指围绕新技术实施所做的正式和非正式的评估工作,它回答的问题是:"工作的效果如何?"反思监测不仅是监测,"反思"一词是为了强调这种监测不是被动的,而是对监测结果主动的反思。反思监测包含 4 个构念,即系统化(systematization)、集体评估(communal appraisal)、个人评估(individual appraisal)、再造(reconfiguration)。

96. 相得益彰:实施科学研究常用哪些研究设计?

实施科学研究侧重于提供或实施循证实践的策略,使干预措施的作用在实际应用中得以最大限度地发挥。实施科学研究常用的定性研究方法和定量研究方法各具特色,却又能够完美融合,相得益彰,共同绘制出一幅丰富多彩的实施科学研究画卷。

(1)定性研究方法。主要用于描述和理解实施过程中人类的行为和经验看法,通常包括个体访谈、焦点小组访谈、民族志、田野调查、参与式观察、文献分析、个案调查。其中以个体访谈最为常见,它往往将不同层次的关键利益相关者作为访谈对象,通过实施理论框架形成访谈提纲并进行半结构化访谈。

(2)定量研究方法。①阶梯设计(stepped-wedge design,SWD)是一种特殊的群组 RCT 设计,各群组在不同的时间点实施干预,最终所有组都将接受干预,无需设置专门的对照组,既做到平行随机对照,又避免了伦理学问题。因此,SWD 适用于评价"利大于弊"的干预措施,尤其适用于当资源受限时需要分阶段实施干预措施的情况。②准实验设计(quasi-experimental designs,QED)

指因研究条件限制而不能采用随机分组或设立平行对照时选择的研究。研究人员在评估真实环境中的干预措施实施时面临研究设计上的挑战,需要在保持内部有效性的同时兼顾外部有效性因素(如各亚组的摄入量、可接受性、可持续性和成本)。QED 设计包括中断时间序列(interrupted time series, ITS)设计、回归不连续设计、回归点位移设计等。这 3 种 QED 设计在研究目的、设计和分析上较为相似。例如,ITS 设计在干预前后均等间隔的时间点(多个时间点)收集常规监测数据,将干预前的数据作为对照组,估计干预前时间序列的潜在趋势后,根据潜在趋势线和干预后的时间序列趋势评估干预措施效果。其特点是能充分利用纵向数据的信息,考虑干预前指标的发展趋势,且一般不受恒定混杂因素的影响。③多重方案随机序贯试验(sequential multiple assignment randomized trial, SMART)是一种专为建立随时间变化的适应性干预措施而开发的多阶段随机试验设计。在每一个阶段,所有参与者都被随机分配到一个干预方案中。通过多次随机分配参与者,研究者可将多种干预措施融入研究中并评估其在不同阶段的效果,从而制定最佳的决策规则与方案。

97. 双管齐下:效果-实施双轨设计有哪些类型?

效果-实施双轨设计(Effectiveness-Implementation Hybrid Designs, EIHD)旨在同一研究中,对干预措施的临床效果和实施结果同时进行评价,以提高转化速度。根据研究对干预效果和实施结果的侧重程度不同,EIHD 主要分为以下三种类型。

(1)Ⅰ型设计。主要关注实际应用中干预措施的临床效果,次要目的是探索干预实施过程中的阻碍或促进因素,为选择合适的实施策略提供信息。这种设计相当于传统的临床有效性试验与过程评价的结合,适用于临床有效性证据有限,且研究没有明确实施策略的干预措施。其报告的重点在于评价试验有效性,应根据所选择的具体研究方法,如整群随机设计、阶梯楔形设计、访谈法等,选择相应的报告标准。

(2)Ⅱ型设计。是对干预措施和实施策略的双重测试,在确定干预有效性的同时，测试实施策略的效果或可行性。这种设计包括有效性试验和实施性研究，适用于在其他环境中已存在有效性证据，但不确定在当前背景中是否有类似的效果的干预措施，且研究要有明确的实施策略，对实施策略的评价有明确的指标（如保真度和采纳性等）。Ⅱ型设计为有效性试验和实施性研究双轨同时进行，其性质与StaRI以干预措施和实施方法双轨道报告的形式相吻合，所以在对Ⅱ型设计进行报告时，可优先考虑选择StaRI报告规范和各部分采用的具体研究方法的报告规范相结合。

（3）Ⅲ型设计。主要关注实施策略的效果，次要目的是评估与实施有关的临床结果。这种设计相当于实施性研究加结局评价，适用于已有大量证据表明干预措施的有效性，但不同实施环境可能会影响干预措施的效果，需要通过研究确定最优的实施策略的情况。Ⅲ型设计报告内容的重心在评价研究实施效果上，弱化了对干预措施有效性的评估，故应采用StaRI报告规范进行报告，而其中对实施部分的报告可采用相应的实施框架来进行阐述。

98. 时代新宠：阶梯整群随机试验知多少？

在实际应用中实施经RCT验证的干预措施时，通常会面临以下拦路虎。①环境适应性：经过验证的干预措施通常是在特定的临床试验环境中进行的，而实践环境可能与临床试验环境存在显著的差异，这些差异会影响干预的效果和可行性。②患者异质性：临床实践面对的患者往往具有更复杂的健康状况，如多种并发症的出现和不同的社会经济背景，使得干预的普遍适用性受到挑战。针对特定人群的干预可能并不适合所有患者。③实施的可持续性：即使干预措施在试验中显示出有效性，在实际应用中，如何保持干预的持续性和一致性也是一大挑战。④组织文化和变革抵抗：医疗机构的文化、政策和工作习惯可能对新干预的实施产生阻碍，医护人员可能对改变已有的工作流程持抵触态度。⑤资金和资源分配：许多经过RCT验证的干预措施需要额外的资金和资源支持，而在实际的医疗环境中，预算限制和资源分配不均可能限制干预的实施。⑥伦理问题：对照组的设置可能会剥夺一部分受试者接受有效治疗或干预的权利,这可能会引发伦理争议。

为了促进经RCT验证的干预措施在实际应用中的实施,阶梯整群随机试验(stepped wedge cluster randomized trials,SW-CRT)应运而生,迅速成为"时代新宠"。它与传统的平行整群随机试验和随机对照试验存在差异。传统的平行整群随机试验是对群组随机分组后,群组一直留在干预组或对照组直至研究结束。而SW-CRT扩展了试验设计,以群组研究为对象,各群组随机在不同时间点实施干预(即接受干预的顺序是随机分配的),最终所有组均会接受干预,不需要设置专门的对照组。这保证了每个群组获得有效治疗或干预的权利,避免了伦理问题。每个群组均能提供观察前后的数据,但统计分析略复杂。SW-CRT本身包含的一些特性,如潜在的时间混杂因素、群组相关性随时间的变化、群组内沾染的可能性、干预效果随时间变化的可能性、多种设计类型的变异等,增加了报告的复杂程度。Hemming等将针对个体随机对照试验的CONSORT声明扩展应用于SW-CRT中。扩展的CONSORT声明考虑了SW-CRT的特殊性,共包含26个条目。对此报告规范感兴趣的读者可阅读司华新等于2022年在《中国公共卫生》上发表的论文《阶梯设计试验研究方法及报告规范》。

99. 见微知著:实施结局指标有哪些?

实施结局指为实施新的治疗方法、实践和服务而采取的针对性措施的效果,其可作为证据临床转化成功与否的指标,既反映了实施过程,又是与临床结局或服务结局相关的关键中间结局指标。实施性研究的结局指标主要包括以下维度,这些维度通过各个细微之处汇聚成一个整体。

(1)接受度。指利益相关者认为干预措施可接受的程度,可通过问卷、访谈等形式进行统计。

(2)采用率。指尝试采纳新干预措施的意愿或行动程度,可通过问卷、访谈、观察等形式进行统计。

(3)适当性。指干预措施在特定环境中,对于特定目标受众或与特定主体的契合度或相关性,可通过问卷、访谈等形式获取信息。

（4）可行性。指干预措施在特定环境或组织中成功进行的程度，可通过问卷、访谈等形式获取信息。

（5）保真度。指干预措施按原始方案、计划或政策所设计的事实程度，该指标包括依从性、交付质量、程序组件差异、干预的暴露、参与者的响应或参与5个维度，可通过观察、自我报告、录音或录像、收集实时记录单等形式进行统计。

（6）实施成本。指实施干预措施的增量成本，可从干预提供者或机构层面进行统计。

（7）覆盖范围。指有资格从干预措施中受益的人群实际接收干预的程度，可通过调查、审查等方式从组织层面进行统计。

（8）可持续性。指干预措施在特定环境中得以维持或体制化的程度，可通过问卷、访谈等形式从管理者或组织层面进行统计。

100. 有章可循：实施科学研究应遵循什么报告规范？

实施研究的报告规范（Standards for Reporting Implementation Studies，StaRI）于2017年在BMJ上公开发表，旨在规范和提高实施性研究的报告质量，促进实施科学的发展。StaRI是一个基于在线德尔菲法和专家共识开发而成的报告框架，涵盖标题与摘要、引言、方法（描述与评价）、结果、讨论、通用信息6个部分，共27个条目，该工具可通过EQUATOR Network下载。

StaRI工作组指出：①在标题和摘要部分，应能体现出研究是一项实施性研究，并描述所采用的方法学，且摘要中应描述研究拟评估的实施方法、拟实施的干预措施、研究情景、资源利用、实施结局和健康结局。②在引言部分，应描述实施的干预措施旨在解决的临床问题、干预实施的情景特征（包括障碍因素和促进因素）、实施方法的科学背景和理论基础、干预措施等。③在研究目的部分，应明确实施目标和干预目标。④在方法学部分，应报告研究的总体设计、设计特征、选择该设计的原因以及与最初的研究计划相比研究方案发生的任何变化及原因。此外，还应阐述研究对象、实施干预的情景特征(如患者类型、人数、工作人员概况等)、实施方法和干预方法,描述附加研究任务或嵌套研究的亚组招募方法。⑤在评价部分,应报告实施方法的结局、干预措施带来的健康结局、过程评价和经济学评价。⑥在结果部分,应报告实施场所和实施人员特征及代表性和接受干预的人群特征,可通过流程图呈现。在报告结局指标时,应先报告实施方法的结局,再报告干预措施的健康结局,最后报告相关过程评价数据及其与主要结局的关系,实施方法和干预措施的资源利用等经济学结局指标。⑦在讨论部分,应包括研究的主要发现、优势、局限性、与其他结果的比较、对实践的影响和结论,并重点分析实施方法和干预措施的可持续性、可推广性和可应用性。⑧在通用方面,应报告研究的各项审批声明,如伦理审查、注册信息、资助信息、利益冲突等。

总体上,StaRI报告规范强调了报告实施性研究中所采用的方法和理论依据,研究者在开展实施性研究和撰写实施性研究学术论文时,应参考StaRI清单,进一步提高实施性研究报告的透明度、准确性。

临床护理科技创新实践
百问百答

总主编 曾铁英 刘于

100 QUESTIONS & ANSWERS: NURSING PATENT & INNOVATION

护理专利创新实践百问百答

主编／何细飞
　　　陈　红

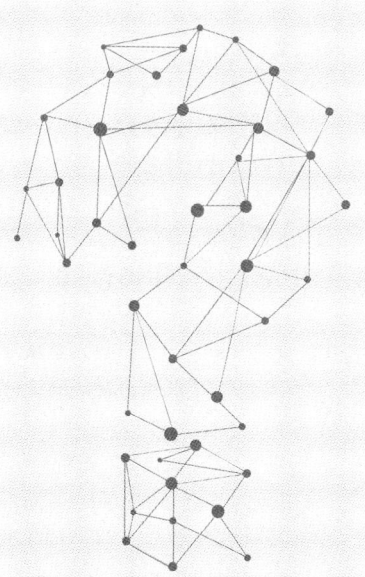

华中科技大学出版社
http://press.hust.edu.cn
中国·武汉

图书在版编目(CIP)数据

护理专利创新实践百问百答 / 何细飞,陈红主编. -- 武汉：华中科技大学出版社,2025.4. --(临床护理科技创新实践百问百答 / 曾铁英,刘于主编). -- ISBN 978-7-5772-1778-9

Ⅰ.R47-44

中国国家版本馆CIP数据核字第2025QF6763号

临床护理科技创新实践百问百答
护理专利创新实践百问百答 何细飞 陈 红 主 编
Huli Zhuanli Chuangxin Shijian Bai Wen Bai Da

策划编辑：汪飒婷	
责任编辑：谢 源	
封面设计：廖亚萍	
责任校对：张会军	
责任监印：曾 婷	
出版发行：华中科技大学出版社(中国·武汉)	电话：(027)81321913
武汉市东湖新技术开发区华工科技园	邮编：430223
录　　排：华中科技大学惠友文印中心	
印　　刷：武汉科源印刷设计有限公司	
开　　本：880mm×1230mm　1/32	
印　　张：25.375	
字　　数：721千字	
版　　次：2025年4月第1版第1次印刷	
定　　价：128.00元(全6册)	

本书若有印装质量问题,请向出版社营销中心调换
全国免费服务热线：400-6679-118　竭诚为您服务
版权所有　侵权必究

总　序

随着医疗改革的深入和护理学科的发展,科技创新在提升护理实践质量和推动护理学科发展等方面发挥着越来越重要的作用。然而,由于我国高等护理教育进入高质量发展阶段,护理研究者在护理科技创新实践中面临诸多困惑与挑战,为了满足广大护理工作者对相关知识的需求,以及提升临床护理研究与创新实践的水平,我们精心编纂了"临床护理科技创新实践百问百答丛书"。本丛书旨在通过问答形式,深入浅出地解答临床护理研究中的常见问题,为广大护理同仁提供一套集知识性、实用性、指导性于一体的临床护理研究参考书籍。

本丛书由华中科技大学同济医学院附属同济医院护理专家及博士团队编写,不仅汇聚了编者的实践经验,还参考和总结了同济医院护理部自开设护理科研门诊、循证护理门诊和创新门诊以来咨询的常见问题,用生动活泼的语言解答理论复杂的临床护理科技创新问题。本丛书包括6个分册,分别是《护理科研项目申报百问百答》《护理量性研究百问百答》《护理质性研究百问百答》《护理科技论文百问百答》《循证护理实践百问百答》和《护理专利创新实践百问百答》。

本丛书体现如下特点。①问题导向,针对性强。本丛书从护理科研项目申报、护理量性研究、护理质性研究、护理科技论文、循证护理实践和护理专利创新实践6个方面,分别精选了最为常见和关键的100个问题,旨在帮助读者快速找到解决问题的方案。②解答详尽,易于理解。每个问题采用通俗易懂的语言,配以详尽

的解答，结合具体案例和实际操作步骤，使读者能够轻松掌握相关知识。③理论与实践相结合。本丛书不仅注重理论知识的阐述，还强调实践技能的培养，通过案例分析、方法介绍等方式，帮助读者将理论知识应用于实际研究中。④前沿性与实用性并重。本丛书紧跟临床护理研究的最新进展，介绍了最新的研究方法和技术手段，同时注重实用性，确保读者能够在实际工作中灵活运用所学知识。

本丛书得以顺利完成并呈现在读者面前，要感谢华中科技大学同济医学院护理学院学科建设经费的资助，感谢编者的精心撰写，感谢所有为本丛书提供支持和帮助的人。由于水平和能力有限，加之时间仓促，本丛书中难免有不成熟和不妥当之处，恳请广大读者不吝批评和指正。

最后，衷心希望"临床护理科技创新实践百问百答丛书"能够成为广大护理工作者和研究者手中的"宝典"，在护理研究和创新实践中发挥积极作用。我们期待读者在阅读本丛书的过程中，不仅能激发对临床护理研究和创新实践的热情与兴趣，更能丰富护理研究知识、提升创新实践能力。

曾铁英　刘于
2024 年 11 月

前　言

　　创新是引领发展的第一动力。护理创新在提升患者就医体验、改善护理质量、保障患者安全等方面发挥着越来越重要的作用。广大护理人员对护理创新充满热情，尤其是在护理专利方面。然而，在专利申请及转化的过程中，护理人员往往会遇到种种困惑。为帮助大家深入了解护理创新的实践过程，我们编写了《护理专利创新实践百问百答》，以期为护理人员提供科学、实用的参考依据，成为护理创新之路上的贴心伙伴。

　　全书共分为七个章节，涵盖100个问答，结构严谨，内容详实，可读性强。第一章"横看成岭侧成峰：护理专利那些事儿"介绍了护理创新的内涵、专利的类型及特点；第二章"为有源头活水来：护理专利脑洞大开"多角度剖析了护理专利的广泛来源；第三章"凡心所向　素履以往：专利申请指南"逐步解析了专利申请的流程及注意事项；第四章"绳墨规矩　曲直方圆：专利相关权益"详细阐述了专利保护的法律要求；第五章"成如容易却艰辛：从证书到实物"讲述了如何打造专利实物；第六章"历尽天华成此景：如何实现专利转化"介绍了专利转化的相关要素；第七章"致知力行　踵事增华：专利如何助力护理科研"教您如何将创新成果诉诸笔端。

　　"欲建高楼，先固其基"。通过本书，护理工作者可以系统地了解护理专利的申请与转化过程，为护理实践提供坚实的创新支持。我们希望，这本书不仅能提供科学的操作指南，更能激发护理人员的创新热情，使学习与探索变得轻松而有趣。愿这本书成为您护理创新路上的指路明灯,伴您在护理事业的征程中稳步前行,照亮每一个探索与成长的时刻。

何细飞　陈　红
2024 年 11 月

目　录

第一章　横看成岭侧成峰:护理专利那些事儿 … 1
1. 何方神圣:什么是护理专利? … 1
2. 溯本求源:护理人员为什么要申请护理专利? … 2
3. 奇思妙想:护理人员为何能变身为发明家? … 3
4. 一清二楚:专利的类型有哪些? … 4
5. 三足鼎立:专利应具备的三个基本特征是什么? … 4
6. 从无到有:什么是发明专利? … 5
7. 匠心独运:什么是实用新型专利? … 6
8. 锦上添花:什么是外观设计专利? … 7
9. 判若鸿沟:发明专利、实用新型专利、外观设计专利有何不同? … 9
10. 泾渭分明:软件著作权属于护理专利吗? … 9
11. 一案双申:同一发明创造能同时申报发明专利和实用新型专利吗? … 10

第二章　源头活水来:护理专利脑洞大开 … 12
12. 革故鼎新:如何拥有打破常规的创新思维? … 12
13. 多才多艺:护士应具备怎样的创新能力? … 13
14. 豁然开朗:护理创新灵感从何而来? … 13
15. 他山之石:是否可以从已有专利中摘取技术要点申请专利? … 17
16. 移花接木:将已有技术应用到护理领域能否申请专利? … 17

17. 七十二变：产品要素发生变化，能否申请专利？ 19
18. 别出新裁：仅有一个 idea，能申报专利吗？ 21
19. 一键收藏：检索专利的平台有哪些？ 21
20. 顺藤摸瓜：有哪些实用的检索技巧？ 22
21. 秘密武器：专利挖掘有什么作用呢？ 23
22. 脑洞大开：如何进行专利挖掘？ 24
23. 顺势而为：哪些 idea 不能通过专利授权？ 24

第三章　凡心所向　素履以往：专利申请指南 27
24. 厉兵秣马：专利申请前有哪些准备工作？ 27
25. 精雕细琢：如何起一个恰当的名称？ 28
26. 如何撰写专利请求书？ 28
27. 如何撰写专利说明书及摘要？ 29
28. 如何撰写权利要求书？ 30
29. 如何撰写技术交底书？ 31
30. 外观设计专利对图片有什么要求？ 33
31. 如何画出引人注目的专利底图？ 34
32. 申请专利需要提交什么文件？ 36
33. 提交申请文件的顺序是怎样的？ 36
34. 提交申请文件时需要注意的事项有哪些？ 37
35. 专利审查要经历哪些流程？ 37
36. 初审小能手：专利审查的第一道关口是什么？ 38
37. 实质审查大揭秘：专利审查的深度密码是什么？ 39
38. 逐个击破：如何答复国家知识产权局发出的各种通知书？ 40
39. 望穿秋水：提交申请后多久才能收到审查结果？ 41
40. 如何 hold 专利申请撤回手续？ 42
41. 如何在我国港澳台地区申请专利？ 42
42. 申请国外专利之路该怎么走？ 44
43. 专利代理探秘，这里藏着哪些宝藏？ 45
44. 事半功倍：委托申请专利到底要走哪些流程？ 46
45. 漂洋过海：如何申请涉外专利的代理？ 47

46. 拨云见日:专利申请过程中有哪些误区? …… 48
47. 未雨绸缪:专利申请相关费用如何交纳? …… 49
48. 囊中羞涩:如何办理专利费用减缓? …… 49

第四章 绳墨规矩 曲直方圆:专利相关权益 …… 52

49. 追本溯源:专利制度是什么?有哪些特性? …… 52
50. 因势利导:专利制度有何作用? …… 53
51. 独树一帜:专利权有何独特之处? …… 54
52. 金科玉律:有哪些与专利权相关的法律法规? …… 55
53. 正名定分:谁是专利权人? …… 56
54. 权利行使:专利权人拥有哪些"优越福利"? …… 57
55. 义务履行:专利权人有哪些义务? …… 58
56. 职务发明和非职务发明有何不同? …… 59
57. 先人一步:什么是专利优先权?有哪些特点? …… 59
58. 偃旗息鼓:专利权终止的情形有哪些? …… 60
59. 守口如瓶:如何签订专利保密协议? …… 61
60. 鸠占鹊巢:专利侵权如何界定? …… 63
61. 不属于侵权的特殊情况有哪些? …… 63
62. 专利侵权赔偿如何计算? …… 64
63. 唇枪舌剑:专利纠纷类型有哪些? …… 65
64. 公断是非:如何解决专利纠纷? …… 66
65. 亡羊补牢:专利年费逾期如何补救? …… 66
66. 据理力争:如何办理专利申请恢复手续? …… 67
67. 峰回路转:如何申请专利复审? …… 68
68. 背水一战:如何开展行政复议? …… 69

第五章 成如容易却艰辛:从证书到实物 …… 70

69. 独一无二:如何识别专利号? …… 70
70. 岁序更替:专利证书的有效期是多久? …… 71
71. 合浦还珠:专利证书可以更换或补发吗? …… 71
72. 草船借箭:如何整合资源将脑洞具象化? …… 72
73. 我行我秀:什么是专利项目路演? …… 73
74. 扫雷攻略:路演中有哪些注意事项? …… 74

75. 一骑绝尘：如何在专利转化中建立优势？ …………… 75
76. 曲径通幽：路演没有成功怎么办？ ………………… 76

第六章 历尽天华成此景：如何实现专利转化 …………… 78

77. 先有鸡还是先有蛋：专利转化与专利证书的关系是什么？ ……………………………………………… 78
78. 如火如荼：专利转化的现状如何？ ………………… 78
79. 得天独厚：专利转化的环境有哪些？ ……………… 79
80. 从实验室到市场，专利转化有哪些环节？ ………… 80
81. 万事俱备：专利转化应满足哪些条件？ …………… 81
82. 转化"三驾马车"，专利管理、专利挖掘、专利孵化是什么？ ……………………………………………… 82
83. "知产"变"资产"，专利转化有哪些形式？ ………… 82
84. 凭风借力：如何让专利变"红利"？ ………………… 83
85. 同舟共济：如何促进专利转化中的团队协作？ …… 85
86. 待价而沽：专利权转让时，如何给专利价值"称斤两"？ ………………………………………………… 86
87. 静待花开：专利转化时间的影响因素有哪些？ …… 86
88. "走出去？引进来？"，哪些专利转化平台能助你一臂之力？ …………………………………………… 87
89. 柳暗花明：当专利转化遇到了困境，如何破局？ …… 88
90. 更上一层楼：专利成功转化后还需要做些什么？ …… 89
91. 如何解决专利权的归属问题？ ……………………… 90
92. 转化合同签约前需注意什么？ ……………………… 91

第七章 致知力行 踵事增华：专利如何助力护理科研 …… 93

93. 创新宣言：为什么要撰写护理专利型论文？ ……… 93
94. 轻松上手：如何撰写高质量护理专利型论文？ …… 94
95. 差异与相同：发表护理专利型论文和申请专利是否存在冲突？ ……………………………………… 97
96. 精挑选专栏：如何让护理专利型论文投稿"一箭中的"？ …………………………………………… 98
97. 启迪新思路：如何通过专利发展趋势找到护理科研的

重点方向?··· 99
98. 推动新方法:护理专利对护理科研有何帮助?········ 100
99. 促进新转化:护理专利如何影响临床实践指南/护理行业标准的制定?····································· 101
100. 孵化新产品:如何在科研课题的沃土中培育出创新专利?·· 102

第一章 横看成岭侧成峰：护理专利那些事儿

1. 何方神圣：什么是护理专利？

在繁忙的护理工作中，你是否有过这样的瞬间：这个操作好麻烦，这个产品不好用，有什么方法能简化或优化一下就好了！护理专利就这样应运而生。"护理专利"一词听起来非同寻常，其实就是护理人员在工作中，针对某些护理难题或需求，发明创造出的新技术、新方法或提出的新产品创意，并且这些发明创造和创意得到了国家的认可和保护。那么，护理专利到底是何方神圣？

（1）护理专利的来源。每一个护理专利可不是凭空捏造的，它们的产生基于你的实际工作经验和工作时遇到的护理难题或需求，还需要结合你的专业知识和创新思维。想象一下，一个能够自动监测患者生命体征、按时给药、还能陪患者聊天的智能护理机器人，让你摆脱繁重的护理工作，是不是让你兴奋不已？

（2）护理专利的本质。光有这些"灵光一闪"还不行，你还得通过科学的方法把它变成护理领域里新的技术、新的方法，或者是新的产品创意。不过这些创意一方面要足够独特，要有"技术含量"，不能只是简单地改颜色、换形状；另一方面要足够实用，能够弥补现有护理方法或设备的一些不足，提高护理质量和效率。

（3）护理专利的保护。一旦这个新的创意被专利局授权，就像安装了一个"防护罩"，能够防止被他人抄袭或滥用。这个专属于你的创意，别人想借用就得经过你的同意，还得付给你一定的报酬。这是不是让你在同事和领导面前更加意气风发，说不定还能因此获得晋升和加薪的机会！

所以，护理人员在工作中，需要拥有一双善于发现问题的眼睛。通过这双眼睛，了解护理难题或需求，再加上一些科学的创意，就可能获得一颗护理专利的"种子"。赶紧行动起来，用你的智慧和汗水，为护理工作增添更多的色彩和活力吧！

2. 溯本求源：护理人员为什么要申请护理专利？

如果护理工作是一场精彩的探险之旅，那么申请护理专利就像是我们在旅途中发现的超级宝藏。下面就来聊聊护理人员为何要申请护理专利。

（1）成为"创新小能手"。护理人员每天面对的都是各种各样的患者和复杂的护理需求，需要仔细观察、认真思考，找出问题所在，然后动动脑筋，想个新招来解决它。这不，护理专利就来了。它让护理人员在面对难题时更加游刃有余。

（2）护理工作"更上一层楼"。有了护理专利的加持，护理人员的工作就不仅限于简单的打针、换药了。护理人员变成了"创新者""发明家"，用智慧和创造力为护理工作注入新的活力。

（3）惠及患者的福音。护理专利的最终目的是满足患者需求。一个好的护理专利，往往能带来更加人性化、更加高效的护理服务，满足患者的迫切需要。想象一下，患者因为护理人员的创新露出了满意的笑容，这就是护理人员最大的成就。

（4）护理行业的推动者。当护理创新成果被广泛应用时，获益的不仅仅是患者和护理人员自身，还能推动整个护理行业的发展和进步，提高护理工作的整体水平。这就像是在平静的湖面上投下了一颗石子，激起了层层涟漪，让整个行业都充满了活力和生机。

（5）护理工作的底气。护理人员有着丰富的专业知识和实践经验，每天与患者打交道，了解他们的需求和痛点，这是其他人无法替代的，也是申请护理专利得天独厚的优势。只要敢于尝试、勇于创新，就一定能发现更多的"宝藏"！

综上所述,护理人员申请护理专利不仅是为了提升自己的职业价值,更是为了患者,为了整个护理行业的进步和发展。所以,护理人员要勇敢地迈出这一步!

3. 奇思妙想:护理人员为何能变身为发明家?

护理人员从日常护理工作中汲取灵感,产生了一些"奇思妙想",摇身一变,成了发明家。这些"奇思妙想",听起来就像是魔法世界里那些让人眼前一亮的咒语,那么,护理人员为什么能拥有这样的魔力?

(1)护理工作的"魔法学院"。医院其实就像是一座充满挑战与机遇的"魔法学院"。在这里,护理人员每天面对的都是各种各样的患者和复杂的护理需求。这些需求就像是一道道待解的谜题,等待着护理人员用智慧和创造力去破解。

(2)激发灵感的"一线战场"。护理人员身处护理工作的最前沿,就像是魔法世界里的"一线战士"。在与患者朝夕相处的过程中,护理人员能够敏锐地捕捉到护理工作中的问题。这些看似微小的问题,往往蕴含着巨大的创新潜力。

(3)点亮创意的"魔法棒"。遇到问题时,护理人员不会选择视而不见,而是会积极地思考解决方案。就像魔法师挥舞着魔法棒一样,护理人员也会用他们的想象力,设计出更加舒适、便捷和智能的护理产品,来解决患者的问题。

(4)华丽蜕变的"发明家"。随着创意的不断涌现和实践的深入,护理人员逐渐发现,自己发明的创新成果不仅得到了患者的认可和喜爱,给他们带来了更人性化、更贴心的服务,还引起了医疗界的广泛关注,提高了护理工作的效率和质量。不知不觉之中,护理人员竟然能够成为发明家。

所以,护理人员变身为发明家是他们在面对实际问题、关注患者体验、推动学科发展、应对行业挑战以及激发内在动力等因素驱动下的必然产物。这些发明创造不仅让护理工作变得更加高效、精准,也为患者带来了更好的护理服务。

4. 一清二楚：专利的类型有哪些？

专利是国家依法授予发明创造者的一种知识产权。可以从三个层面理解专利：首先，专利是专利权的简称，代表一种专有的权利，它就像是一张专属的"能力证书"，具有期限性独占权；其次，专利也是记载发明创造内容或者技术方案的文献，是技术信息的载体，就好像是技术界的"百科全书"，等待着我们去探索、去发现；最后，专利是经国家专利行政主管机关依照法定程序审查批准的、符合专利授予条件的发明创造，它给自己披上了"法律的护甲"。

在我国，专利主要分为三种类型：发明专利、实用新型专利和外观设计专利。这三种专利类型都需要满足一定的条件才能被授予专利权，如新颖性、创造性和实用性等。通过设立专利制度，旨在保护创新成果，鼓励技术创新和进步。

护理专利是医疗健康产业专利体系的重要组成部分，是针对护理领域的创新技术、方法和装置所申请的专利，目的在于保护发明者的权益并促进护理技术的发展。护理专利可以分为护理技术专利、护理方法专利、护理设备专利三种类型，除此之外，还有一些其他类型的护理专利，例如针对特殊人群的护理专利、针对老年人的护理专利等。这些专利可以根据不同人群的特点和需求，提供更加个性化的护理服务。

5. 三足鼎立：专利应具备的三个基本特征是什么？

专利是政府机关或者代表若干国家的地区性机构按专利法授予申请人在一定时间内对其发明创造成果所享有的独占、使用和处分的权利。通俗来说，就是政府或地区性机构给你一个"通行证"，让你在一段时间内独占、使用和处置你的发明创意。根据《中华人民共和国专利法》（后文简称《专利法》）第二十二条的规定，要想获得这个"通行证"，得具备三大基本特征，即新颖性、创造性和实用性。

（1）新颖性。你的发明就像一个"秘密武器"，在申请日前不能泄露给任何人，否则可能会失去通过资格。但是别担心，如果你的发明在6个月内存在政府主办的国际展览会首次展出、规定的学术会议首次发表或他人未经同意泄露的情况，那么恭喜你，你的专利申请依然能保持那份"神秘感"。要特别注意的是发表论文没有宽限期，专利会因为破坏了新颖性而被驳回。

（2）创造性。你的发明是个"大招"，能让技术领域的专家们眼前一亮，给他们带来真正的"惊喜"。如果专家们能很轻松地从你的发明中看到现有技术，那就太普通了，缺乏创造性。你的发明必须具有突出的实质性特点和显著的进步，才能说明你的发明具有创造性。

（3）实用性。你的发明应该是个"实战利器"，不能只是理论上的空想。它能被制造出来，并且有实际用途，产生积极的效果。

因此，如果你希望获得专利，记得要确保你的创意是独特的、有创造性的，并且真的能够有效使用，这样才有可能成功申请专利。

6. 从无到有：什么是发明专利？

我国《专利法》里的发明是指对产品、方法或者其改进所提出的新的技术方案。这些技术方案就像是"魔法棒"一样，能够解决我们在生产、科研、实验中遇到的种种难题。

发明专利的特点有以下几点。首先，发明是一项新的技术方案，是利用自然规律解决生产、科研、实验中遇到的各种问题的技术解决方案，一般由若干技术特征组成。其次，按照性质划分，发明权利要求有两种基本类型，分为产品权利要求和方法权利要求。产品权利要求包括人类技术生产的仪器、设备等，方法权利要求包括有时间过程要素的活动，又可以分成方法和用途两种类型。另外，《专利法》也保护对现有产品或方法的改进，所以即使是对已有技术的小的创新，也可能获得专利法保护。总之，发明专利要有新颖性、创造性，并且能够实际应用。

发明专利的保护对于激励创新、促进技术进步具有重要意义。它不仅保护发明者的权益，还鼓励更多的创新活动，对经济发展和社会进步有积极影响。

7. 匠心独运：什么是实用新型专利？

我国《专利法》所称实用新型是指对产品的形状、构造或者其结合所提出的适于实用的新的技术方案。实用新型与发明相比有两个显著的区别：首先，实用新型专利保护的是实际的产品，实用新型专攻的是那些看得见、摸得着的实体产品，这些产品通过工业生产而成，拥有明确的轮廓、坚实的构造，并在空间中稳稳占据一席之地。它们不仅仅是脑海中的奇思妙想或纸上的理论，而是真实可感、触手可及的物品。换句话说，实用新型是那些能够让你实实在在握在手中、看在眼里、用在生活中的"魔法道具"。其次，实用新型对创造性的要求相较于发明来说要低一些。这意味着，即使是在某些方面进行了小幅度的改进，也符合实用新型专利的标准。

产品的形状是指从外部可以观察到的具体形态，这可以是三维形态的设计，例如对机械零件（如凸轮或刀具）形状的改进；也可以是二维形态的设计，例如对型材的截面形状进行优化。

产品的构造涉及产品内部各个组成部分的安排、组织和相互关系。这包括机械构造，它关注的是零部件之间的相对位置、连接方式以及必要的机械配合关系；同时也包括线路构造，主要涉及元器件之间的确定性连接关系，以保证产品的功能和稳定性。

此外，复合层也可被视为产品的构造之一，例如产品表面的渗碳层、氧化层等，这些复合层的设计能够显著影响产品的性能和耐用性。因此，实用新型不仅关注产品外形的美观，更注重其实际应用中的构造和功能，致力于为使用者提供切实的便利和改进。

一种会报警可自动松开止血带的装置如下图所示。

一种会报警可自动松开止血带的装置(202323555366.9)

本实用新型公开了一种会报警可自动松开止血带的装置,包括卡盒,卡盒的一侧固定有止血带。护士使用时需要按下按压板,定位齿板和锯齿相分离,然后将止血带放入到定位齿板和锯齿之间后松开按压板,止血带被锁死,避免临床中止血带捆绑不规范情况。当护士操作完毕后,护士按下按压板使其带动第二楔形块嵌设到第二受压槽内,从而带动移动杆和定位齿板上移,定位齿板和锯齿不再啮合时,将止血带松开,而当护士忘记解开止血带时,报警定时模块设定的时间达到后,控制模块会控制报警模块进行报警,此时提醒护士松开止血带,如果报警模块报警期间始终没有护理人员松开止血带,解锁定时模块会触发自动松开止血带。

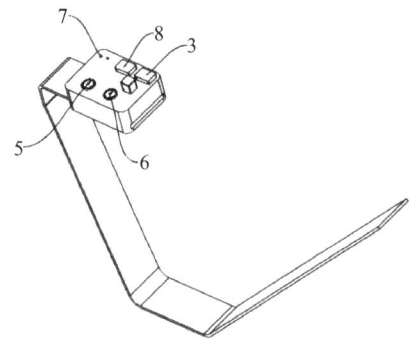

8. 锦上添花:什么是外观设计专利?

外观设计是指产品外观的创意与设计方案。《专利法》第二条明确指出:"外观设计是指对产品的整体或者局部的形状、图案或者其结合以及色彩与形状、图案的结合所作出的富有美感并适于工业应用的新设计。"根据这个定义,外观设计专利必须满足以下几个条件。

(1)设计内容。外观设计涉及形状、图案及其组合,或色彩与形状、图案的结合。

(2) 设计范围。该设计必须是针对产品的整体或局部进行的创作。

(3) 美感要求。外观设计必须富有美感,能够满足用户的视觉需求。

(4) 工业应用。该设计应适合在工业上进行生产和应用,具备实用性。

(5) 新颖性。外观设计不得以已存在的设计为基础,必须是全新的创作。

通过这些要求,外观设计专利可以保护具有美观和实用性的设计方案,促进产品设计的创新和产业发展。

输液车是临床护士到病房为患者进行静脉输液和日常护理操作的主要用车。传统治疗车过于简单,可利用空间小,携带用物有限。多数新型治疗车虽然能够做到携带用物增加,但体积较大,不便于在各病床间移动;治疗车操作台面不可升降,护士需经常弯腰拿取用物;利器盒无暗锁设计,存在被盗可能;污物桶经常放于治疗车最下层或一侧,且处于开放状态,容易增加院内感染发生率。为此有研究者设计了一种如下图所示的小型多功能输液车。车架中设置多个抽屉,用于放置临床常用物品;责任护士进行输液及其他操作时,液体可挂在挂钩上等。输液车布局合理,增强了实用性,并节省了时间。

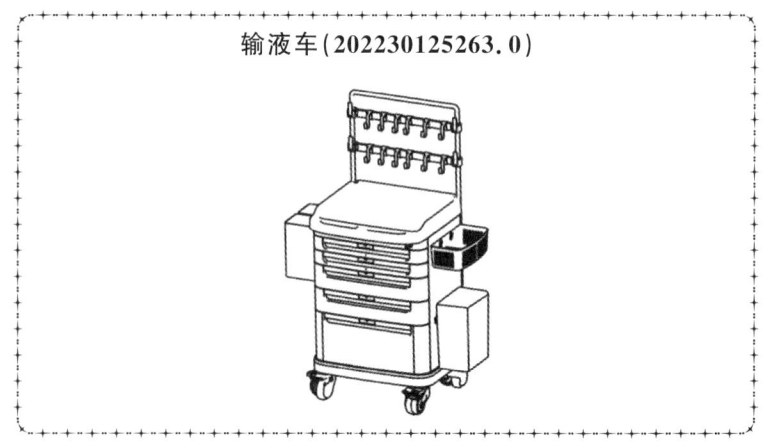

输液车(202230125263.0)

9. 判若鸿沟：发明专利、实用新型专利、外观设计专利有何不同？

在我国，专利分为三种类型：发明专利、实用新型专利和外观设计专利。这三种专利类型各有千秋，让我们一探究竟。

（1）保护对象不同。发明专利保护的是对产品、方法或者其改进所提出的新的技术方案；实用新型专利保护的是对产品的形状、构造或者其结合所提出的适于实用的新的技术方案；外观设计专利保护的是对产品的形状、图案或者其结合以及色彩与形状、图案的结合所作出的富有美感并适于工业应用的新设计。

（2）授权条件不同。发明专利和实用新型专利要求具有新颖性、创造性和实用性，其中，发明专利的创造性要求要高于实用新型专利，要求与现有技术相比具有突出的实质性特点和显著的进步，实用新型专利的创造性要求只需与现有技术相比具有实质性特点和进步即可。外观设计专利的授权条件较少，要求与公开发表过或公开使用过的外观设计专利不相同和不相近似，且不得与他人已取得的合法权利相冲突。

（3）审查方式不同。对于发明专利，要经过实质审查，因此从申请到获得授权的时间较长；与之相比，实用新型专利和外观设计专利从申请到获得授权的时间相对较短。

（4）保护期限不同。发明专利的保护期限是 20 年，实用新型专利的保护期限是 10 年，外观设计专利的保护期限则为 15 年，均自申请日起算。

专利代理机构在申请专利时，要结合发明创造的具体内容以及各种类型专利的要求综合考虑，使所申请的发明创造易于获得授权，并能获得最大限度的保护。

10. 泾渭分明：软件著作权属于护理专利吗？

软件著作权和专利虽然都是知识产权的范畴，但是它们是两种不同的知识产权保护形式。软件著作权是指自然人、法人或者其他组织对计算机软件作品享有的财产权利和精神权利的总称，而专利则是对新颖、有实际应用价值的发明所进行的法律保护。二者的区别有以下几点。

（1）权利依据、保护形式不同。软件著作权依据《计算机软件保护条例》，而专利权则依据《专利法》。软件著作权保护的是软件的表达方式，而专利则更注重技术方案的保护。

（2）保护对象不同。软件著作权保护的是计算机软件的源代码、目标代码以及相关的文档等表现形式。护理专利保护的是护理领域的发明创造，如新的护理方法、设备、工具等。

（3）申请条件和保护范围不同。软件著作权的申请条件相对较为宽松，一般只需要符合作品创作的原创性和独创性要求。专利的申请条件则更为严格，需要具备新颖性、创造性和实际应用价值。

综上所述，软件著作权并不属于专利，它们是两种不同的知识产权形式，各有其特点和保护重点。在实际应用中，应当根据软件作品的性质和创新内容，选择适当的知识产权进行申请和保护，以便更好地保护创新成果，促进科技进步和经济发展。

11. 一案双申：同一发明创造能同时申报发明专利和实用新型专利吗？

同一发明创造是否可以同时申请发明专利和实用新型专利？我国《专利法》第九条规定，同样的发明创造只能授予一项专利权。但是，同一申请人同日对同样的发明创造既申请实用新型专利又申请发明专利，先获得的实用新型专利权尚未终止，且申请人声明放弃该实用新型专利权的，可以授予发明专利权。因此，申请人是可以就同样的发明创造同时申请发明专利和实用新型专利的。值得注意的是，这并不意味着两个专利可以同时存在，一旦获得发明专利的授权，申请人需要放弃先申请的实用新型专利。

实用新型专利不需要实质审查，授权快，对于急需专利，如要参展或将产品投放市场的申请人而言，先获得一个实用新型专利有利于维权、宣传推广和资质认证等。在发明专利获得答复时，再作出放弃实用新型专利的声明。根据《专利法》的规定，为获得发明专利授权而作出的放弃实用新型专利权的声明,其生效条件是发明专利获得授权,如果发明专利无法获得授权,该放弃实用新型专利权的声明也不会生效,从而实现发明专利与实用新型专利的无缝对接。

总之,虽然存在一定的操作空间,但同一发明创造不能同时作为有效的发明专利和实用新型专利而存在。申请人应当根据自己的需求和策略,合理选择专利类型进行申报。

第二章 源头活水来：护理专利脑洞大开

12. 革故鼎新：如何拥有打破常规的创新思维？

创新思维（creative thinking）也称创造性思维，是人们在创造性地解决问题与发明创造过程中进行的特有的思维活动，是一切具有崭新内容的思维形式的总和。创新思维并不是等着灵感降临，而是通过锻炼大脑的思维能力，使大脑变得更加灵活。从狭义上讲，创新思维是在历史上首次产生的、对社会产生重大影响的高级思维活动；从广义上讲，对于任何个体，只要是独特且具有新意的思维都可以视为创新思维。创新思维就像是脑中的万花筒，融合了多种思维方式，玩转概念、判断和推理，并辅以分析、综合、抽象、概括、归纳和演绎这些逻辑工具。具体的创新思维方法包括以下几个方面。

（1）系统思维法。这种思维方法将问题视为一个系统进行分析。通过整体的视角，我们能更好地理解问题的实际情况，从而找到有效的解决方案。

（2）发散思维与聚合思维法。发散思维是创新思维中最基本、最普遍的方式方法，即从一个问题出发，向不同方向探索各种解决办法。它有助于我们更灵活地思考，不受传统观念的限制，是人类创新思维的原动力。聚合思维是将发散思维后产生的不同想法重新组合成一个整体。在科学研究中，这两种思维像是一对默契的"舞伴"，共同推动创新。

（3）逆向思维法。逆向思维是指从反向思考问题，打破常规的思维方式,"反其道而行之",从完全不同的角度看待问题。这种跳脱传统的思维方式,能够让我们发现那些未曾察觉的隐藏的创意机会。

13. 多才多艺:护士应具备怎样的创新能力?

护士作为医疗团队的重要成员,创新能力对于提升护理质量和患者体验至关重要。创新能力,即创造力,是产生新思想、新理论、新方法和新发明的能力。这种能力包括创新意识、智力(如观察能力、学习能力和注意力)、创新思维和创新方法。

创新意识就像是打开创新世界大门的钥匙,让人们明白创新有多重要、多有价值。它让人们不再只是被动地等灵感来敲门,而是主动出击,去寻找那些闪闪发光的创意。

智力是创新能力的基础,主要包括以下三个方面。

(1) 观察能力。观察能力是发现问题的第一步。通过观察,人们可以识别出潜在的问题和机会。深度的观察不仅是看到表象,更是理解事物的本质。

(2) 学习能力。学习能力是分析问题和思考解决方案的能力。学习不仅仅是吸收知识,还需要将这些知识转化为新的想法和解决方案。

(3) 注意力。注意力是观察和学习的基础。专注于细节能帮助避免错失重要信息,因为在创新过程中,细微的差别可能会产生重要影响。

除了这些能力,创新思维和创新方法也是实现成功创新的关键。创新思维是将常规想法进行组合和改进的过程,创新方法是在创新过程中使用的具体步骤和策略。这两者结合起来,就像是一对默契的搭档,能让创新变得更加有效,成功率也更高。

14. 豁然开朗:护理创新灵感从何而来?

护士可以从多个角度和层面获取创新灵感,并将其巧妙融入日常的护理工作中,为提升护理服务的品质与效率铺设"星光大道"。

（1）临床实践。护士都是敏锐的观察家和细心的记录者。他们像寻宝者一样，在临床实践的土壤中挖掘患者的独特需求，那些未曾被发现的细节与问题，如同隐藏在土壤中的宝石，等待着被发掘。正是这些珍贵的线索，点燃了护理创新的火花。例如，某护士设计了一种适用于长期留置导尿管患者的裤子，既保护了患者隐私，又方便了临床护理操作。

（2）理论研究和学术争论。长期阅读本专业领域及相关领域的权威期刊，培养独立思考能力，捕捉瞬间灵感。参加学术会议和讲座，如同参加了一场场知识的盛宴，收集着来自世界各地的资料与文献，洞察着国内外研究的最新动向与进展，为自己的创新之旅储备丰富的燃料。

（3）科学领域的空白点。护理领域的创新者们是勇敢无畏的探险家，他们不畏艰难，勇闯科学的未知领域。在现有知识的基础上，他们像勇敢的登山者一样，攀登着一座座未知的高峰，寻找并解决那些尚未被充分研究的难题。

临床实践能带给护士诸多灵感，如在伤口治疗的过程中，伤口的精确评估是伤口治疗和护理过程中非常重要的一环。同济医院伤口小组的护士发现，在进行伤口评估时，不同的人对伤口进行评估的视角、对伤口的描述等都不一样，这些均影响伤口的评估、管理和预后，因此设计了一套自动化的伤口扫描方法。该方法改变了临床护士使用伤口测量尺对伤口进行平面测量和用棉签对伤口深度进行手工测量的方法，创造性地将云数据建模方法应用到伤口扫描设备，来获取患者客观一致的伤口参数，既保证了测量精度，也将临床工作化繁为简。

一种伤口扫描方法、装置以及伤口扫描仪（202310440399.4）

本申请提供了一种伤口扫描方法、装置以及伤口扫描仪，用于为伤口评估工作提供了一套显著提高应用上的便捷性的伤口扫描方案，不仅实现了自动化的伤口扫描目标，且也可以保障处于高水平的测量精度，可以很好地满足临床需要。方法包括：获取拍摄伤口所得到的初始3D点云数据；基于预先配置的伤口区域分割模型,对初始3D点云数据进行伤口区域分割处理,并得到伤口的目标3D点云数据,其中,伤口区域分割模型是预先通过标注有对应分割结果的样本伤口的3D点云数据训练初始模型得到的;基于目标3D点云数据,进行伤口三维表面结构的重建处理,得到伤口的三维表面结构数据;对三维表面结构数据进行特征参数计算,确定伤口在伤口评估方面所涉及的参数。

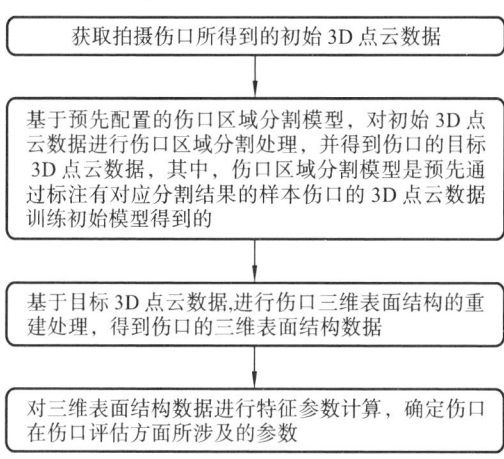

伤口扫描方法的流程示意图

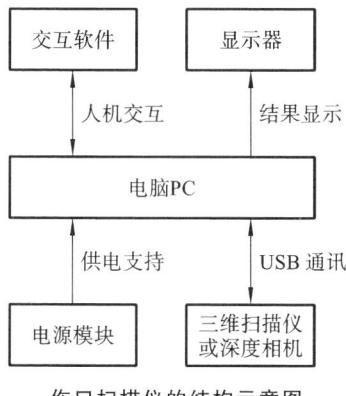

伤口扫描仪的结构示意图

（4）交叉学科融合。勇敢地跨越学科边界，从其他学科移植新技术，借鉴其他学科领域的新成果、新技术、新方法，并应用于护理领域。例如，同济医院风湿科护士将数字人的概念和方法引入护理科普教育中，个性化地打造护士数字人模型。该数字人模型通过输入医疗主题信息，接收编辑好的文本内容，在每个病房中进行播放。该数字人模型能够解决护士没有足够的时间来进行科普、培训或不便于跨区域进行详细的病情交代等问题，也满足了患者对信息真实性的需求，提高科普效果。

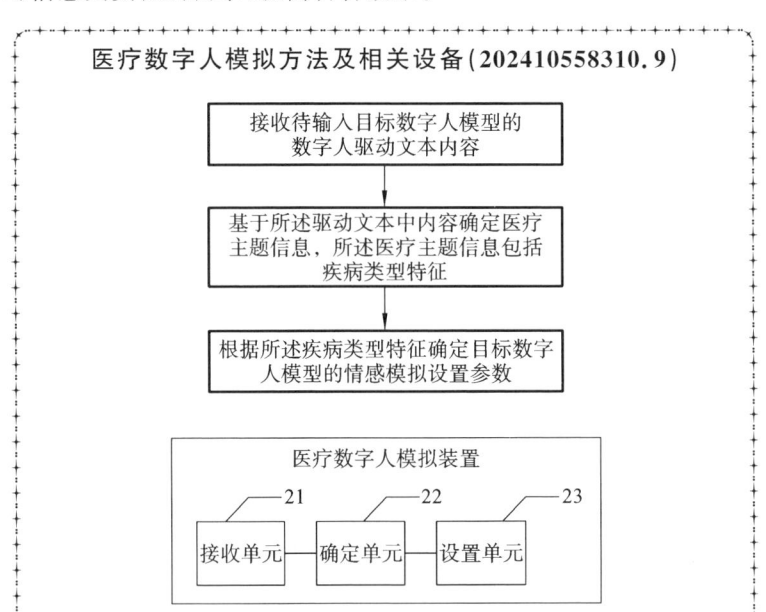

本发明还提出一种医疗数字人模拟装置，包括：

接收单元，用于接收待输入目标数字人模型的数字人驱动文本内容；

确定单元，用于基于所述驱动文本中内容确定医疗主题信息，所述医疗主题信息包括疾病类型特征；

设置单元，用户根据所述疾病类型特征确定目标数字人模型的情感模拟设置参数。

（5）创新活动和比赛。通过参与医院或行业组织的创新项目和比赛,激发创新热情,孵化出实用的护理创新项目。

15. 他山之石:是否可以从已有专利中摘取技术要点申请专利?

从已有专利中摘取技术要点申请专利的这种情况被称为选择发明。它是指从现有技术公开的宽范围中,有目的地选出现有技术中未提到的窄范围或个体的发明。在选择发明的创造性判断时,能否带来预料不到的技术效果是考虑的主要因素。

（1）如果选择发明取得了预料不到的技术效果,则该发明具有突出的实质性特点和显著的进步,具备创造性,可以申请专利。

（2）专利审查过程中,会严格评估申请专利的技术内容是否属于现有技术或现有设计的简单组合。若摘取的技术要点未形成新的技术方案或技术效果,则可能无法通过审查。

（3）如果发明是在可能的、有限的范围内选择具体尺寸、温度范围或者其他参数,而这些选择可以由本领域的技术人员通过常规手段得到并且没有产生预料不到的技术效果,则该发明不具备创造性。

（4）如果发明是可以从现有技术中直接推导出来的,则该发明不具备创造性。

16. 移花接木:将已有技术应用到护理领域能否申请专利?

转用发明是指将某一技术领域的现有技术转用到其他技术领域从而形成的新发明。在进行转用发明的创造性判断时通常需要考虑转用的技术领域与原技术领域是否相关、是否存在相应的技术启示、转用的难易程度、是否需要克服技术上的困难、转用所带来的技术效果等问题。

（1）如果这种转用能够产生预料不到的技术效果,或者克服了原技术领域未曾遇到的困难,则这种转用发明具有突出的实质性特点和显著的进步,具备创造性,可以申请专利。

（2）如果转用是在类似或者相近的技术领域之间进行的,并且未产生预料不到的技术效果,则这种转用发明不具备创造性。

在医院临床以及日常护理中,护士需要经常给患者换药,但各个科室内病区病房与药房相距较远。血液内科的护理工作量更大、护士工作更繁忙,值班护士需要频繁前往远离护士站的病房换药,如果遇到漏取药、忘取药的情况,则需要往返治疗室取用物品及药品,极大地增加了护士工作量。一位血液科护士设计了一款可通过电力驱动的治疗车,将已有的电力驱动技术用于护理工作中,为护士换药时提供代步,减轻护士工作量。

一种可折叠电动治疗车(202323087458.9)

该可折叠电动治疗车包括柜体和支撑板,支撑板的一部分固定于柜体的底面,支撑板的另一部分伸出柜体,并铰接设置有折叠踏板,折叠踏板可通过该支撑板支撑受力,并通过铰接使折叠踏板可向上折叠,在需要时放下使用,不需要时折叠收纳以免占用走道空间；通过将驱动轮设置于支撑板的前端,便于医护人员操纵电动治疗车整体的移动转向。

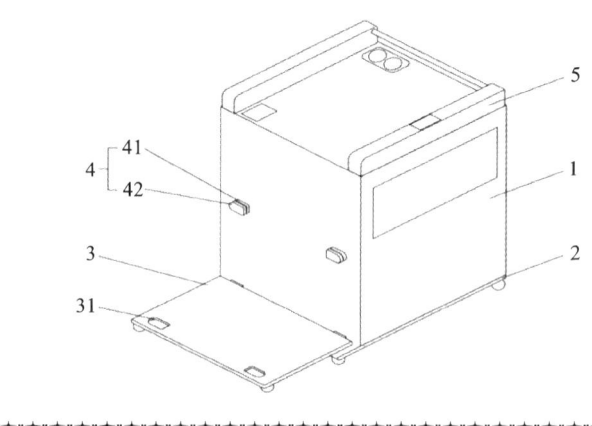

---

17. 七十二变：产品要素发生变化，能否申请专利？

要素变更的发明包括要素关系改变的发明、要素替代的发明和要素省略的发明。对此类发明进行创造性判断时通常需要考虑要素关系的改变、要素替代或省略是否存在技术启示、其技术效果是否可以预料等。

(1) 要素关系改变的发明，是指发明与现有技术相比，其形状、尺寸、比例、位置及作用关系等发生变化。如果要素关系改变的发明产生了预料不到的技术效果，则发明具有突出的实质性特点和显著的进步，具备创造性。如果要素关系的改变没有导致发明效果、功能及用途的变化，或者发明效果、功能及用途的变化是可预料到的，则发明不具备创造性。

(2) 要素替代的发明，是指已知产品或方法的某一要素由其他已知要素替代的发明。如果要素的替代能使发明产生预料不到的技术效果，则该发明具有突出的实质性特点和显著的进步，具备创造性。如果发明是相同功能的已知手段的等效替代，或者是为解决同一技术问题，用已知最新研制出的具有相同功能的材料替代公知产品中的相应材料，或者是用某一公知材料替代公知产品中的某材料，而这种公知材料的类似应用是已知的，且没有产生预料不到的技术效果，则该发明不具备创造性。

(3) 要素省略的发明，是指省去已知产品或者方法中的某一项或多项要素的发明。如果发明与现有技术相比省去一项或多项要素（如一项产品发明省去一个或多个零部件，或者一项方法发明省去一道或多道工序）后依然保持原有的全部功能，或者带来预料不到的技术效果，则具有突出的实质性特点和显著的进步，该发明具备创造性。如果发明省去一项或多项要素后其功能也相应地缺失，则该发明不具备创造性。

在临床工作中，手术前皮肤准备（即术前备皮）是外科护理技术操作之一。传统的备皮刀在使用过程中容易割伤患者及医务人员。以往的发明公布了一种防割伤医用备皮刀（201911046126.1），此发明的刀片位于下压盖内部，因此医护人员在打开备皮刀上的防护盖时,刀片不再会对医护人员造成割伤的危险,但是无法避免在备皮时刮伤患者的情况。基于以上发明,有发明者通过改变发明要素,在备皮刀中新增防护格栅,避免L型刀片与患者皮肤直接接触,有效避免患者皮肤在L型刀片的作用下受到损伤。

一种防刮伤的环保型备皮刀(202420224419.4)

本实用新型公开了一种防刮伤的环保型备皮刀,涉及备皮刀技术领域,包括握柄,所述握柄的上端活动安装有可拆卸的壳体,所述壳体的正面开设有开口,所述壳体内部的左右两侧之间等距固定安装有L型刀片,所述L型刀片的前侧位于所述开口的内部,所述壳体的正面活动安装有防护格栅,所述防护格栅位于所述开口的前侧。该种实用新型的防护格栅可避免L型刀片与患者皮肤直接接触,而毛发可通过防护格栅进入壳体中并与L型刀片接触,有效避免患者皮肤在L型刀片的作用下受到损伤;且本实用新型设置的磁块与连接套,可实现握柄与壳体的快速安装与拆卸,可便于对壳体进行更换,从而更换L型刀片,与现有一次性备皮刀相比,可节约成本。

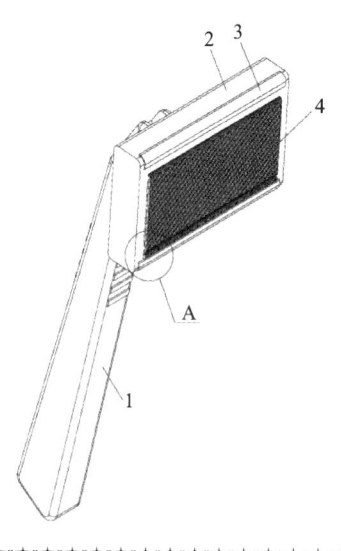

18. 别出新裁：仅有一个 idea，能申报专利吗？

《专利法》明确规定，专利保护的对象是具体的发明创造，而不仅仅是抽象的思想或概念。需要将想法转化为具体的技术方案，并满足《专利法》规定的实用性、新颖性和创造性要求，才能成功申请专利。其中，新颖性要求该发明是现有技术中所未有的；创造性要求该技术优于现有技术；而实用性则要求发明能进行实际应用。当然，这一申请要想获得授权，还需要符合《专利法》所要求的授权条件。所以，只要技术方案已经确定，一般大公司都会先申请专利。有时，尽管技术不完善，也先申请专利，待到技术成熟后再要求优先权，获得全面的专利保护。需要强调的是，如果因故不能及时申请，就要注意做好技术保密工作。

19. 一键收藏：检索专利的平台有哪些？

专利数据库分成免费专利数据库和付费专利数据库两大类。一般来说，免费专利数据库基本能够满足一般的搜索需求，但它不能批量下载检索结果。另外，虽然有些免费专利数据库提供了文件夹、导航功能，甚至可以建立自己的工作文件夹，但其分类和标引专题，以及分析功能有限。要想搜索更便捷，或者想要整理企业自己的数据库，或者想完成更高级的信息分析，就需要使用付费专利数据库。所以，在具体的搜索过程中，多个平台结合使用，效果更佳。

（1）国家知识产权局专利检索平台：https://pss-system.cponline.cnipa.gov.cn/conventionalSearch。

其涵盖了 103 个国家、地区和组织的专利数据，包括引文、全文数据、法律状态等信息。

（2）专利信息服务平台：http://search.cnipr.com。

其包含了中国专利和来自 98 个其他国家和组织的专利数据，并提供在线检索、即时分析、定期预警和机器翻译等功能。

（3）上海市知识产权信息服务平台：http://www.shanghaiip.cn/wasWeb/index.jsp。

其由上海市知识产权局打造,提供中国和外国专利的电子数据库。检索栏分为简单检索、表格检索、高级检索等,无论你是小白还是高手,都能轻松搞定。

(4) INNOJOY 专利搜索引擎:https://www.innojoy.com/search/index.html。

其为一款简单易用的全球专利搜索引擎系统,收录全球 105 个国家或地区的专利数据,提供简单检索、表格检索、号码检索等检索功能。

(5) Patentics 专利智能检索分析平台:https://www.patentics.com。

其由索意互动(北京)信息技术有限公司研发,是一个集专利信息检索、下载、分析与管理为一体的平台系统,采用 web 浏览格式、用户安装终端格式及建立局域服务器网络格式呈现专利数据。其最大特点是具有智能语义检索功能。

20. 顺藤摸瓜:有哪些实用的检索技巧?

你听说过专利文献的电子化吗?现在大多数人不用再翻阅纸质版专利文献,只需要上网,就能找到全世界范围内的各种各样的专利信息。电子数据库检索方式也是多种多样的,有简单模糊识别,也有高级表格检索,当然还有最厉害的编写检索式。编写检索式需要用"或""与""非"这些逻辑运算符,才能把你想找的信息准确找出来!

(1) 布尔逻辑检索。用"或(OR)""与(AND)""非(NOT)"等逻辑运算符把不同的检索要素组合起来,找到你想要的记录。但要查全可不容易,得巧妙运用这些逻辑运算符,才能快速缩小筛选范围。例如,你在摘要中搜索"手机",并且想把所有相关的同义词都找出来,就可以用超级链接式的"或"检索,即手机 OR 手提电话 OR 便携通话装置 OR 小型可移动通话器。

(2) 通配符检索。常用的通配符符号包括"*"和"?",能够让你在海量数据中精准捕捉你想要的内容。例如,"electric*"能匹配到 electric、electrical、electrically、electricity 等。

(3)位置检索。位置算符包括邻近算符和同在算符,可以限定检索词之间的位置关系。例如,邻近算符"W"代表检索词必须按前后顺序出现在记录中,两词之间不允许插入其他词,"nW"表示两侧的检索词中间允许插入的词最多只能有几个,且检索词位置不能颠倒。如果你想找"wood"和"door"之间的关系,就可以用"wood 1W door",这样不仅能匹配"wood door""wood and door""wood of door",甚至还有更多意想不到的组合。同在算符"F",它把两个关键词限定在同一个字段里,就像"专利"和"数据库"结伴出游,不轻易与其他字眼混在一起。有时候用同在算符比逻辑运算符"与"更有效,因为它能减少混杂,让你的搜索更精准。

21. 秘密武器:专利挖掘有什么作用呢?

专利挖掘是指在技术研发或产品开发中,对所取得的技术成果从技术和法律层面进行剖析、整理、拆分和筛选,从而确定用以申请专利的技术创新点和技术方案。简言之,专利挖掘就是从创新成果中提炼出具有专利申请和保护价值的技术创新点和技术方案的过程。其具体作用体现在以下几个方面。

(1)提升专利申请的综合质量。能够更准确地识别技术创新中的关键发明点,从而对专利申请文件中的权利要求及其组合进行巧妙设计。这既能确保权利要求的保护范围尽可能广泛,又能增强其法律稳定性,提高专利申请的整体质量。

(2)保护技术创新成果。专利挖掘使得对技术创新成果进行全面、充分和有效的保护成为可能,帮助整理和掌握有潜在专利申请价值的主要技术点及其相关技术,避免出现保护上的漏洞。

(3)专利整体布局。可以从整体布局的角度出发,将核心专利与外围专利结合,构建紧密的专利网络。这不仅有助于培养和巩固申请者的核心竞争力,有助于与竞争对手形成有效的对抗,还有助于在相关技术领域加强反制能力。

(4)规避专利侵权风险。专利挖掘能够帮助申请者及早识别类似的创意,从而进行规避设计以降低专利风险。

总体而言,进行有效的专利挖掘有助于申请者最大限度地实现法律权利和相关利益,同时降低专利侵权的风险。

22. 脑洞大开:如何进行专利挖掘?

专利挖掘的每一步都充满了惊喜与发现,以下是专利挖掘过程中的重要环节。

(1)技术人员主讲。在进行专利挖掘时,应当首先由技术人员讲解他的技术成果,专利人员应当引导技术人员阐述他们所认为的创新点。技术人员长期专注于某一领域,他们阐述的创新点通常是整个技术成果中最为核心的创新点,这个核心创新点有可能成为专利人员所要捕捉的核心专利。

(2)从核心部件到次要部件。技术成果从核心部件到次要部件,分析起来可不简单,得先把技术成果分成模块,再把模块细分成核心部件和次要部件。核心部件是关键,是专利点的聚集地。专利人员就得从这些核心部件入手,结合各个层次的创新点,来一场全套的专利挖掘大战,从内到外布局好核心专利和外围专利的申请。

(3)沿单一方向。所谓单一方向,就是从空间或时间上选择最合适的方向,认真核查每一个部件或步骤,不漏过任何一个创新点。如果一条路走不通,就换个方向。在专利挖掘中,得选对角度,仔细审查每个部件或步骤。这一招能大幅提高挖掘的全面性,还能有效避免遗漏任何一个创新点。

(4)回忆未被采用的创新点。在研发过程中,有些创新点会落槌不用,专利人员得把这些"遗珠"申请专利,保护技术人员的劳动成果。

(5)拓展。拓展思路是个好主意。专利人员把所有的技术创新点都整理出来,并与技术人员进行进一步商榷。如果这些拓展点与已有的创新构思差不多,就无须独立申请专利;如果这些拓展点前景被看好,那就要单独立案申请专利了。

23. 顺势而为:哪些 idea 不能通过专利授权?

专利申请虽为重要里程碑,但需警惕,以免触碰不可逾越的界限。以下情况不能进行专利授权。

（1）违反国家法律的发明，通常指明显具有社会危害性的发明，如吸毒的工具、伪造货币的设备等。这些发明是专利界的"禁忌清单"。

（2）违反社会公德的发明，如带有暴力凶杀内容的外观设计和人类胚胎的工业应用等。这些发明是专利界的"社会雷区"。

（3）危害公共利益的发明，指会给公众或社会造成危害，或者会使国家正常秩序受到影响；以致人伤残为手段；严重污染环境、破坏生态平衡；涉及国家重大政治事件或宗教信仰；伤害人民感情、民族感情；宣传封建迷信等方面的发明。

（4）专利法排除的发明主题。

❶ 科学发现。科学理论是对自然界认识的总结，是更为广义的发现。它们都属于人们认识的延伸。这些被认识的物质、现象、过程、特性和规律不同于改造客观世界的技术方案，不是专利法规定的发明创造，因此不能被授予专利权。

❷ 智力活动的规则和方法。其主要指人的思维运动，是人的大脑进行精神和智能活动的手段或过程，例如交通规则、各种语言的语法、速算法或口诀、心理测验方法、游戏、娱乐规则和方法、乐谱、食谱、棋谱、计算机程序本身等。

❸ 疾病的诊断和治疗方法。其是指为识别、研究和确定有生命的人体或动物病因或病灶状态的全过程。因为这类方法以生命体作为直接实施对象，目的是治疗疾病，由于涉及人体健康，因而不能为少数人所独占；另外，这类治疗或诊断方法，无法被制造或使用，不具备实用性，因而不能获得专利权。

❹ 动物和植物品种。这些是生物学者用自然的方式培育出来的新种类。因为它们不是人为创造的，所以没法给它们申请专利，但是可以用其他法律来保护它们。

❺ 原子核变换方法以及用原子核变换方法获得的物质。这些物质关系到国家安全和经济利益，因此不宜随便给它们贴上"专利"标签。

❻ 对平面印刷品的图案、色彩或者二者的结合作出的主要起标识作用的设计。这些外观设计不仅仅是为了好看,更是为了让人一眼就能分辨出是哪个品牌的产品。虽然很重要,但专利不适用于这类设计。

第三章　凡心所向　素履以往：专利申请指南

24. 厉兵秣马：专利申请前有哪些准备工作？

专利申请前的准备工作对提升申请成功率及确保后续专利权的稳固维护与有效实施具有至关重要的影响。以下是该阶段需重点关注的准备工作事项。

（1）明确专利的主题。细致甄别并锁定护理实践中的新技术、方法或知识点，这些创新性的内容将成为护理专利申请的核心与灵魂。

（2）全面检索和调研。对护理实践领域进行全面的检索，包括专利文献和非专利文献。不仅要深挖国内专利信息，还要跨越国界搜索国外同行领域的信息和研究成果，特别关注与所述专利技术相关的医疗、工程、材料、制造等领域的专利及非专利文献。

（3）准备基础信息。基础信息包括发明人或设计人的真实姓名，确定申请人是个人还是单位，并准备好相应的姓名或单位名称，申请人的固定通信地址，并附上邮政编码、电话号码等联系信息。

（4）了解申请流程及申请书规则。查阅国家知识产权局、专利局、专利审查网站或咨询专利代理律师事务所，熟悉护理专利申请要求、文件及时限，并准备相应材料。

（5）制定撰写计划。撰写专利申请好像在写一部护理界的科幻小说，你得规划好每个章节，包括专利请求书、说明书、权利要求书、摘要等。每个部分都要精彩纷呈，重点突出。对于无法用文字阐述清楚的部分，可以运用 Visio、Photoshop、AutoCAD 等软件附图说明，使内容更加一目了然。

25. 精雕细琢：如何起一个恰当的名称？

在撰写专利申请时，一个恰当的发明名称如同精心雕琢的电影标题，它不仅是创意的窗口，更是引导读者深入理解技术核心的灯塔，需兼具主题性、准确性、全面性、简洁性与一致性，确保每一份申请都能精准传达其核心价值。

（1）主题性。发明名称应便于识别，体现专利申请的主题，为发明或实用新型提供大致的概念。

（2）准确性。发明名称需要用明确的语言按照语法规范准确地将主题的含义表达出来，不能存在歧义、不清楚、语句不通等妨碍理解的情况。

（3）全面性。发明名称应当体现专利申请要求保护的所有主题，不能有所遗漏，当权利要求存在多个独立权利要求时，这些独立权利要求的主题名称均应当在发明名称中体现；相对于权利要求书请求保护的主题，以及对于说明书存在技术权限的主题，则可不在发明名称中体现。

（4）简洁性。给发明起名字就像用简洁的线条画出一幅清晰的图画一样，名字要简短明了，最好在 25 个字以内（即 50 个字符），最多不能超过 40 个字（即 80 个字符）。别忘了，字母、数字和标点符号也得算在内。

（5）一致性。当你在填写专利申请文件时，不论是在请求书的发明名称栏还是在说明书开头，发明名称必须保持一致。

26. 如何撰写专利请求书？

专利申请的请求书，是申请人为了获得发明创造的专利权，在申请时必须提交的技术文件。根据《中华人民共和国专利法实施细则》第十九条的规定，发明、实用新型或者外观设计专利申请的请求书应当写明下列事项：

（一）发明、实用新型或者外观设计的名称；

（二）申请人是中国单位或者个人的，其名称或者姓名、地址、邮政编码、统一社会信用代码或者身份证件号码；申请人是外国人、外国企业或者外国其他组织的，其姓名或者名称、国籍或者注册的国家或者地区；

（三）发明人或者设计人的姓名；

（四）申请人委托专利代理机构的，受托机构的名称、机构代码以及该机构指定的专利代理师的姓名、专利代理师资格证号码、联系电话；

（五）要求优先权的，在先申请的申请日、申请号以及原受理机构的名称；

（六）申请人或者专利代理机构的签字或者盖章；

（七）申请文件清单；

（八）附加文件清单；

（九）其他需要写明的有关事项。

27. 如何撰写专利说明书及摘要？

专利说明书作为专利注册流程中不可或缺的正式文件，详细阐明了专利技术的具体细节及其所涵盖的权利范畴。撰写专利说明书需遵循清晰、完整、详细的原则，确保所属技术领域的技术人员能够实现该发明或实用新型。专利说明书一般包括以下内容。

（1）发明名称。发明名称应与请求书中的名称一致，使用技术领域的通用术语，一般不超过25个字。

（2）技术领域。写明要求保护的技术方案所属的技术领域。

（3）背景技术。提供相关背景技术的信息，并引证相关文献。

（4）发明目的。阐述发明或实用新型的目的。

（5）技术方案。详细描述发明或实用新型的技术方案，使其能够被所属领域的技术人员理解和实现。

（6）有益效果。比较发明或实用新型与现有技术的区别，突出其优势。

(7)附图说明。如果说明书有附图,需对其作简要说明。

(8)具体实施方式。详细描述实现发明的最佳方式,必要时举例说明。

专利说明书摘要是对发明或实用新型说明书的核心内容的简洁概括。其编写与发布的主要目的是便于公众检索专利文献,并使专业人士能够迅速掌握本领域的技术动态。在撰写时,应明确指出发明或实用新型的名称、相关技术领域,清晰阐述所要攻克的技术难题、技术方案的关键点以及主要应用范围。摘要的文字内容应限制在300字以内,并且避免使用任何商业宣传性质的表述。专利说明书摘要举例如下图所示。

一种具有预冲与润滑功能的集成吸痰管(201921748993.5)

(54)实用新型名称
　　一种具有预冲与润滑功能的集成吸痰管
(57)摘要
　　本实用新型公开了一种具有预冲与润滑功能的集成吸痰管,用以与吸痰器配合使用,包括外包装袋、吸痰管、水囊袋、手套与垫巾包,外包装为真空包装,吸痰管包括与吸痰器连接的吸痰接头和吸痰管体,吸痰接头上设有泄压阀,吸痰接头与吸痰管体的一端套接,吸痰管体的另一端设有吸痰孔,吸痰管体的吸痰孔端设有亲水涂层,水囊袋内装有冲洗盐水,吸痰管、水囊袋、手套与垫巾包均设置在外包装袋的密闭环境内。本实用新型的优点在于:降低护士抽取生理盐水到润滑吸痰管时造成的吸痰管污染风险,方便医护人员取用和更换,能够提高吸痰的速度,减轻病人的痛苦;降低由于吸痰管润滑不到位导致患者气道内壁损伤的风险,实现精准气道浅部吸引或深部吸引。

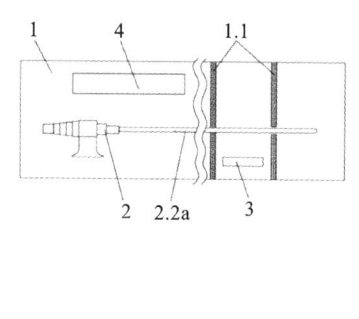

28. 如何撰写权利要求书?

权利要求书是以专利说明书为依据,清楚、简要地写出要求专利保护范围的技术文件。权利要求书的书写基本要求如下所示。

(1)技术名词一致性。权利要求书中使用的技术名词、术语应与专利说明书中一致。

(2)技术特征描述。权利要求书仅描述发明或实用新型的技术特征,不应陈述发明或实用新型的目的、功能等。

(3) 格式与结构规范。权利要求分为独立权利要求和从属权利要求,独立权利要求应整体反映发明或实用新型的主要技术内容,从属权利要求则引用独立权利要求并补充新技术特征。

(4) 避免插图。权利要求书中可以包含化学式、数学式,但不能有插图。

(5) 语言简洁明确。一项权利要求应当用一句话表达,中间可以有逗号、顿号,不能有分号和句号。

(6) 法律及合规性。需确保专利权的保护范围清晰,避免因术语含义不清而导致保护范围不确定。

权利要求书举例如下图所示。

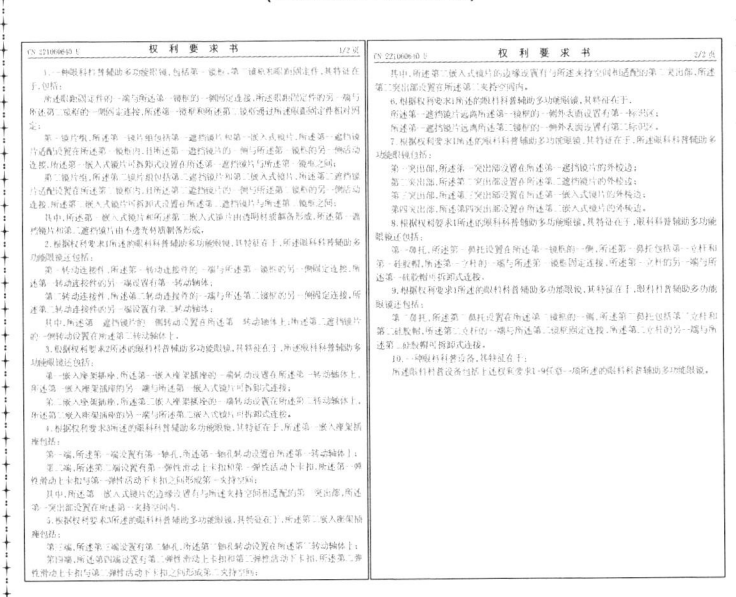

扫码看大图

29. 如何撰写技术交底书?

技术交底书是发明人将需要申请专利的发明创造

的内容以书面形式提交给专利代理机构的参考文件。技术交底书应详细描述申请专利的创意内容，包括发明名称、技术领域、背景技术、发明内容、附图、具体实施方式等要素。

（1）发明名称。发明名称应简短、准确地表明发明专利或实用新型专利申请要求保护的主题和类型；应采用本技术领域通用的技术名词，不要使用杜撰的非技术名词；不得使用人名、地名、商标、型号或者商品名称。此外，发明名称中不应包括申请的发明点。

（2）技术领域。要写明该发明创造直接所属的技术领域。

（3）背景技术。背景技术主要是阐述发明人的研究思路，介绍当前技术中存在的问题或不足。在撰写论文时，若存在相关文献作为支撑，必须明确标注其来源。无论是专利文件抑或其他类型的文献，均应详尽无遗地予以引述。

（4）发明内容。发明内容包括发明专利或实用新型专利要解决的技术问题、技术方案和有益效果三部分，也就是告诉大家解决了哪些问题，怎么解决的，以及解决后有什么好处。技术方案要把发明的技术特点详细交代清楚，图文结合。由于发明内容部分与权利要求对应，技术方案部分在技术交底书中可以不写。有益效果部分要清楚、客观地写明发明或者实用新型专利与现有技术相比所具有的有益效果。此外，对于发明的关键创新点或技术特征，应附带相应的技术效果描述，以凸显其独特价值。

（5）附图。附图包括流程图、产品结构示意图等。附图中不得包含文字描述、尺寸标注或元件数值。发明专利的提交可根据发明的具体内容决定是否需要附图，而实用新型专利必须附带图示。若存在多张附图，请依次编号并提供相应的图示说明。

（6）具体实施方式。主要是阐述发明如何操作、如何实施，这无疑是技术方案真实性的体现。要写得具体，不含糊，最好能多举几个例子。要想让自己的发明得到更广泛的保护，记得在技术交底书里展示不同的实施方式。

30. 外观设计专利对图片有什么要求？

申请外观设计专利时，提交的图片或照片是展示产品外观设计的重要组成部分。需要提交的视图一般包括主视图、后视图、俯视图、仰视图、左视图、右视图和立体图，申请人提交的图片或照片需在保证质量的前提下，充分体现新颖性。

立体产品的外观设计要点涉及六个面的，应当提交六面正投影视图；外观设计要点仅涉及一个或几个面的，应当至少提交所涉及面的正投影视图和立体图，并在简要说明中写明省略视图的原因。

平面产品的外观设计要点涉及一个面的，可以仅提交该面正投影视图；外观设计要点涉及两个面的，应当提交两面正投影视图。

必要时，还应当提交外观设计立体产品的展开图、剖视图、剖面图、放大图以及变化状态图。此外，提交图片时需要注意以下几点。

(1) 图片类型。除照片外，也可以使用 CAD 软件设计的图片。

(2) 图片尺寸要求。图片或照片的图形尺寸不得超过 15 cm×22 cm，且不小于 3 cm×8 cm。图片或照片缩小到原图 2/3 时，仍应清晰显示产品外观轮廓的细节。

(3) 背景要求。照片的背景只能有一种颜色，而且照片上除了所要求的外观设计外，不能有其他物品或图案。

(4) 颜色要求。对于简要说明中声明请求保护色彩的外观设计专利申请，图片的颜色应当着色牢固不易褪色。

下图所示为眼药水瓶（医用儿童卡通型）的外观设计图片。该外观设计产品主要用于眼科，尤其是儿童眼科。其设计要点在于产品的整体形状，属于上文说的立体产品，应在专利申请书中提交六面正投影视图，但由于仰视图所见面为不常见面，因此省略该视图，只在专利申请书中展示了产品的主视图、右视图、后视图、俯视图、左视图。

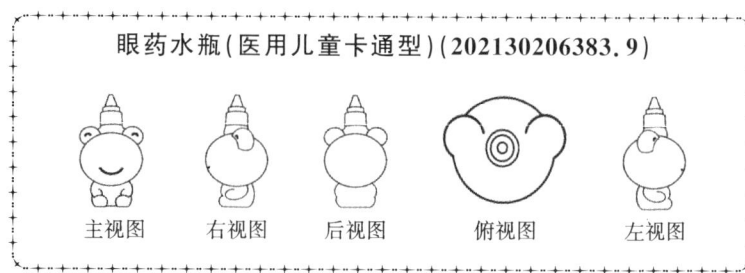

31. 如何画出引人注目的专利底图？

要画出引人注目的专利底图，就像是打造一件艺术品，需要精心规划每一个细节。只有将专业性、清晰度和美感相结合，才能让专利底图成为发明的"闪耀名片"。那么，该如何画出让审查员眼前一亮的专利底图呢？

（1）合理的图形数量。在专利申请中，图形的数量应适度。图形数量过少可能无法清晰展示发明的技术特点，过多则可能导致申请人的成本增加。一般来说，3到6个图形比较合理。

（2）清晰的图形质量。图形的线条应该清晰、精细，以便于审查员进行观察和分析。

（3）图形的标注。图中各元素应该有清晰的标注，且标注应准确描述图形中的各个部分。此外，标注的字体大小和线条粗细也需要适当，以确保审查员能够清晰地看到标注的内容。

（4）选择合适的画图视角。视角能够最好地展示发明的技术特点。根据发明的具体情况，可以选择俯视图、侧视图、剖视图等不同的视角，更易于理解发明的结构和功能。

（5）绘图时突出关键特点。专利的关键特点可以通过放大、加粗或使用不同的线条类型来表示，这样可以使审查员更容易理解发明的创新之处，从而提高专利申请的通过率。

（6）保持图形的连贯性。多个图形之间需按照一定的顺序排列，同时，图形之间的细节也应该保持一致，避免引起混淆和误解。

（7）适当使用虚线和阴影。虚线可以用于表示隐藏的部分或可移动的部分，阴影可以用于表示不同的材料或组成部分。通过使用虚线和阴影,可以使图形更加直观和生动。

专利底图举例如下图所示。

一种脑室外引流用自动引流计量的引流瓶(202221327103.5)

附图说明

[0008] 图1为本实用新型结构示意图;

[0008] 图2为本实用新型引流瓶结构示意图;

[0008] 图3为本实用新型限流阀结构示意图。

图中:1引流瓶、101自动引流计量腔、102沉积腔、2虹吸管、3排液管、4等径三通、5引流袋、6引流管、7限流阀、71限流防逆流舱、72活塞球、8吊柄、9引流瓶排气管、10刻度线。

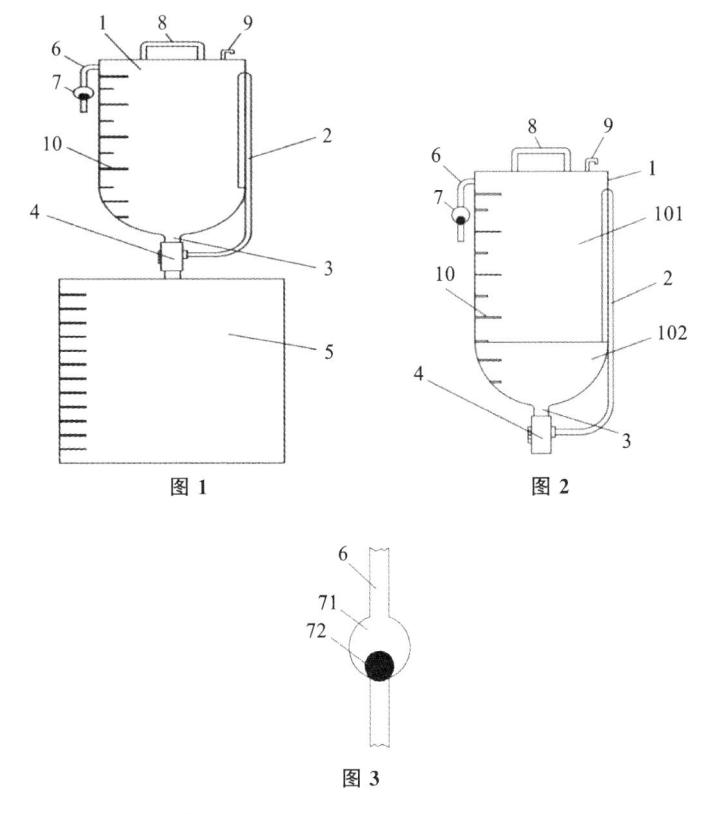

图1

图2

图3

32. 申请专利需要提交什么文件？

在申请专利的过程中，不同类型的专利提交的文件要求有所不同。下面介绍发明专利、实用新型专利和外观设计专利的具体文件清单，帮助你轻松准备好申请材料。

（1）发明专利。发明专利请求书、说明书摘要（必要时应当提交摘要附图）、权利要求书、说明书（必要时应当提交说明书附图）各一式两份。如果发明涉及氨基酸或核苷酸序列，说明书中应当包括该序列表，把该序列表作为说明书的一个单独部分提交，并单独编写页码，同时还应提交符合国家知识产权局规定的记载有该序列表的光盘或软盘。依赖遗传资源完成发明创造以申请专利的，申请人应当在请求书中对遗传资源的来源予以说明，并填写遗传资源来源披露登记表，写明该遗传资源的直接来源和原始来源。申请人无法说明原始来源的，应当陈述理由。

（2）实用新型专利。实用新型专利的申请虽然比发明专利简单一些，但也不能少了关键文件，包括实用新型专利请求书、说明书摘要及其摘要附图、权利要求书、说明书、说明书附图各一式两份。

（3）外观设计专利。外观设计专利请求书、该外观设计的图片或者照片，各一式两份。要求保护色彩的，还应当提交彩色图片或者照片一份。如对图片或照片需要说明，应当提交外观设计的简要说明一式两份。申请人提交的有关图片或者照片应当清楚地显示要求专利保护的产品的外观设计。

33. 提交申请文件的顺序是怎样的？

专利申请文件的提交顺序，就像是一场精心排列的"拼图游戏"。只有按照正确的顺序提交，才能确保审查员顺利理解，让你的申请高效通过。以下是专利申请文件提交顺序。

（1）发明专利或者实用新型专利的申请文件应当按照下列顺序排列：请求书、说明书摘要、摘要附图、权利要求书、说明书、说明书附图，根据具体情况可能还需要提交其他相关的文件。

（2）发明专利或者实用新型专利的附图应当按照"图1，图2，……"顺序编号排列。发明专利或者实用新型专利说明书文字部分中未提及的附图标记不得在附图中出现,反之亦然。申请文件中表示同一组成部分的附图标记应当一致。附图中除必要的标注外,不应当含有其他注释。

(3)外观设计专利申请文件应当按照下列顺序排列:请求书、图片或照片、简要说明。申请文件各部分都应当分别用阿拉伯数字按顺序编写页码。

34. 提交申请文件时需要注意的事项有哪些?

提交专利申请文件时,需要注意以下关键事项,帮助你顺利完成这场"申请之旅"。

(1)留存底稿。申请人应妥善保存专利申请文件的底稿,以确保在审批过程中保持文件的一致性,在收到审查意见时可以作为参照,方便高效答复。

(2)邮寄要求。如果通过邮寄提交申请文件,建议使用挂号信函或特快专递。不得使用包裹邮寄,避免文件丢失或延误。挂号信函上需标明国家知识产权局或代办处的详细地址(包括邮政编码),并注明"申请文件"以及"国家知识产权局受理处收"或"国家知识产权局代办处收"的字样。采用特快专递方式,以国家知识产权局受理处或代办处实际收到日为申请日。注意,一封挂号信内仅限同一件申请文件,并妥善保管挂号信的收据存根。

(3)样品和模型的提交。国家知识产权局在受理申请时不接收样品或模型。如在审查过程中审查员提出要求,申请人可在国家知识产权局窗口当面提交(需出示审查意见通知书);若选择邮寄方式,应在邮件上注明"应审查员(姓名)要求提交模型"字样,以确保文件准确送达审查员。

35. 专利审查要经历哪些流程?

专利审查的流程根据专利类型的不同而有所差异。发明专利经历五道审阅程序,相当于通过了五道关卡,包括①受理;②初步审查;③公布;④实质审查;⑤授权公告。

实用新型专利和外观设计专利就比较幸运,经历三道程序,包括①受理;②初步审查;③授权。

发明专利、实用新型专利和外观设计专利的申请、审查流程如下图所示。

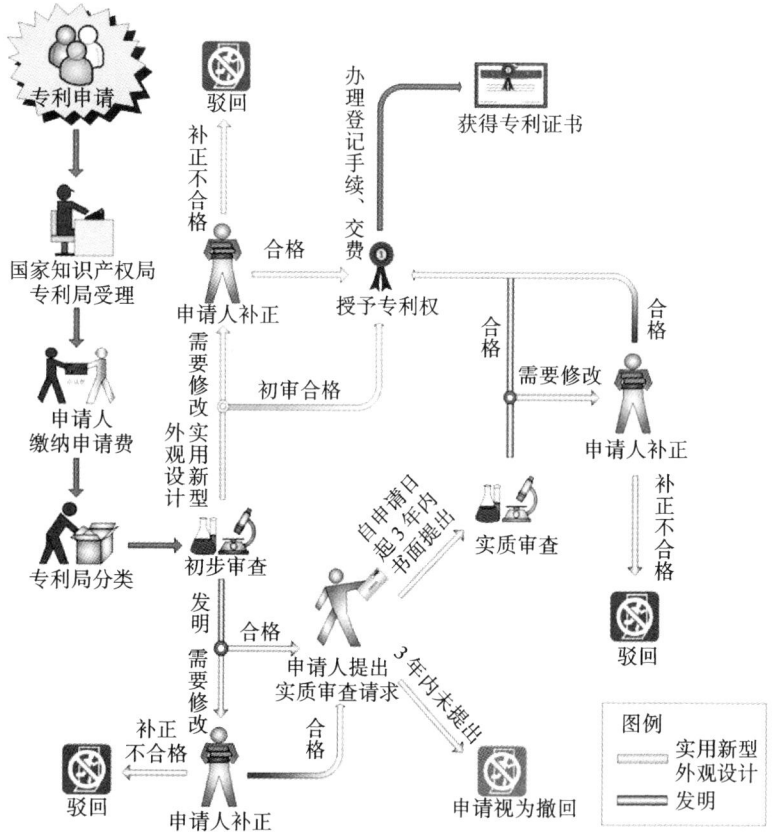

(图片来源:国家知识产权局,https://www.cnipa.gov.cn/art/2020/6/5/art_1517_92471.html)

36. 初审小能手:专利审查的第一道关口是什么?

专利申请提交后,必须通过一场"初试"——初步审查,也称为形式审查。这一关卡是专利局对申请文件的"第一道关口",其作用是确保申请文件在形式上合规,同时核查申请文件是否符合专利法及其实施细则的基本规定。无论是发明专利、实用新型专利,还是外观设计专利,都要经历这一步。初步审查就像守门员,确保不合规的申请不会通过大门,为下一阶段的实质审查打好基础。

(1)初步审查的内容。①申请文件的齐备性:检查申请文件是否完整,包括请求书、说明书及其附图、权利要求书、摘要及其附图等。②形式上的合规性:检查申请文件是否符合规定的格式要求,如文件是否使用规定的纸张、字体、字号等,以及是否按照规定的顺序排列等。③费用的缴纳情况:核实申请人是否已按照规定缴纳了申请费等相关费用。④明显实质性缺陷的审查:虽然初步审查主要关注形式要件,但也会对一些明显的实质性缺陷进行初步审查,如申请是否明显不属于专利保护的客体,是否明显缺乏技术内容不能构成技术方案等。

(2)初步审查的流程。①形式审查:专利局收到申请后,首先对申请文件进行形式审查。如果申请文件存在缺陷或不符合要求,专利局会发出补正通知书,要求申请人在规定期限内进行补正。②发出受理通知书:在确认申请文件齐全、符合规定格式且已缴纳申请费后,专利局会发出受理通知书,确定申请日并给予申请号。③公布准备:对于发明专利申请,经过初步审查合格后,自申请日起满18个月(有提前公开请求的除外),专利局将准备在专利公报和网站上公开该申请。

37. 实质审查大揭秘:专利审查的深度密码是什么?

在专利申请的过程中,发明专利需要经历更严格的"考核"——实质审查,而对于实用新型专利和外观设计专利来说,只需经过初步审查这道"关卡"即可,无须再进入复杂的实质审查阶段。

实质审查是发明专利申请过程中最为关键的一环,目的是确保申请的专利具有足够的创新性和实用性,从而保护发明人的合法权益,同时促进科技进步和经济发展。通过实质审查,专利局可以筛选出真正具有创新价值的发明创造,并授予专利权,为发明人提供法律上的保护。专利申请实质审查的流程大致如下。

(1) 全面审查。审查员将在检索的基础上,对专利申请是否具备新颖性、创造性、实用性以及专利法规定的其他实质性条件进行全面审查。

(2) 审查意见答复。如果审查员认为申请不符合授权条件,或者存在各种缺陷,将通知申请人在规定的时间内陈述意见或进行修改。

(3) 撤回、驳回或授权。如果申请人在指定期限内未答复的,申请将被视为撤回。经至少一次答复或修改后,申请仍不符合要求的,将被驳回。经过审查后,如果专利申请符合法律规定和相关技术要求,将会被授予专利权。

38. 逐个击破:如何答复国家知识产权局发出的各种通知书?

在初步审查或实质审查阶段,如果审查员发现申请文件存在缺少资源、格式问题或实质性缺陷等问题,他们会像发出"任务提示"一样,通过各种通知书告知申请人。申请人需要在规定的期限内,逐条回应这些问题。答复时应注明申请号、发文序列号、答复的通知书名称、发文日等,确保申请顺利推进。

(1) 同意审查员意见的,按照审查意见办理补正手续或者对申请进行修改;若不同意审查员意见,应在回复中陈述意见及理由。

(2) 属于格式或者手续方面的缺陷,一般可以通过补正消除缺陷。属于明显实质性缺陷且难以通过补正或者修改消除,通常只能就是否存在或属于明显实质性缺陷进行申辩和陈述意见。

(3) 对发明专利和实用新型专利申请文件的补正或者修改均不得超出原说明书和权利要求书记载的范围,对外观设计专利申请文件的修改不得超出原图片或者照片表示的范围。修改文件应当按照规定格式提交替换页。

(4) 一般补正形式问题或手续方面的问题使用补正书,修改申请的实质内容使用意见陈述书,申请人不同意审查员意见,进行申辩时也使用意见陈述书。

（5）答复法律手续类通知书时，除了消除通知书中指出的缺陷，还应当重新提交相应的法律手续文件。

39. 望穿秋水：提交申请后多久才能收到审查结果？

专利审查的时间因专利类型和具体审查情况而有所不同。以下是三类专利的申请流程及时间节点，让你清楚地了解这段"旅程"中的每一步。

（1）外观设计专利审查的重点是设计的新颖性和独特性，通常也只需形式审查，不涉及实质性技术创新的审核。以我国为例，外观设计专利的审查周期一般为6~8个月，审查周期相对较短。在其他国家，外观设计专利的审查时间可能会有所不同，但通常不超过1年。

（2）实用新型专利的审查流程通常比发明专利简单，一般只需要形式审查，不涉及实质性技术创新的审核，因此时间较短。在我国，提交申请后，通常在1周左右时间内，申请人将收到专利局发出的"专利受理通知书"。自申请之日起，大约经过12个月，申请人有望获得专利局的"授权通知书"。因此，整个申请流程大约耗时1年，申请人可以在相对较短的时间内获得授权结果。

（3）发明专利通常需要经过实质审查，时间较长。以我国为例，提交申请后约1周内，申请人将获得专利申请编号。初步审查合格通知书一般在提交申请后大约3个月内发出，最终授权大约耗时2年。若通过电子方式提交专利申请，可能在提交后2日内收到电子版的专利申请受理通知书。至于纸质版的专利申请受理通知书，其从专利局发出到到达申请人手中，因快递等客观因素影响，大约耗时1个月。在其他国家，例如美国、欧洲等地区，发明专利的审查时间可能会更长，通常在1~4年。

许多国家提供了专利审查加速机制，例如优先审查、专利审查高速路（Patent Prosecution Highway，PPH）等。在我国，申请人可以在特定条件下提出优先审查请求，以缩短发明专利的审查时间，有时可以将发明专利的审查周期缩短至1年左右。其他国家和地区也有类似的加速机制,通过提交相关证明文件或支付加急费用,申请人可以缩短等待时间。

40. 如何 hold 专利申请撤回手续？

当申请人由于技术策略调整、市场需求变化或申请条件不符等原因需要撤回专利申请时,可以按照以下步骤进行撤回操作。

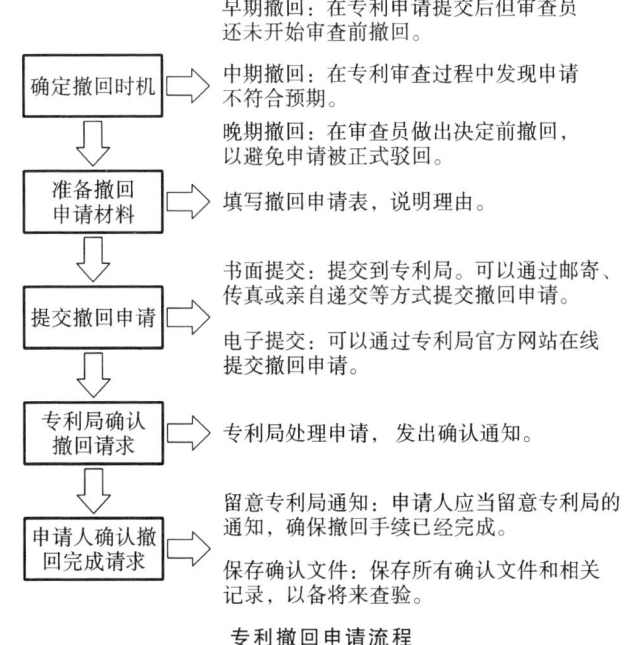

专利撤回申请流程

41. 如何在我国港澳台地区申请专利？

申请护理专利时,香港、澳门、台湾地区各自有不同的流程和要求。深入了解这些地区的专利制度和申请步骤,是成功拿下专利的关键。下面,我们逐一介绍在香港、澳门和台湾地区申请护理专利的具体步骤和相关注意事项。

（1）香港特别行政区的护理专利申请。

香港特别行政区的专利申请主要依据《专利条例》(Cap. 514)

和《专利(一般)规则》(Cap.514C)进行管理。香港的专利分为标准专利、短期专利与外观设计专利。

申请流程。①选择专利类型:申请人可以根据发明的复杂程度和预期保护的时间长度,选择申请标准专利或短期专利。标准专利的保护期最长为20年,而短期专利的保护期为8年。②提交申请:申请人需向香港知识产权署提交专利申请表格和相关文件。标准专利的申请分为两个阶段:初步审查和正式审查;短期专利则只需通过初步审查。③缴纳费用:申请人需缴纳相应的申请费和审查费。标准专利的费用较高,短期专利的费用相对较低。④审查和授权:香港知识产权署对申请进行审查,确认其符合新颖性、创造性和实用性要求后,予以授权并公告。

(2)澳门特别行政区的护理专利申请。

澳门特别行政区的专利申请依据《保护工业产权巴黎公约》进行管理。澳门的专利类型包括发明专利、实用专利和设计及新型专利。

申请流程。①准备申请文件:申请人需准备包括专利说明书、摘要、权利要求书等在内的申请文件。②提交申请:将申请文件递交至澳门经济及科技发展局知识产权厅,并缴纳相应的申请费。③审查和公告:知识产权厅对申请进行形式审查和实质审查,确认符合条件后进行公告,并授予专利权。

(3)中国台湾的护理专利申请。

中国台湾的专利申请依据《台湾专利法》进行管理,主要包括发明专利、新型专利和设计专利。

申请流程。①选择专利类型:根据护理发明的性质和特点,申请人可以选择申请发明专利、新型专利或设计专利。发明专利保护期为20年,新型专利保护期为10年,设计专利保护期为12年。②提交申请文件:准备好专利说明书、摘要、权利要求书、附图等文件,向台湾智慧财产局提交申请。③缴纳费用:申请人需缴纳申请费和审查费。发明专利的审查费较高,新型专利和设计专利的审查费较低。④审查和公告:智慧财产局对申请进行形式审查和实质审查,确认符合新颖性、创造性和实用性要求后,予以公告并授予专利权。

(4) 注意事项。

① 寻求专利代理人：由于专利申请过程复杂，建议申请人聘请专业的专利代理人或律师，确保申请文件的准确性和完整性，提高申请成功率。② 做好时间管理：专利申请的审查过程可能较长，申请人需做好时间管理，及时回复审查机构的意见，避免因延误而影响申请进程。③ 尝试多地区申请：若申请人希望在多个地区获得专利保护，可考虑通过《专利合作条约》途径进行国际申请，简化申请程序，节省时间和费用。

42. 申请国外专利之路该怎么走？

对于希望在全球市场中保护其创新技术成果的企业或个人来说，申请国外专利至关重要。以下介绍申请国外专利的两大途径。

(1) 巴黎公约途径。中国是《巴黎公约》组织成员国，因此可以利用《巴黎公约》规定的优先权原则。在中国申请专利后，可以在优先权期限(发明专利和实用新型专利为 12 个月，外观设计专利为 6 个月)内向其他国家提交专利申请，并享受优先权。然而，此途径要求向每个目标国家单独递交申请，并按照各国法律进行审查，这一过程相对烦琐且耗时较长，犹如在各国间进行一场场马拉松式的专利征战。

(2) 专利合作条约(Patent Cooperation Treaty，PCT)途径。自 1993 年加入 PCT 以来，我国为创新者提供了一条更为高效、便捷的国外专利申请通道。PCT 途径分为国际阶段和国家阶段。在国际阶段，申请者可以使用中文提交申请，并指定希望获得专利保护的国家。这一步骤如同在国际舞台上发出了一声"响亮的号角"，宣告您的创新成果即将走向世界。国际阶段完成后，将进入国家阶段，申请人需在规定的期限内(自优先权日起 30 个月内)向指定国家提交专利申请，并接受其本国法律的审查。PCT 途径的显著优势在于，它允许申请人将向国外申请专利的时间推迟，提供了更为充裕的准备时间。同时，申请人还将获得一份国际检索报告，这份报告如同一份权威的"创新评估报告"，有助于更好地了解专利的授权前景。通过 PCT 途径申请国外专利，申请人只需向专利局提交一份国际申请,即可在多个国家享受专利保护,大大简化了申请流程。这仿佛为申请人打开了一扇通往世界的大门,让他们能够轻松地在各国间穿梭,无须在每个国家都进行烦琐的申请程序。当然,如果申请人的目标仅限于一个国家或极少数国家,那么巴黎公约途径或许更为适合,它如同一把精准的箭矢,能够直接击中目标。

总之,无论是巴黎公约途径还是专利合作条约途径,都是保护创新技术成果的有效手段。选择哪种途径,需根据实际情况进行权衡与决策。

43. 专利代理探秘,这里藏着哪些宝藏?

专利代理是指由具有专利代理人资格的专业人员,代理护理相关的专利申请、保护及管理工作,包括为护理技术、护理器具或护理方法等的创新成果申请专利,以确保这些创新成果得到法律保护。专利代理具体服务内容包括但不限于以下方面。

(1) 撰写专利申请文件。专利代理人能够根据申请人的发明构思和技术内容,精确撰写专利说明书和权利要求书,确保文件内容清晰、逻辑严谨,并符合专利局的审查标准。这不仅提升了专利申请的成功率,还能够有效地保护申请人的创新成果。

(2) 专利检索和分析。在专利申请前,专利代理人会为申请人进行专利检索,评估发明的新颖性、创造性和实用性。通过对现有技术的全面分析,帮助申请人判断其发明是否具备申请专利的条件,避免浪费时间和费用,并评估发明的潜在市场价值。

(3) 审查意见答复。在专利申请过程中,专利局可能会对申请提出各种审查意见,例如对技术创新性、权利要求的保护范围等方面的质疑。专利代理人负责与专利局保持沟通,及时回复审查意见,提供具有说服力的论据和证据,确保专利申请的顺利推进。此过程需要丰富的法律知识和沟通技巧,专业代理人能够最大限度地保障申请人权益。

(4) 专利战略规划与布局。对于护理团队而言,专利代理人能够基于团队的业务和产品特点,提供全面的专利战略规划建议。这有助于构建稳固的专利保护体系,提升护理团队的市场竞争力,为未来的技术创新和商业化铺平道路。

（5）知识产权维权与诉讼支持。如果护理人员的专利技术被他人侵犯，专利代理人可以提供维权支持，包括侵权分析、证据搜集和诉讼协助等。这有助于保护护理人员的知识产权，维护其合法权益。

（6）技术与法律的跨界沟通。专利代理人具备跨界的技术和法律知识，能够准确理解和表达复杂的技术内容。同时，他们熟悉专利法律法规，能够确保技术创新得到合法、有效的保护，帮助申请人规避法律风险。

（7）业务发展支持。通过分析专利布局，专利代理人能够为护理团队提供前瞻性的商业策略建议。这有助于团队了解行业动态，把握市场趋势，为护理服务的研发和创新提供数据支持，提升竞争优势。

（8）后续专利维护和管理。在专利授权后，专利代理人还可以协助申请人进行专利年费的缴纳、专利权的转让、许可等相关管理工作，确保专利的有效性并帮助申请人实现专利价值的最大化。

专利申请虽复杂，但有了专业代理人助阵，这条"寻宝之路"将变得更加轻松顺畅。如果你准备申请专利，不妨邀请一位代理人作为你的"向导"，他们将带你走向成功的彼岸。

44. 事半功倍：委托申请专利到底要走哪些流程？

专利事务代理人如同全能助手，在专利申请、保护、转让及纠纷解决的每个环节都扮演着重要角色。他们为申请人提供专业指导，确保专利在法律框架内得到妥善保护。如果你准备委托专利代理机构申请专利，以下是具体的操作步骤。

（1）选择正规的专利代理机构。①查证资质：确保代理机构具备国家知识产权局颁发的专利代理机构执业许可证，并有正规的经营许可；②考察经验：了解代理机构的历史和成功案例，特别是在护理领域的专利申请经验；③评估专业能力：考察代理机构团队的专业背景和技术实力，包括专利代理人是否具备相关技术背景和专利法律知识;④咨询费用:明确代理机构的收费标准和服务内容,确保费用合理且透明。

(2)与代理机构初步沟通。通过电话、邮件或线上咨询等方式,与代理机构进行初步沟通,了解其服务流程、申请周期及可能遇到的问题等。

(3)签订正式委托合同。①明确服务内容:合同中应详细列出代理机构提供的服务内容,包括专利申请文件的撰写、审查意见的回应等;②保密条款:确保合同中包含严格的保密条款,以保护你的技术秘密和商业秘密;③费用与支付:明确申请过程中各项费用的支付方式和时间节点,避免后续纠纷。

(4)配合代理机构准备申请文件。提供详细的技术交底书,包括发明的技术特点、实施方式、效果等。同时,根据代理机构的要求提供必要的附图和其他支持材料。

(5)跟进申请进度并及时沟通。定期与代理机构沟通申请进度,了解审查情况,并及时回应审查意见。如有需要,配合代理机构进行修改和补正。

(6)关注后续维护和管理。专利申请成功后,关注专利的维护和管理,包括年费缴纳、权利变更等事务。与代理机构保持长期合作关系,以便及时获取专业建议和支持。

45. 漂洋过海:如何申请涉外专利的代理?

想要让你的创新成果在国际市场上也获得保护,申请涉外专利代理就是你的第一步!简单来说,就是找到有涉外代理权的专利代理机构,让他们帮你完成向国外申请专利的一系列手续。下面是这段"国际之旅"的简略步骤。

(1)找到"国际向导"。首先,你需要找到一家具有涉外专利代理资质的机构。这些机构通常有丰富的国际专利申请经验,能帮你处理不同国家的专利申请流程和法律要求。

(2)准备申请文件。与代理机构合作,根据目标国家的专利法规,准备相应的申请材料。这些文件可能包括专利请求书、说明书、权利要求书等,并且需要翻译成目标国家的官方语言。

(3) 提交申请,正式扬帆起航。代理机构会代表你向目标国家的知识产权机构提交申请,并处理后续的各种审查、答复意见等环节。在这个过程中,代理机构的专业知识和经验将发挥重要作用。

(4) 收获国际专利的"通行证"。一旦目标国家的审查通过,你将获得授权通知书,代理机构会指导你缴纳授权费用并办理专利登记。代理机构还会提供年费管理、专利转让等后续服务,确保你的专利在国际市场上长期受到保护。

46. 拨云见日:专利申请过程中有哪些误区?

在专利申请的旅程中,有时会遇到一些"迷雾"——那些让人误入歧途的常见误区。这些误区不仅可能导致申请失败,还会造成保护范围不足,甚至让辛苦获得的专利权无效。下面,我们为你逐一解析这些误区,帮助你拨云见日,走向成功。

(1) 自主研发即拥有自主知识产权。

误区:只要自主研发,就会获得自主知识产权。

解析:未注册成功的专利不受法律认可和保护,也没有法律赋予的"垄断权"。因此,自主研发的技术成果如果不申请专利,就得不到法律的确认和保护。

(2) 申请专利需等待产品成型。

误区:只有在产品投入大规模生产后才需要申请专利。

解析:申请专利的目的是保护发明创造,防止他人盗用或仿制。在产品投入大规模生产之前,就已经存在泄密的风险,此时申请专利可以保护权益。如果等到产品上市后再申请,可能已丧失新颖性,导致专利无法授权。因此,建议在产品研发阶段就及时申请专利。

(3) 专利产品改进无须再申请。

误区:有些发明人认为其产品已经申请了专利,即使对产品做了新的改进,也不用再申请专利。

解析:当他人在同一产品上做出改进并申请专利时,可能会反过来限制原专利权人进行产品升级,导致原专利权人无意中成为侵权人。因此,对于产品的每一次重要改进,都应考虑申请新的专利。

（4）忽视法律手续和专业指导。

误区：专利申请是一项简单的程序，不需要专业指导。

解析：专利申请是一项复杂的法律程序，不熟悉相关法律要求和程序的申请人很容易犯错。因此，建议咨询专业律师或专利代理人，并寻求他们的专业指导，以确保专利申请的顺利进行。

47. 未雨绸缪：专利申请相关费用如何交纳？

在专利申请的旅程中，费用的交纳就像是给"创新之船"加油。这些费用不仅是获得专利授权的必要条件，更是维持专利有效性的关键。申请专利的相关费用如下表所示。

申请专利的相关费用

申请费	在提交专利申请时，需要缴纳申请费。费用金额根据不同的专利类型而有所区别，发明专利的申请费相对较高。
发明专利申请实质审查费	对于发明专利，如果申请人请求实质审查，还需缴纳实质审查费。
年费	专利授权后，专利权人需要每年缴纳年费以维持专利权有效。年费的缴纳期限通常在上一年度期满前，如果未按时缴纳，可以在宽限期内补缴，但需同时缴纳滞纳金。

48. 囊中羞涩：如何办理专利费用减缓？

专利费用减缓政策，是国家为鼓励科技创新、支持经济困难的申请人而推出的优惠措施。如果你在专利申请的过程中感到"囊中羞涩"，在符合条件的情况下，可以申请减缴相关费用。实现专利费用减缓的前提是申请人或专利权人已经在专利费减备案系统中成功办理备案。备案的目的是核实申请人是否符合费减的条件，如个人收入水平或企业的经济规模是否达到减缴要求。因此，申请人应提前准备好相关资料,例如个人身份证明、企业的财务报表等,以顺利完成备案流程。只有经过备案的申请人或专利权人才能申请费用减缴。

(1) 费减请求的两种方式。①在专利申请时提出:申请人在提交专利申请的同时,可以一并提交费减请求。在填写专利申请请求书时,应勾选"请求费减且已完成费减资格备案"选项,并填写专利费减备案证件号。此种方式可以有效简化后续流程,使费用减缴申请和专利申请同时处理,节省时间。②在申请日后提出(减缴申请费除外):如果申请人未在专利申请时提出费减请求,仍可以在申请日之后提出。在这种情况下,申请人需单独提交《费用减缴请求书》,并填写专利费减备案证件号。这种方法适用于申请人在专利申请后因经济状况变化等原因希望减缴费用的情形。

(2) 请求时间要求。费用减缴的请求针对尚未到期的费用进行,也就是说,对于已经过期或已缴纳的费用无法再申请减缴。此外,申请人应在费用缴纳期限届满日的两个半月之前提出减缴请求,以确保专利局有足够时间审核和处理。若未按规定时间提出减缴请求,可能导致减缴申请被拒,申请人需按标准金额缴纳费用。

(3) 费减请求的受理范围。通常可以申请减缴的费用包括申请费、审查费、年费等。在申请减缴时,申请人应明确需要减缴的费用项目,并确保减缴请求书中对应费用的详细信息准确无误。同时需要注意的是,有些费用如优先权要求费、恢复权利请求费等,通常不在费减受理范围内,申请人应了解不同费用的适用条件。

(4) 多次费减请求的限制。一般情况下,同一项费用只能申请一次减缴,专利局不会重复受理对已批准减缴的费用的请求。因此,申请人在提出减缴请求前应仔细评估,并一次性提出准确的请求,以避免后续因费用变动产生的重复申请问题。

(5) 信息变更的备案。若申请人的费减资格信息发生变化,例如经济情况改善、公司规模扩大等,不再符合费用减缴的条件,申请人应及时向专利局报告并更新备案信息,以避免不符合减缴条件的情形下仍然享受费减,可能导致后续的法律风险。

(6)备存相关文件。申请人或专利权人在办理费减备案及减缴请求时,应妥善保留备案证件号、备案通知书、费减请求书以及提交的各类证明材料。这些文件在申请人后续的缴费和权利维持过程中可能需要参考,便于快速查证和维护专利权利的稳定性。

第四章 绳墨规矩 曲直方圆:专利相关权益

49. 追本溯源:专利制度是什么？有哪些特性？

专利制度就像是社会和经济发展中的一场科技盛宴,是为了管理技术创新而设立的"高级管家"。不同国家对这个"管家"的理解略有不同。日本学者吉藤幸朔认为,专利制度要求发明人公开其发明作为对价,国家允许发明人在一定期间内对其发明创造享有独占权。简而言之,专利制度是依照专利法的规定,通过授予专利权人独占权来保护和鼓励发明创造,推动技术进步和经济发展的法律制度。专利制度的特征包括以下内容。

(1)法律保护。专利制度首要任务就是要建立保护专利权人的法律制度。它是以专利法为核心形成的一种专利管理、专利工作和专利实施制度。也就是说,专利制度犹如为发明人建立了一个"法律护盾",保护他们的创新成果。

(2)科学审查。要获得专利权必须经过国家专利主管机关依法对申请专利的发明创造进行专利条件的审查。这样看来,获得专利不是"轻而易举"的,得经过专利局的"科学审查",确认你的发明符合专利条件,才能获得这张"黄金卡"。

(3)技术公开。发明创造通过专利申请的公布或专利授权的颁布将技术内容向社会公开、传播。你的发明一旦获得专利授权,就像给全世界发了一张"技术传单",让大家都知道你的创新,促进技术交流和交易。

(4)国际化。通过国际条约和协议,如《专利合作条约》(PCT)和《与贸易有关的知识产权协定》(TRIPs),专利申请人可以在多个国家寻求对其发明的保护。这种国际化使得专利权人能够跨越国界保护自己的知识产权,同时也促进了跨国界的技术交流和商业活动。此外,专利的国际化还意味着专利法律和实践的全球趋同,有助于统一和简化专利申请和维护流程,降低跨国专利保护的成本和复杂性。

50. 因势利导:专利制度有何作用?

专利制度是依据专利法对申请专利的发明,经过审查和批准后授予专利权,同时把申请专利的发明内容公之于世,以便促进发明创造、信息交流和有偿技术转让的法律制度。它是国际上通行的一种利用法律和经济的手段推动技术进步的管理制度,其主要作用如下。

(1)激励创新和技术进步。专利制度通过给予发明人对其发明的排他性权利,使其在一段时间内享有独占市场的权利,鼓励了企业和个人的创新投入。由于创新者能够从创新中获利,企业和研究机构会更有动力将资源投入研发活动,从而不断推动技术进步。

(2)推动知识公开和传播。专利制度要求申请人在专利说明书中公开详细的技术内容,以便公众在法律保护期内能了解该技术的原理和实现方式。这种信息的公开有助于知识和技术的传播,避免重复研发的浪费,且为后续的技术改进和二次创新提供了基础。

(3)促进产业竞争与产业升级。通过专利保护创新成果,企业可以在激烈的市场竞争中获得优势。同时,专利制度鼓励竞争者进行技术突破,而不是简单模仿。这种竞争关系不仅能够推动产业的快速发展,还促进了产业的技术更新和升级,使市场结构更具活力。

(4)引导资源配置向高附加值产业集中。专利制度通过保护高技术和高创新性的技术成果,促使企业将资源投向具有高增长潜力的领域。这种政策导向吸引了大量的资本和人力资源投入高附加值产业,如信息技术、生物医药、清洁能源等,推动了产业结构的优化和升级。

(5)增强国家竞争力和国际影响力。在全球化背景下,专利制度也是国际竞争的重要工具。拥有更多自主知识产权的国家在国际市场中具有更强的竞争力,受到专利制度保护的技术成为贸易谈判、技术转让和国际合作的有力支撑。因此,专利制度在提升国家创新能力和综合竞争力方面起到了关键作用。

(6)鼓励企业进行专利布局和战略规划。专利制度不仅仅是对技术保护工具,更是企业进行长期布局和战略规划的依据。通过合理的专利布局,企业可以构建起强有力的技术壁垒,占据市场的有利位置。此外,专利制度的存在还推动企业从防御性策略(保护核心技术)向进攻性策略(超越竞争对手)的转变,提升其市场控制力和技术优势。

(7)支持技术转移和商业化。专利制度提供的排他性权利保障了技术的商业价值,促进了专利技术的许可、转让和商业化。企业和研究机构可以通过专利授权将技术成果转化为实际应用,同时获得资金支持,推动更多新技术的研发,形成创新的良性循环。

总结来说,专利制度通过"因势利导",不仅维护了创新者的权益,还积极引导社会资源流向高技术领域,推动科技进步、经济发展和产业升级,对提升国家竞争力和社会创新能力具有重要作用。

51. 独树一帜:专利权有何独特之处?

专利权和物权、债权一样能给权利人带来经济上的利益,是一种需要国家主管机关依法授予的权力,专利权人可在专利保护期内禁止他人在没有取得专利权人的同意下制造、使用、销售其专利产品和使用专利方法。但是一旦专利保护期届满,专利权人就不能再独占该发明的有关内容。因此,尽管专利权像物权和债权一样带来了许多好处,但它也有着独特的游戏规则和小秘密。

(1)独占性。专利是专利权人的"私人领地",独占性是指专利权人在一定时间和区域内,对其发明创造所享有的制造、使用、销售、许诺销售和进口的权利。任何单位或个人未经专利权人许可不得以生产经营为目的制造、使用、许诺销售、销售、进口其专利产品,或者使用其专利方法制造、使用、许诺销售、销售、进口其专利产品,否则属于侵权行为。

(2)地域性。专利权就像一张"城市通行卡",只在特定的国家或地区有效,在其他国家或地区不具备法律约束力。就像某个城市的地铁卡只能在该城市畅通穿行,但到了其他城市,就会无效。所以,如果想要你的发明在多个国家或地区受到法律保护,那就得在每个地方单独申请专利,才能"全世界畅通无阻"。

(3)时间性。时间性是指专利权人对其发明创造所拥有的专有权只在法律规定的时间内有效。期限结束后,你的技术就变成了大家的公共财产,任何人都可以自由地使用。不同国家的专利法对期限的保护规定不同,所以要时刻注意你的专利时限,以免意外失去专利保护。

(4)公告性。因为专利权保护的客体是无形物,公众不可能明确地认识,为了让权利产生后能够确定下来,需要国家进行审查和确认,而后授予专利权这样一枚"官方印章"。公告性就像是专利界的"正式名片",这意味着你的发明或创意只有经过国家的审查并正式贴上公告的印章,才能在市场上正式流通。

52. 金科玉律:有哪些与专利权相关的法律法规?

在我国,除《专利法》与《中华人民共和国专利法实施细则》(后文简称《专利法实施细则》)外,还有如下现行有效的法律法规与专利相关。

(1)行政法规。《专利代理条例》《国防专利条例》和《中华人民共和国知识产权海关保护条例》等。

(2)部门规范性文件。《专利审查指南》《专利代理管理办法》《专利优先审查管理办法》《国家知识产权局行政复议规程》《专利标识标注办法》《专利实施强制许可办法》《用于专利程序的生物材料保藏办法》《专利行政执法办法》《关于专利电子申请的规定》《专利权质押登记办法》《专利实施许可合同备案办法》《专利代理师资格考试办法》《关于台湾同胞专利申请的若干规定》《规范申请专利行为的规定》《专利代理惩戒规则(试行)》《设立专利代理机构审批办法(暂行)》等。

（3）司法解释。《最高人民法院关于对诉前停止侵犯专利权行为适用法律问题的若干规定》(法释〔2001〕20号)、《最高人民法院关于审理专利纠纷案件适用法律问题的若干规定》(法释〔2015〕4号)、《最高人民法院关于审理侵犯专利权纠纷案件应用法律若干问题的解释(二)》(法释〔2016〕1号)、《最高人民法院关于审查知识产权纠纷行为保全案件适用法律若干问题的规定》(法释〔2018〕21号)、《最高人民法院关于审理专利授权确权行政案件适用法律若干问题的规定(一)》(法释〔2020〕8号)、《最高人民法院关于修改〈最高人民法院关于审理侵犯专利权纠纷案件-应用法律若干问题的解释(二)〉等十八件知识产权类司法解释的决定》(法释〔2020〕19号)。

53. 正名定分：谁是专利权人？

专利权人是指依法拥有专利权的个人或组织。

当专利申请被批准后，专利申请人就成为专利权人。专利权人对其所获得的专利享有独占的、排他的权利，包括自己实施专利的权利（如制造、使用、销售、许诺销售、进口其专利产品，或者使用其专利方法以及使用、许诺销售、销售、进口依照该专利方法直接获得的产品），以及禁止他人未经许可实施其专利的权利。

专利权人的权利既可以由专利法直接规定，也可以通过合同约定产生。对于非职务发明创造，发明人或设计人就是专利权人，他们有权申请并获得专利权。对于职务发明创造，单位则是专利权人，发明人有权从单位获得奖励或报酬。在护理领域，专利权人可能是护理专利发明人（非职务发明创造），也可能是其所在的医疗机构或其他组织（职务发明创造）。此外，通过继承、受让、受赠等方式，自然人、法人或其他组织也可以成为专利权人。

54. 权利行使：专利权人拥有哪些"优越福利"？

专利权人作为享有某项专利权的主体，拥有多项重要的权利。根据相关法律法规，专利权人的主要权利可以归纳如下。

（1）自己实施其专利的权利。即自己享有制造、使用、销售、许诺销售和进口其专利产品或者使用其专利方法的权利，以及享有使用、销售、许诺销售和进口依照该专利方法直接获得的专利产品的权利。

（2）许可他人实施其专利的权利。专利权人可许可他人实施其专利，被许可方应向专利权人支付专利使用费。按照被许可人取得实施权的范围和权限，可以将专利实施许可分为如下几种类型：①独占实施许可，简称独占许可，指在一定的时间和有效地域范围内，被许可人享有独占的实施权，专利权人不得向其他人许可实施该专利，而且专利权人本人也不得实施该专利。②排他实施许可，简称排他许可或独家许可，指在一定的时间和有效地域范围内，专利权人仅许可被许可人实施该专利权，专利权人本人也可以实施该专利。③普通实施许可，亦称普通许可，指在一定的时间和有效地域范围内，专利权人在许可被许可人实施该专利权的同时，还可以许可其他人实施该专利，专利权人本人也可以实施该专利。④交叉实施许可，简称交叉许可，又称互换实施许可，指两个专利权人之间相互许可对方实施自己的专利。⑤分售实施许可，简称分售许可，指专利权人允许被许可人实施其专利，同时授权被许可人有权许可第三人实施该专利。

（3）禁止他人实施其专利的权利。专利权被授予后，未经专利权人许可，任何单位或者个人都不得以生产经营为目的制造、使用、许诺销售、销售、进口其专利产品。

（4）请求保护的权利。对未经专利权人许可，实施其专利的侵权行为，可由当事人协商解决；不愿协商或者协商不成的，专利权人或者利害关系人可以请求管理专利工作的部门处理，也可以直接向人民法院起诉。

（5）转让专利权的权利。中国单位或者个人向外国人、外国企业或者外国其他组织转让专利申请权或者专利权的,应当依照有关法律办理手续。转让专利申请权或者专利权的,当事人应当订立书面合同,并向国务院专利行政部门登记,由国务院专利行政部门予以公告。专利申请权或者专利权的转让自登记之日起生效。

(6) 在产品上标明专利权的权利。专利权人有权在其专利产品或该产品的包装上标明专利标识。也就是说,专利权人还可以在自己专利产品或者该产品的包装上"炫耀"地标明专利标识,为自己的发明贴上"专利认证标签"。

55. 义务履行:专利权人有哪些义务?

专利权人作为享有专利权的主体,在享受专利法赋予的权利的同时,也需要承担一定的义务。这些义务主要包括以下几个方面。

(1) 充分公开的义务。专利法规定,发明或者实用新型专利权的保护范围以其权利要求的内容为准,说明书及附图可以用于解释权利要求的内容;外观设计专利权的保护范围以图片或者照片中的外观设计为准,简要说明可以用于解释图片或照片中的外观设计。对于发明或实用新型专利,得明确告诉大家你的权利要求是什么,说明书和附图就是你的"翻译官",帮忙解释你的专利到底有什么特别之处。对于外观设计专利而言,图片或照片就是你的"名片",让大家一眼就能明白你的设计思路。如果专利权人不履行此义务,其发明就得不到法律的保护。

(2) 缴纳年费的义务。专利权人应当自被授予专利权的当年开始缴纳年费,逾期不缴纳年费的,专利权即告终止。但《专利法实施细则》第六条规定,当事人因不可抗拒的事由而延误专利法或者本细则规定的期限或者国务院专利行政部门指定的期限,导致其权利丧失的,自障碍消除之日起2个月内且自期限届满之日起2年内,可以向国务院专利行政部门请求恢复权利。除前款规定的情形外,当事人因其他正当理由延误专利法或者本细则规定的期限或者国务院专利行政部门指定的期限,导致其权利丧失的,可以自收到国务院专利行政部门的通知之日起 2 个月内向国务院专利行政部门请求恢复权利。当事人请求延长国务院专利行政部门指定的期限的,应当在期限届满前,向国务院专利行政部门提交延长期限请求书,说明理由,并办理有关手续。

56. 职务发明和非职务发明有何不同?

职务发明制度就像是发明人和单位之间的"利益平衡器",明确划分了专利权的归属范围。对于由单位指派任务或在职工作中完成的发明创造,专利申请权和获得的专利权都归单位所有,保障了单位在创新投入上的权益;而如果是发明人利用业余时间完成的非职务发明,则专利权归发明人个人,鼓励了个人的创造性探索。如果发明是在使用单位资源或技术条件下完成的,双方还可以通过合同来约定专利归属。职务发明制度的本质就在于平衡利益分配,既保护单位的投入,又激励发明人,让每一项创新都找到合适的归属。

《专利实施细则》第十三条规定,专利法第六条所称执行本单位的任务所完成的职务发明创造,是指:

(一)在本职工作中作出的发明创造;

(二)履行本单位交付的本职工作之外的任务所作出的发明创造;

(三)退休、调离原单位后或者劳动、人事关系终止后 1 年内作出的,与其在原单位承担的本职工作或者原单位分配的任务有关的发明创造。

专利法第六条所称本单位,包括临时工作单位;专利法第六条所称本单位的物质技术条件,是指本单位的资金、设备、零部件、原材料或者不对外公开的技术信息和资料等。

57. 先人一步:什么是专利优先权? 有哪些特点?

专利优先权是一种特殊权利,赋予专利申请人在某国首次提交专利申请后,在法定期限内可以在其他国家针对相同发明创造再次申请时享受的优先待遇。这意味着,申请人可以"锁定"首次申请的提交日,防止在其他国家申请期间被他人抢先。专利优先权是专利申请权的附属权利,主要分为本国优先权和国际优先权,帮助发明人在全球市场中更好地保护其创新成果。

本国优先权又称"国内优先权",指的是申请人自发明或者实用新型在中国第一次提出专利申请之日起十二个月内,或者自外观设计在中国第一次提出专利申请之日起六个月内,又向国务院专利行政部门就相同主题提出专利申请的,可以享有优先权。

国际优先权又称"外国优先权",指专利申请人自发明或者实用新型在外国第一次提出专利申请之日起十二个月内,或者自外观设计在外国第一次提出专利申请之日起六个月内,又在中国就相同主题提出专利申请的,依照该外国同中国签订的协议或者共同参加的国际条约,或者依照相互承认优先权的原则,可以享有优先权。

专利优先权的特点:①专利优先权是专利申请权的一项附属权利,没有专利申请权也就没有优先权。②优先权不能自动产生,必须在提出在后申请的同时提出优先权要求申请,并提交有效证明文件。③优先权具有严格的时间限制,只有在法律规定的优先权限期内才有效。④先后两份申请必须具有相同的主题,但后申请的主题可以是在先申请基础上的改进。

58. 偃旗息鼓:专利权终止的情形有哪些?

专利权作为一种有期限的无形财产权,其终止并非随意发生,而是受到多种因素的影响和制约。专利权终止的情形主要有以下几种。

(1) 发明专利权自申请之日起维持满 20 年,实用新型自申请之日起维持满 10 年,外观设计专利权自申请之日起维持满 15 年,依法终止。专利权期限届满依法终止的,国家知识产权局专利局应当通知专利权人,并在"专利登记簿"上予以登记,在《专利公报》上予以公告。

(2) 国家知识产权局专利局发出"缴费通知书",通知专利权人补缴本年度的年费及滞纳金后,专利权人在专利年费滞纳期满仍未缴纳或者缴足本年度年费和滞纳金的,国家知识产权局专利局发出"专利权终止通知书",通知专利权人专利权自上一年度期满之日起终止。因未按照规定缴纳年费专利权终止的,自专利权终止通知书发文日起两个月后在"专利登记簿"上登记,并在《专利公报》上予以公告。

(3)专利权人自愿将其发明创造贡献给全社会,可以提出声明主动放弃专利权;同一申请人同日对同样的发明创造既申请实用新型专利又申请发明专利,在先获得的实用新型专利权尚未终止的情况下,申请人又希望获得发明专利授权时,可以声明放弃该实用新型专利权。放弃专利权的,应当使用国家知识产权局专利局统一制定的表格,书面提出放弃专利权声明。

放弃专利权就像放弃一把"专属钥匙",只能放弃全部,不能放弃部分。如果一项专利有两个或更多权利人,放弃专利权就必须经过所有权利人一致同意,并在声明或相关文件上签字确认。若仅有部分专利权人想放弃,而其他人希望保留,这时就需要通过变更手续将放弃权利的专利权人移除,让保留者继续享有专利权。为了确保专利权真正保护那些符合要求的发明创造,我国《专利法》第四十五条规定:自国务院专利行政部门公告授予专利权之日起,任何单位或者个人认为该专利权的授予不符合本法有关规定的,可以请求国务院专利行政部门宣告该专利权无效。这一规定就像是一道质量审查关,确保每项获得专利保护的发明都实至名归,同时也维护了公众利益和市场公平。

59. 守口如瓶:如何签订专利保密协议?

当专利申请涉及国家安全、重大利益、涉外申请及委托代理机构时,通常需要签订保密协议以确保技术信息的保密性。签订专利保密协议如同为技术信息加上一道"保护锁",通过清晰的条款和严格的约定,有效保护专利申请人的技术秘密和商业利益。按照以下步骤制定和签署协议,有助于实现"守口如瓶",保障创新成果不被外泄。

(1)明确协议目的和范围。①目的:明确专利保密协议的目的是保护申请专利所涉及的技术信息,防止技术信息的泄露和不当使用。②范围:界定保密信息的范围,包括技术信息、商业计划、研发进展、专利文件等,以及这些信息可能存在的形式(如书面、口头、电子等)。

(2)确定保密义务和限制。①保密义务:明确协议双方对保密信息的保护义务,包括接收、使用、存储、传输和销毁等各个环节的保密要求。②使用限制:规定保密信息的使用仅限于协议约定的目的,禁止未经授权的使用和披露。③披露限制:明确保密信息的披露对象、条件和方式,防止信息泄露给第三方。

(3)设定保密期限。①保密期限:明确保密信息的有效期限,即保密义务的持续时间。这通常与专利申请的审查和授权期限相对应,也可以根据具体情况进行灵活设定。②解除条件:规定保密义务解除的条件,如专利申请获得授权、无法获得授权或双方协商解除等。

(4)明确违约责任。①违约责任:明确违约方应承担的法律责任和经济赔偿责任,包括赔偿金额、损失赔偿比例等。②争议解决:规定协议争议解决的方式,如调解、仲裁或诉讼等,以便在发生争议时能够迅速解决。

(5)其他条款。①协议终止:规定协议终止的条件和方式,如双方协商一致、协议期限届满等。②保密信息的返还和销毁:规定在协议终止或保密义务解除后,接收方需返还或销毁保密信息的方式和期限。③其他事项:根据具体情况,可以添加其他必要的条款,如协议的修改、补充和解释等。

(6)制定和签署流程。①起草协议:由专业律师或专利代理机构根据双方的需求和实际情况起草专利保密协议。②讨论和修改:双方对协议内容进行讨论和修改,确保协议内容明确、合理且符合双方的需求和权益。③正式签署:双方对协议内容达成一致后,进行正式的协议签署。签署方式可以是书面签署、电子签名或口头确认等,具体方式根据双方约定进行。

(7)注意事项。①合法性:确保协议内容符合相关法律法规的规定,避免违法条款的出现。②明确性:协议内容应明确、具体、无歧义,以便双方理解和执行。③保密性:在协议制定和签署过程中,应注意保密信息的保护,避免信息泄露。

按照这些关键步骤与要点,可以打造一份既符合双方利益、又具法律"防护盾"的专利保密协议,为专利申请人构建一道坚实的法律屏障,确保核心技术与商业机密"固若金汤",免受外泄之忧。

60. 鸠占鹊巢:专利侵权如何界定?

专利侵权行为就像是"鸠占鹊巢",指未经专利权人许可且没有合法的免责理由,以营利为目的擅自"借用"他人的专利成果。以下是专利侵权行为的构成要件和分类。

(1)专利侵权行为的构成要件。①有擅自使用专利权人专利的行为。②实施行为以营利为目的。③侵权行为与专利技术之间存在实质性联系。④专利权人的专利必须为有效的专利。

(2)专利侵权行为的分类。专利侵权行为分为直接侵权行为和间接侵权行为。直接侵权行为就是未经专利权人许可,实施制造专利产品、使用专利方法等直接获取专利权人利益的行为。直接侵权行为有:①制造专利产品的行为。②使用发明或实用新型产品的行为。③销售或许诺销售的行为。④进口专利产品或进口依照专利方法直接获得产品的行为。⑤假冒他人专利的行为。间接侵权行为就是故意采取规避法律的形式,实施的行为部分涉及专利技术或专利方法,或怂恿、唆使他人实施专利侵权行为。我国《专利法》没有规定间接侵权行为,但审判实践中已经出现了间接侵权的案例。

61. 不属于侵权的特殊情况有哪些?

有些情况下,即使未经过专利权人许可而使用其专利,法律上也不会视作侵犯专利权。《专利法》对这些"特殊情况"做出了明确规定,让专利的使用在特定情境下更为灵活。以下是不视为侵权的几种情形。

(1)专利权用尽。专利产品在合法销售后,专利权即为用尽。对这些产品的使用、许诺销售、销售等行为不再需要经过专利权人的许可,购买者可自由处置。专利权用尽包括国内用尽、国际用尽或区域用尽。根据国际用尽的原则,将合法售出的专利产品进口到其他国家,无须经过专利权人的同意,这通常被称为平行进口。

(2)先用权人的实施权。在专利申请以前实施或准备实施专利技术的行为被称为在先使用,在先使用产生先用权。先用权不视为侵犯专利权的行为,但只限于在原有的范围内继续制造和使用。超过原有的范围制造和使用的,则属于侵犯专利权的行为。

(3)临时过境。即临时通过中国领陆、领水、领空的外国运输工具,依照双边协议或共同参加的国际条约,或者依照互惠原则,为运输工具自身需要而在其装置和设备中使用有关专利的行为。

(4)专为科学研究和实验而使用有关专利的,但仅限于不是为了生产经营,不以营利为目的的科研活动。

(5)仿制药不视为侵犯专利权,即为提供行政审批所需要的信息,在专利变化期内制造、使用、进口专利药品或专利医药器械的行为,以及专门为其制造、进口专利药品或专利医药器械的行为。

62. 专利侵权赔偿如何计算?

专利侵权赔偿的计算就像是给专利权人讨回一个"公道"。根据《专利法》,赔偿金额可以按以下几种方式计算。

(1)按照权利人因被侵权所受到的实际损失确定。因侵权人的侵权产品(包括使用他人专利方法生产的产品)在市场上销售,使专利权人的专利产品的销售量下降,其销售量减少的总数乘以每件专利产品的合理利润所得即为专利权人的实际损失。

(2)按照侵权人因侵权所获得的利益确定。侵权人因侵权所获得的利益,可以根据该侵权产品的销售总数乘以侵权产品的合理利润来计算,合理利润一般按照侵权人的营业利润计算,对于完全以侵权为业的侵权人,可以按照销售利润计算。

(3)参照该专利许可使用费的倍数合理确定。专利许可使用费是指普通专利许可使用的使用费。至于具体倍数,需要由人民法院或管理专利工作的部门根据案件的具体情况,按照能够使专利权人因侵权行为受到的实际损失得到充分的赔偿且侵权人不能因侵权行为得到任何好处的原则合理确定。

（4）人民法院可酌情判决给予法定数额的赔偿。有些专利侵权案件难以取得充分的证据证明权利人因侵权所受损失、侵权人因侵权所得利益以及该专利的许可使用费。在这种情况下，人民法院可以根据专利权的类型、侵权行为的性质和情节等因素酌情判决给予权利人三万元以上五百万元以下的赔偿。

63. 唇枪舌剑：专利纠纷类型有哪些？

专利纠纷就像一座错综复杂的"法律迷宫"，涉及权属、侵权、合同等多个层面，背后隐藏着多样的法律关系。处理专利纠纷时，既要遵守法律法规和合同条款，还需要灵活运用协商、调解、仲裁或诉讼等方式来"抽丝剥茧"。专利纠纷的类型主要包括以下几种，各有其独特的应对之道。

（1）权属纠纷。①专利权权属纠纷：主要涉及谁是真正的专利权人，包括职务发明创造与非职务发明创造的认定争议，以及发明创造的发明人或设计人的确定等。②专利申请权纠纷：在专利权授予之前，关于谁有权申请专利的争议，如合作完成或接受委托完成的发明创造，谁有权申请专利。

（2）专利侵权纠纷。主要包括未经专利权人许可，以生产经营为目的的制造、使用、许诺销售、销售、进口专利产品，或者使用其专利方法以及使用、许诺销售、销售、进口依照该专利方法直接获得的产品的行为和未经专利权人许可，以生产经营为目的制造、许诺销售、销售、进口其外观设计专利产品的行为。

（3）专利许可或专利转让合同纠纷。因专利许可或者专利转让的合同订立或履行产生的纠纷，其本质是合同纠纷。这类纠纷主要涉及合同双方的权利义务关系，如许可范围、转让条件、费用支付等。

（4）关于实施强制许可的纠纷。涉及国家专利主管机关依法实施强制许可时，专利权人不服的争议或专利权人与被许可人就使用费产生的争议。

（5）专利申请公布或公告后、专利权授予前使用发明创造的费用纠纷。在专利申请公布或公告后至专利权授予前,如果有人使用了该发明创造,申请人有权要求取得报酬或保留在专利权被批准后补收专利使用费的权利,因此可能产生的纠纷。

64. 公断是非:如何解决专利纠纷?

我国《专利法》及相关法律法规为解决专利纠纷提供了多条"出路",主要途径包括以下几种。

(1) 协商解决。双方当事人直接进行磋商,以达成解决争议的处理方法。

(2) 司法解决。被侵权人认为他人侵犯其专利权,可以以侵权人为被告提起民事诉讼。关于专利侵权纠纷民事案件的地域管辖,一般由省、自治区、直辖市人民政府所在地的中级人民法院、经济特区的中级人民法院和经最高人民法院同意的开放城市的中级人民法院作为一审法院。

(3) 行政处理。专利侵权纠纷的当事人如果不愿意直接向人民法院提起民事诉讼,可以向管理专利工作的部门申请处理。管理专利工作的部门依照《专利法》有关规定作出的处理属于行政处理,具有强制执行力。如果侵权人既不停止侵权行为,又不在规定时间内向法院起诉,作出处理的管理专利工作的部门可以申请人民法院强制执行。当事人对管理专利工作的部门作出的处理决定不服的,可以自接到处理通知之日起 15 日内,依法以作出处理的管理专利工作的部门为被告,向人民法院提起行政诉讼。

(4) 行政调解。调解机构应是对专利侵权纠纷作出行政处理的同一个管理专利工作的部门,调解内容是侵权赔偿的数额,调解需要应当事人的请求进行,属于民事调解而非行政处理,调解不成或协商后反悔的,有关当事人可以向人民法院提起民事诉讼。

65. 亡羊补牢:专利年费逾期如何补救?

专利年费是指专利权人依照专利法规定,自被授予专利权的当年开始,在专利权有效期内逐年应向专利局缴纳的费用。需要特别注意,专利年度从申请日起算,与自然年度无关。例如:申请日是2019年5月20日,该专利的第一年度是2019年5月20日到2020年5月19日,第二年度是2020年5月20日到2021年5月19日,以此类推。由于专利年度是从申请日起算的,所以专利权人应当记住专利申请日,并在每个申请日的相应日前预缴下一年度年费。如果没有按时缴纳年费,应当如何补救呢?以下期限要关注。

(1)过期1个月内,不需要额外缴纳滞纳金。专利权人在未按期限缴纳年费或缴纳不足时,有1个月的延缓缴纳期,在此期间内及时补缴年费即可。

(2)过期2~6个月,需要多缴纳一定的滞纳金。每个阶段的滞纳金有所不同,过期未缴纳年费2个月,需要缴纳当年全年年费的5%作为滞纳金,3个月则要多缴10%,4个月增加到15%,5个月滞纳金为20%,6个月滞纳金为25%。

(3)超过6个月未缴纳专利年费,专利权人将会收到一份《专利权终止通知书》。专利权人可以在收到通知书2个月内,按时缴纳专利年费、25%的滞纳金、1000元的专利权恢复费,并向国家知识产权局提交恢复专利权的申请,待审核通过后,专利权会恢复。

(4)超过恢复权利期限未处理,专利权会彻底终止,无法恢复。也就是说在收到《专利权终止通知书》2个月内未启动恢复程序,专利就失效了。

66.据理力争:如何办理专利申请恢复手续?

申请人因不可抗力或正当理由而错过专利申请期限,导致专利权意外"失守"时,可以"据理力争",依据法律规定在限定期限内向专利局申请恢复权利。专利申请恢复手续需按一定法律程序操作,主要步骤如下。

(1)确定恢复权利的条件。如果因不可抗拒的事由而延误专利法或相关细则规定的期限,或国务院专利行政部门指定的期限,导致其权利丧失。在此情况下,自障碍消除之日起2个月内,最迟自期限届满之日起2年内,向国务院专利行政部门提交恢复权利请求书。

(2)准备并提交恢复权利请求书。请求书中需详细说明耽误期限的理由,并附上相关证明文件。证明文件应能充分证明所述理由的真实性和合理性。

(3)缴纳恢复权利相关费用。在提交恢复权利请求书的同时,当事人需在规定时间内缴纳相应的恢复权利费用。否则相关请求将被视为无效申请,专利局将不予受理。

(4)消除权利丧失的原因并补办手续。最终步骤,您需将先前因"小插曲"而未完成的手续逐一处理完毕。如此一来,您的权利方能真正从"休眠状态"转变为"全面激活"状态。

通过以上步骤,申请人可以合法提出恢复请求,为保护自己的创新成果"据理力争",确保专利权利的延续和安全。

67. 峰回路转:如何申请专利复审?

专利复审请求是专利审查程序中的"关键一环",旨在通过正式程序对初步审查或驳回决定进行重新评估,为申请人争取更加公正、合理的结果。复审过程的具体步骤如下。

(1)准备复审请求材料。①撰写复审请求书。请求书应详细说明复审的理由,必要时附具有关证据。请求书的格式应符合专利局的要求,否则可能需要在指定期限内补正。②准备相关证据和修改后的专利申请文件(如有)。这些材料将支持你的复审请求,证明原驳回决定存在错误或不当。

(2)提交复审请求。①选择合适的提交方式。复审请求可以通过邮寄、面交等方式提交给专利局。具体提交地址和方式可以在专利局官方网站上查询。②确保在规定的期限内提交复审请求及相关材料。逾期提交可能导致复审请求被视为未提出。

(3)等待复审结果并作出响应。①专利复审委员会将对复审请求进行审查,并作出决定。在等待复审结果期间,申请人应保持联系方式畅通,以便及时接收相关通知。②如果复审委员会要求申请人在指定期限内陈述意见或进行修改,申请人应积极响应并按时提交相关材料。否则,复审请求可能被视为撤回。③收到复审决定后,如果维持原驳回决定,申请人可以在法定期限内选择进入后续司法救济程序。如果撤销驳回决定,则可以继续进行专利申请的后续流程。

通过专利复审请求,申请人有机会让原本的"驳回申请"迎来"峰回路转"的转机,为专利权的获取增加一层保障。

68. 背水一战:如何开展行政复议?

专利申请的行政复议可以说是专利权人或申请人在面对行政决定时的"背水一战",当他们认为国家知识产权局的某项具体行政行为侵犯了自身的合法权益时,可以依法提出行政复议,寻求重新审查。以下是申请行政复议的必要条件。

(1)申请人资格。申请人必须是认为国家知识产权局的具体行政行为侵犯其合法权益的专利申请人、专利权人或其他利害关系人。在护理专利领域,可能包括护理设备的发明者、护理方法的创新者等。

(2)具体复议请求和证据。申请人必须提出具体的复议请求,并提供必要的证据来支持其请求。在护理专利领域,可能涉及护理技术或设备的独创性、实用性等方面的证据。

(3)复议范围。复议申请必须针对国家知识产权局的具体行政行为,且该行为不属于不能申请复议的范畴。例如,对驳回专利申请的决定不服、对专利复审请求审查决定不服等情况是不可以申请复议的。

(4)申请复议期限。申请人认为国家知识产权局的行政行为侵犯其合法权益的,可以自知道或应当知道该行政行为之日起六十日内提出行政复议申请。

通过满足这些条件,申请人可以依法向专利行政部门提起复议,力争改变不利决定,为自身的专利权益"背水一战",寻求更加公正的裁决。

第五章　成如容易却艰辛：从证书到实物

69. 独一无二：如何识别专利号？

专利号是在国家知识产权局授予申请人专利权时给出的"独家秘籍"。专利号是专利的唯一标识，具有排他性，正如公民的身份证一样重要。

以中国的专利号为例，它就像是一个13位数字的"超级密码"（部分专利号可能包含小数点或字母，如校验位），这个密码里，可是藏着不少秘密哦！

（1）申请年份。前4位数字表示专利的"出生年份"，采用公元纪年，如"2022"表示该专利是在2022年申请的。

（2）申请种类。第5位数字表示专利申请的种类，它就像是专利的"性格标签"。其中，"1"代表发明专利申请，"2"代表实用新型专利申请，"3"代表外观设计专利申请，"8"代表专利合作条约（Patent Cooperation Treaty，PCT）发明专利申请，"9"代表PCT实用新型专利申请。

（3）申请流水号。第6至12位数字（对于早期专利号可能是第4至8位，具体取决于专利号的格式）表示该专利在当年申请大军中的"排队号"，即该专利是当年受理的第几个申请。

（4）校验位。专利号的最后一位（对于某些格式的专利号来说可能是小数点后的一位）是校验位，它是通过特定算法计算得出的，用于验证专利号的正确性，是专利号的"守护神"。对于中国的专利号，校验位是通过前12位数字依次与2至9循环相乘后求和，再除以11所得的余数来确定的。当余数为10时,用字母"X"表示,就像是给专利号戴上了一顶"酷炫的帽子"。

如:专利号"ZL202210327010.8","ZL"是专利号的统一前缀,为"专利"拼音的首字母缩写,表示该专利已经正式获得授权。需要注意的是,如果专利还在申请阶段,就不应该在专利号前加"ZL"前缀,否则可能构成假冒专利行为。"2022"表示该专利是在2022年申请的。"1"表示该专利是发明专利申请。"0327010"表示该专利是2022年受理的第327010个申请。"8"是校验位,用于验证专利号的正确性。

70. 岁序更替:专利证书的有效期是多久?

专利证书并不是一张"永久饭票",而是有着明确的"保质期"。从申请日起计算,不同类型的专利保护期各有不同。

自申请日起计算,发明专利权的有效期为20年,实用新型专利权有效期则相对较短,为10年。值得注意的是,为了更好地保护创新设计,鼓励设计创新,促进产业升级,自2022年5月起,外观设计专利的保护期限从原来的10年延长至15年。

此外,专利权的维持还需要专利权人按照规定缴纳年费。如果专利权人未按时缴纳年费或者书面声明放弃专利权,专利权将在期限届满前终止。即使你手里握着那张闪闪发光的专利证书,也别忘了要像个细心的园丁一样,持续缴纳相关费用哦!只有这样,你的专利权才能在有效期内"鲜活如初",继续为你遮风挡雨,保驾护航,让你的创意之花在市场上绽放得更加灿烂!

71. 合浦还珠:专利证书可以更换或补发吗?

申请更换专利证书,通常发生在专利权归属的"家庭纷争"尘埃落定之后。在地方知识产权局(或相应的职能部门)处理或人民法院做出判决后,一旦该处理决定或判决具有法律效力,当事人在办理专利权人变更手续的同时,可以向国家知识产权局提出证书更换申请。

提出更换专利证书的请求时,必须交还原有的专利证书,并支付相应的手续费。国家知识产权局在接收到更换专利证书的请求后,将核实专利申请档案。若符合相关要求,国家知识产权局将重新制作专利证书并发送给当事人。随后,原证书将被标记为"已更换",优雅地退居二线,成为专利申请档案里的一分子。

专利证书存在打印错误时,别担心,专利权人可以退回该证书,请求国家知识产权局更正。国家知识产权局经核对后发现确有打印错误的,应予更正,并将更换的证书发给专利权人。原证书标注"已更换"字样后存入专利申请案卷。

需要特别注意,因专利权的转让、继承或者赠予发生著录事项变更的,均不予更换专利证书。专利证书遗失,除非是国家知识产权局"看管不力",否则不予补发。因此,专利权人在拿到证书后应将其妥善保管,这可是你智慧的结晶呢!

72. 草船借箭:如何整合资源将脑洞具象化?

想要把专利证书变成实实在在的"宝贝",需要与交叉学科"跨界牵手"并实现有效沟通,这是一项既充满挑战又极具价值的工作。这一过程涉及众多层面,需要精心策划与细致执行。以下是一些关键步骤与建议。

(1) 明确创新需求和目标。①识别创新点。所谓"知己知彼,百战不殆",在着手转化之前,需要十分明确自己的创新点在哪里,能解决实践中的什么问题,市场潜力如何,以及哪些交叉学科的知识和方法可能对此有所帮助。②设定明确目标。主动出击,与那些看似遥远却又能擦出火花的交叉学科建立联系,确定具体目标和期望成果,以便在后续沟通过程中保持聚焦。

(2) 了解交叉学科的基本知识和动态。①广泛阅读。通过阅读相关领域的文献、研究报告和学术论文,了解交叉学科的基本知识、发展动态和前沿研究。②参加学术会议。参加与交叉学科相关的学术会议,获取最新的研究成果和行业动态,启迪思路,迸发灵感,说不定能获得惊喜的"学术彩蛋"。

(3) 建立联系和沟通渠道。①寻找合作伙伴。通过学术网络、社交媒体、专业论坛等途径,寻找具有相关背景和兴趣的交叉学科合作伙伴,表达合作意愿并付诸行动。②建立沟通机制。与合作伙伴建立定期的沟通机制,如召开电话会议、视频会议或面对面会议,分享研究进展、讨论问题和解决方案。

(4)有效沟通的策略和技巧。①明确沟通目的。在每次沟通前,明确沟通的目的和期望结果,以便更高效地交流。②使用清晰的语言。由于交叉学科之间的专业术语和表达方式可能存在差异,因此需要使用清晰、准确的语言来表达自己的想法和观点。③保持开放和尊重。尊重对方的专业知识和观点,保持开放的心态,愿意听取对方的意见和建议。④积极倾听。在沟通过程中,积极倾听对方的发言,理解对方的观点和需求,以便更好地进行回应和合作。

(5)推动合作和创新的实施。①制定合作计划。与合作伙伴共同制定详细的合作计划,明确各自的"任务清单""时间表"和"里程碑"。②共享资源和数据。在合作过程中,积极共享研究资源和数据,促进知识交流和合作成果的产出。③解决合作中的问题。在合作过程中可能会遇到各种问题,如技术难题、资源短缺等。需要双方共同努力,积极寻求解决方案,让合作的小船一直稳稳前行。

在护理领域,许多成功的创新案例都涉及交叉学科的合作。例如,医学与工程学的交叉合作推动了医疗设备的创新;计算机科学与心理学的交叉合作促进了虚拟现实技术在心理治疗中的应用等。这些"跨界融合"的创新案例,就像是给护理领域注入了一股股新鲜的"创意血液",让护理人员能够"跳出护理看护理",站在更广阔的舞台上,用全新的视角和方法去审视和解决护理实践中的那些"老大难"问题,大大提升了工作效率,改善了患者预后,促进了科学、技术和社会的发展。

73. 我行我秀:什么是专利项目路演?

路演(Roadshow)是一个在多个领域被广泛应用的概念,它像是一场精心策划的"现场秀",通过现场演示、演说、推介等方式,向目标人群展示公司、团体、产品、想法或理念,以引起其关注并产生兴趣,最终达到销售或合作等目的。路演就像一把神奇的钥匙,打开大门,让"信息"飞一会!

(1)路演的活动特点。①公开性。专利项目路演是一场盛大的"科技派对",通常在公共场所或通过网络直播的形式进行,确保广泛的受众群体能够参与和了解。②互动性。路演过程中,组织者会与观众进行直接的沟通互动,解答疑问、收集反馈,以便更好地完善和推广专利项目。③专业性。专业性是路演的"硬核实力",由于专利项目路演涉及的技术或产品通常具有较高的专业性,参与者需要具备相关的专业知识和技能,才能通过清晰准确的展示帮助观众理解专利项目价值,让专利项目在这场智慧的较量中脱颖而出。

(2)路演的主要形式。①现场路演:是在实体场所如会议室、展览中心、商场等进行现场演示和推介活动。通过面对面的交流,使目标人群更直观地了解产品、服务或项目,就像是一场面对面的"心动约会"。②网络直播:通过直播平台、视频会议软件等工具,实现线上推介和互动交流。随着互联网技术的发展,网络直播逐渐成为重要的推广方式。这种方式打破了地域限制,把路演的舞台搬到了云端,使更多人能够参与其中。此外,可以在路演过程中设置项目对接环节,为专利项目与潜在合作伙伴或投资者提供面对面交流的机会,擦出合作的"火花",促进合作意向的达成。

74. 扫雷攻略:路演中有哪些注意事项?

说到"扫雷",你可得小心谨慎!在护理专利的路演中,就有不少"雷区"。不过别太担心,下面我给你一份详细的"扫雷攻略",让你在路演中能够如鱼得水,大放异彩!

(1)明确目标,精准定位。路演之前,你需要明确你的目标,是为了展示专利的创新性?还是为了吸引投资方的注意?或者是为了和同行交流经验?只有明确这些目标,你才能精准定位,做到有的放矢。

(2)熟悉专利,了如指掌。像战士熟悉自己的武器一样,你得清楚你的专利有哪些创新点、哪些优势、能解决哪些实际问题。这样在路演中,你才能自信满满地介绍你的专利,让评委和投资方眼前一亮!

(3)精简内容,突出重点。路演时间有限,一定不要"眉毛胡子一把抓"。内容要详略得当、突出重点,把最精彩、最核心的部分展示出来,如专利的创新原理、临床应用效果、市场前景等,让评委和投资方在短时间内就能对你的专利有深刻的印象。

(4)准备充分,应对自如。准备好展示材料,如推介画册、推介视频、研究报告、PPT演示文稿、展板、初步模具等,准备好各种可能遇到的问题和答案。评委可能会提出"你的专利和现有技术相比有哪些优势""你的专利市场前景如何"等问题,提前做足功课,你才能心中有数,应对自如。

(5)注意表达,清晰流畅。表述尊重事实且科学严谨对路演非常重要。不仅如此,还要注意语速、语调、语气也应做到清晰流畅、抑扬顿挫。路演时,尽量吸引听众的注意力,并和听众进行良好互动,及时回应他们的疑问和反馈。

(6)注意形象,专业得体。穿着得体、举止大方、面带微笑,给评委和投资方留下一个专业、自信、亲切的好印象。使用初步制作的专利实物模型,充分展示本专利的功能是一个不错的策略,但要注意保护专利技术的知识产权,避免泄露敏感信息或引发纠纷。

按照这份攻略去准备和展示你的专利,相信一定会给你的路演加分。

75. 一骑绝尘:如何在专利转化中建立优势?

在专利转化的赛道上,要想"一骑绝尘",在路演中展示专利转化优势至关重要。以下策略可以在一定程度上帮助专利脱颖而出,抢占转化先机。

(1)明确专利的核心技术和创新点。清晰、准确地阐述专利技术的核心内容、技术原理及实现方式,有助于投资者或听众快速理解专利技术的本质。突出创新点,强调专利技术的独特性和创新性,指出其在现有技术中的突破和优势,这可以通过与现有技术的对比分析来实现,突出专利技术的先进性。

（2）展示专利技术的市场需求和应用前景。结合市场调研数据，分析专利技术的市场需求及规模。说明该技术如何满足市场需求，能够解决哪些实际问题，以及市场对该技术的接受程度。展望应用前景，阐述专利技术在未来可能的应用领域和场景，展示其广泛的应用前景和市场潜力，可以通过具体的行业案例或预测数据来支撑这一观点。

（3）展现专利技术的转化成果和经济效益。如果专利技术已经进行了部分转化或试验应用，可以展示相关的转化成果，如产品原型、试验数据、用户反馈等。这些成果能够直观地证明专利技术的可行性和商业价值。分析经济效益，基于专利技术的转化成果，进行经济效益分析，包括预期的市场规模、销售收入、利润等关键指标，这有助于投资者评估专利技术的投资价值和回报潜力。

（4）强调专利技术的保护力度和法律地位。明确专利技术的保护范围，包括专利类型（如发明专利、实用新型专利等）、权利要求书的内容等，这有助于投资者了解专利技术的法律保障程度。强调专利技术稳固的法律地位，如已获得专利授权、通过专利复审等，这能够增强投资者对专利技术的信心和信任度。

（5）结合具体案例进行说明。分享一些与专利技术相关的成功案例，如其他企业或个人成功转化类似专利技术的经验，这些案例能够为听众提供借鉴和参考。展望未来规划，基于专利技术的特点和优势，结合市场需求和应用前景，制定详细的未来规划和发展战略，这有助于投资者了解项目的整体布局和发展方向。

76. 曲径通幽：路演没有成功怎么办？

路演就像"才艺展示大会"，是向投资方、合作方等展示自己专利价值的重要机会。有时候你的"才艺"也许不能马上打动评委或投资方的心，这时候可别灰心丧气！我们教你几个小妙招。

（1）复盘反思。像个侦探一样仔细分析路演失败的原因。是讲解不够清晰？是演示不够直观？还是专利本身的市场前景不够吸引人？找到原因后，对症下药，改进自己的展示方式和策略。

（2）寻求反馈。像个虚心的小学生一样，主动向评委、投资方或同行寻求反馈。他们的意见和建议可是你的宝贵财富！听了他们的建议后，就能更加明确自己的改进方向！

（3）优化专利。如果路演失败是因为专利本身的问题，还得像个勤奋的工匠一样，对专利进行进一步的优化和改进，让专利更加完善、更加实用、更加有市场前景！

（4）多渠道推广。除了路演外，还可以利用其他渠道来推广自己的专利。例如，可以通过学术会议、专业期刊、社交媒体等方式来展示自己的研究成果和专利价值。

（5）耐心等待。像个耐心的猎人一样，耐心等待合适的机会出现。有时候，成功就像是一只狡猾的狐狸，需要你的耐心等待。只要不放弃、不气馁，总有一天会捕捉到属于自己的猎物。

创新之路从来都不是一帆风顺，路演没有成功并不可怕。我们要保持积极的心态、灵活的思维和坚定的信念。只要我们不断努力、不断尝试、不断改进，总有一天会实现自己的创新梦想！

第六章 历尽天华成此景：如何实现专利转化

77. 先有鸡还是先有蛋：专利转化与专利证书的关系是什么？

专利证书这枚闪闪发光的"科技勋章"是专利权存在的法律证明，它记录了专利的名称、专利号、专利权人、发明人、申请日、授权公告日等关键信息。而专利转化是把这枚"勋章"从荣誉墙摘下来，变成推动社会进步和经济发展的"超级引擎"，这一过程涵盖了自行实施、许可授权以及专利权转让等多种灵活多样的模式。这两者之间的关系可以类比为"鸡"和"蛋"的关系。就像"鸡"是生产"蛋"的前提，"蛋"也是孵化新"鸡"的必要条件一样，专利证书和专利转化也是相互促进、依次衔接的。

（1）相互促进。专利证书是专利转化的重要前提和基础，它为专利技术的商业化转化提供了法律保障和权利依据。同时，专利的成功转化也能进一步验证专利证书的价值和重要性。

（2）依次衔接。从流程上看，通常是先有国内专利申请，给自己的创新成果在国内"落户"，然后才有国际专利申请和专利转化。国内专利申请是一种重要的知识产权布局方式，可以为后续的国际专利申请和专利转化奠定基础。

78. 如火如荼：专利转化的现状如何？

专利转化的现状可以从多个维度进行分析，包括以下几方面。

（1）转化数量和增长趋势。①整体数量增加。随着专利保护意识的增强和专利申请数量的增加，专利转化的数量也在逐步上升。②增长趋势明显。

（2）转化方式和渠道多样化。①专利转化可以通过自行实施、许可实施、转让、技术入股与合作等多种方式进行。②除了传统的技术交易所、专利交易平台等渠道外，数字化平台、国际合作与交流等新的转化渠道在不断涌现，为专利转化提供了便利。

（3）政策支持和服务体系。①政策支持力度加大。各国政府都在积极推动专利转化工作，出台了一系列支持政策。②各地都在加强专利转化服务体系的建设，包括知识产权交易平台、融资平台、法律服务平台等，这些平台为专利转化提供了全方位的服务和支持。

（4）存在的挑战。①技术转化难度大。尽管专利数量在增加，但高质量、可转化的专利技术相对较少。②专利价值评估难。专利价值的评估是一个复杂的过程，涉及多个因素。目前，专利价值评估的标准和方法还不够完善，导致专利转化过程中的定价和谈判存在一定的困难。③法律和制度障碍。不同国家和地区的法律和制度存在差异，这在一定程度上阻碍了专利的国际转化，同时，国内的专利保护制度也还存在一些需要完善的地方。

（5）发展趋势和前景。①创新链和产业链融合。②国际合作与交流加强。③数字化和智能化应用。

79. 得天独厚：专利转化的环境有哪些？

"得天独厚"的专利转化环境包括政策支持与法律环境、资金与市场环境、技术与人才环境以及服务与支持环境四个方面，这些环境因素为专利转化提供了优越的条件和机遇。

（1）政策支持与法律环境。①政策支持。政府出台了一系列政策，鼓励专利的申请、保护和转化。例如，国务院办公厅印发的《专利转化运用专项行动方案（2023—2025年）》对专利转化运用进行了专门部署；教育部、国家知识产权局等部门也联合实施了一系列举措。②法律保护。法律保护是专利转化的"防弹衣"，完善的专利法律体系为专利转化提供了法律保障,各国都制定了专利法等相关法律法规,明确专利的归属、保护范围、侵权处理等事项。

(2)资金与市场环境。①资金支持。政府、企业和社会资本纷纷投入资金支持专利技术的研发和转化;金融机构也通过风险投资、贷款等方式为专利转化提供资金支持。②市场环境。市场环境是专利转化的"大舞台",专利转化需要满足市场需求,市场需求的多样性为专利转化提供了广阔的空间。

(3)技术与人才环境。①技术优势。高校和科研机构作为国家战略科技力量和创新体系的重要组成部分,拥有大量的高价值专利和先进技术。②人才支撑。高校和科研机构聚集了大量的专业人才,包括科研人员、工程师、技术转移人员等。

(4)服务与支撑环境。①服务平台。政府和各类机构建立了专利转化服务平台,如高校专利产业化基地等。②专利代理机构、技术转移机构等中介机构在专利转化中发挥着桥梁和纽带作用。

80. 从实验室到市场,专利转化有哪些环节?

在过去,专利可能只是被当作一张镀金的证书,静静地躺在抽屉里,闪烁着荣誉和认可的微光。但在今天,专利转化通过一系列的研发、试验、产业化以及市场营销等环节,将那些沉睡在实验室里的创意唤醒,在商业的舞台上大放异彩,转化为令人眼前一亮的创新产品或服务。具体环节如下。

(1)市场调研与专利风控并行。在正式转化之前,必须对目标市场进行深入研究,明确市场需求、竞争格局以及潜在用户群体,以便为后续的产品研发和商业计划制定提供坚实的数据支持。同步开展市场需求分析与专利全景扫描,确保技术商业价值与法律可行性双达标。

(2)专利布局与产品研发。根据概念验证、原型开发、产品定型等不同阶段嵌入专利申请,实现"专利保护与技术迭代"同步推进。基于市场调研成果,启动产品的设计与开发进程。在此阶段,必须投入大量研发资源与时间,确保产品既具有创新特色,又具备实用性和可靠性。

（3）商业计划制定。初期规划技术路线与商业模式，随研发进展动态补充市场进入策略、竞品应对方案。

（4）匹配研发进度的融资活动。融资是专利转化的"粮草"，根据商业计划的需求，进行融资活动，这样就能获取足够的资金支持产品的生产和市场推广。种子轮支撑原型开发 → A轮推动中试生产 → B轮助力规模化推广，避免资金断档。

（5）产业化与专利运营结合。量产阶段通过专利许可、质押融资反哺研发，形成"技术－资本"良性循环。

81. 万事俱备：专利转化应满足哪些条件？

在快速发展的商业环境中，专利不仅是创新的象征，更是一座等待开发的"经济金矿"。要实现专利的高效转化，做到"万事俱备"，通常需要满足以下几个关键条件。

（1）专利成果证明。申请人需要提供专利成果证明，即专利授权证书。

（2）专利转化合同。如果专利已经转化为产品或服务，需要提供相关的转化合同或协议，包括技术转让、许可或合作开发等。合同中应明确指出专利的具体应用、合作双方的权利与义务、经济效益分配等内容。

（3）经济效益。需要证明专利技术实施后会为公司或机构带来直接经济效益。

（4）社会效益。需要提交改善环境、提高生产效率、促进就业等方面的证据或评价报告。

（5）专利实施情况说明。专利实施情况说明应包括专利技术的研发背景、转化过程、实施效果以及未来的发展前景等。

（6）专利产品备案。若专利产品已进入市场销售阶段，则应准备相应的备案材料。

（7）专家评审意见。可邀请行业专家对专利的转化效益进行评审，并提供书面评审意见。

（8）其他材料。其他材料包括媒体报道、行业奖项、用户评价等，可作为辅助材料。

82. 转化"三驾马车",专利管理、专利挖掘、专利孵化是什么?

转化"三驾马车"——专利管理、专利挖掘、专利孵化,它们就像是科技创新界的《福尔摩斯探案》里的三位超级侦探,各自拥有独特的技能,共同破解着从实验室到市场的"神秘密码"。

(1)专利管理如同"大管家"福尔摩斯,负责打理科技创新的"家务事",对专利的申请、审查、授权、维护、运用和保护等全过程进行有效管理,确保每一项专利都像家中的珍宝一样被妥善保管和有效利用。在专利转化的前期准备中,专利管理的主要任务包括建立专利管理制度、建立专利数据库、专利维护和专利评估。

(2)专利挖掘就像是"宝藏猎人"华生,他手持放大镜,在技术研发或产品开发过程中,对所取得的技术成果进行剖析、整理、拆分和筛选,抽丝剥茧,寻找隐藏的"宝藏",确定具有专利申请和保护价值的技术创新点和技术方案。在专利转化的前期准备中,专利挖掘的主要任务包括技术创新点识别、专利申请策略制定、专利申请文件撰写和专利布局。

(3)专利孵化如同"育儿专家"福尔摩斯的妹妹。她负责将具有商业化潜力的专利"宝宝"通过一定的孵化手段,从"婴儿期"进行培育,一步步抚养到"成年期",最终实现其商业价值。在专利转化的前期准备中,专利孵化的主要任务包括市场调研、商业模式设计、团队建设、资金筹措和概念验证。

83. "知产"变"资产",专利转化有哪些形式?

"知产"变"资产",听起来就像是科幻电影里的情节,但在专利转化的世界里,它可是个实实在在的"魔法"。专利的转化形式多种多样,包括自主使用、授权许可、专利转让等。不同的转化形式各自具有特点和适用范围,专利权人可以根据自身的实际情况和需求选择合适的转化方式。下面让我们一起来了解一下几种最常见的转化形式。

（1）自主使用。专利权人自行将发明专利投入商业化生产或应用于业务活动中。其特点为直接、高效，专利权人能够完全掌控专利技术的使用，并直接享受专利带来的经济效益。

（2）授权许可。专利权人将发明专利授权给其他公司或个人使用，以换取一定的授权费用或使用费。其特点是有助于扩大专利的利用范围，推动技术的传播和商业化。专利权人仍保留专利的所有权，通过许可他人使用来获取经济回报。根据许可的范围和条件，可细分为独占许可、排他许可和普通许可。

（3）专利转让。专利权人将发明专利的全部或部分权利转让给其他公司或个人。其特点是通常涉及专利的彻底出售，专利权人会在交易中获得一笔一次性的转让费用。转让后，原专利权人将不再拥有该专利的所有权。

特别注意，在进行专利转化时，建议咨询专业知识产权律师或专利代理机构，确保专利权的合法性和有效性，并最大化地实现专利的经济价值。

84. 凭风借力：如何让专利变"红利"？

专利转化是一场充满挑战和机遇的旅程，如何让专利真正变成"红利"，是每一位专利持有人共同关心的问题。在专利申报及转化的征途上，与转化公司建立紧密联系无疑是通往成功的重要桥梁。以下是一些策略性的建议，希望能为你的专利转化之旅提供有价值的参考。

（1）明确目标转化公司。①行业调研。首先，对所在行业进行调研，了解哪些公司在该领域具有技术实力和市场影响力，以及它们是否有专利转化的需求和历史。②匹配需求。根据专利类型和特点，选择与之匹配的目标转化公司。例如，如果专利是医疗器械方面的，那么应该优先考虑医疗器械生产或研发企业。

（2）寻找联系方式。①官方网站。大多数公司都会在官方网站上公布联系方式，包括联系电话、邮箱和地址等。可以通过搜索引擎找到目标公司的官方网站，并查找相关联系方式。②行业协会。加入或联系与自身专利领域相关的行业协会，这些协会通常会有成员名单和联系方式,可以通过协会获取目标公司的联系方式。③专利查询网站。利用专利查询网站(如国家知识产权局专利局官网等)查找目标公司的专利信息,有时也能在专利信息中找到公司的联系方式。

(3)建立初步联系。①邮件联系。如果找到了目标公司的邮箱地址,可以先通过邮件进行初步联系。邮件内容应简洁明了,介绍自己的专利情况、转化意向和合作需求等。②电话联系。如果邮件沟通不够及时或需要更直接的交流,可以尝试拨打目标公司的联系电话。在电话中,应礼貌地介绍自己,说明来意,并询问对方是否有兴趣进一步了解专利转化事宜。

(4)深入沟通与谈判。①准备充分。在与转化公司进行深入沟通前,应充分准备相关资料和信息,包括专利说明书、技术资料、市场调研报告等。同时,要对公司的实力和信誉进行了解,确保双方合作的可靠性和稳定性。②明确合作细节。在沟通过程中,应就专利转化的具体细节进行深入讨论,包括转化方式(如独占许可、普通许可等)、转化费用、收益分配、风险承担等问题。同时,要明确双方的权利和义务,以避免后续合作中出现纠纷。③签订合作协议。在双方就合作细节达成一致后,应签订正式的合作协议。合作协议应明确双方的合作内容、期限、权利义务等关键条款,确保双方的合作有法可依、有据可查。

(5)注意相关事项。①保护专利权益。在与转化公司合作的过程中,要始终注意保护自己的专利权益。避免泄露关键技术信息给未经授权的第三方,以免损害自身利益。②谨慎选择合作伙伴。在选择转化公司时,要谨慎评估其技术实力、市场影响力和信誉等因素。避免与不良企业合作,以免陷入合作陷阱或遭受经济损失。

总之,与转化公司取得联系是专利申报及转化过程中的一个重要环节。通过明确目标转化公司、寻找联系方式、建立初步联系、深入沟通与谈判以及注意相关事项等步骤,可以有效地与转化公司建立合作关系,推动专利的转化和应用。

85. 同舟共济：如何促进专利转化中的团队协作？

在专利转化过程中，常常会遇到一系列团队协作方面的问题，以下针对常见问题提出解决方案，帮助团队在合作的浪潮中扬帆，实现专利的成功转化和应用。

（1）缺乏信任。①表现。团队成员之间缺乏相互信任，难以形成有效的沟通和合作。②影响。信息传递不畅，决策效率低下，甚至影响项目的整体进展。③解决方案。通过开展团队成员背景介绍、工作效率讨论、个性及行为特点测试、360度意见反馈等活动，增强团队成员之间的了解和信任。同时，组织集体外出实践等活动，巩固信任关系。

（2）惧怕冲突。①表现。团队成员害怕提出不同意见或挑战现有观点，导致问题被掩盖或忽视。②影响。无法充分暴露和解决潜在问题，影响专利转化的质量和效率。③解决方案。激发团队成员的主动性，挖掘争论话题，鼓励大家提出不同意见和看法。同时，实时提醒团队成员关注问题，避免问题被掩盖或忽视。

（3）欠缺投入。①表现。团队成员对项目的投入程度不足，缺乏积极性和责任心。②影响。工作进展缓慢，任务完成质量不高。③解决方案。通过统一口径、确定最终期限、分析意外和不利情况等方式，明确团队成员的任务和责任。同时，采用低风险激进法等方法，激发团队成员的积极性和责任心。

（4）逃避责任。①表现。团队成员在遇到困难或问题时，倾向于推卸责任或逃避责任。②影响。削弱团队的凝聚力和执行力，使问题得不到有效解决。③解决方案。公布工作目标和标准，定期对成果进行简要回顾，并对表现优秀的团队成员进行嘉奖。同时，建立明确的责任追究机制，避免团队成员逃避责任。

（5）缺乏统一管理和规划。①表现。在专利转化过程中，团队管理松散，规划缺失，工作推进杂乱无章。②影响。影响专利转化的顺利进行和最终成果的质量。③解决方案。明确团队成员的职责和任务。同时，建立专利转化的全链条管理机制，确保专利从申请到转化的每个环节都有序进行。

86. 待价而沽：专利权转让时，如何给专利价值"称斤两"？

在专利权转让时，给专利价值"称斤两"是一个复杂但至关重要的过程。这涉及多个方面的考量，包括专利的技术创新性、专利的技术成熟度、专利的剩余有效期等，具体如下。

（1）专利的技术创新性。具有高度创新的技术往往能够在市场中占据独特的竞争优势，从而赋予专利更高的价值。同时，还要分析专利所对应的市场需求。若该专利所涉及的产品或技术在市场上有强烈且持续的需求，其价值也会更高。

（2）专利的技术成熟度。成熟且可实际应用的技术比仍处于实验阶段的更具价值。此外，还需关注专利的保护范围和强度。保护范围广泛且难以被规避的专利，能够为所有者提供更有利的市场垄断地位，价值自然更高。

（3）专利的剩余有效期。剩余有效期越长，意味着专利所有者能够在更长时间内享有独占权，价值也会相对较高。

（4）专利在所属技术领域的先进性。处于领先地位的技术通常具有更大的商业潜力和价值。

（5）专利的可实施性和商业化前景。能够容易地转化为实际产品并实现商业化的专利，往往具有更高的价值。

87. 静待花开：专利转化时间的影响因素有哪些？

专利转化这趟旅程，需要解开一系列复杂的谜题，包括专利类型、转化方式、技术复杂性和市场需求、转移方的意愿和能力、知识产权管理情况，以及专利质量等。专利转化的时间范围差异很大。简单的专利转化可能只需要几个月的时间。然而，对于复杂的专利转化项目，特别是那些涉及大规模生产、市场推广和长期合作的项目来说，可能需要数年甚至更长的时间。专利转化时间的影响因素主要包括 6 个方面。

（1）专利类型。不同类型的专利在转化过程中可能涉及不同的法律程序和技术评估，因此所需时间也会有所不同。

（2）转化方式。专利转化可以通过技术转让、技术许可、作价入股等多种方式进行。不同的转化方式需要不同的合同谈判、法律程序和资源配置，从而影响转化时间。

（3）技术复杂性和市场需求。技术复杂性高的专利可能需要更长的时间进行技术评估和市场调研，而市场需求旺盛的专利则可能更容易找到转化机会，从而缩短转化时间。

（4）转移方的意愿和能力。转移方对专利转化的意愿和能力也是影响转化时间的重要因素。如果转移方积极配合并具备相应的资源，转化过程可能会更加顺利。

（5）知识产权管理情况。良好的知识产权管理可以确保专利在转化过程中不会侵犯他人的知识产权，从而减少纠纷和诉讼，加快转化进程。

（6）专利质量。专利质量是影响其成功转化的关键因素之一。高质量的专利更容易获得市场认可和投资，从而缩短转化时间。

88. "走出去？引进来？"，哪些专利转化平台能助你一臂之力？

大家都知道，护理创新不是件容易的事儿。有时候，一个灵光一闪的想法，就可能孕育出一个超棒的护理创新。但是，光有想法可不够，得把它变成现实，让更多人受益才行。这时候，专利转化平台闪亮登场了，它们就像是连接创新和市场的"桥梁"，把护理人员的创新成果推向更广阔的舞台。有了这些平台，专利就不再是"养在深闺人未识"的宝贝了，而是能够真正造福患者、推动护理事业发展的"利器"。接下来，带你一起看看那些能够助你一臂之力的专利转化平台吧。

（1）"走出去"的转化平台。①国际专利服务平台为国内专利持有人提供海外专利申请、保护、转化等一站式服务；②国际科技合作与交流平台可以促进国内外科技合作与交流，推动专利技术的国际转移和转化；③跨国企业合作平台通过与跨国企业合作，推动专利技术的商业化应用和市场拓展。

(2)"引进来"的转化平台。①国家和地方科技园区,如国家专利导航综合服务平台是由国家知识产权局倾力打造的"超级平台"!它就像是一个"专利超市",汇聚了全国高校、科研院所和企业的专利技术信息,可以供你挑选和使用。②专利转化服务机构,如蒙泰护理产学研服务平台是"护士专利转化第一人"陈仁英女士创办的。她目睹了无数护士专利被束之高阁,于是毅然辞去了医院公职,创办了这个平台。该平台专注于护士专利的转化,致力于将护士们的创新成果推向市场,造福更多的患者。③国际技术转移中心,例如国家技术转移东部中心,致力于做科技成果转化的"加速器"和"连接器",提供涵盖技术交易、科技金融、产业孵化在内的全链条服务,打通高校、科研机构与企业之间的"最后一公里",让好技术真正走出实验室,走向市场,走进产业,构建更加高效、活跃的科技成果转化生态圈。

89. 柳暗花明:当专利转化遇到了困境,如何破局?

(1)重新评估市场定位。首先,需要重新审视专利技术的市场定位。可能原本的目标市场已经不再适合或需求已变,通过市场调研和分析,重新确定或调整目标市场,找到新的应用场景或客户群体。

(2)优化技术或产品。根据市场反馈,对专利技术或产品进行必要的优化和改进。这可以包括提升技术性能、降低成本、增加新功能或改进用户体验等,以更好地满足市场需求。

(3)寻找合作伙伴。单打独斗往往难以突破困境,可以考虑与行业内外的企业或机构建立合作关系。通过技术转让、联合开发、共同营销等方式,共享资源、分担风险,共同推动专利技术的转化。

(4)利用政府支持和政策。各国政府通常会出台一系列支持科技创新和专利转化的政策措施,如税收优惠、资金补贴、项目资助等。积极了解和利用这些政策,可以有效降低转化成本,提高转化效率。

(5)加强宣传推广。专利技术的转化离不开有效的宣传推广。

可以通过参加行业展会、举办技术交流会、发布新闻稿、利用社交媒体等多种渠道,提高专利技术的知名度和影响力,吸引潜在合作伙伴或投资者的关注。

(6)寻求专业机构帮助。专利转化是一个复杂的过程,涉及法律、技术、市场等多个方面。如果自身能力有限,可以寻求专业机构(如专利代理机构、技术转移中心)的帮助,它们具有丰富的经验和资源,能够提供专业的指导和支持。

(7)灵活调整转化策略。在专利转化过程中,可能会遇到各种预料之外的情况和问题。因此,需要保持灵活性和开放性,根据实际情况及时调整转化策略。

90. 更上一层楼:专利成功转化后还需要做些什么?

专利成功转化之后,发明人应该时刻保持警觉,预判并应对可能出现的风险和挑战,全面关注维护与管理、后续开发与升级、商业化推广以及知识产权教育与培训 4 个方面的工作。

(1)维护与管理。①年费缴纳:专利成功转化后,发明人仍需关注专利年费的按时缴纳,以确保专利权的有效性。②专利监控:发明人应定期监控市场动态,了解专利技术的使用情况,防止侵权行为的发生。一旦发现侵权行为,应及时采取法律手段维护自己的合法权益。

(2)后续开发与升级。①技术迭代:随着科技的进步和市场需求的变化,发明人应关注专利技术的后续开发与升级。通过不断优化和完善专利技术,可以保持其在市场中的竞争优势。②新专利申请:在原有专利技术的基础上,发明人可以进一步研发新的技术成果,并申请新的专利保护。这有助于形成专利组合,提升整体的技术壁垒和市场竞争力。

(3)商业化推广。①市场调研:发明人应进行充分的市场调研,了解目标市场的需求和竞争态势,为专利技术的商业化推广制定合适的策略。②合作推广:与相关企业、科研机构或投资机构建立合作关系,共同推动专利技术的商业化进程。通过资源共享和优势互补,可以加速专利技术的市场应用和推广。

(4) 知识产权教育与培训。①内部培训:发明人可以在企业内部开展知识产权教育与培训活动,提升员工对知识产权的认识和保护意识。这有助于形成良好的创新氛围和知识产权文化。②外部交流:积极参与行业内的知识产权交流活动,与同行专家进行经验分享和讨论。这有助于拓宽视野、了解行业动态和前沿技术趋势。

91. 如何解决专利权的归属问题?

专利权归属问题确实是一个复杂且令人头疼的问题,但并非无解。解决专利转化权归属问题需要明确专利归属原则、加强沟通与协商、依法维权与救济、建立健全内部管理制度以及借助专业机构支持等多方面的努力。以下是一些解决专利转化权归属问题的有效方法。

(1) 明确专利归属原则。①职务发明与非职务发明:根据《专利法》和相关法律规定,职务发明创造的专利申请权和专利权归单位所有,非职务发明创造的专利申请权和专利权归个人所有。明确发明创造是否为职务发明,是确定专利归属的首要原则。②合同约定:在合作开发或委托开发等情况下,应事先签订书面合同,明确专利权的归属、使用、收益分配等事项。合同条款应具体、明确,避免产生歧义和纠纷。

(2) 加强沟通与协商。①内部沟通:应加强研发部门、法务部门、财务部门等相关部门之间的沟通与合作,共同制定专利转化策略,明确专利归属问题。②外部协商:在与外部单位或个人合作时,应充分沟通协商,就专利权的归属、使用、收益分配等问题达成一致意见,并签订书面协议。

(3) 依法维权与救济。①自行协商解决:当事人之间可以自行协商解决专利转化权归属问题,减少矛盾激化的概率,降低解决成本。②请求专利管理部门调解:当事人不愿协商或者协商不成的,可以请求管理专利工作的部门进行调解。调解过程中,应提交相关证据材料,并遵循调解程序和原则。③提起诉讼:调解不成或不愿调解的,当事人可以向人民法院提起诉讼,通过司法途径解决专利转化权归属问题。诉讼过程中,应准备充足的证据材料,遵循诉讼程序和原则,维护自身合法权益。

(4)建立健全内部管理制度。①完善专利管理制度:应建立健全专利管理制度,明确专利的申请、审查、授权、转化等各个环节的流程和责任部门。加强对专利的维护和管理,确保专利权的有效性和稳定性。②加强培训:定期进行知识产权培训和宣传教育,提高对专利权的认识和保护意识。培养创新精神和法律意识,鼓励积极参与专利创造和转化工作。

(5)借助专业机构支持。①专利代理机构:委托专业的专利代理机构进行专利的申请、维护和管理等工作,确保专利工作的专业性和高效性。②法律顾问团队:建立法律顾问团队或聘请专业律师提供法律咨询和法律服务,及时应对和解决专利转化权归属问题。

92. 转化合同签约前需注意什么?

在专利转化过程中,合同是确保双方利益、明确权利义务的重要法律文件。为避免合同成为转化之路的绊脚石,签约前需要注意以下雷区。

(1)合同主体资格。审查双方主体资格,合同双方应对对方的资产状况、信誉状况以及是否具有签订此类合同的合法主体资格进行审查,确保双方均具备签订合同的法律能力和资格。

(2)合同内容明确性。①项目名称:合同中应明确载明某项发明专利权转让或实施许可的具体项目名称。②发明创造的详细信息:包括发明创造的名称、内容、所属的专业技术领域、现有技术的状况和本发明创造的实质性特征等,应用简洁明了的专业术语准确表达。③专利信息:明确专利申请日、专利号、申请号及专利权的有效期限,这是确认专利权状态的重要依据。④技术情报资料:列出包括发明说明书、附图以及实施发明创造所必需的其他技术资料清单。

(3)权利与义务界定。①专利权转移或许可范围:明确专利权的转移或许可使用的范围、期限及方式,包括是否允许再许可、分许可等。②技术保密义务:规定双方在合同执行过程中对技术秘密的保密义务,防止技术泄密。③验收标准与方式:明确专利技术的验收标准、方式和期限,可以约定采用鉴定会、专家评估等方式进行验收。

第七章 致知力行 踵事增华：专利如何助力护理科研

93. 创新宣言：为什么要撰写护理专利型论文？

护理专利型论文是基于专利临床应用深入研究后撰写的学术论文。它既关注护理实践创新点，又重视创新思维对护理流程改进的潜在贡献。作为创新的重要载体，护理专利型论文可以说是护理专利、研究创新和护理工作的完美结合。从某种程度上来说，护理专利型论文是"创新宣言"，也是创新精神的见证和荣誉的象征，其独特的价值体现在以下几个方面。

（1）知识的"加速器"。护理专利型论文就像一枚知识的火箭，把你的创新成果快速地推向更广阔的舞台。无论是学术界还是临床界，都能通过论文了解到你的新发现、新方法。

（2）创新的"传播者"。每一篇护理专利型论文都是一次创新的展示。它不仅向大家展示了你的创新思维和实践成果，还会鼓励大家都参与到创新的行列中来。

（3）实践的"指南针"。护理专利型论文不仅仅停留在理论层面，它还为临床实践提供了宝贵的指导。当你把创新的护理方法写入论文时，就相当于为护理实践提供了一个"蓝图"，可以高效地开展工作。

（4）质量的"守护神"。有了护理专利型论文的加持，某个长期困扰护理人员的难题可能会迎刃而解，有助于提高患者满意度、增强康复效果，并持续改进临床护理质量。

总之，护理专利型论文就像给护理知识穿上了"专利"的小马甲,既保护了你的创新成果,又让护理知识的传播变得更加便捷、更加广泛,同时还能激发护理人员的创新意识与积极性,推动临床护理实践质量持续提升。

94. 轻松上手:如何撰写高质量护理专利型论文?

撰写一篇高质量护理专利型论文就如同打造一艘装甲精细的"学术战舰",需要有坚固的框架和模式,才能有条不紊地对其进行建造。一篇完整的护理专利型论文通常包括论文名称、作者信息、摘要(中文、英文)、关键词、前言/背景、资料与方法、应用结果、讨论、参考文献等,具体格式参照下图。下文以郑锐、辜莹、何细飞等于2023年在护理学杂志上发表的论文《经肱动脉路径冠状动脉介入治疗患者组合式压迫止血器应用效果观察》为例进行说明。

```
┌─────────────────────────────────────┐
│         1.论文名称                   │
├─────────────────────────────────────┤
│         作者信息                     │
├─────────────────────────────────────┤
│         2.摘要                       │
│ - - - - - - - - - - - - - - - - - - │
│         英文摘要                     │
└─────────────────────────────────────┘

┌──────────────┐    ┌──────────────┐
│ 3.前言/背景   │    │  4.一般资料   │
│              │    │              │
└──────────────┘    └──────────────┘

┌──────────────┐    ┌──────────────┐
│ 5.干预方法:   │    │              │
│  专利的制作   │    │   专利附图    │
│  专利的应用   │    │              │
└──────────────┘    └──────────────┘

┌─────────────────────────────────────┐
│      6.专利应用后结果对照            │
└─────────────────────────────────────┘

┌─────────────────────────────────────┐
│      7.讨论:专利的实用性             │
│  专利应用对患者、医务人员、科室资源利用的优势 │
└─────────────────────────────────────┘

┌──────────────┐    ┌──────────────┐
│   8.结论     │    │  9.参考文献   │
└──────────────┘    └──────────────┘
```

(1)拟定标题。护理专利型论文标题一般采用"一种+专利名称+效果观察/设计及应用"的格式,如"经肱动脉路径冠状动脉介入治疗患者组合式压迫止血器应用效果观察"。

(2)摘要。摘要是从字里行间提炼论文的核心内容,以200~300字概括论文的目的、方法、结果和结论部分,展现研究的价值,是整个护理专利型论文的精髓。

扫码看大图

摘要│目的 探讨组合式压迫止血器在经肱动脉路径冠状动脉介入治疗患者止血的效果。方法 将经肱动脉路径冠状动脉介入治疗患者60例分成两组各30例。对照组采用3M弹力绷带加压包扎的常规止血方法,观察组采用组合式压迫止血器止血。比较两组压迫止血即刻、术后2 h、4 h、6 h出血发生率、局部肿胀程度及疼痛评分;压迫24 h局部压力损伤发生率。结果 观察组不同时段局部肿胀程度及疼痛评分显著低于对照组,无出血发生率和压力性损伤发生率显著低于对照组(均P<0.05)。结论 组合式肱动脉止血器应用于经肱动脉路径冠状动脉介入治疗止血效果良好,操作安全且能减轻患者疼痛,预防压力性损伤发生。

(3)前言/背景。前言/背景是引导学者进入研究主题的重要环节,需要从概念提出、国内外研究瓶颈、如何解决研究瓶颈、本研究解决方式等多方面层层书写,要求简洁、逻辑清楚、重点突出,一般为200~500字。

概念提出:经皮冠状动脉介入术是冠心病治疗的主要方法之一。桡动脉是目前广泛应用的心血管介入路径,但对部分患者桡动脉严重迂曲、反复穿刺损伤后出现血管痉挛或闭塞等情况,且桡动脉血管直径较小,无法满足复杂冠状动脉介入治疗时大直径导管技术的需求……肱动脉血管直径大,可实现较高的穿刺成功率,也可满足大直径导管技术需求,患者术后不受卧位影响,只需单侧上肢制动,即可下床活动,提高患者舒适度。目前,经肱动脉路径介入治疗已广泛

国内外研究瓶颈

本研究解决方法:应用于复杂心血管介入手术……。但由于肱动脉穿刺部位肌肉丰富,没有好的骨性标志作为压迫支撑,一旦压迫止血处理不当,可能出现穿刺处大血肿、假性动脉瘤形成,甚至导致骨筋膜室综合征……。为提高患者经肱动脉穿刺途径术后止血效果,本科室研制新型组合式压迫止血器进行临床应用,取得较好效果,报告如下。

如何解决研究瓶颈:(BMI)<28 kg/m²;①知情同意。排除标准:①穿刺侧手臂畸形、疼痛或穿刺部位血肿、瘢痕;②并存肿瘤或其他严重疾病;③意识障碍或有精神病史。共纳入符合标准的患者62例,男36例,女26例;年龄28~78(59.56±4.85)岁。疾病诊断:不稳定性心绞痛15例,稳定性心绞痛22例,急性ST段抬高型心肌梗死9例,非ST段抬高型心肌

(4)一般资料。需要详细描述样本选取地点、时间、分组情况及其他一般资料。阐述两组的纳入、排除、剔除标准。一般资料比较应无统计学差异,以证明干预组与对照组具备可比性。

(5)干预方法。干预方法是论文的核心要素,需要依次清晰阐明干预组应用专利的方法、步骤,以及如何开展工作的;还需阐明对照组的实施方法、步骤。专利应用的评价指标通常选取与专利产品使用相关的效率、效果、舒适度、满意度指标等,应具有针对性。

扫码看大图

一般资料 选取2021年4月至2022年8月在我科住院并行经肱动脉路径冠状动脉介入治疗的患者为研究对象。纳入标准：①首次行冠状动脉介入治疗；②术前血小板及凝血功能正常；③体重指数（BMI）<28 kg/m²；④知情同意参与本研究。排除标准：①穿刺侧手臂畸形、疼痛或穿刺部位血肿、癥痕；②并存肿瘤或其他严重疾病；③意识障碍或有精神疾病史。共纳入符合标准的患者62例，男36例，女26例，年龄28～78(59.56±10.37)岁。疾病诊断：不稳定性心绞痛15例，稳定性心绞痛22例，急性ST段抬高型心肌梗死9例，非ST段抬高型心肌梗死16例。按住院时间顺序将2021年4—12月的患者纳入对照组，2022年1—8月的患者纳入观察组，各31例，对照组1例自行拆除3M绷带未达到压迫时间而剔除，观察组1例因个人原因退出，最终60例完成研究，两组患者一般资料比较，见表1。

→ 样本的纳入和排除标准

→ 样本选取地点、时间、分组情况

表1　两组患者一般资料比较

组别	例数	性别（例）		年龄，岁, $M(P_{25}, P_{75})$	BMI[kg/m²], $M(P_{25}, P_{75})$	APTT[s], $M(P_{25}, P_{75})$	血小板计数[10⁹/L], $M(P_{25}, P_{75})$	病程[cm], $M(P_{25}, P_{75})$
		男	女					
对照组	30	17	13	58.54(52.53,67.32)	24.90(22.14,27.00)	36.06(34.50,37.57)	170.50(156.21,195.54)	26.00(23.50,27.42)
观察组	30	18	12	60.52(51.8,67.32)	24.54(22.51,26.00)	36.00(34.89,38.10)	170.00(153.30,191.33)	26.50(22.50,27.17)
χ^2/Z		0.069		−0.089	−0.680	−0.584	−0.244	−0.289
P		0.793		0.929	0.496	0.559	0.807	0.772

注：APTT为活化部分凝血活酶时间。

→ 一般资料比较无差异

1.2 方法
1.2.1 干预方法

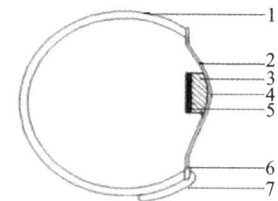
扫码看大图

两组经肱动脉路径冠状动脉介入治疗由同一组医护人员操作。将患者右上肢平放于导管室手术台上肢托板上，掌心向上并略外展，充分暴露穿刺部位，常规术区碘状消毒、铺无菌巾。选择右上肢肘窝横纹以下1 cm内肱动脉搏动最明处为穿刺点，选用Terumo 6F 鞘管（带钢穿刺针），使用Seldinger法穿刺，注意避开浅静脉。穿刺成功后送入导丝，扩皮后沿导丝置入6F鞘管。根据患者体质量给予肝素钠注射液静脉注入，按100 U/kg计算，行冠状动脉造影术、冠状动脉介入治疗。对照组实施常规加压止血，手术结束后将鞘管拔出1～2 cm，将3块无菌纱布分别三折叠成小长方块（约长3 cm、宽2 cm、厚1.5 cm）置于穿刺点上方，操作者确认压迫止血点后，拔出鞘管行人工按压止血5 min，确保无渗出血再使用自黏性弹力绷带环绕加压包扎3圈。术后局部加压6 h，每2小时松解绷带，松3次后不再松绷带，24 h后解除弹力绷带及纱布块，术后常规观察出血、肿胀程度及疼痛情况。观察组使用新型组合式压迫止血加压器，由潮南埃普特医疗器械有限公司协助制作，压迫器、固定带均使用环氧乙烷灭菌，为一次性包装套组。具体如下。

1.2.1.1 组合式肱动脉压迫止血器的制作
组合式肱动脉压迫止血器由刻度弹力绷带、压迫止血面板和卷帘式固定件构成。①刻度弹力绷带。长23.0

cm、宽5.0 cm、厚0.2 cm，具有弹性特质。弹力绷带上均匀设置10条刻度线，每2条刻度线之间间距为1.5 cm。弹力绷带的前端设置黏贴区，长4.0 cm、宽3.0 cm的A面魔术贴；后端与压迫止血面板相互连接。前端绕于手臂下穿过设置为另一个软带加固区外侧的硬环后适入反折回，与A面魔术贴对应刻度的B面魔术贴粘贴黏合。②压迫止血面板。呈字母"H"字样弧形体，中间窄、两端宽（长8.0 cm、宽5.0 cm），中部为硬质拱形面板（长6.0 cm、宽5.0 cm、厚0.2 cm），两侧为软带加固区（长6.0 cm、宽1.5 cm、厚0.5 cm、宽5.5 cm），软带加固区的宽度大于硬质拱形面板宽度，形成"H"字型的两边。软带加固区的材质选用磨砂半透明布。1个软带加固区与刻度弹力绷带连接。另1个软带加固区外侧设置有硬环，为椭圆形PVC材质，长1.2 cm、宽6.6 cm。中间孔径长0.5 cm、宽5.5 cm。硬质拱形面板下方依次设置矩形突出体和防压软性硅胶层。矩形突出体为实心PVC透明材质，长2.0 cm、宽4.0 cm、厚1.5 cm，中间与拱形面板外部、防压软性硅胶层长度方向一致。③卷帘式固定件。为智博悟任意调整、可用PVC空腔相间隔的卷帘式设计，固定带长20.0 cm、一端宽7.0 cm。另一端宽9.0 cm。智博悟任意调整随患者手臂粗细长时间伸直，体积小面轻，长短、宽度、长度边分别绕手臂上部、下部卷曲环绕，环绕手臂外侧的

→ 专利应用的方法

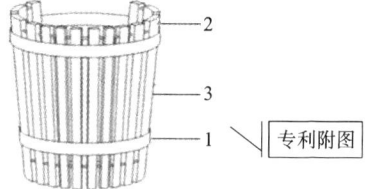

1.刻度强力绷带；2.压迫止血面板；3.矩形突出体；4.硬质拱形面板；5.防压软性硅胶层；6.软带加固区；7.硬环。

1.固定带；2.定条；3.卷帘式固定。

→ 专利附图

（6）专利应用后效果。从两组数据的一般资料和评价指标两方面进行比较，一般资料比较两组数据的年龄、性别、病程等基本指标，评价指标则根据观察指标分别列出数据统计结果，可以以简要文字或图表的形式呈现。

表 2 两组术后不同时间点肿胀程度比较   例

组别	例数	术后即刻轻度肿胀	术后 2 h			术后 4 h			术后 6 h		
			轻度肿胀	中度肿胀	重度肿胀	轻度肿胀	中度肿胀	重度肿胀	轻度肿胀	中度肿胀	重度肿胀
对照组	30	30	5	21	4	0	9	21	0	24	6
观察组	30	14	28	2	0	5	25	2	19	11	0
χ^2/Z		21.810		−5.853			−5.056			−5.361	
P		<0.001		<0.001			<0.001			<0.001	

注：两组术后即刻均未发生中重度肿胀。

表 3 两组术后不同时间点压力值及疼痛评分比较 $\bar{x}\pm s/M(P_{25},P_{75})$

组别	例数	压力值(mmHg)				疼痛评分(分)			
		术后即刻	术后 2 h	术后 4 h	术后 6 h	术后即刻	术后 2 h	术后 4 h	术后 6 h
对照组	30	128.97±7.04	103.27±5.86	83.37±5.72	62.43±4.38	2.0(2.0,2.0)	3.0(3.0,3.0)	2.0(2.0,2.0)	1.0(0,2.0)
观察组	30	128.70±7.41	102.23±5.98	84.00±5.72	63.77±4.98	1.0(1.0,1.0)	2.0(2.0,2.0)	1.0(1.0,1.0)	0.5(0,1.0)
t/Z		0.193	0.084	0.137	0.398	−6.952	−5.810	−4.790	−5.340
P		0.887	0.500	0.672	0.398	<0.001	<0.001	<0.001	<0.001

注：两组压力值比较，$F_{组间}=0.013$，$P=0.909$；$F_{时间}=8.444.165$，$P<0.001$；$F_{交互}=2.881$，$P=0.070$；两组疼痛评分比较，Wald $\chi^2=100.937$，$P<0.001$；Wald $\chi^2_{组间}=635.204$，$P<0.001$；Wald $\chi^2_{时间}=1730.101$，$P<0.001$。

（7）讨论。讨论通常分为两个部分，结合研究结果讨论专利应用的有效性，通过对研究指标的对比进行论证，凸显专利的创新性和实用性，还可对本专利的临床推广提出展望和建议。

95. 差异与相同：发表护理专利型论文和申请专利是否存在冲突？

论文与专利，就像是创新活动这棵大树上的两枚硕果，虽然同源，但在功能和法律保护上有显著区别。

（1）法律保护机制的差异。论文受版权法保护，防止抄袭和不当引用，但不限制他人使用其中公开的技术，更多是知识共享和学术交流。专利制度赋予发明者排他性权利,给技术罩上了一个"金钟罩",保障其在专利期限内独占技术的使用权,以确保阻止他人未经许可的专利的商业化利用。

(2)时机选择的关键性。专利的核心在于技术的新颖性。若技术通过论文等形式公开,即视为进入公有领域,从而失去专利保护资格。因此,研究者在论文发表前必须优先考虑专利申请,以确保创新成果获得全面保护。这要求在学术传播与专利申请之间保持谨慎平衡,避免因过早公开技术而丧失申请机会。

(3)信息公开的策略性。论文与专利的信息公开深度密切相关。撰写论文时,研究者可保留敏感技术细节,作为商业秘密或专利申请基础,既避免信息过早曝光,又增强了专利竞争力。在竞争激烈的研究领域,这种保密策略尤为重要,需谨慎平衡公开与保密,防止影响未来市场优势。

(4)论文与专利的互补性。论文就像是学术界的"传播大使",促进学术交流与知识传播;而专利是技术界的"守护神",保障技术的商业化独占性。研究者可以综合运用这两种工具,在确保技术保护的同时,推动学术与商业的双重发展。通过优先申请专利后再发表论文,研究者不仅能够分享知识,还能在市场竞争中保持对技术的控制权。

96. 精挑选专栏:如何让护理专利型论文投稿"一箭中的"?

中文护理核心期刊自1992年开始收录专利型论文,收录数逐年增长,2016年达到最大值370篇,2016年以后,每年的收录数量稳定在200篇以上,2024年已见刊146篇专利型论文。

截至2024年10月,护理核心杂志接收专利型论文的类型和总量清单排名如下。

排名	名称	数量/篇
1	中华现代护理杂志	653
2	护理学杂志	397

续表

排名	名称	数量/篇
3	护理研究	383
4	中国数字医学	279
5	护士进修杂志	230
6	中国实用护理杂志	215
7	医疗卫生装备	212
8	齐鲁护理杂志	191
9	全科护理	171
10	中国医疗设备	164
11	中华护理杂志	160
12	护理学报	139

部分护理杂志设有专利型论文投稿专栏和征稿方向:《中华现代护理杂志》专利·技术栏目、《中国实用护理杂志》专利之窗、《护理研究》综合研究专栏、《护士进修杂志》护理创新栏目、《中华护理杂志》创新护理应用技术专题、《护理学报》临床护理专栏、《上海护理》学科交叉融合专栏。

97. 启迪新思路:如何通过专利发展趋势找到护理科研的重点方向?

在护理科研领域,专利发展趋势分析是识别科研问题的有效途径之一。

(1) 专利分析与临床需求识别。专利文献的分析能够揭示护理实践中存在的需求。以"无创血糖监测系统"专利为例,该系统旨在减少糖尿病患者频繁刺血监测的痛苦。通过深入分析相关专利,研究者能够识别技术上的"小瑕疵",如传感器的准确度和实时性不足等问题。这些"小瑕疵"为后续研究提供了明确方向,推动科研人员开发更灵敏、更精确的无创检测设备。

(2) 细化问题领域。专利分析就像是给研究问题戴上了一副"显微镜",让研究者能够逐步细化出具体的研究方向。一项关于

"智能药物分配系统"的专利展示了利用技术减少用药错误。通过仔细审查该专利，研究者发现探索设备的普及性和用户接受度仍存在挑战，从而设计实验，重点关注提升系统的用户友好性和市场可接受度，形成针对性的科研问题。

（3）跨学科借鉴与创新。护理领域的科研突破就像是时尚界的"混搭风"，它常源于跨学科专利分析的灵感碰撞。如生物医学工程传感器技术专利为护理研究提供新视角，促使探索其在患者监测中的应用；物联网技术专利促使构建综合监测系统以实现数据收集分析，提供精准护理方案。

（4）建立创新平台。专利分析可为护理科研搭建创新平台。以"居家护理"专利为例，经数据分析揭示患者面临专业指导与心理支持缺失等挑战，促使开发远程护理服务平台，提供在线咨询等服务，提升患者生活质量与护理效果，推动护理科研发展。

（5）实践反馈与循环改进。专利研究成果需要通过科研设计进行实践验证，以构建闭环反馈机制。某项专利的临床试验可提供关键反馈信息，有助于进一步优化创新技术。这不仅凸显了理论与实践结合的重要性，也表明专利设计更需关注临床需求和实际应用效果，以确保技术的可行性与有效性。

98. 推动新方法：护理专利对护理科研有何帮助？

通过新技术的应用，护理专利能够从数据采集方式、数据分析方法和数据质量控制等多个角度，促使护理科研不断优化与提升。

（1）基于护理专利技术的新数据采集方式。随着物联网与信息技术的发展，专利技术推动了对患者生理参数、行为数据和医疗环境数据的自动化采集。智能穿戴设备、无线监控系统等技术能够无创、实时地采集血压、心率、体温等数据，大大提高了数据采集的效率和准确性。相比传统方法，这些设备能持续采集大样本的动态数据，为护理研究提供了广泛的多维数据基础。

（2）护理专利推动数据分析方法。面对护理领域产生的大量复杂数据，专利技术促使智能算法、机器学习和大数据分析工具的发展。这些技术就像是"数据淘金者"，能够从海量数据中提取出闪闪发光的"金子"，预测健康风险并优化护理决策。专利保护的预测模型利用历史护理数据,能够预测住院患者的再入院风险,并为提前干预提供依据。

(3)护理专利促进数据质量控制。数据质量是护理科研的"生命线",至关重要。护理专利通过创新的数据校验方法和监测系统,能够自动检测和纠正数据异常。基于专利技术的数据清洗算法消除噪音、补全缺失数据,从而提高数据的可靠性。同时,专利加密和数据安全技术保障了数据采集、传输与存储过程中的安全性和隐私性,给护理科研送上了一份"安全保单"。

99. 促进新转化:护理专利如何影响临床实践指南/护理行业标准的制定?

随着科技发展和医疗技术的不断进步和创新,护理专利在推动临床实践指南和护理行业标准制定中扮演着越来越重要的角色。

(1)技术创新推动护理实践变革。护理专利引入的新技术为优化护理操作提供了重要契机,如新型监测设备和药物管理系统等创新。经过临床试验验证并在实践中证明有效后,这些技术通常被整合为护理流程中的标准操作。新技术的广泛应用不仅推动了临床实践的革新,也为临床实践指南的更新按下了"加速键",确保前沿创新及时纳入护理标准,提升整体护理质量和效率。

(2)专利解决临床需求,形成最佳实践。护理专利立足于现有护理流程中的痛点问题,以未满足的临床需求为导向开展创新研发。专利技术如果在解决临床难题中被证明有效,通常会经过多方验证后纳入行业标准。例如,智能监测系统可以通过提升复杂患者护理的质量、安全性与效率,最终成为标准护理流程的一部分。这一过程不仅推动了护理技术的进步,也确保了临床实践能够不断适应新的挑战与需求。

(3)专利促进质量标准的提升。专利技术的推广通常伴随严格的安全性和有效性评估。随着新技术的应用,临床反馈和数据积累为制定更高的护理安全标准提供了依据。这一过程不仅提升了行业标准,还通过实践指南这位"指挥官",规范了新技术的最佳应用方式,确保其在临床中的安全、有效使用,从而优化护理质量和患者预后。

100. 孵化新产品：如何在科研课题的沃土中培育出创新专利？

在科研课题中孵化专利是一个系统工程，以下从理论基础与需求驱动、实践验证与技术迭代、跨学科合作与技术融合三个方面探讨如何在科研中有效孵化专利。

（1）理论基础与需求驱动——科研探险的"指南针"与"燃料"。专利的孵化需要理论创新与需求驱动的结合。通过分析现有技术，科研人员就像是拿着"显微镜"和"探照灯"的探险家，他们能敏锐地识别出技术领域的"黑暗角落"——那些尚未被照亮的技术空白，并提出创新性的解决方案，从而推动专利的产生。爱因斯坦曾指出，提出问题比解决问题更重要。以清华大学"存算一体"架构为例，他们发现传统架构无法满足大数据需求，提出新型架构，大幅提升效率，最终申请了多项专利。这正体现了问题识别与理论创新的重要性。

（2）实验验证与技术迭代——科研探险的"试金石"与"升级包"。创新不是纸上谈兵的幻想，还需通过严谨的实验验证与技术迭代不断完善。实验是理论向实践转化的关键，反复试验与优化不断锤炼着创新的火花，能推动创新落地。中国科学院深圳先进技术研究院的柔性压力传感器项目，通过多次实验设计出高灵敏度的材料，最终申请核心专利并在医疗监测中得到应用，展示了实验验证的重要性。

（3）跨学科合作与技术融合——科研探险的"魔法棒"与"万花筒"。跨学科合作就像是拥有一支"魔法棒"，能够融合不同领域的知识，激发技术创新，打开了"万花筒"，展现出无限可能。例如，华为技术有限公司与清华大学合作，将通信工程与人工智能相结合，开发出新型无线网络架构，并申请了多项专利。